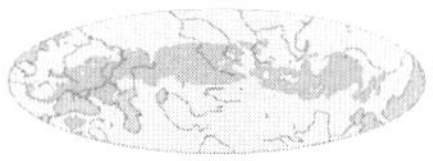

欧亚备要

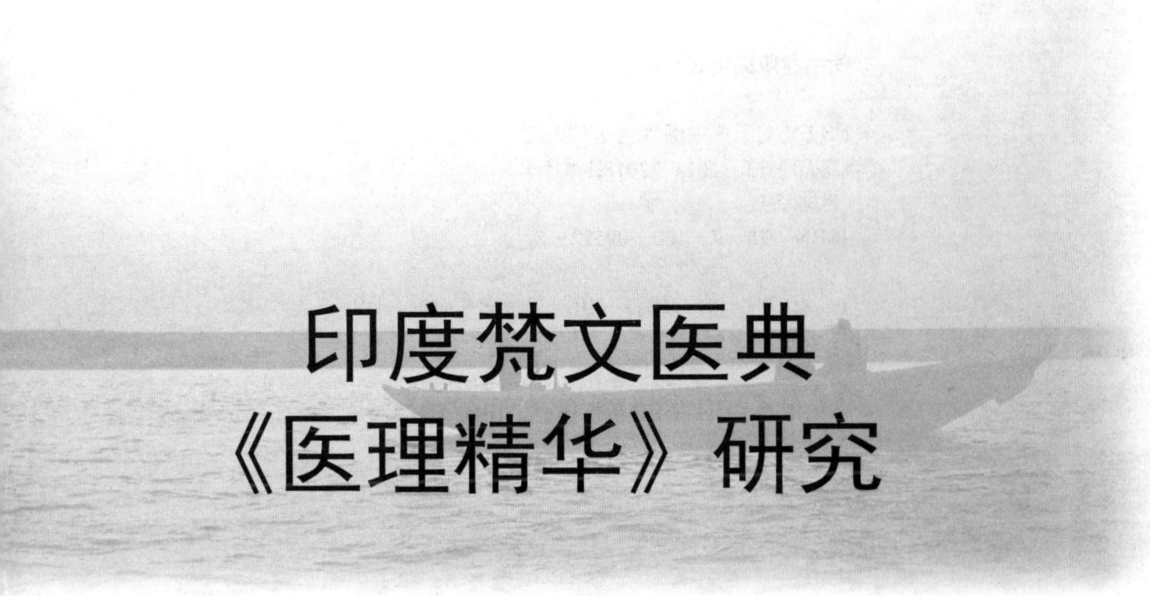

印度梵文医典《医理精华》研究

陈明 著

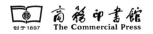

商务印书馆
创于1897 The Commercial Press
2018年·北京

图书在版编目(CIP)数据

印度梵文医典《医理精华》研究 / 陈明著. —北京：商务印书馆，2014（2018.1重印）
（欧亚备要）
ISBN 978－7－100－09522－8

Ⅰ. ①印… Ⅱ. ①陈… Ⅲ. ①医学－研究－印度
Ⅳ. ①R-093.51

中国版本图书馆CIP数据核字(2014)第112576号

印度梵文医典《医理精华》研究

陈 明 著

商 务 印 书 馆 出 版
（北京王府井大街36号 邮政编码 100710）
商 务 印 书 馆 发 行
三河市尚艺印装有限公司印刷
ISBN 978－7－100－09522－8

2014年8月第1版 开本 710×1000 1/16
2018年1月第2次印刷 印张 28 1/4

定价：120.00元

序 言

比较仔细地读陈明的论文，已经是三年前的事了。那时陈明是北京大学东方学系的博士研究生，经过三年——其实不止三年，他从念硕士生开始，就花了很多时间，也许是大部分的时间在我们专业听课——的学习和研究，完成了学位论文的写作，我作为他的指导教师，需要对整个论文的内容提出意见，同时还要写出评语。他的论文，虽然在最初选题时费了点周折，内容上前后也修改过几次，但总的说来，写得还算是比较顺利。对他最后完成的论文，我当时的印象不错。我们专业，十分冷僻，多年没有本科生，硕士生有几个，不多，博士生则更少，平均算来，大约两三年才有一个毕业的。选择这样的题目做论文，一般人看来，不仅“冷”，也许还“怪”。以陈明最早的学术背景，他最先的基础，论文最后能做成这样，很让人高兴，坦白地说，甚至多少有些超出了我原先的估计。我的看法，他在北大几年的学习和研究中，锲而不舍，细心，同时舍得真正下功夫，而不取巧，是他能写好论文最主要的原因。这样的态度，也为他后来做其他的研究开了个好头。

对陈明的论文本身的意见，最基本的，我已经写在了评语里。我在评语中讲：

传统医药及医药史的研究，近年越来越受到人们的注意。中国和印度同为文明古国，很早就发展出各自的医药治疗的实践和理论，内容丰富，传统悠久。中印之间又有两千年以上文化交流的历史，在医药方面也有很多交流的证据。陈明的论文《印度梵文医典〈医理精华〉研究》选择了一个在该领域内非常有创新意义的题目，并做了大量翻译和实证性的研究工作，在此基础上从医药文化交流的角度，兼及宗教、语言、文献诸方面的问题，提出自己的研究结论，由此说明中外文化交流对不同国家、不同民族的物质及精神文明的发展与进步所具有的重要意义。论文的贡献和价值具体体现在：

一、首次将印度的梵文医典《医理精华》译为汉文，因此为各方面有关的研究奠定了一个重要的基础。从语言和内容上讲，这部经典翻译的难度和工作量都很大。这尤其体现在对大量专有名词所做的比定、对证和解释上。

二、根据印度、古代中亚和中国几方面的第一手资料，对有关中印医药文化交流的诸多问题做了有条理，有系统的研究，并有新的发现。研究中提出的一些结论既有说服力，也有创新性。研究中整理出的某些资料在今后甚至可能具有一定的开发和应用价值。

三、几个附录对将来进一步的研究工作，例如编纂专门性的梵汉词典或药典会非常有用。

博士论文的评语，有大致规定的一个格式，评语的行文虽然往往不免有些“套话”或是溢美之辞，但我在评语中说的，却都是我真实的意见。时间已经过去三年，这三年里，陈明在他论文的基础上，陆续正式发表过一些文章，现在回过头去看，他的这些研究成果，大部分还能得到承认，这或许也算是在一个更大范围内对他论文的一种评价。

但这些这里似乎也不用再多谈。从陈明的论文出发，这里只想谈两点评语以外的意见，一是怎样拓宽中印文化关系史研究的范围，二是研究的方法和路径问题。

研究中印文化交流以及与中印文化交流有关的题目，最近几年有兴趣的人似乎在增加。这当然是好事。有关的文章乃至专著逐渐地多了起来。这些文章和专著，讨论的题目多数与佛教有关。这不奇怪。在中印两国两千年文化交流的历史上，佛教确实是最大的一桩因缘，许多故事都围绕佛教而展开。但是，中印文化交流的范围远不限于佛教。佛教是印度文化的一部分，但仅仅只是一部分。印度和中国，历史同样的悠久，文化同样的丰富，中印之间在精神文化和物质文化两个方面的接触和交流，佛教之外，还有许多内容。陈明论文所研究的，即是一个例子。《医理精华》是印度古代的医书，

编者的话

“欧亚备要”丛书所谓“欧亚”指内陆欧亚（Central Eurasia）。这是一个地理范畴，大致包括东北亚、北亚、中亚和东中欧。这一广袤地区的中央是一片大草原。在古代，由于游牧部族的活动，内陆欧亚各部（包括其周边）无论在政治、经济还是文化上都有了密切的联系。因此，内陆欧亚常常被研究者视作一个整体。

尽管司马迁的《史记》已有关于内陆欧亚的丰富记载，但我国对内陆欧亚历史文化的研究在很多方面长期落后于国际学界。我们认识到这一点并开始急起直追，严格说来是在20世纪70年代末。当时筚路蓝缕的情景，不少人记忆犹新。

由于内陆欧亚研究难度大，早期的研究者要克服的障碍往往多于其他学科。这也体现在成果的发表方面：即使付梓，印数既少，错讹又多，再版希望渺茫，不少论著终于绝版。

有鉴于此，商务印书馆发大愿心，选择若干较优秀、尤急需者，请作者修订重印。不言而喻，这些原来分属各传统领域的著作（专著、资料、译作等）在“欧亚”的名义下汇聚在一起，有利于读者和研究者视野的开拓，其意义显然超越了单纯的再版。

应该指出的是，由于出版时期、出版单位不同，尤其是研究对象的不同，导致诸书体例上的差异，这次重新出版仅就若干大的方面做了调整，其余保持原状，无意划一，借此或可略窥本学科之发展轨迹也。

愿本丛书日积月累，为推动内陆欧亚历史文化的研究起一点作用。

余太山

用梵文写成，可是它传出了印度，先后被译为藏语、古和田语、古回鹘语以及阿拉伯语四种文本，对古代使用这些语言的地区的医学产生过影响。藏语、古和田语、古回鹘语都是中国的民族语言。这几种文本，虽然是残本，却都发现在中国，尤其是古和田语的残本，出自以汉族居民为主的敦煌的藏经洞。知道这一点，实在有重要的意义。因此，虽然《医理精华》没有古代汉文的译本，但如果说它代表的印度医药的知识，首先在“胡地”流传，然后再直接或间接地传到或影响到“汉地”，则恐怕是无法否认的事。具体的细节，陈明论文中就有讨论。唐代的玄奘，在《大唐西域记》里总括当时印度的学问，讲到“五明大论”：第一声明，第二工巧明，第三医方明，第四因明，第五内明。佛教属于“内明”的一部分。依这样的标准，我们国内的研究，一直以研究“内明”中的佛教为最多，“因明”有一点，不多，其他三“明”则很少或往往是空白。对那些佛教以外的研究题目，我们因此也应该做更多、更广泛一些的关注。陈明的研究，属于“医方明”，从某种意义上讲，可以说既是朝这方向的一个努力，研究的成果也填补了一处空白。好在前面讲到的现象目前正有所改变。例如对印度“声明”的研究，不久前国内有新书出版。对印度古代天文学与中国古代天文历法的关系，过去已经有过一些研究，现在也有人正在做进一步的研究。但印度文化和中印文化交流中有许多问题，范围既广，研究难度又大，显然还需要进一步拓宽拓深，否则很难真正有新的突破和发展。

从陈明的论文，我想到的，这是第一点。

我想到的第二点，是研究的方法和路径问题。陈明的论文，除了选题上有自己的特点外，另一个特点是他把研究的重心放在实证性的翻译、对比、考释上，所有研究意见的提出，都建立在前者的基础上。除了翻译，论文用了相当的篇幅对文本的来历、流传和现在的研究状况做介绍或考察，对一些问题进行考证，同时又花了大量的功夫对专有名词进行比定、对证和解释。就范围而言，可以说与文献、语言、训诂、名物、历史、考古、宗教等都有程度不等的关联，方法则一以贯之，曰考证、曰比对、曰释义，最后才得出结论。在我看来，这样的研究，虽然往往被人讥为琐碎，以为是饾饤之学，但其实比时下的许多空论要强，因为这样得到的结论比较可靠，而且有用。微言大义也好，宏论谠言也好，其实都需要先有文献，常常还包括语言、考古等多方面证据的支持才能成立。清代有学者讲“训诂明则义理明”，这话从某种意义上讲不无道理。

说到有用，我想再补充一点，我在“评语”中提到了陈明论文中的几个附录，因为我以为，在中印文化研究的范围内，我们今后实在应该在经过认真研究后，编出一些专门的词典或工具书。这类词典或工具书，既是一个阶段性的研究成果，也是进一步做研究的基础。一部佛教的《法华经》，日本学者就编出了好些种不同类型、不同用途的词典、索引、集成，就是一个例子。陈明的论文已经有一些基础，但更多的工作还留待将来。

给朋友的书写序往往是件难事，给自己的学生的书写序似乎更难。陈明的论文现在经过修改，要印成书了。这书无利可图，不用包装，也没有人会来包装，既不是“荣誉出品”，也不用“隆重推出”。它只对有兴趣者有趣，对有用者有用，但我相信，它对相关的学术研究会是一个贡献。书出版之前，陈明要我写几句话。我对此似乎有些义不容辞。但我以上的意见，不一定所有的人都会同意，质之同行与朋友，或可得到批评和指教。

王邦维

2002 年 7 月 24 日

目录

Contents

缩略语

Ahs.	*Aṣṭāṅga-hṛdaya-saṃhitā*
BÉFEO	*Bulletin de l'École française d'Extrême-Orient*
Bo.	*The Bower Manuscript*
BSOAS	*Bulletin of the School of Oriental and African Studies*
BSOS	*Bulletin of the School of Oriental Studies, University of London*
Ca.	*Caraka-saṃhitā*
JEĀS	*Journal of the European Āyurvedic Society*
JP	*Jīvaka-pustaka*
JRAS	*Journal of the Royal Asiatic Society of Great Britain and Ireland*
Si.	*Siddhasāra*
SiN.	*Siddhasāra-Nighaṇṭu*
Su.	*Suśruta-saṃhitā*
WZKSO	*Wiener Zeitschrift fur die Kunde Sun-und Ostasiens*
ZDMG	*Zeitschriften der Deutschen Morgenländischen Gesellschaft*

《大正藏》	《大正新修大藏经》100 册（〔日〕高楠顺次郎、渡边海旭监修）
《药事》	《根本说一切有部毗奈耶药事》（唐代义净译）
《梵英词典》	*A Sanskrit-English Dictionary*, by Monier Monier-Williams
《翻译名义大集》	《梵藏汉和四译对校〈翻译名义大集〉》（〔日〕榊亮三郎等编）

上 篇

《医理精华》文本研究

《医理精华》的内容及其研究综述

《医理精华》（*Siddhasāra*，音译《悉昙娑罗》，以下简称为 Si.）是印度一部有影响的古典医学著作。在梵文本《医理精华》的序文和结尾部分，记载了它的作者及其创作缘起。序文曰：

“向全知者致敬！

“杜尔伽笈多（Durgagupta）的儿子拉维笈多（Ravigupta），向利益一切的全知者致敬后，将讲解极为有益的《医理精华》。

“缺乏智慧的人们不能渡过‘生命吠陀’（Āyurveda）之海。为了使他们明白这些知识，他完成了这部医学著作。

“就像梵天（Brahmā）在天上宣讲了那部作为生命基础的吠陀一样，迦西王（Kāsi）也逐步地为弟子们讲述了它。”

又，第 31 章《医疗细则》的最后一颂曰：

“在查看了大仙人 Dhavantari（‘川焰’或‘川中焰’）和大仙人阿提耶（Ātreya）的作品之后，散发在‘生命吠陀’之海中的这些医疗的水珠，被我串联在这本共分 31 章的医典中。它们不包括《八首赞歌》（*Aṣṭa-cchandas*），共有 1300 颂。由于兄长提婆笈多（Devagupta）患了黄疸病，拉维笈多被提婆笈多所说服后，为此而写下了这部医典。”（Si.31.37）[①]

《医理精华》的尾记：

“《医理精华本集》是西方兽医杜尔伽笈多的儿子拉维笈多所完成的。”

从上可以看出，《医理精华》的作者拉维笈多（Ravigupta，意译为“护日”或“日藏”）是杜尔伽笈多（Durgagupta，意译为“护险”）的儿子、提婆笈多（Devagupta，意译为“天护”）的弟弟。杜尔伽笈多是西方（西印度）

① Si.31.37，表示《医理精华》第 31 章第 37 颂，第一个数字表示章节数，其余的表示颂数。下同。

的一名精通治马之术的马医（也可称作“兽医”）。有关拉维笈多详细的生平材料很少。法国学者南陀（J.Naudou）发现有三个同名的拉维笈多，他们的作品都被译成藏文并收入了大藏经。① 其中包括西藏佛教史书《青史》中的那个拉维笈多，据说他曾在罽宾（克什米尔，Kaśmīr）地区建立了一种救度母（Tārā，多罗菩萨）崇拜。恩默瑞克（R.E.Emmerick）教授推测二者可能是同一个人。他从《医理精华》和古代医学家婆跋吒（Vāgbhaṭa，一译“伐八他”）的《八支心要方本集》（*Aṣṭāṅga-hṛdaya-saṃhitā*）的内容出发，推断婆跋吒要早于拉维笈多半个世纪，并假定婆跋吒约 600 年生，拉维笈多约 650 年生。② 吴嘉迪（D.Wujastyk）在伦敦维尔康（或译“卫康”）医学史研究所（Wellcome Institute for the History of Medicine）的藏品中，发现了《八支心要方本集》的一个抄本，上面注明了婆跋吒是拉维笈多的孙子。③ 由于这则材料是个孤证，而且该抄本从行制上判断要晚于 18 世纪，所以可信度不高。

一、《医理精华》的性质及其内容

《医理精华》是一部主要讲述临床知识的经典著作。它的性质正如其名字所揭示的，是一部医方选集。它从数部医书中精选出有效的良方，按照当时最新的编排方式共编为 31 章，《医理精华》各章标题分别为：

Si.1：医学理论 (梵文，Tantra / 藏文，rgyad-kyi lehu，下同)

Si.2：药物的类别 (Dravya-gaṇa / sman-gyi sde-chan-gyi lehu)

Si.3：食物与饮料的法则 (Anna-pāna-vidhi / kha-zas daṅ btuṅ-bahi cho-ga bśad-pahi lehu)

Si.4：死亡的预兆 (Ariṣṭa / hchi-ltas-kyi lehu)

Si.5：热病 (Jvara / rims-nad gso-bahi lehu)

Si.6：痢疾 (Atisāra / hkhru-ba gso-bahi lehu)

Si.7：出血症 (Rakta-pitta / khrag lud-pahi nad gso-bahi lehu)

Si.8：肺病 (Yakṣman / gcoṅ chen-po gso-bahi lehu)

---

① J.Naudou，*Les bouddhistes kaśmīrie is au moyen age*，Paris，1968，p.26.

② R.E.Emmerick，“Ravigupta’s Place in Indian Medical Tradition”，*Indologic Taurinensia*，III-IV, 1975-76，Torino，1977，pp.209-221.

③ D.Wujastyk，“Ravigupta and Vāgbhaṭa”，*BSOAS*, XL Ⅷ .1, 1985，pp.74-78.

Si.9：内部肿瘤（痞疾，症瘕）(Gulma / skran gso-bahi lehu)

Si.10：水肿 (Udara / dmu-rjiṅ gso-bahi lehu)

Si.11：尿道病 (Prameha / gcin sñi-bahi nad gso-bahi lehu)

Si.12：皮肤病 (Kuṣṭha / mje-nad gso-bahi lehu)

Si.13：痔疮和瘘管 (Arśo-bhagandara / gzaṅ-hbrum daṅ mchan-par rdol-ba gso-bahi lehu)

Si.14：黄疸病 (Pāṇḍuroga-kāmalā / skya-rbab-kyi nad gso-bahi lehu)

Si.15：打呃和哮喘 (Hikkā-śvāsa / skyigs-buhi nad daṅ dbugs mi-bde-bahi nad gso-bahi lehu)

Si.16：咳嗽 (Kāsa / lud-pahi nad gso-bahi lehu)

Si.17：呕吐和干渴 (Chardi-tṛṣṇā / skyug-pahi nad daṅ skom-pahi nad gso-bahi lehu)

Si.18：闭尿症 (Mūtra-kṛcchra / gcin sri-bahi nad gso-bahi lehu)

Si.19：便秘 (Udāvarta / rtug-skam-gyi nad gso-bahi lehu)

Si.20：疯病和癫痫症 (Unmādāpasmāra / smyo-byed daṅ brjed-byed-kyi nad gso-bahi lehu)

Si.21：风病和风湿症疗法 (Vātavyādhi-vātarakta-cikitsā / rluṅ-nad gso-bahi lehu)

Si.22：酒精中毒 (Madātyaya / chaṅ-nad gso-bahi lehu)

Si.23：丹毒 (Visarpa / me-dbal gso-bahi lehu)

Si.24：肿胀 (Śopha / skraṅs-bahi nad gso-bahi lehu)

Si.25：疗伤 (Vraṇa / rma gso-bahi lehu)

Si.26：眼科 (Śālākya / mig-sman-gyi rgyud-kyi lehu)

Si.27：疗毒 (Viṣa / dug gso-bahi rgyud-kyi lehu)

Si.28：长生药和春药 (Rasāyana-vājīkaraṇa / sman-bcud-kyis len daṅ ro-ca-bahi rgyud- kyi lehu)

Si.29：童子方 (Kumāra-tantra / byis-pahi rgyud-kyi lehu)

Si.30：五业治疗法 (Pañca-karma / las rnam lṅahi lehu)

Si.31：医疗细则 (Kalpa / cho-gahi lehu)

《医理精华》前 4 章主要涉及印度医学的传统理论，使该书能独立成为一部医典。第2、3章列举药物的性能，这两章与传统中医的本草学著作类似。第5至30章，以不同的病症为单位，论述该病的病因、分类，更主要的是治病的药方。最后一章是对医疗方法的补充说明，《医理精华》呈现出一部完整的医学著作的形态。整部医典涉及了内外诸科、儿科、妇科等多方面的疾病治疗。

在当时看来，《医理精华》的贡献在于它独创的编排方式。它重新组织了传统的医学材料，在有些场合它用韵文来表达别的医书中的散文句子，而且有时候改变原材料，使之转换韵律。它的整体结构方式也有很大的作用。《医理精华》本身是一部传世的医书，它的结构在印度医学史上，基本上可以说是一个转折点。在此之前的几部主要医典，如遮罗迦（Caraka）的内科专著《遮罗迦本集》（*Caraka-saṃhitā*）、妙闻（Suśruta）的外科专著《妙闻本集》（*Suśruta-saṃhitā*）、婆跋吒（Vāgbhaṭa）的《八支心要方本集》（*Aṣṭāṅga-hṛdaya-saṃhitā*）等，都是按照不同的治疗原则（principle）来编辑材料的，换句话说，它们是按照印度“生命吠陀”医学的传统分类来安排医书的内容的。比如《八支心要方本集》分为六部、八支、120章。[①] 六部分别是简述部、人体部、病理部、治疗部、疗术部和后续部。八支即“生命吠陀体系”的八分医方。而《医理精华》是按照31个不同的主题（topic）来统率材料的，在具体操作上有巨大的优势，在此之后，从7世纪下叶起，摩陀婆迦罗（Mādhavakara，简称Mādhava）的《摩陀婆医经》（或译《摩陀婆病理经》，*Mādhava-Nidāna*，又名*Yoga Viniścaya*）以下，差不多都模仿了它。像《医理精华》一样，《摩陀婆医经》没有分部，只是由70章组成，每一章主要论述一种疾病的病因与病理。[②] 当然，《摩陀婆医经》的结构在沿用这种方式的基础上，做了若干改进，于是《摩陀婆医经》的次序就成了后世印度医典的编辑标准。

二、《医理精华》的流传

《医理精华》不仅在印度、尼泊尔而且在中亚地区都深受尊重。在印度

① 国内对《八支心要方本集》研究甚少，主要论文有巴·吉格木德、色·娜仁、宝龙的《〈医经八支〉的初步研究》，《中华医史杂志》第26卷，1996年第1期，第39—42页。

② Mādhavakara，*Mādhava-Nidāna*，trans. by K.R. Srikanta Murthy, Chaukhamaha Orientalia: Varanasi and Delhi, 1993.

虽然一直没有学者将《医理精华》精心校订和出版，但以抄本的形式将它的知识传承至今。南印度的一个医学世家还收藏着它的贝叶抄本，而 20 世纪初抄于印度马德拉斯市（Madras）一家图书馆的一个本子现在还保存在巴黎。人们据此推测，可能还有《医理精华》的抄本存留在马德拉斯市的某些地方。《医理精华》在 7 世纪中期撰成之后，经常被后世的医学家引用，比如古代的摩陀婆（Mādhava，约 700 年）、聚众（Vṛnda，约 800—900 年）、孟迦斯那（Vaṅgasena，约 1000 年），以及近代医学家有光（Bhāvaprakāśa，16 世纪）、瑜伽宝成（Yogaratnākara，18 世纪）；它还被更详细地引用于明授（Aruṇadatta，约 1100 年）、阿塔摩拉（Āḍhamalla，13 世纪？）、湿婆达刹斯那（Śivadāsasena，15 世纪）的医著注疏中。摩陀婆甚至把拉维笈多与遮罗迦、妙闻并列为印度古代三大医学家。

《医理精华》虽然保存了许多有价值的临床医方，但从医学文化交流的角度来看，《医理精华》的意义更重要一些。它于 9 世纪被译成藏文，10 世纪译成于阗文，在 13 世纪前译成回鹘文。《医理精华》的部分内容还传入了阿拉伯，时间大约在 9 世纪末或 10 世纪初。[①] 单在西域地区而言，它既有与新疆库车出土的《鲍威尔写本》（*The Bower Manuscript*，以下简称为 Bo.）中相同的药方，也有与敦煌藏经洞同时出土的梵文于阗文双语医典《耆婆书》（*Jīvaka-pustaka*，音译《时缚迦书》，以下简称为 JP）中相同的药方，还有与吐鲁番本回鹘文《杂病医疗百方》、西藏传世的《四部医典》（*rGyud bzhi*）、西域出土的汉文医药文书中相同的用药方法。更让人惊奇的是，现存最早的西域佉卢文（Kharoṣṭhi）残药方之一“达子香叶散”方，亦见于《医理精华》中。[②]

（一）《医理精华》的于阗文写本

《医理精华》的原本（original text）是用梵文写成的，除了有不同时期的数个梵文抄本之外，另有于阗文、藏文、回鹘文、阿拉伯文等译本。现存世的这些语种的本子，有的完整，有的只是些残片。

---

① R.E.Emmerick, “Ravigupta’s Siddhasāra in Arabic”, *Studien zur Geschichte und Kultur des vorderen Orients, Festschrift fur Bertold Spuler zum siebzigsten Geburtstag*, ed. by H.R.Roemer and A.Noth, Leiden, 1981, pp.28-31.

② 参见本书上篇第一章第三节。又，陈明：《一件新发现的佉卢文药方考释》，《西域研究》2000 年第 1 期，第 12—22 页。

《医理精华》于阗文本有两件。第一件是斯坦因从敦煌藏经洞“盗”走的，入藏于印度事务部图书馆（Indian Office Libeary），原编号为Ch.ii 002。该文书是现存最长的敦煌于阗文写卷，它和另两件于阗文长卷Ch.ii 003《耆婆书》（*Jīvaka-pustaka*）、Ch.ii 00274《佛本生赞》（*Jātaka-stava*），由剑桥大学的贝利（H.W.Bailey）教授首次刊布于《于阗文献选刊》（*Codices Khotaneses*）①，附图版。贝利又将这三个于阗文长卷转写，发表于《于阗语文献集》（*Khotanese Texts*）第一集。② 该文书是个残本，它的第一叶（folio）正面有一个标题，“54 pattra sedasāra”，意为“54 叶 *Siddhasāra*”，但实际上现存64纸。该文书的内容结构如下：

folio 1+1bis	内容介绍	2 纸
folio 2-20	第1—3章	19 纸
folio 101-107	第13—15章	7 纸
folio 109	第15章	1 纸
folio 121-153	第18—26章	33 纸
folio 155-156	第26章	2 纸

现存的64纸中还包括folio 100，但这一页的内容与《医理精华》无关，属于另一种医书。第156叶背，有用粟特文写的“张金山”（Čw kymš'n）姓名。张金山是入仕于阗的汉族人，他的名字还见于几种敦煌写本中。③《于阗使臣张金山燃灯发愿文》（Ch.ii 0021a）中明确记载，于阗王尉迟达磨中兴五年（982）七月，于阗使张金山（Cā-kīmä-śanä）等一行三百人出使沙州之事。《医理精华》也是张金山之物，被他带到沙州的。④据此推算，《医理精华》

① H.W. Baily, ed., *Codices Khotaneses*, Copenhagen, 1938.

② H.W. Baily, ed., *Khotanese Texts*, vol. Ⅰ, Cambridge University Press, 1945（rep.1969），pp.1-105, pp.106-132.

③ 张广达、荣新江在《关于敦煌出土于阗文献的年代及其相关问题》一文中，具列了与张金山有关联的几种文书。张金山是入仕于阗的汉族人，他的名字还见于敦煌写本于阗语的《佛本生赞》（Ch. ii.00274）、两份《金刚乘赞文》（Ch.ii 0021b，a 和 Ch.ii 0021b，b）、《于阗使臣张金山燃灯发愿文》（Ch.ii 0021a，一名《壬午年于阗使张金山供养文》）之中。《于阗使臣张金山燃灯发愿文》共47行，前11行是汉文所写壬午年（982年）十二月二十一日于阗使张金山（Cā-kīmä-śanä）燃灯文，后36行是于阗文发愿文，亦出自张金山之手，其中提到于阗王尉迟达磨中兴五年（982年）七月，张金山等一行三百人出使沙州之事。参见张广达、荣新江：《于阗史丛考》，上海书店1993年版，第117—126页。另见该书的增订本，中国人民大学出版社2008年版，第70—105页。

④ 张广达、荣新江：《于阗史丛考》，第126页。

该写本的年代大约在公元982年张金山出使沙州前后。

《医理精华》于阗文本的第二件即P.2892，该文书刊布于贝利的《于阗语文献集》第五集，第315—324页。[①]P.2892也是个残本，医学部分共166行，相当于Ch.ii 002中的folio5—14。它的抄写年代不详。从翻译的角度来说，恩默瑞克教授认为《医理精华》于阗文本译自藏文本而不是梵文本，但偶尔几处与梵文本相同，而与藏文本相反。这说明于阗文本的译者在藏文本的基础上参考了梵文原本。于阗文本可能译于10世纪。就三个文本之间的关系，恩默瑞克还指出：值得强调的是甚至在拉维笈多的《医理精华》的于阗文译本中，也很少采用藏语字词，据于阗语本的《序言》，该书译自藏文。这一点非常值得注意，因为在许多情况下，于阗文译本是如此奴隶般地跟着藏文本走，以至于不对比藏文，就简直无法理解于阗文。事实上，即使就《医理精华》于阗文译本来说，借自梵文的词仍保持着相当高的百分比。[②]恩默瑞克教授生前一直在研究《医理精华》于阗文本，他曾准备将于阗文本的翻译和注解作为《医理精华》的研究系列之三出版。这一工作已交由他的学生茅若戟（Mauro Maggi）博士去完成。

（二）《医理精华》的藏文写本

《医理精华》的藏文译本非常完整。它的藏译名为“*sman-dpyad gces-pa grub-pa zes bya-ba*”（英译为“The medical treatise called *The Perfect Selection*”，可意译为《医书：最佳的选择》)。它保存于藏文大藏经《丹珠尔》(*Tanjur*)部中，至少有三个版本，分别为：德格版，D191a-286b，No.4434；那塘版，N138a-236b，“Tome do 132 1”；北京版，P142a-248b，No.5877。

《青史》中记载了罽宾拉维笈多的教导一直传递到施戒（Dānaśīla）之手。在9世纪初一个名叫施戒（Dānaśīla）的人，曾与胜友（Jinamitra）将许多梵文经典译成藏文。如果《医理精华》能跟罽宾的救度母崇拜联系起来，那么就可能说明正是罽宾的译者们将《医理精华》传入了西藏。胜友乃《医理精华》藏文本的译者之一，另两位译者是日铠（Ādityavarman）和月光（Candra)。藏译本最后有题记，意为“印度学者胜友（Jinamitra）和日铠

① H.W. Baily, ed., *Khotanese Texts*, vol. V, Cambridge University Press, 1963, pp.315-324.

② R.E.Emmerick，“Some Lexical Items from the *Siddhasāra*”, *Contribution on Tibetan Language, History and Culture*（Proceedings of the Csoma de koros symposium held at Velm-Vienna，Austria，13-19 September 1981），ed. by E.Steinkellner and H.Tauscher，vol.1, Wien，1983，pp.61-68.

（Ādityavarman）以及翻译家月光（Candra）尊者，翻译和编排了它（《医理精华》）”。胜友是一位有名的翻译家，他在9世纪初期就参加了编纂《翻译名义大集》（*Mahāvyutpatti*）。在《拉达克王统记》（*La dwags rgyal rabs*）中就提到过胜友，他是作为吐蕃赞普赤祖德赞（khri-gtsug-ide-btsan，别称热巴巾，Ral-pa-can，816/817—838年在位）的译者而入藏的。胜友是赤祖德赞时代的梵学权威，这一点也被《彰所知论》（*Chang-so chih-lun*）所证实。[①]藏文大藏经中保留了另一部很重要的印度医典，是婆跋吒的《八支心要方本集》。婆跋吒与拉维笈多到底有何关系呢？恩默瑞克教授认为拉维笈多可能与婆跋吒同时代，或者稍晚一点。他为了工作的方便，曾假设了一个临时性的编年顺序：婆跋吒，大约公元600年；拉维笈多，大约公元650年；摩陀婆，大约公元700年。他认为，《摩陀婆医经》是一部编纂性的作品，它包括从古典的医学家，如：遮罗迦（Caraka）、妙闻（Suśruta）、婆跋吒、拉维笈多那儿抄来的许多章节。而拉维笈多的《医理精华》中却很少有与遮罗迦、妙闻、婆跋吒的著作中完全相同的诗节。在《医理精华》中有一些诗节与《遮罗迦本集》中的非常相似，但它们不被当作一个独立的传统。最惊人相似的例子是Si 5.68，可与《遮罗迦本集》的Ci.3.286—7相比较。这些诗节也发现在《八支心要方本集》的Ci.1.148，形式上与《遮罗迦本集》中的也很相似。众所周知，《八支心要方本集》中有许多诗节与《遮罗迦本集》、《妙闻本集》的完全相同，但其中却几乎没有与《医理精华》完全一样的诗行。这个事实至少暗示着拉维笈多比婆跋吒要晚一点。[②]吴嘉迪利用新发现的材料，却得出了与恩默瑞克教授完全相反的结论：婆跋吒是拉维笈多的孙子。这两个观点孰是孰非，在学界尚无最后的定论。

总体看来，《医理精华》藏文本既完整，意思又清晰明了。它非常接近于梵文原本，绝大部分是准确的散文翻译，在有些地方还加入了译者们的评论性的补注。它不仅比现存标明日期的最早梵文抄本的时间上还要早，而且要多出不少的句子，它跟于阗文本的关系更接近。因此，恩默瑞克教授选择

① 张广达：《九世纪吐蕃的〈敕颁翻译名义集三种〉》，载于《周一良先生八十生日纪念论文集》，中国社会科学出版社1993年版，第146—163页。有关《彰所知论》，参见王启龙:《八思巴生平与〈彰所知论〉对勘研究》，中国社会科学出版社1999年版。

② R.E.Emmerick，“Ravigupta's Place in Indian Medical Tradition”，*Indologic Taurinensia*，III-IV，1975-76，Torino，1977，pp.209-221.

藏文本而不是梵文本来译成英文。[①]此外，沃格尔（C.Vogel）只将《八支心要方本集》（共120章）的前5章与藏译本进行了对比研究[②]，因此缺乏一个完整的藏文《八支心要方本集》校注本，这使得翻译和整理《医理精华》藏文本更加困难，因为不少的藏文词汇仅仅出现在《医理精华》中，而且在藏文词典中也难找到，但是有时候在《八支心要方本集》中却能发现其用法。恩默瑞克教授的英译本较精审，是一件了不起的译作。

（三）《医理精华》的回鹘文写本

《医理精华》的回鹘文本的11个残片，由拉什曼迪（G.R.Rachmati）所转写并刊布。[③]其中的第1、5、6三个残片，被贝利教授识别出来。[④]残片第1—7号已在《医理精华》中找到了相应的位置，即Si.6.19—27、Si.6.28—37、Si.11.19—12.15、Si.12.4—12.114+、Si.22.1—16+、Si.24.8—114、Si.24.19—23。而第8—11号残片还没有对勘出来。德国学者毛埃（Dieter Maue）也研究过用婆罗迷字体所写的回鹘文和梵文《医理精华》的双语残片。[⑤]《医理精华》回鹘文和梵文双语残片包括一个中亚的梵文修订本的一部分，但它仅能提供一些琐碎的梵文本的变体。恩默瑞克教授的梵文精校本也利用了一些残片。《医理精华》是13世纪前译成回鹘文的，但回鹘文本与梵文各抄本之间的关系尚有待进行深入的研究。

2007年，德国学者茨默（Peter Zieme）发表了对回鹘文本《医理精华》的研究论文，他提出古代回鹘医学的传统中包含了民间医学、叙利亚医学、印度医学和中医学的成分，而回鹘《医理精华》和《百医方》两种回鹘语译本代表了印度医学的重大影响。他列举了回鹘文本《医理精华》的13个残片，并重点分析了回鹘文本的翻译特点。[⑥]

① R.E.Emmerick，*Siddhasāra of Ravigupta*，vol. 2：*The Tibeten Version with Facing English Translation*（=Verzeichnis der orientalischen Handschriften in Deutschland，ed. W.Voigt，Supplementband 23.2），F.Steiner Verlag，Wiesbaden，1982.

② C.Vogel, *Vāgbhaṭa's Aṣṭāṅgahṛdyasaṃhitā:the First Five Chapters of Its Tibetian Version*, Wiesbaden，1965.

③ G.R.Rachmati, ed.,"Zur Heilkunde der Uiguren"，Ⅱ，（*Sitzungsberchte der preu-βischen Akademie der Wissenschaften, Phil.-Hist.Klasse*, 1932, XXⅡ），1932，pp.21-32 [418-430].

④ H.W.Baily, "Medicinal Plant Names in Uigur Turkish"，in *Mélanges Fuad Kǒprülü,* Istanbul，1953，pp.51-56.

⑤ Dieter Maue, *Alttṃrkische Handschriften* Teil 1: *Dokumente in Brāhmī und Tibetischer Schrift*, Stuttgart: Franz Steiner Verlag, 1996, nr.24. (nr.24 = Si.31, 1-9a)

⑥ Peter Zieme, "Notes on Uighur Medicine, Especially on the Uighur Siddhasāra Tradition"，*Asian Medicine: Tradition and Modernity,* vol.3, 2007，pp.308-322.

（四）《医理精华》的梵文写本

恩默瑞克教授的《医理精华》梵文精校本是一项非常有功德的成果。他在梵文精校本的“前言”部分详细介绍了这部书的校注情况。他使用的贝叶写本一共有 6 个。其中的 5 个（写本 ABCDE）作为“尼泊尔—德国写本保护计划”的一部分，被摄制成胶片。尼泊尔的手抄本是用 Nawari 字体所写的。下面将这些写本的情况做一个简单的介绍。

写本 A：可能写于 1347 年。在写本 A 中多处插入有附加的诗行，这些诗行在其他梵文抄本和于阗文本、藏文本中均没有。恩默瑞克在注中已经表明了它们的来源。

写本 B：可能写于 1443 年。它直接抄自写本 C，在 3.22.2+、3.25.10+、8.8 这几处表现得特别明显。它和写本 C 均写于尼泊尔中部城市帕坦（Patan）的 Mānīgal 王宫中。写本 B 没有独立的价值，只有两处（1.49、3.19+27）与写本 C 不同。除了一些拼字法和改正写本 C 中的明显错误、加了一点新东西之外，其余的与写本 C 完全一样。所以，它没有多大的校勘价值。

写本 C：卷尾有非常清楚的题记，注明写于“1114 年 9 月 9 日（星期三）”。

写本 D：日期不明。

写本 E：日期不明。

写本 M：来自南印度，是虫蛀的贝叶残卷，用马拉雅拉姆（Malayalam）字母所抄。它是南印度科塔耶（Kottayam）地区医术世家莫斯（N.S.Moos）博士的私人收藏品，经过他的允许将写卷带到德国摄成了照片。直到 1978 年 4 月，恩默瑞克才见到此批照片，并在校注本的注释部分利用了这些材料。写本 M 说明了《医理精华》的传统在印度一直没有中断，它分两部分，共 53 叶。第一部分 1—50 叶，对应《医理精华》的 1.1—22.8+；第二部分共 3 叶，被恩默瑞克标为 *53、*54、*55，对应《医理精华》的 23.16—24.26。写本 M 中也有不少诗行在别的抄本中找不到。因此，精校本中并没有包括这 6 个写本中的所有诗节，而将写本 AM 中的那些附加诗节放进了注中，而不是放进正文中。

精校本主要采用的是写本 ACDEM，仅仅只有几处地方是在于阗文本或藏文本的基础上来订正梵文本的，而且这几处还得到了印度传世医药文献的支持。精校本的后面还有一个《医理精华词汇》（一译《医理精华尼揵荼书》，*Siddhasāra-Nighaṇṭu*，以下简称为 SiN.）和词组索引，为读者提供了极大的方便。此外，还有一个保存在日本京都的《医理精华》尼泊尔抄本，此本虽没有校勘价值，但恩默瑞克仍对它进行了研究。[①]

巴黎还有一个《医理精华》抄本，这个本子是由萨鸠摩（K.Sampath Kumarachakravarthi）于 1901 年 11 月 15 日至 1902 年 7 月 10 日，抄于印度马德拉斯市（Madras）的 G.O.M.S.S. 图书馆，原卷编号为：MS Madras R.No.799。原卷是用泰卢固（Telugu）字母所抄的，标题为“*Siddhasāra-saṃhitā*”。实际上它是《医理精华》和其他一些医药文献无序的混杂，在作精校本时，不起任何作用，因此恩默瑞克没有利用它。

在恩默瑞克的精校本出版之后，又发现了一些《医理精华》抄本。耆陀娑（Jinadasa Liyanatante）发现了好几个斯里兰卡的《医理精华》梵文抄本。吴嘉迪在伦敦维尔康医学史研究所的收集品中，发现有《医理精华本集》（*Siddhasāra-saṃhitā*），又称之为“Paris Siddhasāra”。[②]

《医理精华》也流传到阿拉伯地区，著名医学家拉齐（Rhazes，即 Rāzī，全名 Abū Bakr Muḥammad ibn Zakarīyā’ al-Rāzī）在《医学集成》（*Kitāb al-Ḥawī fi al-Tibb*）中，经常摘录阿拉伯文所译的《医理精华》的内容。[③]茨默从拉齐著作《医学集成》的 1509 年版的拉丁文译本（Liber Continens）中，找出了《医理精华》书名的 19 种写法，如 *Sidascar*、*Sdihiar*、*Sedasan* 等，无疑这些名称均源自梵语 *Siddhasāra*。[④]至少在 13—16 世纪，拉齐的医著在西方颇有影响，既然《医理精华》有此为媒介，那么，其对西方医学可能的影响就值得探究了。

《医理精华》被阿拉伯医家所引用，还有一个例证。12—13 世纪阿拉伯著名药物学家伊本·巴伊塔尔（Ibn Al-Baytār，约 1188/1197?—1248 年）在《药草志》（*Kitab al-Jami fi al-Adwiya al-Mufrada*）中，至少有一处引用了 *Sindhašār*（即《医理精华》）。《药草志》的“稻米”条中的相关内容为：“辛

① R.E.Emmerick，“A Note on the Kyoto Siddhasāra Manuscript”，*StII*, 15, 1989，pp.147-149.

② D. Wujastyk，“Sanskrit Āyurvedic Manuscripts in the British Isles”，*JEĀS*, 1, 1990，p.91.

③ R.E.Emmerick，“Ravigupta’s Siddhasāra in Arabic”，*Studien zur Geschichte und Kultur des vorderen Orients*，*Festschrift fur Bertold Spuler zum siebzigsten Geburtstag*, 1981，pp.28-31.

④ Peter Zieme,“Notes on Uighur Medicine, Especially on the Uighur Siddhasāra Tradition”, pp.311-312.

哈萨尔（Sindhašār)。稻米能激发精液分泌，能使大小便减少，尚可减少肠内积气（屁)。"[①]这与《医理精华》的第3章第1颂（Si.3.1）可以比对。

三、《医理精华》的研究综述

虽然早在20世纪初期，《医理精华》这部重要的医典就引起了欧洲学者的注意，不过总的看来，研究它的学者仍然屈指可数，论文也很少，其中成果最突出的是德国的于阗文、梵文和藏文大家恩默瑞克教授。为了叙述的方便，按照年代的顺序将西方学者与《医理精华》有关的主要论文和专著排列如下：

1899年，法国医生兼学者帕克迪（Palmyr Cordier）在一本小册子中提及了《医理精华》。1902年，他在越南河内召开的东方学家大会（Congress of Orientalists）上，宣读了一篇介绍1898年至1902年间所发现的印度梵文医学写本的论文，其中对《医理精华》的情况作了简单介绍。1903年，帕克迪写了一篇讨论《丹珠尔》中的梵文医典的文章，对《医理精华》的藏文本进行了分析。[②]

1932年，拉什曼迪在《论回鹘医学》一文中首次刊布了回鹘文本《医理精华》的11个残片。[③]

1935年，贝利教授在《伊朗语札记（五）》一文中，列举了与《医理精华》梵本及其藏文本相对应的一组于阗语词汇。[④]

1938年，贝利教授在《于阗文献选刊》[⑤]一书中首次刊布了于阗文本《医理精华》Ch.ii 002的图版。

---

① 〔法〕费琅编，耿昇、穆根来译《阿拉伯波斯突厥人东方文献辑注》，上册，中华书局1989年版，第258—259页。又，原注指出，Sindhašār为“九世纪某一书名或某一作者名”。很显然，Sindhašār就是指7世纪的医书*Siddhasāra*。

② P.Cordier，*Quelques donnéss nouvelles à propos des traités médicaux sanscrits antérieurs au XLLLe siècle*，Calcutta，1899，p.7. *idem.*，“Récentes découvertes de MSS médicaux sanscrits dans l’Inde (1898-1902)”，*Le Muséon*，n.s.IV，1903，p.336. idem.，“Introduction à l'étude des traités médicaux sanscrits inclus le Tanjur tibétain”，*BÉFEO*，Hanoi 1903，pp.22-24.

③ G.R.Rachmati, ed.“Zur Heilkunde der Uiguren”，Ⅱ，(*Sitzungsberchte der preu-βischen Akademie der Wissenschaften,* Phil.-Hist.Klasse,1932, XXⅡ)，pp.21-32 [418-430].

④ H.W. Baily，“Iranian Studies，V”，*BSOS*，VIII.1, pp.117-142.

⑤ H.W. Baily, ed., *Codices Khotaneses.*

1945年，贝利教授的《于阗语文献集》第一卷出版[①]，该书第1—105页是《医理精华》的于阗文本Ch.ii 002的转写，并对应有那塘版藏文大藏经《丹珠尔》所收《医理精华》藏文本的转写。第106—132页是《医理精华》梵文本之一的转写，第133—134页是拉什曼迪刊布的回鹘文本前7个残片所对应的梵文本之二的转写。不过，贝利的这个于阗文本转写有不少误读之处，恩默瑞克教授在1971年、1974年的两篇文章中分别作了订正。

1953年，贝利教授在《突厥回鹘语中的植物名称》[②]一文中，识别了《医理精华》的回鹘文本的11个残片中的第1、5、6三个残片。该文的主要价值是通过与相应的梵文、藏文《医理精华》词汇的对比，将回鹘文残片中的植物名称考订出来。

1962年，贝利教授在《〈医理精华论〉的序言》[③]一文中，研究了于阗文本《医理精华》中唯一的于阗文序言，并将它翻译和注解。

1964年，一位学者发表《〈医理精华〉——一部千年未版的医书》[④]，该论文首次研究了《医理精华》在阿拉伯地区的情况。作者宣称《医理精华》是拉齐所提到的权威性论著之一，也是拉齐的资料来源之一。恩默瑞克教授根据此文提供的信息作了进一步的研究，详后。

1971年，恩默瑞克教授发表论文《〈医理精华〉的梵文写本》[⑤]，这是全面研究《医理精华》梵文写本的第一个重要成果。该文主要论述了梵文本的重要性。首先根据其藏译本的译者胜友在9世纪初期就参加了编纂《翻译名义大集》（*Mahāvyutpatti*）的情况，肯定梵文原本写于公元800年之前，早于藏文本和于阗文本。然后，利用当时知道的两个梵文写本（MS.A和MS.B）来论述它们与于阗文本的密切关系。

1971年，恩默瑞克教授还发表了《有关拉维笈多的药物的类别》[⑥]一文，主要讨论了于阗文本的第2章（gaṇas：药物的类别）中的一些植物名词，将

① H.W. Baily, ed. , *Khotanese Texts*, vol. I, pp.1-105; pp.106-134.

② H.W. Baily，"Medicinal Plant Names in Uigur Turkish"，in *Mélanges Fuad Kŏprülü*，pp.51-56.

③ H.W. Baily，"The Preface to the Siddhasāra-śāstra"，*A Locust's Leg*，*Studies in Honor of S.H.Taqizadih*，London，1962，pp.31-38.

④ "Siddhasāra，An Unpublished Medical Treatise Nearly 1000 Years Old"，*Bulletin of the Department of the History of Medicine*，Osmania Medical Collage，Hyderabad，vol.2，no.1，1964，pp.159-162.

⑤ R.E.Emmerick，"The Sanskrit Text of the Siddhasāra"，*BSOAS*，XXXIV.1, 1971，pp.91-112.

⑥ R.E.Emmerick，"On Ravigupta's gaṇas"，*BSOAS*，XXXIV.2，1971，pp.363-375.

它们与藏文、梵文进行对照，并利用其他梵文药典中相应的同义词汇和注释为证据，来研究这三个文本之间的关系。其主要论点是：于阗文本是在梵文原本和藏译本综合起来的基础上翻译的。于阗文本第2章中的一些植物名词与藏译本不一样，而与梵文原本相同。这是作者早期的观点，后来有所改变，认为于阗文本就是译自藏文本的。

1974年，恩默瑞克教授发表论文《〈医理精华〉的新解释》①，对之继续进行探讨。

1977年，恩默瑞克教授发表论文《拉维笈多在印度医学传统中的地位》②。此文揭示了拉维笈多在印度医学史上的贡献。他的特殊贡献在于将传统的印度医学材料分为31章，每一章涉及一个主题（topic），他主要是按照不同的疾病来编排，而在此之前的医典主要按照不同的原则（principles）来编排的。他的这种方法被摩陀婆所继承，并使之成为后世医典的一种标准。此文的附录部分，讨论了《医理精华》的作者拉维笈多与《青史》中所记载的、在克什米尔（罽宾）建立了一种救度母崇拜的拉维笈多的关系，最后认为二者可能是同一个人。

1980年，恩默瑞克教授历经数年的艰辛后，出版了《医理精华》的梵文精校本③。它的序言部分（introduction）分16小节，具体介绍了拉维笈多在印度医学史上的地位和贡献；精校本的构成、正字方法、标准化等；各梵文抄本来源和相互之间的关系；于阗文本、藏文本和回鹘文本的概况等情况。正文部分共有2634个诗行，另有一段曼陀罗咒语。该书还有校注说明、词组索引、《医理精华词汇》及其词组索引。对该精校本的书评共有4篇④。笔者就是选此精校本来汉译的。

1981年，恩默瑞克教授发表《拉维笈多的〈医理精华〉在阿拉伯》⑤，此文首先引用了上述1964年那篇文章的材料，辨析了“Siddhasāra”与

① R.E.Emmerick，“New Light on the Siddhasāra”，*BSOAS*，XXXVI.3，1974，pp.628-654.

② R.E.Emmerick，“Ravigupta's Place in Indian Medical Tradition”，*Indologic Taurinensia*，III-IV. pp.209-221.

③ R.E.Emmerick，*Siddhasāra of Ravigupta，vol. 1：The Sanskrit Text.*

④ D.Pingree，*JRAS*，1982，pp.70-71. J.C.Wright，*BSOAS*，XLV1，1982，pp.184-185. O.von Hinüber，*WZKSO*，XXXVII，1983，p.210. C.Vogel，*OLZ*，80.4，1985，pp.393-394.

⑤ R.E.Emmerick，“Ravigupta's Siddhasāra in Arabic”，*Studien zur Geschichte und Kultur des vorderen Orients，Festschrift fur Bertold Spuler zum siebzigsten Geburtstag*，pp.28-31.

"Siddhisthāna"两个词语的各自含义，指明后者不是一部印度医书的名字，并纠正了前文的一些错误。然后将著名医学家拉齐所摘录的Sndhš'r（即《医理精华》的阿拉伯文译本）的三段内容与《医理精华》原文进行了对比，二者之间极为相似。

1982年，恩默瑞克教授将《医理精华》的藏文本英译出版。①该书将《医理精华》的藏文与英译文对照。译本中标明了相对应的梵文词汇，并指出了梵文本中所缺的词汇和诗行。藏文本原是散行形式，因此，其英译本对理解梵文精校本非常有益。对该英译本的书评也有4篇。②在汉译时笔者是以此本作参考的。

1983年，恩默瑞克教授发表《于阗文翻译技巧中的一些注意事项》③，此文主要讨论于阗文的翻译问题，其中涉及了《医理精华》。作者将《医理精华》于阗文本的题记进行了新的翻译和注解，纠正了贝利前述的1962年论文中的一些错误。同年，他还发表了《来自〈医理精华〉中的几个词条》④，该文着重讨论了《医理精华》藏文本从梵文原本中的5个借词，即"khar go sol"、"rnad"、"ci skrigs"、"me mar mur"和"srubs"。

1985年，吴嘉迪发表论文《拉维笈多和婆跋吒》。⑤此文着重研究了拉维笈多和婆跋吒之间的关系。作者先利用旧的材料，分别画出婆跋吒和拉维笈多家庭的谱系图。然后利用了新发现的伦敦维尔康医学史研究所图书馆收集品中的一个写本（编号为δ2）。这是婆跋吒《八支心要方本集》的一个抄本，用śāradā字母所抄，年代不明，但从抄本的形制来判断，它晚于18世纪。写本中的F.93v、F.125v、F.169v、F.290r、F.308v、F.451r等几处，提到了婆跋吒的家族，F.451r更指明婆跋吒是拉维笈多的孙子。作者最后画出了婆

---

① R.E.Emmerick，*Siddhasāra of Ravigupta*，vol. 2：*The Tibeten Version with Facing English Translation*，Wiesbaden, 1982.

② O.von Hinüber，*ZDMG*，1342，1984，p.391. D.Pingree，*JRAS*，1984，pp.157-158. J.W.de Jong，*IIJ*，283，1985，p.226. C.Vogel，*OLZ*，82.3，1987，pp.307-309.

③ R.E.Emmerick，"Some Remarks on Translation Techniques of the Khotanese"，*Sprachen des Buddhismus in Zentralasien*，*Vortrage des Hamburger Symposiona vom* 2. Juli bis 5. Juli 1981，ed. by K. Rohrborn and W.Veenker，Wiesbaden，1983，pp.17-26.

④ R.E.Emmerick，"Some lexical items from the *Siddhasāra*"，*Contribution on Tibetan Language，History and Culture*（Proceedings of the Csoma de koros symposium held at Velm-Vienna，Austria，13-19 September 1981），ed. E.Steinkellner and H.Tauscher，vol.1，Wien，1983，pp.61-68.

⑤ D.Wujastyk，"Ravigupta and Vāgbhaṭa"，*BSOAS*，XLVIII.1，pp.74-78.

跋吒和拉维笈多关系的谱系图。作者的观点与恩默瑞克教授的观点（婆跋吒略早于拉维笈多）刚好相反。

1986 年，恩默瑞克教授发表《拉维笈多的〈医理精华〉的几处订正》①。此文是《医理精华》于阗文本的部分句子的翻译与注释，纠正了贝利的转写本和《医理精华》梵文精校本中的一些错误。

1989 年，恩默瑞克教授发表《京都〈医理精华〉抄本的注释》②，此文研究了保存在日本京都（Kyoto）的一个尼泊尔《医理精华》梵文抄本。

1989 年，耆陀娑发表《斯里兰卡的文献遗产》③，此文研究了斯里兰卡收藏的好几个《医理精华》梵文抄本。

1990 年，耆陀娑发表《拉维笈多的〈医理精华〉：来自西哈拉写本的新解释》④，该文研究了精校本出版后新发现的收藏于西哈拉（Sinhala）的《医理精华》梵文写本。

近年来，除茨默等学者研究《医理精华》的回鹘语译本残片之外，茅若戟继续其师恩默瑞克的未竟之业，正在校订和翻译《医理精华》的于阗语译本，其成果值得学界期待。

还有一些论文涉及《医理精华》各写本中部分词汇的讨论⑤，就不一一列举了。《医理精华》在国内只有介绍词条，而没有学者对此专门研究。其一，《南亚大辞典》收录了蔡景峰先生撰写的词条“医门成就精华”⑥；其二，《敦煌学大辞典》收录了荣新江先生撰写的词条“悉昙娑罗于阗语译本”⑦。

季羡林先生早在 1948 年的《从中印文化关系谈到中国梵文的研究》一文中⑧，就谈到在所谓的“国粹”中医学内，实际上有许多印度医学的成分。像印度文化的其他因子影响中国一样，印医对中医的影响亦是极其深远的。可

---

① R.E. Emmerick，“Some Emendations to the Text of Ravigupta’s Siddhasāra”，*Sanskrit and World Culture，SCHR.OR.* 18，Berlin, 1986，pp.579-585.

② R.E. Emmerick，“A Note on the Kyoto Siddhasāra Manuscript”，*StII,* 15, 1989，pp.147-149.

③ Jinadasa Liyanaratne，“The Literary Heritage of Sri Lanka”，*StII,* 15, 1989，pp.119-127.

④ Jinadasa Liyanaratne，“Ravigupta’s Siddhasāra：New Light from the Sinhala Version”，*JEĀS*, 1, 1990，pp.69-84.

⑤ H.W. Bailey，“Ttāgutta”，*BSOAS*，X.3, 1940，pp.599-605.

⑥ 黄心川主编：《南亚大辞典》，四川人民出版社 1998 年版，第 454 页。

⑦ 季羡林主编：《敦煌学大辞典》，上海辞书出版社 1998 年版，第 502 页。

⑧ 该文原刊北平《经世日报》，1948 年 3 月 10 日。后来收入《季羡林文集》第四卷“中印文化关系”，江西教育出版社 1996 年版，第 6—7 页。

惜并不是所有的人都能接受这一看法。能借鉴和吸收外来文化的精华成分，乃是一个民族得以强盛的优秀品质之一。在提倡以更开放性的姿态走向世界的今天，“拿来主义”的作风还需进一步发扬光大。而回顾历史上魏晋风度、隋唐气象的形成，莫不得益于对东西文化精华的吸收和同化，因此研究中外文化交流史上那些活生生的例子，对当今的现实仍有许多有益的启示。故单从文化交流的角度，也有必要研究一番印度医学。

李约瑟的巨著《中国科学技术史》也指出，“仔细地比较中国的和印度的传统药典，来探究药物学中互相借鉴的地方，是极需要进行的一项工作”[①]。国内由于种种原因，长期以来对印度古代医典没有热心关注，以至于印度医典的现代汉译目前尚是空白。本书在这方面愿做一些抛砖引玉的工作，为学界提供一部印度医典的汉译本，使中印古代医学文化交流与比较的研究工作得以顺利开展。再者，《医理精华》本身保留了大量的临床良方，在医学交流史上具有重大的意义，它完全值得进行深入的研究。

① 〔英〕李约瑟:《中国科学技术史》(中译本)第一卷“导论”,科学出版社、上海古籍出版社 1990 年版，第 221 页。

第一章 《医理精华》与中印医学文化交流

第一节 《医理精华》与《鲍威尔写本》之比较

1889年，一些挖宝人在新疆库车附近的古代遗址中挖出了一批写在桦树皮上的梵文经卷。英军中尉鲍威尔（Hamilton Bower）于1890年路过库车时，从商人手中买到了其中的一部分。写卷当初没有总题目，后来为了方便起见，人们称之为《鲍威尔写本》（*The Bower Manuscript*）。是年秋天，他回到印度后，将它送给了孟加拉亚洲学会（the Asiatic Society of Bengal）会长、英军上校温浩斯（J.Waterhouse）。次年2月此学会的语言学干事（Philological Secretary）霍恩雷（A.F.Rudolf Hoernle）对这批写卷开始研究，并在4月份的学报上发表了首次的部分翻译。①《鲍威尔写本》的发现和它在加尔各答的出版，使俄国学界也不甘人后。1891年11月俄国考古协会致函要求其驻喀什的总领事彼得罗夫斯基（N.F.Petrovsky，1837—1908）收集同类的写卷，他在随后的两年间，分两次将所获的百余件写卷寄回圣彼得堡的帝国图书馆（Imperial Library），由俄国科学院院士奥登堡（S.F.Oldenburg,1863—1934）进行研究。②霍恩雷在1893—1899年间，亦获得了英国驻吉尔吉特、克什米尔等地的外交官马继业（Geroge Macartney）等人所提供的31批收集品，

① 有关《鲍威尔写本》的发现和首次翻译的全部经过，请参看 *Journal of the Royal Asiatic Society of Bengal*（《孟加拉亚洲学会会刊》），1892，pp.61-63；1894，pp.31-34。转引自 A.F.Rudolf Hoernle，*The Bower Manuscript, Introduction,* Calcutta，1893-1912，p. Ⅰ。又参见 H.J.Goodacre & A.P.Pritchard，*Guide to the Department of Oriental Manuscripts and Printed Books*，Oxford 1977，pp.64-65。又见荣新江：《海外敦煌吐鲁番文献知见录》，江西人民出版社 1996 年版，第 1—2 页。

② 参见 A.F.Rudolf Hoernle，*The Bower Manuscript*，Introduction。又见荣新江：《海外敦煌吐鲁番文献知见录》，第 116 页。

霍恩雷的正式研究报告共有三篇。[①]据霍恩雷自认为最重要的是《马继业写本》（*Macartney Manuscripts*）[②]，而不是最先获得的《鲍威尔写本》。霍恩雷于1893年完成《鲍威尔写本》第1部分的解读和翻译工作，于1894—1895年完成第2部分，于1897年完成第3至第7部分，并分三次相继出版。在因故中断数年之后，直到1908年他才出版它的梵文索引和整个的词汇，1909年他又改订了其中的医药卷子的译文，最后到1912年《鲍威尔写本》的全部出版工作才告以结束。[③]

由《鲍威尔写本》始，这些古代写卷的发现直接刺激了斯坦因（M.A.Stein），导致了他于1900年开始首次西域探险，从而引发了一场国际性的西域考古探险的浪潮，伯希和、勒寇克、格伦威德尔、华尔纳、大谷光瑞等人掠夺性的强盗行径，却最终使中亚学和敦煌吐鲁番学成为近百年来的国际性显学。

霍恩雷关于《鲍威尔写本》的“导言”（Introduction）共分8节。Ⅰ：《鲍威尔写本》的发现。Ⅱ：《鲍威尔写本》的描述。Ⅲ、Ⅳ：《鲍威尔写本》的字体、写法和语法。Ⅴ：《鲍威尔写本》的抄写日期。Ⅵ：《精髓集》（Nāvanītaka，或译《精酪书》）的来源和日期。Ⅶ：《鲍威尔写本》的语言和写作法。Ⅷ：《鲍威尔写本》的主题和相关评论。“导言”对《鲍威尔写本》的出土地、字体、语法特点等多方面进行了深入的研究。[④]霍恩雷认为，从时间上看，《鲍威尔写本》约创作于公元4世纪初，现存的抄本不是直接抄自原书，约抄于350—375年之间。[⑤]共7个部分。其中前三个部分是有关医学的内容；第4、5部分较短，内容与名为《罥索苦行》（*Pāśaka-kevalī*）的手册相关，此乃是通过掷骰子而预知某人未来的一种占术。第4部分有完整的64种掷法，而第5部分是掷法手册残卷。第6、7部分合起来是一件文书，这是一部经文，也可叫一部陀罗尼（Dhāraṇī），是救助被蛇和其他邪魔伤害之人所用的咒语。它不仅从内容上看起来很像一部佛经，而且它的经名就叫作

① 此处不详举，请参见荣新江：《海外敦煌吐鲁番文献知见录》，第2页。
② 参见 *The Bower Manuscript*，Introduction，p. Ⅱ。
③ 笔者所使用的是新德里1987年的重印本。
④ 此处不详举，请参见 *The Bower Manuscript*，Introduction，I-XCV。
⑤ *The Bower Manuscript*，p.Lvii.

《大孔雀明王妃（咒经）》（*Mahāmāyūrī Vidyārājñī*）。[①]

《鲍威尔写本》中最重要的是它的医学部分。这是现存最早的用梵文抄写的印度医学材料之一，也是印度古代医学成就的实证。医学部分共有3个写卷：

第1个是残卷，从所用的药方已难于判定它该归属于哪一类特定的医学文献。该卷尾残，无题，共5叶，计132颂。[②]它直接从一个配药小册子（kalpa）开始，此册子有43颂，其韵大体相同，主要讲述大蒜的神奇药用。内容包括了大蒜起源的故事、大蒜的名字、性质、大蒜节日的仪式和大蒜与其他药物的配方及功效等。43颂之后看起来像另一个小型的药理书（tantra），由许多杂乱无条理性的部分组成。44—51颂着重强调消化能力；52—54颂阐明获取良好记忆力的方法；55—59颂是有关制药学的说明；60—67颂穿插着各类药方；68—86颂是治疗各种眼病的方法；87—105颂是讲膏药贴在脸上的用法；106—120颂说了眼药水和治头发的办法；121—132颂杂说如何治咳嗽和其他疾病。

第2个卷子相对完整，共32叶，计1119颂。这是一册实用性的方书，涉及了内科的各个方面，它很可能是抽取当时的各种医书中的精粹部分而编成的。因为其开篇题为《精髓集》（*Nāvanītaka*，该词同navanītaka，即“生酥”、“奶酪”，暗含了“前人之精华”的意思，可译作《精酪书》）。[③]不过作者也许还在其中加进了不少属于自己的东西。据霍恩雷认为，从它所提供的药方来看，它极有可能是属于印度古代的另一种医学传统，即“如火”（Agniveśa）和“毗卢”（Bheḍa）两派之外所传下来的东西。[④]为了更好地了解它的内容，现将前10颂试译如下：

（1）我将编一本标准的、包含了古代大仙人们（Maharṣis）所创造的最

① Cf. K.Watanabe,“A Chinese Text Corresponding to Part of the Bower Manuscript”, *Journal of the Royal Asiatic Society (New Series)*, 39, 1907, pp.261-266. 另见杜斗城、任曜新:《鲍威尔写本〈孔雀王咒经〉与龟兹密教》,《世界宗教研究》2012年第2期，第51—57页。

② 有关《鲍威尔写本》的偈颂数目均依霍恩雷。

③ Cf. V.N.Pandey & A. Pandey,“A Study of the Nāvanītaka: the Bower Manuscript”, *Bulletin of the Indian Institute of History of Medicine (Hyderabad)*, vol.18, no.1, 1988，pp.1-46.

④ 相传阿提耶（Ātreya）将医术传授给了六大弟子，除“如火”和“毗卢”外，另有四个。如火一派所传的是《遮罗迦本集》，毗卢一派所传的是《毗卢本集》。参见A.Berriedale Keith，*A History of Sanskrit Literature*, Delhi, 1996，p.509。

好的药方的、以《精髓集》为名的［医学］手册。(2) 那些对患病的男人、女人有益的东西，那些对孩子们有益的东西，它们都将在这本著作中讲述。(3) 它应该受宠于那些性喜简洁的医生们，不过由于它的医方的复杂，它也将受到那些渴望丰富性的人们的欢迎。(4) 第 1 章将讲散剂药方；第 2 章讲有关各种各样的［药用的］酥；第 3 章讲有关［药用的］油剂。(5) 第 4 章将是给出治疗各种疾病的药方的混和性一章；第 5 章讲灌肠剂，随后的［第 6 章］是有关补药的说明。(6) 第 7 章将涉及［给与病人］的药粥；第 8 章涉及春药；第 9 章涉及眼药水；第 10 章涉及洗发水。(7) 第 11 章与如何使用诃子的方法有关；第 12 章关于五灵脂；第 13 章关于白花丹的根。(8) 第 14 章涉及童子方；第 15 章涉及怀孕的妇女。(9) 第 16 章关于［生孩子而］高兴的妇女。此 16 章构成了［这部］《精髓集》。(10) 它将不能提供给那些无子嗣的人，也不能给无兄弟的人，还不能教给那些没有弟子的人。

根据上面的章节数目，对照后文，发现此卷子残漏了第 15、16 章，也许还包括了第 14 章的部分内容。据霍恩雷推测，其长度大约在 5 叶左右。

第 3 个卷子是某一部古代医书或者处方集的残本。它前后均残，共存 4 叶，计 72 颂。从内容上看，其编排的次序比较混乱，大致在第 2 个卷子前 3 章的范围内。它依次涉及的药物形态是：油剂、散剂、涂抹剂、酥剂、丸剂、糖浆剂。①

一、《医理精华》与《鲍威尔写本》的理论特色

《医理精华》的第 1 章就是"医学理论"(tantra)，共 59 颂，涉及的医学知识的范围是比较广泛的。它讲述了传统医术的八支、三种体液、六种味道、医疗的四种分支、医生对病人身体的三种分析方式、人的四种气质、体火的四种存在方式以及食物的有关禁忌等理论。《鲍威尔写本》的三个不同医学卷子，虽然没有《医理精华》这种理论性的专门章节，但是在其中还是穿插讲述了点点滴滴的医理。下面试作简要比较。

① 《鲍威尔写卷》卷一至卷三的汉译，参见陈明：《殊方异药：出土文书与西域医学》，北京大学出版社 2005 年版，第 242—310 页。

（一）不同的季节与不同的体液

时间是永恒的，它的特征就是一眨眼一眨眼。不间断的时间，被划分为六个季节。雨季两个月：室罗伐拏月、婆达罗钵陀月；秋季两个月：頞湿缚庾阇月、迦剌底迦月；冷季两个月：末迦始罗月、报沙月；寒季两个月：磨祛月、颇勒窭拏月；春季两个月：制呾罗月、吠舍佉月；热季两个月：逝瑟吒月、頞沙荼月。（Si.1.4）

雨、冷、热这些季节是依据太阳之路的两分而来的。在雨季、冷季和热季中，胆汁、痰和风是增长的。在春季、秋季和雨季时，它们被说成是受影响的。（Si.1.5）

在雨季，它们据说能治愈那些［由被搅乱的］风所引起的疾病；在秋季，它们能用来治疗那些［由被搅乱的］胆汁所引起的疾病；在夏季，它们能治愈由［被搅乱的］血液所引起的疾病；在春季，它们据说能治愈那些［由被搅乱的］痰所引起的疾病。（Bo.1.93）[①]

《医理精华》主要指出不同的季节影响体液的情况不同，《鲍威尔写本》讲述一个处方在不同的季节里可治疗由不同的体液所引发的不同疾病。两者均注意到了季节与体液的关系问题，二来对季节的划分也相似。前者一年六季：雨、秋、冷、寒、春、热[②]。后者此处虽仅列举一年四季：雨、秋、春、夏，但参看前文可知仍为一年六季：

使用以上六个半颂所叙述的［药物煎制成的］脸上的六种膏药，病人就可以在夏季和一年内的其他五个季节治疗。……（Bo.1.92）

从体液（doṣa）来看，前者三种：胆汁、痰、风；后者多出了一种：血液，Bo.1.108 也是这四种体液。通观《医理精华》，三种体液均指胆汁、痰、风，不包括血液在内，但是它在提到各疾病的原因时，许多地方又都讲到了血液[③]。此外，后者季节与体液的对应关系非常清楚：雨季——风、秋季——胆汁、夏季——血液、春季——痰，而前者则混在一起，含糊不清。

---

① Bo.1.93，即《鲍威尔写卷》（*The Bower Manuscript*）的第 1 个写卷第 93 颂，下同。

② 有关季节问题的详细讨论，请参见《医理精华》译注的相应部分。另见 *The Bower Manuscript*, p.21, n.69。

③ 在印度医典中，体液由三种增到四种，有一个变化的过程，说法也较复杂，此处从略。

（二）消化的状态与医生的对策

要是食物没有被消化、消化之火热量减弱，它就是一切诸病的根源。它的特征也是四种：胃是满的；口水是酸的；湿气和乳糜不会消化；大小便难以下泻。（Si.1.50）

由于乳糜不消化，一个人就会身体疲倦，伸懒腰，头脑发木，厌食。在那种情况下，让他整天睡觉，断食，并［注意］防止风病。（Si.1.53）

食物、消化、身体诸元素的正常状态、健康、丰满、精神、体能和长寿，这一切都有赖于消化功能。（Bo.1.44）

当消化功能能够导致身体诸元素的平衡状态时，据说它就是正常的，而且也可能被认为是最好的情形。当消化不正常时，一个人应该服用牛奶、酥油、habush 此类的东西。（Bo.1.47）

……当消化微弱时，他首先应该断食，然后用药来促进食欲和增强消化。（Bo.1.48）

当消化太弱或太强时，一个人就可能死，除非他接受适当的治疗。当消化不正常时，所有的疾病就会产生。当消化正常时，他就会活得自在。（Bo.1.50）

《医理精华》共有 5 颂（1.50—1.54）主讲消化的，后四颂分别阐述消化不良的四个特征及其治疗的对策。《鲍威尔写本》也有 7 颂（1.44—1.50）主讲消化的功能、状态与人体健康的关系。两者的共同点在于：其一指出消化不良是诸病之源；其二在对策中都提到了断食这一方法。[①]不同之处：《医理精华》明确归纳出四种特征，《鲍威尔写本》偏重于消化功能的三种状态。

（三）疾病的数目

对邪恶的、吃了坏食物的人们来说，三种体液被搅乱，其皮肤、肌肉、血液和淋巴液都不再适宜，因此产生了 18 种皮肤病。……（Si.12.1）

在消化之后，他应该适量进食。坚持用此药，他就战胜 18 种皮肤病，就像佛陀克服［各种］道德玷污一样。（Bo.3.12）

① 断食是印度古代一种常见而又重要的疗法，这一疗法在义净的《南海寄归内法传》卷三“先体病源”、“进药方法”、“除其弊药”三条中有详论。请参见（唐）义净原著，王邦维校注：《南海寄归内法传校注》，中华书局 1995 年版，第 150—165 页。并见相应的译注。

它可以去除人体的36种皮肤病，7个地区的肺病[①]。……（Bo.2.86）

前两者皮肤病的数目相同，第三种则翻了一倍[②]。《医理精华》还在所略的部分列举了白癜风、象皮病等18种名称，并指出前10种无法治愈、后8种可以治疗。

由于错误的食物和错误的位置，风等［体液］被极大的搅乱，形状像节瘤一样的肿块，以5种方式出现于人体的内脏。它的5种位置为：左肋、右肋、心脏、脐部、膀胱。（Si.9.1）

它治疗5种肿瘤，就像大自在天手中的霹雳毁灭整群阿修罗一样。（Bo.2.256—257）

它治疗5种肿瘤，8种水肿、肿胀、肺炎、痔疮和21种闭尿症。（Bo.2.237—238）

如果［一个人的］诸体液被微弱的体火和［所吃的］性能相左的食物所搅乱，身体出汗，又喝冷水，而分泌的毛孔却被阻塞，那么就会产生8种可怕的水肿病。（Si.10.1）

闭尿症有8种，是由于烈性的食物以及无节制的饮食引起的伤害所造成的。（Si.18.1）

应该知道，5种咳嗽，即由3种体液分别地、由肺痨以及由肺炎所引起的。（Si.16.1）

……这个方子能立刻治疗5种咳嗽。（Bo.2.161）

……这个方子能立刻治疗5种咳嗽［中的任何一种］。（Bo.2.499a）

由于风被搅乱，产生了80种风病。他们的特征为：痛、似乎骨折、尖锐疼痛、四肢蜷缩、肌肉枯干、如芒在背。（Si. 21.1）

当这种油作为涂抹剂、口服剂、催嚏药[③]、灌肠剂，可以驱除由风所引起的80种疾病。（Bo.2.741）

以上比较可知，肿瘤、咳嗽、水肿、风病的数目相同，只有闭尿症不同，《鲍威尔写本》的数目比《医理精华》多出了13个。从形式上来看，《鲍

① 《医理精华》没有说明具体的肺病数目，只说由三种体液所引起，并有四种外因促使形成。

② 此处提到36种皮肤病，有些奇怪。据霍恩雷的意见，只有“杂病”（kṣudra-roga）是36种。参见 *The Bower Manuscript*，p.88，n.50。

③ 催嚏药即灌鼻药。

威尔写本》的疾病数目都出现在某一个特定的处方中，而《医理精华》的疾病数目都出现在相关章节的第一颂中[①]，并且均说明其病因以及对其分类作解释。

（四）五业治疗法

应该知道，五业治疗法即催吐法、催泻法、灌鼻药、缓下法、灌肠法。（Si.30.1）

(1023) 在［少儿的］病情没弄清楚之前，医生应让他用温水送服一颗能治所有病的药丸。(1024) 由于考虑到［病人的］福祉，医生应该采取各种治疗方法；顾及孩子们的体力或者虚弱，还要顾及时间和季节，(1025) 医生应该对他们的乳母采用五业治疗法，这就是说，即［两种］泻剂、催吐剂、［两种］油性灌肠剂。（Bo.2.1023—1025）

《医理精华》中用的是 pañca-vidhaṃ karma；《鲍威尔写本》用了 pañca-vidhā kriyā；均指"五种治疗方法"[②]。《医理精华》中用的五个词依次是：vamana、recana、nasya、nirūha、anuvāsana，而《鲍威尔写本》用的三个词是：vireka、vamana、anuvāsana。vamana 即催吐剂。《医理精华》中 recana 指泻药，与 vireka 是同义词；又据霍恩雷的意见，nasya 也可归入 vireka 词下，二者合称为两种泻剂。nirūha 指一种不含油的缓性灌肠剂，anuvāsana 指油性的灌肠剂，合称为两种灌肠剂。因此《鲍威尔写本》用三个词来代指五种方法。[③]

二、《医理精华》和《鲍威尔写本》的医方比较

《医理精华》既解说了有关各科的医学理论，同时还具列了各种疾病的疗法。《鲍威尔写本》中除上述的点滴医理之外，其余差不多都是药方。从

① 《医理精华》中也常有疾病的数目出现在药方中，此处没有一一列举而已。

② "五种治疗方法"（the five-fold treatment），《四部医典》的汉译本中译为"五业相应法"（参见宇妥·元丹贡布等著，李永年译，谢佐校：《四部医典》，人民卫生出版社 1983 年版，第 439—447 页。本书所引《四部医典》，均据此汉译本，下同）。一般而言，即：催吐法（vamana）、催泻法（vireka）、灌鼻药（nasya）、缓下法（nirūha）、油性灌肠法（anuvāsana）。有的医典还有第六种：放血法（ṣoṇita-secana）。有的地方将灌肠法（āsthāpana）归入油性灌肠法（anuvāsana）之中，合为一种。并请参见 *The Bower Manuscript*，p.171，n.382；p.80，n.19。

③ *The Bower Manuscript*，p.171，n.382；p.80，n.19.

结构上来看，前者是以病为纲，以药方为目，系统性强；后者多是以药方为纲[①]，所治之病列在药方之下，虽也有几处列出治疗某病的若干条药方，但排列次序较乱。《鲍威尔写本》的价值在于保存了许多较大型的复方。从时间上看，《医理精华》至少比《鲍威尔写本》晚了一两百来年[②]，但两部书中仍有医方存在共同点，试比较如下：

（一）“苦药”方

1.“大苦药”、“大苦药粉”与“大苦酥药”

龙胆、三果[③]、香根草（茅根香）、桐叶千金藤（绒毛叶）、无患子、香附子、骆驼刺；甘草、毛叶腰骨藤、印度菝契、胡黄连、山榕、旃檀和心叶青牛胆；长胡椒、稠李、菖蒲、药西瓜、止泻木的籽和驳骨草；虎尾兰、野葫芦、腊肠树、合叶耳草（水线草）、印度乌头、姜黄和小檗、糖胶树和芦笋根；[以上] 这些药物的散，分量相当于酥的四分之一，同酥在 [相当于酥的] 8 倍量的水中，并加入 [相当于酥的] 2 倍量的余甘子果汁，同煎。[此药液] 被称作“大苦药”，主治由风和胆汁所引起的疾病、皮肤病、脓疱、黄疸病；兼治发烧、疯病和淋巴腺发炎。（Si.12.11）

“大苦酥药”（共 7 颂）

(137) [用下列药物的散] 来制作软膏：糖胶树、印度乌头、腊肠树、胡黄连、桐叶千斤藤、香附子、香根草、三果、野葫芦、无患子、合叶耳草、(138) 波斯骆驼刺、旃檀、长胡椒、稠李、姜黄和小檗、菖蒲、药西瓜、芦笋根和毛叶腰骨藤、印度菝契、(139) 止泻木的籽、鸭嘴花、锡兰虎尾兰、心叶青牛胆、龙胆、甘草和山榕（Trāyamāṇa）。(140) [以上] 这些药物的散，分量相当于酥的四分之一，同酥在 [相当于酥的] 8 倍量的水中，并加入 [相当于酥的] 2 倍量的余甘子果汁，一起煎，并作为一剂药。(141) 这剂药绝对能治愈由 [被搅乱的] 风和胆汁所引起的皮肤病、血痔、丹毒、胆汁

① 《鲍威尔写本》中也有以药为主的，如“大蒜”一节以及讲述诃子的长寿功能的那一段。

② 霍恩雷认为《鲍威尔写本》是 4 世纪的产物，而桑德尔（Lore Sander）从字体风格判定《鲍威尔写本》写于 6 世纪初或者中期，其观点得到了学界的认同。Cf. Lore Sander,“Origin and Date of the Bower Manuscript, a New Approach”, *Investigating Indian Art: Proceedings of a Symposium on the Development of Early Buddhism and Hindu Iconography,* held at the Museum of Indian Art in May 1986 (=Veroffentlichungen des Museums fur Indische Kunst, edited M. Yaldiz and W.Lobo, viii), 1988, pp.313-323.

③ 三果，指诃梨勒、毗醯勒、庵摩勒三种果药。

血、风性出血症以及面色极度苍白、(142) 脓疱、疥癣、疯病、黄疸病、虫病、瘙痒、心脏病、肿瘤、丘疹、月经不调和淋巴腺发炎。(143) 但是它必须在适当的时候以及根据［病人的］消化力而服用。这是一个很大型的酥油药方，由于它的适用性如此广泛，所以它超过了其他的千百个药方。（Bo.2.137—143）

这个药方为何名叫“大苦药”呢？这是因为其中的无患子的子实和胡黄连等药是很苦的。经过对两个医方的词汇对比，不难发现所用的药物几乎完全相同。

具体的词汇对比过程如下（前为《医理精华》，后为《鲍威尔写本》。相同词汇则后者略）：bhūnimba（龙胆，学名 Gentiana Chirata）——kirātatikta（又写作 kirātatiktaka，见 Bo.2.57，指一种龙胆。据《医理精华词汇》SiN.67 条：“龙胆属植物 kirātatiktaka，应该知道即龙胆（bhūnimba）、龙胆（kaṭu-tikta）”。可见两词同义）。triphalā（three myrobalans，常译为“三果”）。uśīra 香根草，义净在《金光明最胜王经》中译为“茅根香”。paṭhā 桐叶千斤藤。ariṣṭa（无患子，学名 Sapindus Datergens Roxb.）——nimba（neem 树，学名 Azadirachta Indica，据《梵和大辞典》，［汉］苦楝，［音］纴婆、赁婆。但据 SiN.64 条：“纴婆（nimba）应该说即无患子（ariṣṭa）”，可见两者是同义词）。abda（香附子，nut grass）——musta（香附子，学名 Cyperus Rotundus）。yāsakā（camel thron，波斯骆驼刺，学名 Alhagi Maurorum）——dhanvayavāṣaka（波斯骆驼刺，学名 Alhagi Maurorum）。madhuka 甘草。śārive 即印度菝契和毛叶腰骨藤两种。tiktā（kurroa，胡黄连）——tiktarohiṇī（胡黄连，学名 Picrorrhiza Kurroa，另可参见 SiN.40 条）。Trāyantī（山榕，学名 Ficus Heterophylla）——trāyamānā（据《印度药物大典》卷一第 23 页，“在孟加拉国和南印度，这种药不知所指，常用 Ficus Heterophylla 即山榕，作为其替代品”。另见 Dutt 的《印度药物》第 321 页。以上均出自《鲍威尔写本》，p.84，n.37）。candana 旃檀。amṛtā 心叶青牛胆。kṛṣṇā 长胡椒——pippalī 长胡椒。padmaka 稠李。ṣaḍ-granthā 菖蒲。viśālā 药西瓜。indra-yava（kurchi 的籽，止泻木的籽）——vatsaka 的籽（止泻木，学名 Holarrhena Antidysenterica；据 SiN.32 条，“vatsaka……应该知道它的种子叫作 kaliṅga、indra-yava”）。mūrvā 虎尾兰，又称作锡兰虎尾兰。paṭola 野葫芦。śamyāka 腊肠树。parpaṭa——

parpaṭaka 合叶耳草，又称作“水线草”。ativiṣā（白乌头）——prativiṣā（印度乌头，学名 Aconitum Heterophyllum）。niśe（姜黄和小檗）——两种 rajānī（即两种 haridrā；据 SiN.87-88 条：“姜黄应该知道即 dārvī、kaṭaṅkaṭerī 和 dārū-niśā，也叫作姜黄 haridrā、rajanī、piṇḍā、varṇavatī 和 niśā。”此中的 rajanī 即 rajānī，因为在抄本中 a 与 ā 常混）。sapta-cchada 糖胶树。śatāvarī 芦笋根。以上 28 种（三果算一种）药物基本一一对应，仅剩一种对应不上，即 vṛṣā（驳骨草，学名 Gendarussa Vulgaris）与 vāśā（鸭嘴花，学名 Adhatoda Vasica）。但据 SiN.135 条：“驳骨草（小驳骨，裹篱樵，siṃhāsya）应叫作 vṛṣa、驳骨草（vāsa）、āṭarūṣaka”。从中可知，vṛṣa（vṛṣā）即 vāsa，而 vāsa 与 vāśā 在写卷中是很容易混淆的。[①] 另从下引的《妙闻本集》的药方中发现其相应的词汇为 āṭarūṣaka，故知此方中用的是驳骨草而非鸭嘴花。因此，可以得出结论：《鲍威尔写本》中的 vāśā 是 vāsa 之误。综合观之，这两个药方实际上是一个方子。

这两个方子的制作过程也基本一致，除 28 种药物的粉末外，还加入了下列东西：药粉总量 4 倍的酥、药粉总量 32 倍（4×8）的水、药粉总量 8 倍（4×2）的余甘子果汁。按照常理，药物相同制法相同的药方所治的疾病应该一样，然而此处却与常理相悖。两方所治疾病相同的仅有 5 种：皮肤病、黄疸病、脓疱、疯病、淋巴腺发炎，《医理精华》中只有“发烧”一名在《鲍威尔写本》中找不到，但 Bo.2.613（见下引文）中却提到了，“大苦酥药”也可治发烧。此外，在 Si.9.21 中亦提到胆汁性肿瘤患者使用“一种名叫‘大苦’的药酥”来通便导泻。这样算来，相同的病症达到了 7 种。《鲍威尔写本》方所治的病远远超过《医理精华》方，是否可以说其中有夸大之词，而随着时间的验证，它只保留了实际效用的数目呢？当然，这个方子到底可治多少种病，只有留待医学家去进行临床研究了。

《鲍威尔写本》方中还说“这是一个很大型的酥油药方，由于它的适用性如此广泛，所以它超过了其他的千百个药方。”可见这是一个效果很好、流行很广的药方。具体说来，它被不少印度医典所记载：遮罗迦的《遮罗迦

① 据季羡林先生的意见，“在俗语中一般都没有 ś，只有 s，只有东部摩揭陀语例外，只有 ś，而无 ṣ 和 s”（季羡林：《新疆的甘蔗种植和沙糖应用》，《文物》1998 年第 2 期，第 39—45 页），那么此处将 vāsa 写成 vāśā 是完全有可能的。

本集》Ⅵ，7540；《孟加斯那》（Vaṅgasena）L Ⅶ 666（vv.197—203）；《持弓》（Śārṅgadhara）Ⅱ，9153（vv.43—48）；《八支心要方本集》的Ⅳ，19772（v.218—223）。这些记载大同小异，此处就不一一抄录了。①

"大苦酥药"（mahā-tikta ghṛta）药方还见之于《妙闻本集》：

用等量的［下列药物］制成膏药或者药粉：糖胶树、阿勒勃（腊肠树）、乌头、桐叶千斤藤、胡黄连、心叶青牛胆、三果、野葫芦、无患子、合叶耳草、波斯骆驼刺、山榕（Trāyamānā）、香附子、旃檀、稠李、姜黄、长胡椒、药西瓜、锡兰虎尾兰、芦笋根、毛叶腰骨藤、止泻木的籽、驳骨草、菖蒲、甘草、龙胆和石梓（gṛṣtika）。这种药粉与4倍量的酥，并加入［相当于酥的］2倍量的余甘子果汁，以及余甘子果汁的4倍量的水，搅好同煎。这种药酥被称作"大苦药酥"，它主治皮肤病、慢性发烧、出血症、心脏病、疯病、癫痫症、肿瘤、急性出疹、月经过多、甲状腺肿（瘿瘤）、淋巴结核、象皮病、黄疸病、丹毒、性功能衰退、瘙痒、疥癣等。（Su.2/p.349）②

此方只有27种药物，少了小檗和印度菝葜2种。又，27种中有26种相同，只有石梓（gṛṣtika）与香根草（uśīra）相异。从所治的病来看，可治17种，数目与《鲍威尔写本》方相同，而比《医理精华》方多出11种。它较之《医理精华》方同治发烧，不治脓疱。它较之《鲍威尔写本》方，同治诸症有：皮肤病、丹毒、出血症、瘙痒、疥癣、疯病、黄疸病、心脏病、肿瘤、急性出疹（丘疹）、月经过多（月经不调）、淋巴结核（淋巴腺发炎）12种，其余5种相异。

2."苦药粉"与"苦酥药"

与"大苦药"方相似的另一个医方即《鲍威尔写本》中的"大苦酥药"和"苦药"方：

与在酥中所煮的苦味药粉的成分一样，"大苦酥药"（Mahātikta）也可以作为治愈丹毒和热病的一剂药。（Bo.2.613）

(56) 取等量的［下列药物］：香附子、豆蔻、白旃檀、香根草、当归、

① 参见 *The Bower Manuscript*，p.93，n.67。

② 译自《妙闻本集》的英译本，下同。K.L.Bhishagratna，*Suśruta Saṃhitā: English Translation*，3rd edition，Varanasi，1981. 以下注释简写为《妙闻本集》（英译本）。该英译本共三册，Su.2/p.349，即《妙闻本集》第2册第349页。下同。

三热药、止泻木的籽和皮、胡黄连、雪松、小檗的皮，合叶耳草、桂皮、(57) 野葫芦、菖蒲、虎尾兰、龙胆、辣木、山榕、乳香、小豆蔻、乌头，研磨成粉。(58) 这种药粉被叫作“苦药”，能治疗心脏病、腹内的肿瘤（痞疾）和疼痛，兼治由被搅乱的三种体液聚合所造成的任何疾病。（Bo.2.56—58a）

苦酥油（共 4 颂）

(133) 取每份半婆罗的［以下药物］：无患子、野葫芦、印度小檗、波斯骆驼刺、胡黄连、三果、合叶耳草、山榕（Trāyamānā），(134) 将它们在 1 斗的水中同煎，直到剩下原来八分之一的量。再加入用每份半两的旃檀、龙胆、长胡椒、山榕（Trāyamānā）、(135) 香附子、止泻木的籽［所制的药散］，整个地在 6 婆罗的新鲜酥油中同煮，它就熬成一剂量的药。(136) 这是公认的药，治疗皮肤病、发烧、腹部肿瘤（痞疾）、血痔、慢性腹泻、脸色惨白、肿胀、丹毒、脓疱、疥癣、瘙痒和足肿。（Bo.2. 133—136）

如同“苦药”方与“大苦药”方相似一样，与“大苦酥药”方相似的是“苦酥”（tikta-sarpi）方，它亦见之于《妙闻本集》：

“苦酥”（ tikta-sarpi）：——用每份 2 婆罗的下列药物：三果、野葫芦、无患子、驳骨草、胡黄连、波斯骆驼刺、山榕（Trāyamānā）、合叶耳草，混合在 1 斛的水中同煎。一直煮到只剩下原来分量的四分之一。然后用每份半婆罗的下列药物：山榕（Trāyamānā）、香附子、止泻木的籽、（红）旃檀、龙胆和无花果树，合成散剂。所熬的药液和散剂，再与 1 升的酥油同煮。所制的这种酥药，就叫作“苦酥”。它主治皮肤病、慢性发烧、肿瘤、出血症、下痢、水肿、黄疸病、丹毒、性功能衰退。（Su.2/pp.349—350）

无须再作详细比较，基本可以看出，“苦药”（“苦酥”）方实际上是“大苦药”（“大苦酥”）的简化。

（二）治咳嗽方

1. 治五种咳嗽方

在黄果茄所熬的汁液中，［将］脆兰、黄花稔、三热药、蒺藜的散和酥一同煎服，可治 5 种咳嗽。（Si.16.16）

(160) 用钝器捣取黄果茄的新鲜汁液，将 1 升的酥油放在 4 倍量的这种汁液中同煎；(161) 并投进用三热药、脆兰、蒺藜、黄花稔所制成的膏药。这个

方子能立刻治疗 5 种咳嗽。(Bo.2.160—161)

用雪松(天木香)、黄花稔、脆兰、三果、三热药和稠李加上酸藤子(的散),以及(与散)等量的糖,[服食配成的]这种药粉,主治 5 种咳嗽。(Si.16.14)

(476) 将三辛药(三热药)、三果药、稠李、雪松、万带兰、黄花稔和白花酸藤果子磨成粉,(477) 以及与药粉等量的糖,用蜜和酥油整个地制成一种糖浆。服用这种糖浆,能治 5 种咳嗽及并发症。(Bo.2.476—477)

据前引文(Si.16.1)可知 5 种咳嗽是由被搅乱的三种体液、肺病、肺痨所引起的。这种分类法与中医理论不同。[①] 在《鲍威尔写本》中有不少治咳嗽的药方,数量多达 70 余个,而《医理精华》第 16 章中专治咳嗽的药方有 10 个,其余各章中兼治咳嗽的药方数目超过了《鲍威尔写本》。上列的四个药方均可治 5 种咳嗽,从所用的药物来看,前面两个其实是同一个方子,Si.16.16 没有列出酥油和黄果茄的剂量而已。后面两个方子中,药物差不多也全同,差别在于 Si.16.14 没有加蜜和酥油。在药中加入蜜和酥油是印度医方的常用手法,而不加蜜和酥对主要药物的药效实际上并无什么影响。

2. 治胆汁性咳嗽

①长胡椒、石蜜、天竺黄、炒米、余甘子和葡萄[的散];②甘草、长胡椒根、虎尾兰、葡萄和生姜[的散];③长胡椒、一种野生海枣树、天竺黄加上植物蒺藜[的散];用上述半颂形式所讲述的[三组]药物,[分别地]加入酥和蜜,所制成的练药(“药糖剂”),主治胆汁性咳嗽。(Si.16.11)

(482) ①天竺黄、余甘子、葡萄干、炒米、长胡椒和石蜜[的散];②或者,葡萄干、全缘黄连木、三热药、三果药、莳萝籽和白花丹根[的散];(483) ③或者,三热药、雪松、白花酸藤果子、三果药、糖和黄花稔[的散];用上述每个半颂所讲述的[三组]药物,分别地加入酥和蜜,所制成的“药糖剂”,主治咳嗽。(Bo.2.482—483)

等量的枣椰子(野生海枣)、长胡椒、葡萄干和炒米的粉,与蜜和酥油

① (唐)孙思邈《备急千金要方》卷十八,将咳嗽分为十种:“问曰:咳病有十,何谓也。师曰:有风咳,有寒咳,有支咳,有肝咳,有心咳,有脾咳,有肺咳,有肾咳,有胆咳,有厥阴咳。”见(唐)孙思邈原著,李景荣等校注:《备急千金要方校释》,人民卫生出版社 1997 年版,第 662 页。

混合，所制成的药主治由胆汁引起的咳嗽。（Bo.2.451）

从 Si.16.3 可知，由被搅乱的胆汁所引起的咳嗽，其特征为：干渴、内烧、呕吐物是辣的，呈黄色且发热。Si.16.11 与 Bo.2.482—483 均有三个方子，两者中的第一个方子是完全相同的，不过前者治胆汁性咳嗽，而后者治咳嗽，主治范围比前者大。Bo.2.451 可能是 Si.16.11 的混合方，主治的病症相同。

3. 治风性咳嗽

姜、波斯骆驼刺、野漆树、葡萄、莪术和糖所研磨的散，用油调服，主治难以忍受的风性咳嗽。（Si.16.8）

用莪术、野漆树、长胡椒、长管大青根、粗糖、香附子和波斯骆驼刺［研磨的散］，加上油，所制成的这种练药（“药糖剂”），主治难以治疗的风性咳嗽。（Si.16.9）

将姜、莪术、葡萄干、野漆树、长胡椒和长管大青根，与糖蜜和油混合，所制成的这种“药糖剂”，对治疗由风引起的咳嗽是有益的。（Bo.1.124）

从 Si.16.2 可知，由被搅乱的风所引起的咳嗽，其特征为：心、头和两肋疼痛，干咳，而且声音嘶哑。此段所列的三个方子，不像前文例举的方子多有相同之处，只是仅仅相似而已。虽然三个方子共用的药物只有莪术、野漆树两种，但是三方中交叉相同的却不少，可以这样认为 Si.16.8 和 Si.16.9 两方是在 Bo.1.124 的基础上，加入其他的一些药物而形成了两个相关的药方。

综合起来看，《鲍威尔写本》的药方中治疗咳嗽的特别多，原因不明，难道是因为当地咳嗽病特别流行吗？

（三）治小儿方

1. 治小儿方之一

当小孩嘴里起泡时，用菩提树皮、闭鞘姜［的散］和蜜混合，涂抹患处。或者用姜黄、甘草、诃梨勒、肉豆蔻叶［的散］和蜜，［涂抹患处］，亦如此。（Si.29.51）

姜黄、甘草、芦笋根、珠仔树、车轴草和尖叶兔尾草、铁线子树、糖、稠李、旃檀、葡萄、莲花、白色百合花、青莲花、耆婆草、ṛṣabhaka、medā、kākolī、kṣīra-kākolī、印度菝葜和毛叶腰骨藤、5种树皮、10种根，［这些药的散］用水、牛乳以及1升的酥同煎。这种药叫作“以姜黄为首的药”，在小孩们患jyotika病、胆汁性丹毒、嘴里起泡、被邪魔所蛊时，它可治孩子们的一切病。（Si.29.52）

（1070b）当嘴里起泡时，应该服用加了蜜的葡萄干。（1071）或者用亚洲小檗的汁液和蜜，清洁病人的嘴巴；如果小孩的嘴疼而拒绝吸奶时，（1072）用素馨叶子和蜜涂抹，或者用甜根子草秆的粉末和甘松香制成的软膏［涂抹］，（1073a）当见到嘴巴已干净时，它还应该用酥油敷上。（Bo.2.1070b—1073a）

“童子方”是印度古代医学的八个分支之一，包括两个方面的内容：怀孕和哺乳期间的妇女的有关疾病、婴幼儿的有关疾病。用现代的术语来说，它包括妇产科、小儿科等内容。上引的三个方子均可治小儿嘴里起泡，但所用药差别很大，特别是第二个方子是个大型的复方，能治小儿的多种病症。不过，第一、三个方子也有相同之处，共用小檗和蜜来涂抹患处。

2. 治小儿方之二

用等量的炒粳米、小檗汁、糖、天竺黄、甘草的散，与蜜混合，涂抹小孩，消除一切热病。（Si.29.42）

长胡椒、糖、炒粳米、甘草、胡椒、天竺黄和蜜制成的止咳药水，可治呕吐。（Bo.2.1080）

《医理精华》方指的是治疗小儿的一切热病，《鲍威尔写本》指的是治小儿呕吐。两方所治病症不同，但共用的药物有五种：炒米、糖、天竺黄、甘草、蜜。《鲍威尔写本》方加入了长胡椒、胡椒两味药来治疗呕吐。可以说，这两个方子有着一定的联系，也许《医理精华》方就是《鲍威尔写本》方的变化方。

（四）大蒜的妙用

正如季羡林先生在《新疆的甘蔗种植和沙糖应用》一文中所指出的，《鲍威尔写本》“这一部医典，虽然动、植、矿物都有，但是重点却在讲草药（auṣadhayo，第一部分，第一张，正面，5 有 auṣadhi，同上，8 也有）。而在草药中却对大蒜情有独钟。全书很多地方都讲到大蒜，在一开始用很长的篇幅专门讲蒜，把大蒜的药用价值吹得神乎其神。‘大蒜’的梵文原文是 raśūna，书中说：老百姓也称之为 laśuna，而且在众多的方言中有众多的名称（p.12，〈13〉）。我怀疑，laśuna 是东部摩揭陀方言，因为在这个方言中，所有的 r 都变成了 l”[①]。除了 raśūna、laśuna，大蒜还有另外两种写法：lasuna、rasuna，其学名为 Allium Ascalonicum。

《医理精华》中大蒜的梵文词是 rasona[②]，它由 rasa 和 ūna 两词合成，o=a+ū。rasa 意即“味道”，常指咸味；ūna 是“没有”的意思，合起来就是“没有味道的”。它的原意刚好在《鲍威尔写本》中有解释，“由于它缺乏咸味，人们把它叫作 raśūna”。（Bo.1.13）根据一般的词源学解释，此处该用 rasona，而不用 raśūna。若从“曲意”的词源学角度来解释它，raśūna=ra+śūna，ra 从 la 而来，la 代表 lavaṇa（盐，咸味的）；śūna 即 śūnya（没有，空），合起来意即“没有咸味的”。[③]不过有意思的是，《医理精华》第 31 章“医疗细则”中讲述大蒜时，与它的词源学原意恰恰相反，说它具备常见的 6 种味道[④]。下面先引述主要描述大蒜的几颂：

除了酸味，还有 5 种味道存在于大蒜中。（Si.31.1）

大蒜驱风和痰。它与［别的］药相混合，去三种体液。（Si.31.2）

一个健康的人希望自己更加身强力壮，就应该在春季的第二个月内吃大蒜。（Si.31.3）

有病的人则要经常吃大蒜，还要喝已经成熟的、拥有效力的大蒜的纯汁；并根据治疗法则，每天增加 1 两的剂量。（Si. 31.4—5）

据说，最低、中等、最高的剂量分别为 2、4、6 婆罗。（Si. 31.6）

［大蒜汁］加上酥，去胆汁。［大蒜汁］加上芝麻油，祛痰和祛风。（Si.31.11）

---

① 参见季羡林：《新疆的甘蔗种植和沙糖应用》，《文物》1998 年第 2 期，第 39—40 页。

② 《妙闻本集》中亦用此词，另一个写法是 rasonaka。

③ 见 *The Bower Manuscript*，p.12，n.7。

④ 梵文中的六种味道是 ṣaḍ-vidhaḥ 六味：1.madhuraḥ 甘，2.āmlaḥ 酸，3.lavaṇaḥ 咸，4.kaṭukaḥ 辛，5.tiktaḥ 苦，6.kaṣāyaḥ 涩。《本草纲目》中大蒜的“［气味］辛、温，有小毒”。而佛教徒将大蒜作为五种辛物之一，谓其辛热，有损性灵；强调的还是它的辛味。

已经发现，［大蒜汁］与脂或者骨髓相加，可以使肺痨和消瘦病患者身体强壮。（Si. 31.12）

敲碎的［大蒜］用牛奶去煮，再加糖饮服。在药已经消化之后，再吃含牛奶或者肉汤的食物，可以治疗出血症、消瘦病，而且对风病、中毒、发疯、哮喘、丹毒、咳嗽、以及骨折、疼痛、寄生虫病、胃胀和女性不孕症，都有好处。（Si. 31.13）

受痔疮和下痢所折磨的人、瘘疬患者、身体极度瘦弱无力的人、孕妇以及哺乳期间的妇女，禁止服用大蒜汁。（Si. 31.14）

此处指出了大蒜的味、性质、功效及服用的禁忌，它所能治的病症在 10 种以上。

《鲍威尔写本》的第一部分有较长篇幅论及大蒜。大蒜的起源与众神搅乳海获取的“不死药”（甘露，amṛta）有关[①]，大蒜节日的仪式部分不见于《医理精华》。现将《鲍威尔写本》中与上引文有相似之处的材料列举如下：

在品尝［味道］及消化方面，据说大蒜是辛辣的，但在消化时也被说成是甜的。它是轻的，就如它的气味那样，它难于消化。至于它的药力（效能），它是热的，并且以作为一种催情药物而著称。

最初的仙人们宣称，由于它的酸性、热性和油性，它能驱风；而且由于它的甜和苦性，就如它的味道那样，它能驱除［被搅乱的］二合的体液。又由于它的热性、刺激性和辛辣性，仙人们说，它能除祛痰。“生主”（Prajapti）指出，大蒜能驱除三种［被搅乱］的体液，治疗一切疾病。

当它进入骨内时，它能祛风；它不足时，能调整痰。它能极大地促进消化，而且被当作是恢复精力和气色的最佳手段。（Bo.1. 14—16）

以上三颂主要论述大蒜的性质，它的辛辣、甜、酸、热、刺激性、油性，与《医理精华》中所说它有 6 种味道差不多。《鲍威尔写本》的第一部分列举了大蒜的 8 个主要药方，单看它所能治的病名吧：

大蒜和驱风类的药合用，能治由风引起的腹部肿胀。和儿茶合用，它能立即治疗皮肤病。与酸浆合用，它能治咳嗽和呕吐。与甘草合用，它还对人的嗓音有好处。（Bo.1.38）

---

① 有关大蒜的起源故事在印度众多医典中有记载，众神搅乳海的故事见于大史诗《摩诃婆罗多》“初篇”中。具体请参见 *The Bower Manuscript*，p.11，n.6。

它能治皮肤病、食欲不振、腹部肿胀、咳嗽、消瘦病、白癞风、消化不良。它还能除祛风湿症、月经过多、肺病、内脏不适、脾脏肿大和血痔。它还驱除偏瘫、坐骨神经疼、肠梗阻和尿频。它还能治愈疲乏、头部发冷、胳膊、背部风湿症以及癫痫症。（Bo.1.40）

大蒜所能治疗的病症在 20 种之上。《鲍威尔写本》的第二部分只列举了大蒜的一个大药方，即“大蒜酥药”方：

双马童（Aśvinau）[①] 的“大蒜酥药”方（共 7 颂）

(216) 在 1 斛的水中，煮 100 婆罗的大蒜，直到只剩下原来总量的四分之一。(217) 再用熬出的大蒜汁与 1 斗的清黄油同煮，并加入用下列药物所制成的药膏：(218) 每份 1 两剂量的白花丹根、长胡椒和胡椒（cavyā，Piper Chaba）；1 婆罗的姜、(219) 每份半婆罗的五种盐[②] 和印度酸模；每份半婆罗的八角枫和阿魏；(220) 熬好之后，仔细过滤，并盖好以备用。它的一剂药应该在适当的时辰［比如在清晨］服用。对于这些病症它是有好处的：(221) 由风所引起的腹部球状鼓胀、坐骨神经痛、由风所引起的腹部肿瘤、脾脏肿大、精神病、脸色病态苍白、痔疮、瘘管。(222) 任何身体某一部位偏瘫或者全身瘫痪的病人，都可以服用这种“以大蒜为首的酥药”，因为它是双马童合成的一个药方。[③]（Bo.2. 216—222）

略作比较可以看出，从《鲍威尔写本》到《医理精华》有关大蒜的神话学部分没有了，与大蒜相关的节日仪式属于民俗学的内容也不见了。大蒜所能治疗的病症种类在减少，而关于大蒜性质的理论部分大体一致但系统性加强了，这说明从医学上对大蒜的认识更趋向于准确和科学，因此它在人们观念中的重要性有所下降。不过，从《医理精华》对大蒜的使用率来看，它仍是人们治病的主药之一。

---

① 在印度神话中，双马童（Aśvinau）是天上的两位神医。有关双马童的研究，参看林梅村：《吐火罗神祇考》，《国学研究》第 5 卷，北京大学出版社 1998 年版。后收入林梅村：《古道西风——考古新发现所见中西文化交流》，生活·读书·新知三联书店 2000 年版，第 3—32 页。

② 五种盐，见 Si.3.24.1—3.24.5，以及《根本说一切有部毗奈耶药事》卷一（《大正藏》卷二十四，第 1 页中。即〔日〕高楠顺次郎、渡边海旭监修：《大正新修大藏经》第 24 册，第 1 页，中栏。下同）。

③ 在医典《孟加斯那》（*Vaṅgasena*）的“风病”章中，除了有一个与此相似的药方外，还有一个用小量的大蒜制成的丸药方。参见 *The Bower Manuscript*，p.100，n. 95。

（五）其他药方

除了上文所讨论过的诸方之外，在这两部医书中还有其他不少相似的药方，下面仅举两例，以资证明。

其一：用印度小檗的根和树皮、胡椒（Chaba Pepper）、长胡椒、亚洲小檗的汁液和粗糖，煎制成药丸，[服之]，主治咽喉病和口腔脓肿。（Si.26.97）

（41）用等量的亚洲小檗的汁液、印度小檗的树皮、胡椒（Piper chaba）和长胡椒，研磨成粉后，用水调成药丸，放进嘴里。(42a) 它们可以治疗口腔红肿、咽喉绞痛和脓肿。（Bo.2.41—42a）

《医理精华》方中的 Chaba pepper 原词为 tejanī，如此对译是根据恩默瑞克的《医理精华》藏文英译本而来。① 另据《医理精华词汇》第 36 条，tejanī 与 mūrvā 同义，指锡兰虎尾兰，学名 Sanseviera Roxburghiana，可见 tejanī 至少有两种含义。《鲍威尔写本》方中的 Piper Chaba 是原词 tejavatā 的学名，它与 Chaba Pepper 实际是一回事。因此，除了《医理精华》方多加了粗糖之外，两方基本相同，均治疗口腔和咽喉病症。

其二："达子香叶散"方，它在《医理精华》和《鲍威尔写本》以及西域地区其他语言（如于阗文、佉卢文）的医药文书中多次出现，这是跨文化圈的医学交流的一个典型例证。该药方的关系即 Bo.2.11—13= Si. 8.12 等。具体考释详见本书第一章第三节《与〈医理精华〉相关的胡语医方》。

（六）其他同名方剂

1."美味药"（Sārasvata）

用每份 1 婆罗的桐叶千斤藤（绒毛叶）、诃梨勒、辣根、菖蒲、三热药、乌盐 [的散] 和 1 升的酥，在 1 斗山羊奶中，同煎。[所制成的] 这种药液叫作"美味药"（Sārasvata），[服之]，可以使记忆更清晰，使思维更敏锐。服食这种药散，主治耳聋、口吃和哑巴。（Si.20.11）

（258）取下列的成分：山羊奶、姜、菖蒲、辣木、诃梨勒、长胡椒、胡椒、桐叶千斤藤、乌盐和酥，（259）从姜一直到乌盐这八种药物，每份取 1

① R.E.Emmerick，*The Siddhasāra of Ravigupta*，Volume 2：*The Tibetan Version with Facing English Translation*，p.389.

婆罗的剂量，在1升的酥油中同煎，并加入4倍的［羊］奶。（260）所制成的这种药能使人获得记忆力和更聪明，饮服之，能立即治愈耳聋、口吃和哑巴。（Bo.2.258—260）

Sārasvata 在《梵英词典》中有多种解释，其中之一为“美味的、可口的”。恩默瑞克教授的英译本中译为“使舌头舒服的药剂（the medicament that make the tongue comfortable）”。这两个同名的药方，药物组成、剂量[①]和所治的病症[②]完全是一样的，这也许可以说明两者之间有着密切关系。《鲍威尔写本》中另有一个药方叫作 Sarāsvati，霍恩雷读之为 Sarasvatī（辩才天女），从词源上来看与 Sārasvata 有联系，但两者并不是同一个药方。[③]

2.“善妙酥”（Kalyāṇaka）药方

用每份1两的闭鞘姜（青木香）、小豆蔻、印度缬草、浆果紫杉、雪松（喜马拉雅杉）、木苹果；旃檀、青莲花（蓝莲花）、茜草、药西瓜、两种印度茄子（刺天茄和黄果茄）；姜黄和小檗、印度菝契和毛叶腰骨藤、车轴草（山马蝗）和尖叶兔尾草、香胡椒、莲花须；白花酸藤果子、三果、看麦娘、白豆蔻和石榴；与4斛剂量（1升）的酥油，在4倍的水中同煎；这种药液叫作“善妙酥”，能够增力、润肤、多子；主治热病、癫痫、尿道病、下痢、肿胀、疯病和解毒；又治风湿症、黄疸病、内肿、哮喘、打呃和严重的尿道秘结。（Si.5.97）

（119b）米仔兰、零陵香、青木香、石榴、木苹果、（120）浆果紫杉、medā、三果、铁力木、刺天茄和黄果茄、蓝莲花、雪松、旃檀、印度菝契和毛叶腰骨藤，（121）姜黄和小檗，白花酸藤果子、素馨花、巴豆根、兔尾草、茜草、大叶山马蝗。（122）用上述药物每份1两的剂量，与1升的酥油，在酥油的4倍量的水中同煎。作为一种饮料，这个药方叫作“善妙酥”。（123）

---

① 《医理精华》中山羊奶为1斗（āḍhaka），《鲍威尔写本》则为4×1升（prastha）=4升。据 SiN.188条，“1斗等于4升”，所以剂量相等。

② 这三种病症的梵文名依次是 jaḍa，gadgada、mūka。霍恩雷将 jaḍa 译为“冷漠（apathy）”，jaḍa 还有耳聋的意思，今从藏本，统一译为“耳聋”。

③ 见 Bo.2.814—815：“［取］每份1升的甘蔗汁、乳山药（vidārī，Ipomoea digitata，一种番薯属植物）、余甘子、酥油、牛奶、蜜，和等量的肉汤，（815）以及5婆罗的甘草、1升的去皮的绿豆（māṣa，Phaseolus Roxburghii，一种菜豆属植物）。对欲得子的王仙（Rājarṣi）来说，这就是［所需的］辩才天女（Sarasvatī）酥。”

它主治咳嗽、哮喘、黏膜炎、隔日热、四日热、癫狂症、溃疡、丹毒、尿频、麻风病、（124）打呃、呕吐、脸色病态苍白、肿胀、闭尿症和所有的男根与女根的不正常。（125）它也使［不育的］妇女怀孕，并且解毒。在所有的药粉中毒、脾脏不适、痔疮和腹部肿瘤的情况下，这剂药就像美味的甘露；它也是增力、润肤和增强食欲的基本方法。（127a）就连坏的运气也会从放置这种“善妙酥”的屋子中被驱除出去。（Bo.2.119b—127a）

上引的两个药方，均名“善妙酥”，原词 Kalyāṇaka，即“善的、妙的”等意思。有 21 种药物相同，4 种不同。[①]两个药方的配制剂量和过程是一样的。药效性能相似：增力、润肤、多子。《医理精华》方的病症名比《鲍威尔写本》少得多，但有《鲍威尔写本》方中所缺的黄疸病、风湿症等病。这是由于《医理精华》方更换了四种药物所致。另外，在《医理精华》第 14 章中也有一种以“善妙酥药”为名的药方，不过与上引的两个药方差别很大。此处只引其方，不再做比较。[②]

每份 1 婆罗的长胡椒、大胡椒、长胡椒根、白花丹、独活草、胡椒、乌盐、以及酸藤子、三果、芫荽籽、枣子、小茴香、ajamodikā（nu-śiṅ 果）、以及每份 8 婆罗的药喇叭的散和芝麻油、3 升的余甘子的汁液，加上 50 婆罗的粗糖，共煎。这种药液叫作“善妙的药糖剂”，主治黄疸病、迦摩罗病、痔疮和中毒；兼治尿道病、皮肤病、发烧、哮喘、胃病，并使人长寿。（Si.14.18）

3.“大妙酥”（Mahā-Kalyāṇaka）

10 种根加上“救生药”，用新鲜牛奶共煎；正是这种所谓的“大妙酥”可去所有的痛。（Si.5.98）

大妙酥（共 5 颂和 1 韵）

（127b）取耆婆草、ṛṣabhaka、兔尾草、火筒树、莲花叶柄，（128）以及

① 在相同的 21 种中，又有 4 种写法不一样，但据《医理精华词汇》可知其为同义词，即 vakra=tagara 均指零陵香（第 41 条）；priyangu=śyāmā，指米仔兰（第 54 条）。《医理精华》中的 2 种 parṇī 即《鲍威尔写本》中的 śālaparṇī 大叶山马蝗和 aṃśumatī 兔尾草。《医理精华》中的 kauntī 香胡椒、padmaka-kesara 莲藕、jātī-puṣpa 白豆蔻；而《鲍威尔写本》中为 sumanā 素馨花、dantī 巴豆根、kesara 铁力木属植物。

② 又，在《医理精华》中还有一处简要提到了“善妙酥”，说它可以驱风。即在长时间的呕吐时，应该采用能驱风的那些疗法。比如：“善妙酥”、乳、生精之药和肉汤等等。（Si.17.16）

菜豆、钩豆、ṛddhi、medā，还有千日红、药西瓜、kākoḍī，(129) 芦笋、一种葡萄属植物（haṃsa-padī，Vitis pedata）、莪术、发痒黧豆籽、肉豆蔻、枣椰子、葡萄干、杧果、余甘子、(130) 长胡椒、姜、糖蜜和糖，用所有这些药物所制成的药膏，应该放入奶中，和酥油共煎，熬好并过滤之后，饮服，可治许多病。它主治由风和胆汁所引起的咳嗽、或者溃疡。(132) 这种“大妙酥”能治众病，它是阿提耶（Ātreya）的药方，他将它传给了大仙阿誐悉帝（Mahātman Agastya）。（Bo.2.127b—132）

《医理精华》方比较简略，其中的10种根指的是5大根和5小根，5大根即：印度枳、臭黄荆、木蝴蝶、白柚木、凌霄花；它们能助消化、祛痰、祛风。5小根：兔尾草、大叶山马蝗、蓖麻、刺天茄和黄果茄，它们能增加脂肪（长胖）、祛风、去胆汁。[①]所谓的救生药（“给予生命的药”）也是10种，即耆婆草、ṛṣabhaka、medā、mahamedā、kākoḍī、kṣīra-kākolī、菜豆、钩豆、乳山药和甘草。从药物的组成来看，两个方子只有少数几味相同，因此药效也就大不相同，前者只说疗毒，而后者能治众病。《鲍威尔写本》方还指明了它的来源和流传。

4.“下生仙人之食”（Cyavaṇa-praśa）方

以印度枳为首的5种根、香附子、黄花稔、5种“叶子药”；ṛddhī、长胡椒、莪术、诃梨勒、耆婆草、ṛṣabhaka、心叶青牛胆；葡萄、黄细辛、medā、乳山药、火筒树；青莲花、豆蔻、刺篱木（叶下珠）、野漆树、kākolī、骆驼刺、旃檀；洋芋（七爪龙）、蒺藜、野茄子、鸢尾根，[以上药物每份1婆罗]，加上500颗余甘子，在1斛水中，同煎。[将所剩的药液] 再次煮之，[直到在某种程度上] 能舔了。煮完并冷却之后，再在其中加入：2婆罗的长胡椒粉、4婆罗的天竺黄、6婆罗的蜜；以及加起来共1婆罗的4种香料。这种叫作“下生仙人之食”（Cyavaṇa-praśa）方的药糖剂，主治心脏病、哮喘、渴病、咳嗽、风湿病、肺病、疼痛；它能使思维敏锐，声音悦耳、壮阳和长生不老。（Si. 8. 24）

“下生仙人之食”方（共13颂）

① 见Si.2.28—29。

（188）①印度枳、臭黄荆、木蝴蝶、白柚木、凌霄花、黄花稔、四种叶子药、长胡椒、蒺藜、刺天茄与黄果茄，（189）野漆树、叶下珠、葡萄干、乳山药、puṣkara、芦荟木、诃梨勒、心叶青牛胆、ṛddhi、耆婆草、ṛṣabha、莪术、（190）香附子、黄细辛、medā、豆蔻、旃檀、青莲花、七爪龙、鸭嘴花、kākolī、火筒树、（191）以上药物每份1婆罗，加上500颗余甘子，在1斛的水中同煎，（192）直到注入的水完全蒸发掉。再从浓缩的药液中去掉余甘子，却掉果核，磨碎它们，（193）在12婆罗的油和酥中。然后［在浓缩的药液和余甘子粉中］加入50婆罗的精炼的固体糖蜜（冰糖？），直到整个变成了一剂融合的糖浆。（194）当它冷却后，混合6婆罗甘草、4婆罗天竺黄、2婆罗长胡椒，（195）以及每种1婆罗的肉桂、豆蔻、桂叶和铁力木。这是一剂著名的长年药方，叫作"下生仙人之食"方（Cyavana-prāśa）。（196）它主治咳嗽、哮喘，据说它特别能促进那些虚弱的人、溃烂的人、老年人和年轻人的身体机能的增长。（197）它也能治疗失音、肺病、胸部疾病和心脏病、麻风病、干渴病、尿液和精液失衡。（198）服用这服药的任何剂量都不会妨害一个人正常的食物消化。当仙人"下生"（Cyavana）很老了的时候，他服用此药后返老还童。（199）智力、记忆力、美貌、健康、长寿、神智的力量、与女性交合的突出的能力，消化力的增强、肤色的改善，以及内风的调整正常，（200）尽管一个男人年纪大或者衰老了，但只要服用这剂补药，即使是在他的房间里配制这剂药，［上述］所有的那些又可被他获得。他衰老的面容将变成青春少年。（Bo.2.188—200）

《鲍威尔写本》中的"印度枳、臭黄荆、木蝴蝶、白柚木、凌霄花"，即《医理精华》中的"以印度枳为首的五种根"，也就是常称的五大根。四种"叶子药"是指四种以"parṇī"结尾的植物名，即大叶山马蝗（śāla-parṇī）、尖叶的兔尾草（pṛśni-parṇī）、绿豆（mudga-parṇī，绿鹰嘴豆）、钩豆（māṣa-parṇī 黑鹰嘴豆）。上引两方的药物和功能差不多，因篇幅所限，就不细作比较了。

① 在Bo.2.188前有两颂霍恩雷没有翻译，初以为系霍恩雷漏译，但经查对梵文原卷，发现Bo.2.186—187两颂，与前引Bo.2.128—129两颂几乎完全相同，药物排列的次序一样。仅有129颂中的phala一词，霍恩雷读作jātiphala（肉豆蔻），在187句中对应词是phalgu（一种榕树，学名Ficus Oppositifolia）。另有129颂中的Abhīru-parṇī（芦笋）在187颂中写成了abhīta-parṇī。因此可以得知，Bo.2.186—187两颂系衍文。参见*The Bower Manuscript*，p.92，n.64。

5. 蜜酒（Madhvāsava）

除了以上所作的药方的比较之外，在两部医典中还记载了一种具有相似性的“药酒”的制法。

珠仔树、小豆蔻、白花丹、莪术、桐叶千斤藤（绒毛叶）、桂叶、龙花鬓、香附子；鸢尾草根、三热药、龙胆、格香、雪松、止泻木的籽；药西瓜、白乌头、长管大青、广木香（闭鞘姜）、虎尾兰草、米仔兰；酸藤子、三果、胡黄连、胡椒（Chaba pepper）、长胡椒根和独活草；[以上药物的散] 每份 1 两，在 1 斛的水中煮之，剩下四分之一的药液，再加入一半分量的蜜，倒进一个酥油钵中，放置半个月。这种“蜜酒”，每次饮服 2 婆罗，可治尿道病，兼治胃病、黄疸病、痔疮、皮肤病、食欲不振。（Si.11.17）

（491）取每份 1 两的珠仔树、莪术根、鸢尾草根、小豆蔻、虎尾兰草、酸藤子、药喇叭根、独活草、胡椒（Chaba pepper）、米仔兰、莲花、药西瓜、印度当药、胡黄连，（492）所有的药物在 1 斛的水中同煎，直到只剩下原来总量的四分之一，然后过滤所剩下的药液，并加入一半量的蜜，倒进一个盛酥油的钵中，放置半个月。（493）这种加蜜所制成的药酒，每次饮服 2 婆罗，能立即治愈由受损害的痰或者胆汁所引发的尿道病，兼治脸色病态苍白、痔疮、食欲不振、慢性腹泻、体液受损、白斑病以及各种皮肤病。（Bo.2.491—493）

在《鲍威尔写本》方中只有 14 种药物，而《医理精华》方中有 29 种，多出了一倍，二者相同的药物有 11 种。这说明《医理精华》方是《鲍威尔写本》一个很大程度上的改进方，不过两种“蜜酒”的药物剂量、制作过程、放置时间和每次的饮服量基本保持一致。前者能治 6 种病，后者治 8 种病，其中有 3 种相同，即尿道病、痔疮、皮肤病。

（七）名同而实异的药方

以上讨论的是同名而内容相同或相近的药方，而在这两部医典中也有名字相同而实际不同的药方。下面亦举两例说明之。

1.“小黑丸”（Kokilā）

三热药、铁粉、岩盐、三果和锑混合好 [的药粉]，在水中研磨，[制成的] 药丸，叫作“小黑丸”，主治失明症。（Si.26.48）

乌盐（新陀婆盐）、刺天茄、铜、胡黄连、贝壳和长胡椒，所制成的这种栓剂（Kokilā，“黑眼膏”），主治结膜炎、角膜白斑、睑缘炎。（Bo.2.854）

“小黑丸”，梵文原词是 Kokilā，它本是印度一种布谷鸟的雌鸟名，汉译为“共命鸟、好声鸟”，此处用作药剂名。但为何将这种鸟名作为药方，原因不明。《医理精华》的藏文英译本，译为“black suppository”（黑栓剂）。但栓剂一般不能用于治眼，藏本此处意为“小丸子”，所以依藏本意译为“小黑丸”。Si.26.48 与 Bo.2.854 这两个药方虽然同名，均能治疗眼科疾病，用药却无多少相同之处。在印度医典中，还有两个方子也叫作“Kokilā”，一个见于《八支心要方本集》VI，13488；另一个见于《轮授》（*Cakradatta*），LXII，85619，二者均与 Bo.2.854 相异[①]，但《轮授》中的则与 Si.26.48 相同，可见 Si.26.48 的来源与 Bo.2.854 无关。

2.“持金刚”油（Vajraka）

酥油与野葫芦、三果、无患子、心叶青牛胆、野茄子、驳骨草加上印度山毛榉［的散］同煎，［该药液］被称作“持金刚”，主治皮肤病。（Si.12.10）

(5) 取……迦昙花树（黄梁木）、蓖麻根、青木香、桐叶千斤藤、白花酸藤果子……黄荆、(6) 松脂、粗糠柴、雪松、雄黄、药西瓜和菩提树［的根皮］。(7) 用以上药物每份半两的剂量所炼制的这种药油，主治痔疮，而且像任何辐射热或者柳叶刀或者腐蚀剂一样，是一种很好的干燥剂。(8)……任何疼痛、癣菌病、白斑病、湿疹、牛皮癣、“肉疱型”皮肤病、糠疹、(9a) 女阴病和瘘管。对所有的这些病，该“持金刚”油都是［对症的］良药。（Bo.3.5—9）

上述的这两个药方，虽同名“持金刚”油，能治皮肤病，组成的药物却一点儿也不同。据霍恩雷的研究，在印度医典中有两种油称为“持金刚”油和“大金刚油”，药方构成不一样。[②]《医理精华》方与“大金刚油”方的关系如何暂且不论，但它与《鲍威尔写本》方可以说是毫不相干的。

---

① 参见 *The Bower Manuscript*，p.158，n.338。

② 参见 *The Bower Manuscript*，p.185，n.6。

通过上述的简略比较分析，我们可以初步得到下列的认识：

其一，《鲍威尔写本》和《医理精华》在西域地区流传过，主要由“胡人”（印度人和中亚某些民族）文化圈所使用，带有医方选集的性质，有利于日常的临床应用与传播。二者所体现的医学理论完全属于印度传统“生命吠陀体系”的范畴。

其二，在《鲍威尔写本》和《医理精华》中，存在着不少的相同或相近的药方，虽然我们暂时没有充分的证据来肯定《医理精华》受到了《鲍威尔写本》的直接影响，但是可以说《医理精华》要么与《鲍威尔写本》有着共同的来源，要么受到《鲍威尔写本》的间接影响。这两部医典中相同或相近的成分说明印度医学在西域地区的传播和交流史上都有着积极的意义。

其三，以《鲍威尔写本》和《医理精华》为主的，包括其他的印度医典，对中古时期西域地区的医学起了极大的丰富作用，而且正如“达子香叶方”所揭示的那样，对多民族多语言文化圈的文化交流做出了一定的贡献。

其四，《鲍威尔写本》和《医理精华》两者之间还有一个很大的区别：《鲍威尔写本》有明显的佛教色彩[①]，而《医理精华》中没有任何佛教的痕迹。

其五，在《鲍威尔写本》和《医理精华》之间，同一个药方中的某些味药的替换、所治疗病症的增减，以及药方名的变化，都说明了印度医学在西域的流传中，自身有着相当程度的调整，以适应西域的地域要求。这两部医典与西域地区的中医文化的关系，也还需要做更加深入细致的研究。

第二节 印度古典医学在敦煌的实例分析
——以《医理精华》为例

一般认为，自佛教进入中国，印度古典医学也随即传入。佛教徒是印度医学流传中土的重要传播者之一。西域是印度文化尤其为佛教传播的主要路线和地区，印度医学也在此留下了深刻的痕迹，是有直接的影响和应用的。从出土文献来看，除了上一节分析过的新疆库车出土的《鲍威尔写本》之

① 参见季羡林：《新疆的甘蔗种植和沙糖应用》，《文物》1998年第2期。

外，龟兹、吐鲁番等地均曾出土过一部分梵文医学残卷。而敦煌作为丝绸之路上一个地位突出的文化交流据点，无疑也接纳了印度古典医学的因素。于阗文本《医理精华》、梵文于阗文双语医典《耆婆书》均出自藏经洞。《医理精华》保存了许多有价值的临床医方，它本身在印度医学文化传播史上的意义重大。本节旨在以《医理精华》为实例，结合比较敦煌出土的汉文医药资料，对印度古典医学在敦煌的影响与流变，进行具体的文本个案分析。

敦煌藏经洞的遗书中保留了大量的医学文献，敦煌石窟的壁画上还有弥足珍贵的“形象医学”材料。敦煌医学文献的主体是中医药文献，“从阴阳五行学说到肺腑为中心的中医基础理论，从脉学诊断到内、外、妇、儿临床各科，从针灸遗书到大量的古医方，从本草学著作到敦煌遗书中的医事杂论，从古藏医文献的发掘到独具一格的道医、佛医的展示。总之，从基础到临床自成体系，突出古丝绸之路的地方特色，成为敦煌中医药文献的重要内容”[①]。据马继兴先生的意见，具体来说，敦煌中医药文献分为：医经诊法类、医术医方类、针灸药物类、其他医术类、医史资料。[②]从春雨先生的分类法则为：医理类、藏医类、针灸类、脉法类、本草类、医方类、道医类、佛医类、医事杂论类。[③]这几类中与中外医学交流有关的是：藏医类、医方类、佛医类、医事杂论类等。

在吐鲁番出土的医学资料，内容不如敦煌资料那么丰富，但是在中外医学交流史上的价值也很巨大。其内容多为不知名的残医方，此外在非医学类的文书中，如阿斯塔那514号墓出土的《高昌内藏奏得称价钱帐》文书，也有药物交流的珍贵史料。

除了敦煌、吐鲁番之外，在黑城子、楼兰、吐峪沟、麻扎塔格、和田等地也出土过医学材料。这些医学文献现散藏于海内外，马继兴先生的《当前世界各地收藏的中国出土卷子本古医药文献备考》一文收录了英、法、德、俄、日及国内所收藏的出土医学写卷的总目。[④]

① 从春雨主编：《敦煌中医药全书》，中医古籍出版社1994年版，第7页。

② 马继兴、王淑民、陶广正、樊飞伦辑校：《敦煌医药文献辑校》，收入《敦煌文献分类录校丛刊》，江苏古籍出版社1998年版。该书将敦煌医药文献分为上述五大类，没有收录藏医文书。

③ 从春雨主编：《敦煌中医药全书》，序言部分。

④ 马继兴：《出土亡佚古医籍研究》，中医古籍出版社2005年版，第37—102页。

自敦煌文书发现以来，对敦煌医学文书进行研究整理的代有其人，中国学者罗振玉、王国维、罗福颐等氏，日本学者冈西为人、中尾万三、三木荣、小曾户洋等氏，对这些卷子的名称、年代、撰者姓名等问题进行过考证。早期罗振玉的《石室粹金》、《吉石盦丛书》和罗福颐的《西陲古方伎史料残卷汇编》均收录了不少的医学文书。近年来从目录学角度提供海外敦煌吐鲁番医学文书藏卷信息的是荣新江编著的《英国图书馆藏敦煌汉文非佛教文献残卷目录》（S.6981—13624）[①]、《海外敦煌吐鲁番文献知见录》和郭锋的《斯坦因第三次中亚探险所获甘肃新疆出土汉文文书——未经马斯伯乐刊布的部分》等[②]。

整理医学文书成就比较突出的是中国中医研究院中医文献研究所的马继兴先生，他主编的两部比较重要的书是《敦煌古医籍考释》[③]、《敦煌医药文献辑校》。其他整理与研究类的著作还有赵健雄的《敦煌医粹——敦煌遗书医药文选校释》[④]、王淑民编的《敦煌石窟秘藏医方——曾经散失海外的中医古方》和编著的《英藏敦煌医药文献图影与注疏》[⑤]、范新俊的《如病得医——敦煌医海拾零》[⑥]、丛春雨主编的《敦煌中医药全书》和他撰著的《敦煌中医药精粹发微》[⑦]、李应存与史正刚合著的《敦煌佛儒道相关医书释要》[⑧]，以及两人与李金田合著的《俄罗斯藏敦煌医药文献释要》[⑨]等。马继兴先生在《敦煌医药文献辑校》一书“前言”中，十分精当地对敦煌古医药文献进行了整体的评述。该“前言”分为六个部分：敦煌古医药文献的来源、我国出土医药文献的保存情况、敦煌医药文献的整理研究工作、敦煌医药文献的文献学特征、敦煌医药文献的时代考察、敦煌医药文献的学术价值。

利用敦煌出土材料来校订中医古籍的著作有：谢海洲、马继兴、翁维

① 荣新江编著：《英国图书馆藏敦煌汉文非佛教文献残卷目录》（S.6981—13624），香港敦煌吐鲁番研究中心丛刊之 四，新文丰出版公司 1994 年版。

② 郭锋：《斯坦因第三次中亚探险所获甘肃新疆出土汉文文书——未经马斯伯乐刊布的部分》，甘肃人民出版社 1993 年版。

③ 马继兴主编：《敦煌古医籍考释》，江西科学技术出版社 1988 年版。

④ 赵健雄编著：《敦煌医粹——敦煌遗书医药文选校释》，贵州人民出版社 1988 年版。

⑤ 王淑民编：《敦煌石窟秘藏医方——曾经散失海外的中医古方》，北京医科大学、中国协和医科大学联合出版社 1998 年版。王淑民编著：《英藏敦煌医药文献图影与注疏》，人民卫生出版社 2012 年版。

⑥ 范新俊：《如病得医——敦煌医海拾零》，甘肃民族出版社 1999 年版。

⑦ 丛春雨：《敦煌中医药精粹发微》，中医古籍出版社 2000 年版。

⑧ 李应存、史正刚：《敦煌佛儒道相关医书释要》，民族出版社 2006 年版。

⑨ 李应存、李金田、史正刚：《俄罗斯藏敦煌医药文献释要》，甘肃科学技术出版社 2008 年版。

健、郑金生的《食疗本草》（辑本）[①]；尚志钧、尚元胜的《本草经集注》（辑校本）[②]；马继兴主编的《神农本草经辑注》等。[③]研究敦煌出土的藏医文献的则有：黄布凡、罗秉芬编译的《敦煌本吐蕃医学文献选编》（藏汉合璧）[④]和罗秉芬主编的《敦煌本吐蕃医学文献精要》[⑤]，罗秉芬和王尧先生均发表过这方面的研究论文。书名直接涉及丝路医学的还有王孝先的《丝绸之路医药文献交流》[⑥]，此书较多利用了传世的典籍，而很少利用敦煌吐鲁番出土的医学材料，给人以不少的遗憾。

利用出土的文书材料来研究中西交通问题的专著有姜伯勤先生的《敦煌吐鲁番文书与丝绸之路》[⑦]，书中第 4 章“敦煌吐鲁番通往印度的香药之路与法宝之路”，指出敦煌至波斯的丝路也是一条香药之路。季羡林先生的《糖史》[⑧]更是这方面的扛鼎之作。此外，关于敦煌医学文书的研究论文，也比较多，无法一一列举。但总的看来，有关敦煌吐鲁番文书中的中外医学交流方面的研究文章所占比例却很少。

近年来，国际学界也颇关注敦煌吐鲁番出土的医学文书，相继出版了两部颇有分量的著作。2005 年，罗维前（Vivienne Lo）、古克礼（Christopher Cullen）合编了《中古时期的中医：敦煌医药写卷》[⑨]一书。2010 年，戴思博（Catherine Despeux）教授主编了《中古中国的医学、宗教与社会：敦煌吐鲁番出土汉语医学写卷研究》[⑩]一书，共分两册，基本上代表了目前对敦煌吐鲁番医学研究的最新趋势。这两部著作强调从出土写卷出发，拓展对中古时期中国的医学、宗教与社会的综合研究，对国内深入开展敦煌医学的研究提供了很好的启示。

---

① 谢海洲、马继兴、翁维健、郑金生辑：《食疗本草》（辑本），人民卫生出版社 1984 年版。

② 尚志钧、尚元胜辑校：《本草经集注》（辑校本），人民卫生出版社 1994 年版。

③ 马继兴主编：《神农本草经辑注》，人民卫生出版社 1995 年版。

④ 黄布凡、罗秉芬编译：《敦煌本吐蕃医学文献选编》（藏汉合璧），民族出版社 1983 年版。

⑤ 罗秉芬主编：《敦煌本吐蕃医学文献精要》，民族出版社 2002 年版。

⑥ 王孝先：《丝绸之路医药文献交流》，见《丝绸之路研究丛书》，新疆人民出版社 1994 年版。

⑦ 姜伯勤：《敦煌吐鲁番文书与丝绸之路》，文物出版社 1994 年版。

⑧ 季羡林：《糖史》（一）、（二），《季羡林文集》第九卷、第十卷，江西教育出版社 1998 年版。

⑨ Vivienne Lo and Christopher Cullen, ed., *Medieval Chinese Medicine: The Dunhuang Medical Manuscripts,* London and New York: Routledge Curzon, 2005.

⑩ Catherine Despeux, ed., *Médecine, Religion et Sociéte dans la Chine Médiévale: tude de Manuscripts Chinois de Dunhuang et de Turfan.* Paris: Collège de France, Institut des Hautes Études Chinoises, 2010.

一、出土汉文医学资料的印度医理成分

“四大”学说源自印度哲学中的五大元素理论，即人是由地、火、水、风、空五大元素所组成的。运用到医学理论上则取消了“空”这种元素。四大学说很早就随佛经的译介而传入，托名后汉安世高译的《人身四百四病经》论述了印度医学理论“四大学说”，孙吴时所译的《佛说佛医经》对此有详解。“四大”学说在南北朝陶弘景的《补阙百一方·序》、隋代巢元方的《诸病源候论》、唐代孙思邈的《千金要方》等中医典籍中有明显的记载。唐代王焘的《外台秘要》和朝鲜的《医方类聚》中也引用了“四大”的说法。

在敦煌文书中，P.2125《张仲景五脏论》①（甲本），原卷题作“五脏论一卷，张仲景撰”，此卷中记作：

36：② 草木，人有毛发。四大五荫，假合成身，一大不调，百

37：病俱起。（下略）③

P.3655《明堂五脏论》，原卷首题作“明堂五脏论 壹卷”，此卷作：

2：夫万形之内以人为贵，立身之道以孝为先。纳阴阳而所生，成乾坤而所

3：长。所以四大假合，五谷咨身，立形躯于世间，看《明堂》而医疗。（下略）

P.2675《新集备急灸经》（甲本），原卷首题“新集备急灸经一卷，京中李家于东市印”，此卷作：

2：《灸经》云：四大成身，一脉不调，百病皆起。（下略）

P.2718 原卷尾题“茶酒论，开宝三年重岁正月十四日知术院弟子阎海真自手书记”④，该卷作：

---

① 敦煌出土的《张仲景五脏论》共有五种，即 P.2125、P.2378、P.2755、S.5614、Дx01325V。马继兴主编《敦煌医药文献辑校》在题解中依据讳字的使用情况，推断它抄录于唐代初期 7 世纪。有关敦煌本《张仲景五脏论》的研究，参见范家伟：《张仲景〈五藏论〉研究》，《中国文化研究所学报》2005 年第 45 期，第 23—46 页。有关 Дx01325V 的释读，参见李应存等：《俄藏敦煌文献中新发现 Дx01325V〈张仲景五脏论〉录校》，《甘肃中医》2006 年第 3 期，第 16—17 页。

② 此表示卷的行数，下同。

③ 本节中笔者引用文书的题名及录文，除特别说明的外，均依马继兴主编的《敦煌医药文献辑校》一书。但具体页码恕不一一标出。36、37 是表示原卷中的行数。下同。

④ 敦煌出土的《茶酒论》共有四种，即 P.2718、P.2875、S.406、S.5774。

人生四大，地火水风。

以上四条材料，出自三类性质的文书，前二种是医理类著作，后二种分别是针灸类和医事类，这说明“四大”理论的影响范围是较广的。从时间上看，据考证，《张仲景五脏论》（P.2125）抄于初唐时期（约627—683年）。《明堂五脏论》（P.3655）系抄于唐初（约627—650年）。《新集备急灸经》（P.2675）的正面是“《阴阳书》”，该《阴阳书》末题有“咸通二年……二人写讫”，可知此卷抄于公元861年。《茶酒论》（P.2718）的明确纪年是“开宝三年”（970年），而它们的撰著年代均早于抄写年代。所以，“四大”理论在敦煌医文书中的影响最少也有三百多年。

“四大”理论在《医理精华》中并没有直接提及，仅有一句话与之相关：

对一个人来说，他的本质是以[几]大元素作为特征的。这几大元素就是他生病的根源。一般认为，众病即：身体的、精神（心理）的、偶然的和遗传的（与生俱来的）毛病。（Si.1.2）

“几大元素”的梵文原词是mahābhūta，mahā是“大”的意思，bhūta直译为“真实、实种、存在”，它既是指地火水风空这些元素，也是指构成人身体的物质元素，具体内容为：

人的身体是体液、元素和杂质[三者]的载体。如果它们是平衡的，身体则健康；如果有一个上升或下降，则生病。（Si.1.10）

[七界]即味（糜乳/糜液）、血液、肉、脂、骨、骨髓、精液。（Si.1.12）

mahābhūta在此处亦没有指明是四种还是五种，也没有四百四病的说法。所以，单从“四大”理论来看，《医理精华》对敦煌医书并无影响，真正影响它们的是佛经中的“四大”理论。①

二、《医理精华》中的主要药物在敦煌

在敦煌吐鲁番出土医书中，有不少药方中使用了印度传入的药物，在这

① 新刊的《俄藏敦煌文献》中发现有印度生命吠陀理论的残片，参见陈明：《“八术”与“三俱”：敦煌吐鲁番文书中的印度“生命吠陀”医学理论》，《自然科学史研究》2003年第1期，第26—41页。另见Chen Ming, “The Transmission of Indian Ayurvedic Doctrines in Medieval China: A Case Study of Aṣṭāṅga and Tridoṣa Fragments from the Silk Road”, in *Annual Report of the International Research Institute for Advanced Buddhology at Soka University, Japan,* vol.IX, 2006, pp.201-230。

些药方（更多的是残片）中也许就有来自印度的药方，但现在还不能一一断定，因此先不妨将那些印度的药物做一番考察，比较一下它们在出土文书和《医理精华》中的用途，最起码也能明了中医对这些印度药物的认识程度。

荜茇（长胡椒，pippalī）

荜茇，梵语 pippalī，即长胡椒。在敦煌出土的梵文于阗文双语的医典《耆婆书》（*Jīvaka-pustaka*）中多次出现，于阗文为 patala。《翻译名义大集》5794 条：Pippalī [藏]Pi-pi-liṅ，[汉] 荜拨，[和] 学名 Piper Longum（长胡椒）Linn。[①]荜茇在《开宝本草》和《本草图经》中都说是出自波斯国，但《酉阳杂俎》记载“荜拨，出摩伽陀国，呼为荜拨梨，拂林国呼为阿梨诃他。苗长三四尺，茎细如箸，叶如蕺叶，子似桑椹，八月采”[②]。荜拨梨，梵文即 pippalī。长胡椒还有一个梵文外号即 māgadhikā，意为“摩伽陀国所生的”。[③]这说明摩伽陀国确实出产长胡椒。而《海药本草》中引徐表《南州记》说它“本出南海”。佛经中多处提及荜茇。在《医理精华》第 3 章“食物和饮料的法则”中指出了长胡椒的性能：

干姜、黑胡椒、长胡椒，主祛痰和驱风。（Si.3.23.1）

应知黑胡椒不能壮阳，而其余二者却能壮阳。（Si.3.23.2—3）

将长胡椒和干姜、黑胡椒放在一起，即《医理精华》中常说的三种热药。在《医理精华》第 2 章“药物的类别”中说法相同，即以长胡椒为首的那一组药“主祛风、祛痰”（Si.2.3）。

在出土医书中，pippalī 的音译词有好几种写法：荜茇、毕拔、荜拨、荜芨、蓽拨、毕极（荜茇）等。它的功能有如下几种，P.2125《张仲景五脏论》（甲本）：

① 季羡林先生《新疆的甘蔗种植和沙糖应用》（《敦煌吐鲁番研究》第 3 卷，北京大学出版社 1998 年版）指出，“此字《本草纲目》未收。此字显系音译，汉文写法不完全相同，但见于许多汉文医典中”。此说不确，荜茇收于《本草纲目》卷十四。又，本书所据《翻译名义大集》（*Mahāvyutpatti*）版本为〔日〕榊亮三郎等编：《梵藏汉和四译对校〈翻译名义大集〉》，铃木学术财团 1962 年版。

② （唐）段成式：《酉阳杂俎》“前集”卷十八“广动植之三·木篇”，见方南生点校本，中华书局 1981 年版，第 179 页。

③ 据 SiN.23—24，“kaṇā、kṛṣṇā、upakulyā 和 śauṇḍī，被叫作 māgadhikā，应该知道亦即长胡椒（pippalī）。它的根叫作长胡椒根（granthika）”。

92：荜麻而妙加。蛇咬宜封人粪，蜂螫荜拨

93：妙除。（下略）

此条亦见之于 S.5614《张仲景五脏论》（乙本）。在《医理精华》第 27 章“毒药”中，没有直接提到蜂螫，但长胡椒的确用于多种解毒方中。长胡椒治蛇毒（Si.27.14、27.15、27.16），方中的三热药即长胡椒、黑胡椒、干姜。长胡椒治诸毒（Si.27.21、27.25）。长胡椒用于“月出”方（Si.27.26）中主治一切毒。长胡椒用于“日出”方（Si.27.27）中主治诸毒和驱邪。用了三热药的药方“能消除最大毒性的诸毒”（Si.27.29）。用长胡椒、合昏树[①]所制的软膏可治蝎子螫伤（Si.27.35）。用三热药制成的解毒药主治虫子的毒（Si.27.42）。虫子，对应的梵文原词是 kīṭa，指各种昆虫。另一个梵文词 kīṭa-yonī，意即雌蜂，yoni 即雌性，那么，kīṭa 也可以指蜂。所以说，长胡椒治蜂毒是有一致性的。

P.2662—2《不知名医方第十六种残卷》：

77：治一切冷气，吃食不消化却吐出方，……

79：……又方：荜华菝[②]末，诃梨勒末等分，乳煎口服。

此方治消化不良所引起的呕吐，三种药物：长胡椒、诃子和乳。在《医理精华》第 17 章“呕吐和干渴”中，列出了 5 种呕吐，三热药可治由风所引起的呕吐（Si.17.10）；另有长胡椒止呕吐的两个药方（Si.17.14；Si.17.15），但在《医理精华》中没有与上引的 P.2662—2 相同的药方，在《鲍威尔写本》中也没有发现，可见它另有来源。P.2662—2 中还有一个用芦根、橘皮、荜拨来治一切呕吐的药方，这也是中医对长胡椒的妙用。

P.3930《不知名医方第十种残卷》[③]：

65：治口臭方：……

66：……又方：其骨上精肉，并细擘之，

67：下汁中。着荜拨末少许，阿魏一斗，立暴煎五、六沸，着酥一两，盐少许，煎今调

68：和，共热麨□胡蒸等干粳米饭相和，服三、五度，甚效。如有冷痢

---

① 合昏树，śirīṣā，尸利洒 / 尸利沙，即合欢树，见于 P.3230《佛家医方第三种残卷》（丛春雨拟名为《佛家香浴方》）。

② 荜华菝，“华”字衍文，应去掉。

③ 丛春雨拟名为《头、目、产病方书》。

亦效。

此方主治口臭，兼治冷痢，药物有：肉汁、荜茇、阿魏、酥、盐、粳米饭。在《医理精华》第26章“眼科”下有“口腔病”的疗法，但没有提到“口臭”症，长胡椒主要用来治疗咽喉炎（Si.26.93；Si.26.94；Si.26.97）。长胡椒治痢疾，见于《医理精华》第6章“痢疾”（Si.6.44；Si.6.50—52等）之中。《医理精华》中没有与上引的P. 3930中相同的药方，它另有来源。

《吐蕃医疗术》（P.T.1057）中用“荜拨、白胡椒”等治牙病。在《医理精华》第26章“眼科”下“牙齿病”的药方只有一个，没有用到长胡椒。

P.3596《不知名医方第九种残卷》中“疗肾恐生脏冷，恐至冬吐水并筋骨热，宜加减调中理肾汤”，使用荜茇、青木香、诃梨勒3味外来药，以及大黄、桔梗等8味中药，荜茇用来温中调气。

此外，P.2882《不知名医方第六种残卷》：

3：□方是屈南毛方

4：□荜拨一大两　诃梨勒皮一大两，楞长大

5：□日空腹服十丸，更勿再服

6：菜、猪肉、热面。（下略）

此方残缺过剩，不知其所治的病症。但它说明了三点：（1）药方来源于屈南毛，从姓氏初步判断，这是一个汉人。（2）主药、药量、药的形制：毕拔和诃梨勒皮，均一大两，制成丸药。（3）服药须知及禁忌：每天十丸，过量则有副作用，而且服药期间忌食某某菜、猪肉和热面。在《医理精华》中虽有不少药方中同时用了长胡椒和诃子，但没有任何一个药方提到不能与猪肉、热面同食，也没有“日空腹服十丸”的用药规定。屈南毛的这个方子应当另有来源。

长胡椒在敦煌的使用是较广的。S.5901《某僧向大德乞药状》，是某一寺院僧人请求“大德”布施药物的清单，可以窥视当时僧人常用的药品。现将文书迻录如下：

1：□上闻大德，卑僧有少乞赐，莫违重情，欲拟和合药草，亏

2：阙颇多，幸望尊意乞焉。橘皮 桂心 附子 香白芷 茱萸 干姜

3：芍药 高良姜 草豆蔻 芎䓖 人参 胡椒 诃黎勒 麻黄 地黄

4：细辛 黄蘗 天麻 牛膝 天南星 牵牛子 茯苓 槟榔 荜（毕）拨 黄连

5：上□药物乞赐少多矣。[①]

要求乞赐的药物中就有诃梨勒、荜拨等外来药物。“大德”一般是对僧人的尊称，此位出家的大德可能就是某寺院“药藏”的掌管者。[②]既然敦煌的寺院中都收有这些药物，那么世俗人士的药材市场上必定不会缺乏。可惜此书状的具体年代无考。

长胡椒能制药酒。Si.11.17 和 Bo.2.491—493 是蜜酒方，均含长胡椒。北魏贾思勰《齐民要术》卷七引《博物志》“胡椒酒法”，云“胡椒酒法：以好春酒五升，干姜一两，胡椒七十枚，皆捣末；好美安石榴五枚，押取汁。皆以姜、椒末及安石榴汁，悉内着酒中，火暖取温。亦可冷饮，亦可热饮之，……此胡人所谓‘荜拔酒’也”。这种胡人传过来的药酒，有疗病之效。此书还记载了一种“作和酒法”，也是在酒中浸泡胡椒、干姜、鸡舌香、荜拔等香药，制成一种混合酒——和酒。[③]

诃梨勒（诃子，harītakī）

诃梨勒，梵文 harītakī，简称诃子，也写作柯子。据 SiN.74 条，它的同义词有 pathyā、abhayā、pūtanā，学名为 Terminalia Chebula。《梵和大辞典》中还列出了音译词：诃梨、诃梨。据劳费尔（Laufer）的意见，它的吐火罗语是 arirāk，西藏语 a-ru-ra，波斯语 halīla，阿拉伯语 halīlāj 和 ihlīligāt，原产地在波斯，见《隋书》卷八十三、《周书》卷五十。[④]而《南海寄归内法传》说印度“西方则多足诃梨勒”，可见西印度也有很多的诃黎勒。《大唐西域记》中没有提到这种药物。在出土文书中它的汉译有几种写法：诃梨勒、诃黎勒、诃药勒等。在《医理精华》第 2 章中有三处提到诃梨勒的性能（Si.2.9、Si.2.10、Si.2.17）。

① 此件文书并无纪年。郑炳林在《唐五代敦煌的医事研究》（《敦煌归义军史专题研究》，兰州大学出版社 1997 年版）一文中，将它系于五代时期，但没有说明理由。

② 在敦煌文书中还没有发现“药藏”一词，但在中原的寺院中有“药藏”，参见（梁）释慧皎撰：《高僧传》卷十一“法颖传”。在印度也有“药藏”，参见陈明：《印度古代医疗福利事业考》，《南亚研究》1998 年第 2 期，第 69—75 页。

③ 王利华：《中古时代北方地区的饮料》，《中国社会历史评论》第一卷，天津古籍出版社 1999 年版，第 173 页。

④ 〔美〕劳费尔著，林筠因译：《中国伊朗编——中国对古代伊朗文明史的贡献》，商务印书馆 1964 年版，第 203 页。以下注释简写为〔美〕劳费尔：《中国伊朗编》（中译本）。

出土文书中，诃梨勒的用途广泛。正如《翻译名义集》卷三所说“此果为药，功用至多，无所不入”[①]。

P.2662—2《不知名医方第十六种残卷》：

111：槟榔汤方：诃梨勒三颗 槟榔二枚 末 空腹服之。

文书中并没有指出此方的用途，只能从它的用药上去推断。[②]虽然诃黎勒和槟榔在印度较为常见，但两者制成槟榔汤的用法在《医理精华》却没有。嚼槟榔是印度人至今还常见的生活习惯，《南海寄归内法传》卷一“受斋轨则”条说“次行槟榔豆蔻，糅以丁香龙脑，咀嚼能令口香，亦乃消食去瘾”[③]。

P.3378《杂疗病药方残卷》：

4：疗风冷热不调方：甘草 干姜 桂心 诃黎勒 以水一升

5：煎取半升，服之即瘥。

6：三黄汤方：麻黄 黄芩 芍药□□ □□葱白 豉 防

7：风 黄耆 甘草 大黄 诃黎勒 十二物，以水一升半，煮取一升，

8：服之即瘥。

上引的第一个药方，初看起来与印度药方有些相似，诃黎勒“能增加消食之火的热能”（Si.2.10）。而第二个“三黄汤方”则纯粹是一个中药方，所用的12种药中有11种是常见的中药。

又，P.3378《杂疗病药方残卷》还有多个药方中使用了诃黎勒。

9：疗人一切百种风病：秦艽一两 牛乳二升煎取一升，下诃黎勒，服之瘥。

11：疗人老瘦少力，煎桃柳枝汤：东南桃枝一握 东南柳枝一握

12：葱 豉 芍药 甘草 大黄 诃黎勒 煎汤服之，立瘥。

13：疗人上气咳嗽方 黄牛酥一升 紫草 煎之，下甘草 诃梨

14：勒，服之即瘥。

16：疗人腹肚痛不止方 当归 艾 诃黎勒 煎汤服之瘥。

17：疗人赤白痢不止方 艾 阿胶 黄连 芍药 当归 桂心

① 《大正藏》卷五十四，第1103页上。

② 从春雨在《敦煌中医药全书》的“按语”中指出，“方用诃子涩肠止泻，槟榔杀虫破积，下气形水。两药合用，一泻一涩，使祛邪而不致伤正”。见该书第500页。

③ 王邦维校注：《南海寄归内法传校注》，第66页。

18：椒 姜 诃梨勒 以水二升，煎取一升，分二服，服之即瘥。

24：又，疗发落：以诃黎勒二两，去子 毗黎勒二两，去子

25：阿摩罗二两 三物以醋，浆各二升，煎滓，洗头，一日洗五度。空煎

26：阿摩罗二两，洗之亦瘥。

32：五、六十服，瘥。又，疗眼开不得，有疮：取诃黎勒心，冷水，沛目中着，

33：立瘥。黄连、驴乳，沛着亦瘥。（下略）

第9行药方疗“一切百种”风病，“百种”是虚指，表示一切风病。在佛经中常有“四百四病”的说法，地、火、水、风各起一百一病，即风病是101种。隋代巢元方在《诸病源候论》中说：“凡风病有四百四种，总而言之，不出五种，即是五风所摄。一曰黄风，二曰青风，三曰赤风，四曰白风，五曰黑风”。他在此误将风病当作了404种，又将它归纳为5种，试图把“四大”与传统的中医五行说结合起来。①在藏文《四部医典》之二“论说医典”部分的第12章“病之分析”中，具体列出了404种病。在《医理精华》中，风既是人体的三体液之一，也是引发病症的主要原因之一。第21章“风病和风湿症”列出了风病的总数：

由于风被搅乱，产生了80种风病。它们的特征为：痛、似乎骨折、尖锐疼痛、四肢蜷缩、肌肉枯干、如芒在背。（Si.21.1）

第9行药方的三种药物中，秦艽是中药，牛乳治风病亦见于Si.21.11—14共4个药方。诃梨勒治风湿症，见于Si.21.37—8中。

第11—12行药方“桃柳枝汤方”，桃是中国传至印度的②。《大唐西域记》卷一记载屈支国产桃③。该方治人老瘦无力，诃梨勒用来下气除满。在Si.2.9中诃梨勒可以“生精，促进消化”，效果与此方基本相似。

第13—14行药方治疗咳嗽，紫草是中药。诃梨勒治痰所引起的咳嗽

① 申俊龙：《佛教与中国传统医学》，见王尧主编：《佛教与中国传统文化》，宗教文化出版社1997年版，第924页。

② 《大唐西域记》卷四，记载至那仆底国国号由来时说：“土无梨、桃，质子所植，因谓桃曰至那你，唐言汉持来。”桃的梵文名为cīnanī。有关桃的传入参见季羡林等校注：《大唐西域记校注》，中华书局1985年版，第368页，注释一。

③ 季羡林等校注：《大唐西域记校注》，第54页。

(Si.16.12); 100 颗诃梨勒和酥[①]等药制成的“长生药”主治所有的咳嗽、哮喘和肺炎(Si.16.15)。甘草可治咳嗽(Si.16.17)。但《医理精华》中没有与此方相似的药方。

第 16 行药方治疗腹部胀痛,当归与艾为中药。诃梨勒可治胃胀、疼痛(Si.9.16)。

第 17—18 行药方治白痢,阿胶、黄连和当归等是常见的中药。桂心、椒和姜是中印共有的药物。诃梨勒和生姜、长胡椒根等共用,可治痰性痢疾(Si.6.40)。此病的症状就有“大便拉出时发白”这一点(Si.6.5)。诃梨勒治其他类型的痢疾(Si.6.12、Si.6.16.4 等),姜治痢疾也见于《医理精华》第 6 章“痢疾”中多个药方。

第 24—26 行药方治疗落发,阿摩罗即庵摩勒,梵文 āmalaka,汉译“余甘子”。它不是指 āmra,āmra 则是杧果。两者的音译一不小心就会混淆。据 SiN.73、74、75 三条,可知庵摩勒、毗梨勒和诃梨勒合称为“三果”(tri-phalā)。由于这三词的音译均以“勒”字结尾,所以又被合称为“三勒”。《唐本草》中仅将毗梨勒称为三果,误也。《药性论》提到毗梨勒“蕃人中以此作浆甚热。能染须发变黑色”[②]。在佛教的药物分类体系中,这三种果子是属于八种浆中的。[③]诃梨勒的油可使人不生白发(Si.26.118、Si.26.119)。三果的汁液洗头使头发变黑(Si.26.120)。第 24—26 行药方有明确的剂量和使用方法,它是对印度三果用法的改正与提高。

第 32—33 行药方治疗眼病,《医理精华》第 26 章有 6 个治眼的药方(Si.26.32、26.48、26.55、26.59、26.60、26.61)中用到了诃梨勒,但多用的是其散剂,与第 32—33 行药方中用诃梨勒心不同。

吐鲁番出土大谷文书中的医药残片,共 30 余件,其中大谷 1052、大谷 3526 等文书,使用了诃梨勒。

大谷 3526 号:药方书小片(6.5×3)

[前欠]

1:▭ 诃梨勒　白□▭

① 常指牛酥,但此处不一定是指黄牛酥。

② (五代)李洵著,尚志钧辑校:《海药本草》(辑校本),人民卫生出版社 1997 年版,第 58 页。

③ 见本书上篇第二章第三节《印度佛教律藏药物分类略考》。

2：▭□羖羊乳八升▭

[后欠]

这个残药方存三种药名：诃梨勒、白□、□羖羊乳。在《医理精华》中羊奶的性能是：

羊奶，主治赤痢、止咳、止渴、清热退烧。若撒布于风湿症患者之身，能祛风湿。绵羊奶，增胆汁和痰。（Si.3.26.3—4）

在《四部医典》中也有相似的记载，“山羊之乳常服平哮喘，绵羊之乳祛风害心轻”[①]。前文已论述过诃梨勒可治咳嗽、哮喘。因此，可以推测此药方是用来治咳嗽类疾病的。

《吐蕃医疗术》（India Office 56·57）中也有三个用到诃梨勒的药方：

肿瘤方：将白杏子、干姜和诃子混匀服下有效。

寒症方：诃子、藏菖蒲、独梪子、藿香、马见子等放入酥油炒制，用鼻嗅并口服，有效。

治腹中绞痛方：将一把葱，剥去干皮，同一合莱菔子一起放入五合水中煎，沸腾后再加入一合葡萄、一合杏子，以及胡麻、红糖、蜂蜜、诃子和“色蜜”等同煎，每次服一勺，效果甚佳。

诃梨勒治腹中绞痛，与在上述第16行药方中的功能相似。诃梨勒、姜合治肿瘤（Si.9.12、9.16）。

诃梨勒还可制成药酒。第一节所论述过的“蜜酒”方（Si.11.17和Bo.2.491—493）中就有三果。敦煌研究院藏卷及P.2629《归义军衙内酒破历》记载：“廿一日支纳诃梨勒胡酒壹瓮”，纳酒者是一位西域胡人，可能是一位波斯商人，壹瓮等于6斗。[②]《太平广记》卷三百三十三引唐李肇《国史补》：“又有三勒浆类酒，法出波斯。三勒者谓庵摩勒、毗梨勒、诃梨勒。”三勒浆酒的制法无疑就是由波斯向中国输入的，该药酒饮之立觉开胃，气爽神清。宋朝窦苹《酒谱》引之，“波斯有三勒浆，类酒，三勒者谓庵摩勒（āmalaka、波斯语amola）、毗梨勒（vibhītaka，波斯语balīla）、诃梨勒也”。这三种外来的果子经过加工，成为一种特殊的果品饮料。在唐代“河汉之三勒浆”已

① 宇妥·元丹贡布等著，李永年译，谢佐校：《四部医典》，第50页。

② 参见施萍婷：《本所藏〈酒帐〉研究》，《敦煌研究》1988年创刊号，第152页。张亚萍、娜阁：《唐五代敦煌的计量单位和价格换算》，《敦煌学辑刊》1996年第2期，第38—42页。

成为一种名酒。白居易《寄献北都留守裴令公并序》一诗中提及以三勒浆代酒，可见在唐代士大夫阶层中有饮三勒浆的风气。《四时纂要》中“秋令卷之四·八月”，记载了该酒的酿造方法，“造三勒浆：诃梨勒、毗梨勒、庵摩勒，已上并和核用，各三大两。捣如麻豆大，不用细，以白蜜一斗，新汲水二斗，熟调，投干净五斗瓮中，即下三勒末，搅和匀，数重纸密封。三、四日开，更搅，以干净钵拭去汗，候发定即止。但密封。此月一日合，满三十日即成。味至甘美，饮之醉人，消食下气。须是八月合即成，非此月不佳矣”①。三勒浆有“消食下气”的药用价值，除单独饮用外，也可作为下药之物。孙思邈《千金要方》卷十九“肾脏”中的“麋角丸方”，指出该丸“其服法：空腹取三果浆以下之，如无三果浆，酒下亦得”②。此“三果浆”无疑即三勒浆，因为诃梨勒、毗梨勒、庵摩勒常合称为“三果”。

除了出土的医方之外，诃黎勒还见于其他类型的文书。前引的S.5901《某僧向大德乞药状》中提到诃黎勒。P.2683《李吉子等施入疏》中有“柯黎勒一棵，充乳药”。P.2896《年代不明僧义英等唱卖得入支给历》记载：“诃梨勒价六斗八升”，一颗诃梨勒的价格为6.8斗麦。大谷3537《性质不明文书》中第3行，有“诃梨勒”一物。大谷3039、3076号文书中有“诃梨勒壹颗上直钱贰文伍分 次贰文 下壹文伍分”③。这说明诃梨勒按质论价分为三等。诃梨勒在交河地区与敦煌市场上的价格贵贱，还有待推算。P.3850《酉年四月僧神威等牒残卷》云：“诃梨勒计纳得一百廿九颗，破用九十四颗，见在卅五颗。”P.3353《舍施文》记载：“酥一升，充法师乳药；诃梨勒两颗，充俟那。”当时受戒僧尼皆须出资纳物，其中规定要缴纳诃梨勒。S.2575《已丑年（929年）五月廿六日应管内外都僧统为道场纳色目榜》云：“右奉处分，令置受戒道场，应管得戒式叉沙弥尼等，沿法事，准往例合（各）有所税。人各麦油壹升，橛两竹，诃梨勒两颗，麻十两……”可见诃梨勒在敦煌的确

① 有关三勒浆的论述，参见郑炳林：《唐五代敦煌的医事研究》，收入其主编《敦煌归义军史专题研究》，兰州大学出版社1997年版，第526页。黄正建：《唐代衣食住行研究》，首都师范大学出版社1998年版，第43—44页。王利华：《中古时代北方地区的饮料》，《中国社会历史评论》第一卷，天津古籍出版社1999年版，第173页。陈明：《法出波斯：三勒浆源流考》，《历史研究》2012年第1期，第4—23页。

② （唐）孙思邈原著，李景荣等校注：《备急千金要方校释》，人民卫生出版社1997年版，第693页。

③ 池田温在《中国古代物价初探——关于天宝二年交河郡市估案断片》一文中讨论了交河郡市估案文书。汉译文见〔日〕池田温著，孙晓林等译：《唐研究论文选集》，中国社会科学出版社1999年版，第122—189页。

并不少见。[①] 诃梨勒以颗作为计量单位，说明在西域较为贵重。

乌盐（saindhava）

乌盐，仅见于大谷 1052 号残片，不见于历代中医文献。这种盐必产于印度，因为在义净翻译的《根本说一切有部毗奈耶药事》卷一中提到了五种盐（pañca-lavaṇa）的名称，即：乌盐、赤盐、白石盐、种生盐、海盐。20 世纪 30 年代印度吉尔吉特（Gilgit）地区出土的《根本说一切有部毗奈耶药事》（*Mūlasarvāstivādin-Vinaya-Bhaiṣajyavastu*）梵文写卷对应的词依次为：saindhava、viḍa、sauvarcala、romaka、samudraka。在《医理精华》第 3 章中五种盐的名称与之相同，次序稍异，即 saindhava、sauvarcala、viḍa、romaka、samudraka。因此，saindhava 对成乌盐应是没有问题的。乌盐的性能是“乌盐，被认为能明目、壮阳，平衡三种体液”（Si.3.24.1）。乌盐在《医理精华》中的应用非常广泛。《魏书·李孝伯传》：胡盐治目痛，羌盐治诸疮。胡盐是否即乌盐，尚待考证。又，义净所译的“赤盐”（viḍa）在《医理精华》的藏译本中是指“黑盐”，viḍa 的原意也是“黑盐”（black salt），而晚唐段公路《北户录》卷二中说盐有赤、紫、黑、青、黄各色。隋炀帝派遣杜行满出使西域，从安国得“五色盐”而归。不过，印度的五种盐是不是指这“五色盐”，待考。《大唐西域记》没有提到乌盐，但卷十一记载两个地方产盐：跋禄羯呫婆国，煮海为盐。[②] 信度国，“多出赤盐，色如赤石，白盐、黑盐及白石盐等，异域远方以之为药”[③]。《大慈恩寺三藏法师传》卷四，记载玄奘的行程：“从此又东行七百余里，至信度国西印度境。土出金，银，鍮鉐，牛，羊，骆驼，赤盐，白盐，黑盐等，余处取以为药。”[④] 证明了这些盐不仅在信度国而且在异域远方都入药用。赤盐、黑盐在此并列，说明了义净将 viḍa 译成赤盐可能是有问题的。《妙闻本集》中记载了 6 种盐的名称，即乌盐（saindhava）、海盐（samudraka）、黑盐（viḍa）、白石盐（sauvarcala）、种生盐（romaka）、

① 姜伯勤先生在《敦煌吐鲁番与香药之路》一文中，也用了 S.2575 这件文书，说这是“寺院向僧人征纳香药的例子”。诃梨勒是否可作为香药，有待探讨。在印度医典和佛经中，诃梨勒是果药，而将它当成香药使用的说法很少。

② 季羡林等校注：《大唐西域记校注》，第 898 页。

③ 季羡林等校注：《大唐西域记校注》，第 928 页。

④ （唐）慧立、彦悰原著，孙毓棠、谢方点校：《大慈恩寺三藏法师传》，中华书局 2000 年版，第 94 页。

从蔬菜的灰碱中提炼的盐（audbhida）。乌盐的性能是“乌盐对眼睛有益，是美味的、开胃的，性轻、增强食欲、镇痛的，在消化时有点淡甜味，生精壮阳，是凉的。它是整合体内三种体液的最有效的辅助剂之一”[①]。这比《医理精华》的性能要多。

大谷 1052 号：药方书断片（7×8）

[前欠]

1：□〔痰〕发心痛　又方□□

2：□　右缘痰发心〔痛〕□

3：□　□方 乌塩 □□

4：□　□ 又方 诃梨勒□

5：□　　胡干姜 □□

6：□　须□□□

[后欠]

从方中的上下文来看，第 1 行“发”前可补一“痰”字；第 2 行“右缘痰发心”后可补一“痛”字。胡干姜，是天竺干姜的别名，产于婆罗门国。它见于《证类本草》卷六。此方中的乌盐是盐类，而不能说是药剂乌白丸的别称。[②]从“〔痰〕发心痛”、“右缘痰发心〔痛〕”来看，乌盐主治由痰所引起的心口痛。而在《医理精华》中，姜、乌盐合用治哮喘、咳嗽、严重的黏膜炎等病（Si.9.12）。乌盐用于治疗疼痛、心脏病、肋痛等症（Si.9.14）；乌盐用于治疗风性内瘤（Si.9.17）。诃梨勒、生姜合用可止咳、治哮喘（Si.8.11）。

阿魏（hiṅgu）

阿魏，梵文 hiṅgu，其汉文对音是形虞、兴渠、形具。劳费尔认为，阿魏很可能是吐火罗 B 语 aṅkwa 的译音。《酉阳杂俎》载：“阿魏出伽阇那国，即北天竺也。伽阇那呼为形虞。亦出波斯国，波斯国呼为阿虞截。”伽阇那，今译加兹尼（Ghazni），位于阿富汗，《大唐西域记》卷十二作“鹤悉那”。唐《新修本草》中说“阿魏生西番及昆仑。……体性极臭，而能止臭，亦为奇

① 《妙闻本集》（英译本）第 1 册，第 527—528 页。

② 王珍仁、孙慧珍《吐鲁番出土文书中所见祖国医药方研究》（《北京图书馆馆刊》1997 年第 4 期）一文中，作者怀疑乌盐是乌白丸之误，这是不对的。

物也”。劳费尔对阿魏有详考。[①]《大唐西域记》卷十二，漕矩吒国“花果茂盛，宜郁金香，出兴瞿草（hiṅgu），草生罗摩印度川”[②]。漕矩吒国位于印度的西南部。《南海寄归内法传》说“西边乃阿魏丰饶”。两者相印证，表明西印度阿魏产量较大。《宋高僧传》卷二十九，“慧日传”：

又以僧徒多迷五辛中“兴渠”。“兴渠”人多说不同，或云芸薹、胡荽，或云阿魏，唯《净土集》中别行书出云：“五辛，此土有四，一蒜，二韮、三葱，四薤，阙于兴渠。梵语稍讹，正云形具，余国不见。回至于阗，方得见也。根粗如细蔓菁根而白，其臭如蒜，彼国人种取根食也。于时冬天到彼，不见枝叶。薹荽非五辛，所食无罪。”[③]

慧日亲自到过于阗，这条材料说明于阗出产阿魏无疑。此外，《宋史·于阗传》记载，于阗高僧善名到宋朝进贡名贵药材阿魏子，宋太祖赐号昭化师。[④]这也可作为于阗地区出产阿魏的旁证。另一个证据是麻札塔格出土的盛唐寺院支出簿一文书，池田温先生命名为《唐开元九年（721年）十月至十年正月于阗某寺支出簿》，其中的账目载有“阿魏卌文”，这说明在于阗的寺院中阿魏是常用之药物。[⑤]

阿魏既是药物，也是一种调料。在《医理精华》第2章中，阿魏等一组药主祛风、祛痰（Si.2.3）；能减肥、排除尿道结石（Si.2.18）。《医理精华》第3章记载阿魏的性能是“阿魏主治肿瘤、止痛、治便秘、祛风和痰”（Si.3.23.4）。在佛教徒那里，阿魏作为五辛之一，是忌用的。[⑥]

P.3930《不知名医方第十种残卷》：

130：治耳痛方：（中略）又方：取

131：阿魏毛裹内耳中即瘥。

阿魏能止耳痛。与Si.26.68也用了阿魏来治耳病相较，此方简便得多。

大谷1389：药方书断片（6.1×5.3）

① 〔美〕劳费尔：《中国伊朗编》（中译本），第178—189页。
② 季羡林等校注：《大唐西域记校注》，第954页。
③ （宋）赞宁撰，范祥雍点校：《宋高僧传》，中华书局1987年版，第723页。
④ 林梅村：《古道西风——考古新发现所见中西文化交流》，第83页。
⑤ 〔日〕池田温：《麻札塔格出土盛唐寺院支出簿小考》，见敦煌研究院编：《段文杰敦煌研究五十年纪念文集》，世界图书出版公司1966年版，第207—225页。
⑥ 五辛，又分为外五辛、内五辛。见P.3777《佛家语喻医方》。

[前欠]

1：☐ 中即差 又方 ☐

2：☐ 和暖水服，痢出 ☐

3：☐ 但 阿魏药 ☐

[后欠]

此方可能主治下痢，只存阿魏一味药。从《医理精华》第6章“痢疾”各方用药来看，其中有使用了阿魏的。可见此方与《医理精华》用阿魏治疗痢疾的用法是吻合的。

P.3596《不知名医方第九种残卷》有一个方子，用阿魏酒来治心痛。《医理精华》第3章列举了米酒、沙糖酒、蔗糖酒、蜜酒、酸果子酒等五种酒，并没有阿魏酒。这是一种新方法。

《吐蕃医疗术》（P.T.1057）：

14—16：嗓子嘶哑并疼痛者，将龙胆草、阿魏、景天裹于干净羊毛之内，每日早晨吮吸可见好。或在支锅石上喷水熏咽喉，也可见效。

159—162：气憋（哮喘），用景天、艾蒿（？）根、龙胆草、丁香、白刀豆叶、黄花杜鹃叶、鬼箭锦鸡儿、土豆（？）、阿魏等沉淀后，掺入食物内，食后有效。①

这两个药方用阿魏分别治嗓子痛和哮喘。在《医理精华》中，阿魏治哮喘的用法有三个（Si.9.16、Si.16.10、Si.19.26），但《医理精华》第26章“眼科”中“口腔病”下，没有用到阿魏来治各类口腔、咽喉类疾病。

石蜜、蜜和糖（śarkarā、madhu、guḍa）

在《医理精华》中出现的与糖有关的词汇是：guḍa 沙糖，粗糖；ikṣu 蔗糖；madhu 蜜；yāntrika 指用机器压榨的糖汁；śarkarā 白糖、石蜜；guḍa-śarkarā 指来自沙糖的精练过的白糖；madhu-śarkarā，指由蜜所炼制的白糖。蜜和糖的同义词分别见于 SiN.171 条：“蜜（mākṣika）就是 madhu、kṣaudra，也称作‘花之汁’（‘花之甘露’，puṣpa-rasa）”；SiN. 173 条：“白糖（sitā）即 sitopalā，亦当作蔗糖（matsyaṇḍī）、石蜜（白糖，śarkarā）。”在《妙闻本

① 罗秉芬、黄布凡编译：《敦煌本吐蕃医学文献选编》，第16—22页。

集》中列出了 8 种蜜的名字：pauttika、bhrāmara、kṣaudra、mākṣika，chātra、ārghya、auddālaka、dāla。[①]在《妙闻本集》中还列出了 12 种蔗糖的名字：paundraka、bhiruka、vaṃśaka、śvetaporaka、kāntāra、tāpasekṣu、kāṣṭhekṣu、suchipatraka、naipalā、dīrgha-patraka、nīlapatraka、kośakṛta。[②]最常用的词就是 śarkarā 白糖、石蜜。诚如季羡林先生所指出的，"糖与石蜜在印度只表示精炼的程度不同，搀杂的东西不同，本质是一样的"[③]。印度的甘蔗产地，见于《大唐西域记》，卷二，滥波国，多甘蔗[④]；健驮逻国，多甘蔗，出石蜜。[⑤]卷三，乌仗那国，多蒲萄，少甘蔗[⑥]；半笯嗟国，多甘蔗。[⑦]这几个国家多在南印度，说明南印度乃是甘蔗的主要产区。[⑧]P.3303 背面是一张制糖的残卷，就记载了"西天五印度出三般苷蔗"[⑨]。南印度出产甘蔗，亦可证之于《新唐书》卷二百二十一下"西域列传·天竺"："南天竺濒海，出……石蜜、黑盐"。

印度沙糖的制造和使用、糖在中外文化交流史上的作用和意义，请参见季羡林先生的系列论文和巨著《中华蔗糖史——文化交流的轨迹》（即《糖史》国内编）和《糖史》（即《糖史》国外编）。

在《医理精华》第 3 章中，蜜与糖的性能记载如下：

一般说来，蜜去三液，且止咳、治哮喘、杀虫、止呕吐、治尿道病、止渴、解毒。[但也]有人说，它能增风。（Si. 3.27.5）

蔗糖，能治出血症，增力、壮阳、增痰。（Si.3.27.6）

用牙齿咬的（甘蔗的）汁液是有益的。压榨的糖汁，性重，止尿。（Si.3.27.7—8）

沙糖（糖团）能去少量的胆汁，壮阳，驱风，增加痰。（Si.3.27.9）

陈的沙糖，是有益的，且是最好的去胆汁之药，能使血变纯。（Si. 3.27.10）

---

① 《妙闻本集》（英译本）第 1 册，第 449—450 页。
② 《妙闻本集》（英译本）第 1 册，第 453—454 页。
③ 季羡林：《中华蔗糖史——文化交流的轨迹》，经济日报出版社 1997 年版，第 66 页。
④ 季羡林等校注：《大唐西域记校注》，第 218 页。
⑤ 季羡林等校注：《大唐西域记校注》，第 233 页。
⑥ 季羡林等校注：《大唐西域记校注》，第 270 页。
⑦ 季羡林等校注：《大唐西域记校注》，第 348 页。
⑧ 季羡林：《古代印度沙糖的制造和使用》，《历史研究》1984 年第 1 期，第 25—42 页。
⑨ 季羡林：《一张有关印度制糖法传入中国的敦煌残卷》，《历史研究》1982 年第 1 期，第 124—136 页。

从沙糖中提炼的白糖，油性（多脂油腻），主治出血症，且壮阳。（Si. 3.27.11）

由蜜所提炼的白糖，性燥，使人觉得新鲜（使人满足），能止呕吐，治疗痢疾。（Si. 3.27.12）

在《妙闻本集》中蔗糖的性能是："蔗糖在品尝和消化时是甜的，性重、凉、黏的，增力，生精壮阳和利尿。它增加痰，止咳血，但有助于引发肠内的蛔虫。"[①] 这与《医理精华》中的说法差不多。

在出土医方中，石蜜主要用来治疗眼病。吐鲁番阿斯塔那 506 号墓出土文书：

四六：唐人写疗眼方（73 TAM506：4/43）

1. □ 一铢 白石蜜一铢 甲伤少多已上三色研 决明子十颗

2. □ 眼上运忌冷水 忌光 忌酢 忌酪

白石蜜一铢，一铢，见龙 530《本草经集注第一序录》："古秤唯有铢两，而无'分'名。今则以十黍为一铢，六铢为一分，四分成一两，十六两为一斤。"铢、分、两是中药的计量单位，与印度的根本不同。印度药物的计量单位之间的换算见 SiN.182—189 条。在佛经中，石蜜的量词并不一致，有"裹、两、瓶"的说法。

石蜜能够治眼病[②]，在 S.76《食疗本草》中解说如下：

128：石蜜寒 右〔主〕〔治〕心腹胀热、口干渴。波斯者良。注少许于目中，除

129：去热膜，明目。蜀川者为次。今东吴亦有，并不如波斯。此

130：皆是煎甘蔗汁及牛膝汁，煎则细白耳。又：和枣肉及巨

131：胜人（仁）作末为丸，每食后含一丸，如李核大，咽之津，润肺气，

132：助五藏津。沙糖寒：右功体与石蜜同也。多食令人心痛，

133：养三虫，消肌肉，损牙齿，发疳䘌，不可多服之。（下略）[③]

---

① 《妙闻本集》（英译本）第 1 册，第 453 页。

② 季羡林先生指出，《〈神农本草经〉校证》（王筠默、王恒芬辑著，吉林科学技术出版社 1988 年版）中也记载了一种石蜜，即"石蜜 味甘平，主心腹邪气，诸惊痫痓，安五藏诸不足，益气补中，止痛解毒，出众病，和百药，久服强志，轻身，不饥，不老。一名石饴，生山谷"。此书并引陶隐居（弘景）的话：石蜜，即崖蜜也。因此，这种石蜜与印度的石蜜不是同一种东西。从两者的用法来看，也不一样。因为这种崖蜜不能治疗眼病。

③ 亦见于（唐）孟诜、张鼎撰，谢海洲、马继兴等辑：《食疗本草》，人民卫生出版社 1984 年版，第 44—45 页。

出土文书中石蜜治眼病的方子还有P.2882《不知名医方第六种残卷》：

152：眼药方：右取哈蒲，着白蜜研作绿色，即取绵点眼角。所是赤眼、

153：泪下、眼暗并除。不避风日，无妨。

P.3596《不知名医方第九种残卷》：

230：滓，空腹服。眼中诸疾，赤翳暗，时时觉热气上冲漠漠，兼风泪出，悉主之：

231：车前子 决明子 秦皮 蕤仁 [黄]连 黄檗等[分] 栀子六合 右炒。白蜜半大升，（下略）

此方中用白蜜半大升，从上引的"唐人写疗眼方"来看，此处的白蜜可能就是白石蜜。

P.3930《不知名医方第十种残卷》，治眼风赤痒方：

48：（前略）又方：黄丹和石蜜水调，涂眼即瘥。

《医理精华》第26章"眼科"，用糖和蜜治各类眼病的方子有多个，治风性眼病（Si.26.9；Si.26.10）、治胆汁性眼病（Si.26.15、Si.26.16）、糖/石蜜、蜜治血液性眼炎（Si.26.19、Si.26.20）；蜜治角膜炎（Si.26.28）；蜜、糖治结膜炎（Si.26.34）；治夜盲症（Si.26.35）；蜜治多种眼病（Si.26.52）；酥蜜治失明症（Si.26.55）；"三果、铁粉、甘草（的散）混合酥和蜜，在晚上服食，生精壮阳，去一切眼病"。（Si.26.59）

P.3930《不知名医方第十种残卷》，治上气气断方：

136：即瘥。 又方：羊肺中着桂心、砂糖、甘草，乳灌之，熟煮，食之即瘥。

139：治上气咳嗽方：砂糖 好甜酥各一两，羖羊乳一升，熟煎相和服之□

140：五升即瘥。（下略）

P.2662—2《不知名医方第十六种残卷》：

65：通丈夫。麸一升，水三升浸，绞取汁，石蜜，砂糖相和▨▨

此方是治热病的。蜜、沙糖治热病的药方在《医理精华》第5章"热病"中有多个（Si.5.62、5.106等），不过没有与此方相同的。在P.2662—2中还有"紫苏煎 治肺病上气咳嗽或吐脓血方"，使用了"石蜜五两"。"紫苏煎"一方中，石蜜用来补益血气，调理身心。在《医理精华》第8章"肺病"中，几乎每一个治肺病的药方都使用了蜜或者糖。《医理精华》中云：

肺病患者，应该食用加了糖和蜜的（新鲜）酥油；（或者）在分量不等的酥和蜜中加牛乳，食之，能强健筋骨。（Si.8.18）。

在《医理精华》第16章“咳嗽”中也多用到糖和蜜，糖和姜等治风性咳嗽（Si.16.8）；加了糖、蜜的三种“药糖剂”主治胆汁性、痰性咳嗽（Si.16.10、16.11、16.12）；蜜、粗糖治肺炎性咳嗽（Si.16.13、16.14、16.15、16.17）。可见，糖蜜治疗咳嗽在中印医学中原理是同样的。

P.3596《不知名医方第九种残卷》：

100：疗久噎方：蜜酥、生姜汁各一升和，于微中火煎五沸，每服时取三大枣内酒

101：中，温服。（下略）

在《医理精华》中没有提及“久噎”一症，仅有第15章中“食物导致的打嗝”一种，常用姜和糖主治打嗝（Si.15.16、Si.15.17）。

P.3930《不知名医方第十种残卷》，治喉痹方：

128：即瘥。　又方：熬杏仁，捣和蜜，含之即瘥。（下略）

《医理精华》第26章治疗咽喉病、口腔病的每一个药方都用了蜜、糖或者粗糖（Si.26.86—26.98）。

P.2665《佛家医方第一种残卷》：

41：清盲，鬼名。

45：用胡椒、安石榴子、细辛、苦参、姜末、小豆、麻子各一

46：铢末，和石蜜浆、葡萄浆，日咒七遍，乃至七日

47：用作饼，大如钱许，用搭眼上，以水从头后𤃩之。

清盲，当指青盲。石蜜浆在此方中治青盲，并配合咒语使用。沙糖、石蜜可以配合咒语使用的做法，亦见于《不空羂素神变真言经》卷二十一，“和合捣治粆糖、石蜜、白蜜等分，（真言）加持一百八遍”[①]。

大谷3532《药方书断片》第6行有“筛以石蜜□”字样，但过于残缺，所治病症不明。P.2596《杂证方书第八种》中治疗十二种风、七种冷、五劳七伤、心痛等症，用酥蜜各一合。

《吐蕃医疗术》（India Office 56・57）治腹中绞痛方，用了蜂蜜、诃子和

① 《大正藏》卷二十，第286页中。季羡林先生《古代印度沙糖的制造和使用》一文引之。

"色蜜"。以上几个药方蜜或者糖的用法不再与《医理精华》作一一的比较。总的看来，《医理精华》中糖、蜜的应用范围更广泛一些。

P.3287《亡名氏脉经第二种》，前胡汤方和平胃丸方中分别提到了糖的医用禁忌：

124：枝法禁羊肉、饴糖。（下略）

131：房。若有半夏、昌（菖）蒲者，不得食羊肉、饴糖。（下略）

Si.1.56 颂中也提及了蜜、粗糖的食用禁忌。

在正史、笔记和医典中，很少见到敦煌吐鲁番地区出产甘蔗的记载。一般估计，新疆地区的糖是从西方来的。在丝绸之路上奔波经商的粟特人到高昌做生意，其中就有石蜜的交易。高昌阿斯塔那 514 号墓出土文书之一《高昌内藏奏得称价钱帐》（73TM514：2/1—2/4）记载：

33 □□ 顺买银二斤，与何破延二人边得钱二文。次

34 □□ 买香八百斤、石蜜卅一斤□□

在高昌经商的粟特人须向高昌国政府纳税。据朱雷先生考证，31 斤石蜜应当纳税 2 文。[1] 从这件文书来看，大部分买卖双方都是粟特人；粟特商人是成批地做生意，所从事的是批发性贸易；而且他们经营的大部分是高档商品，比如文书中所列的金银、鍮石、香、郁金根、药、硇砂、石蜜、丝。[2] 粟特人用石蜜，见于《旧唐书》卷一百九十八"西戎列传·康国"："生子必以石蜜内口中，明胶置掌内，欲其成长，口常甘言，掌持钱，如胶之黏物。"《新唐书》二百二十一卷下"西域列传·康国"为："生儿以石蜜啖之，置胶于掌，欲长而甘言。"希望孩子长大后能口吐"莲花"并善于抓钱，这充分地表明了一个惯于全民经商的民族的特殊习俗。不过，在《医理精华》中也有一个习俗，"一个小孩生下来后，留下八指节长的脐带，剪断脐带，用温水洗浴之后，还应该在他的嘴里，涂一点酥和蜜"（Si.29.27）。印度的这个习俗就缺乏粟特人那种明确的商业色彩。它可能表明了印度人希望孩子成长后过上甜蜜的生活的一种心愿和祝福。

---

① 朱雷：《麴氏高昌王国的"称价钱"——麴朝税制零拾》，见《魏晋南北朝隋唐史资料》4，武汉大学出版社 1982 年版，第 17—24 页。

② 以上结论，得之于 1998 年下学期荣新江教授主持的"敦煌吐鲁番文书研究班"，特向荣新江先生及主讲此文书的孙莉等同学衷心致谢。

P.2837《吐蕃申年（816年）等沙州诸人施舍疏十二件》，内有“沙唐（糖）伍两”、“沙唐（糖）一两”的记载①，这是沙州的老百姓以糖施舍僧侣，请求念诵。沙州本地不生甘蔗，无从造糖。这些糖是从哪里来的呢？从时间上看，这件文书比上一件《高昌内藏奏得称价钱帐》文书要晚200多年，但据上件文书推测，这些糖应该是粟特商团长途贩卖而来。

在大谷文书中，有一批物价文书残片，记载了西州地区当时的物价情况，其中就包含有糖和蜜的情况。这六件文书即：

大谷3041号物价文书：

6：流蜜壹合　上直钱拾肆文□

大谷3056号物价文书：

3：石蜜壹两　上直钱拾陆文　次拾伍＊文＊□

大谷3062号物价文书：

1：流蜜壹合□

大谷3091号物价文书：

3：砂糖壹两 上直钱拾贰文 次拾文□

大谷3094号物价文书：

4：砂糖壹两　上直钱拾参文　次拾贰文 下拾文

大谷3416号物价文书：

1：生石蜜壹两 上直钱参拾文 □

从这六件残片中，可知有流蜜、砂糖、石蜜、生石蜜四种物质。流蜜以“合”为单位，其余三种以“两”为单位。它们在市场上以质论价，分“上、次、下”三等，价格最贵的是生石蜜。这些残片的另一个重要信息是石蜜有生、熟之分，这与唐代不空译《金毗罗童子威德经》中的“生石蜜”是相吻合的。

各种香药

姜伯勤先生已经指出，敦煌吐鲁番的香药多来自波斯、印度等地。正是随着佛教的传入，印度、安息、波斯的香药文化也随之传入中国。敦煌至波

① 该号文书最早由池田温先生刊布和研究，见《中国古代籍账研究》，东京大学出版社1979年版，第544—548页。该号文书的近期研究，参见郝春文:《关于唐后期五代宋初沙州僧俗的施舍问题》，《唐研究》第3卷，1997年，第19—40页。

斯的丝绸之路也是一条香药之路。山田宪太郎的系列著述，则揭示了东西方在香药文化上的差异。本节试图从香药的医学应用角度，探讨香药应用在出土文书和《医理精华》中的异同。

印度盛产香药。义净《南海寄归内法传》中记载了印度药物的分布情况，云："西方则多足诃梨勒，北道则时有郁金香，西边乃阿魏丰饶，南海则少出龙脑。三种豆蔻，皆在杜和罗。两色丁香，咸生堀沦国。"王邦维先生对诃梨勒、郁金香、阿魏、龙脑、豆蔻、丁香一一作了注解。[①]《大唐西域记》记载了部分香药的产地。

卷一，迦毕试国："出善马，郁金香。异方奇货，多聚此国。"

卷三，乌仗那国："多蒲萄，少甘蔗。土产金铁，宜郁金香。"乌仗那国的达丽罗川："多出黄金及郁金香。"迦湿弥罗国："出龙种马及郁金香、火珠、药草。"

卷七，秣罗矩吒国的秣剌耶山："其中则有白檀香树、栴檀你婆树（candaneva）。树类白檀，不可以别，唯于盛夏，登高远瞻，其有大蛇萦者，于是知之。……羯布罗香（karpūra）树，松身异叶，花果斯别。初采既湿，尚未有香，木干之后，循理而析，其中有香，状若云母，色如冰雪，此所谓龙脑香也。"

卷十一，阿吒厘国："出胡椒树，树叶若蜀椒也。出熏陆香树（kunduruka），树叶若棠梨也。"

卷十二，漕矩吒国："花果茂盛，宜郁金香。"[②]

敦煌本慧超《往五天竺国传》记罽宾（即迦毕试国，Kaśmīr）出产"蒲桃、大小二麦、郁金香等"[③]。

记载香药名称最多的一件文书是P.3230《佛家医方第三种残卷》[④]，实即《金光明最胜王经》卷第七品第十五，即"大辩才天女品"。与之内容相同的是S.6107。这是从唐代高僧义净译的《金光明最胜王经》中摘抄下来的，此药方用来洗浴，消除不幸和秽气，以清洁身心。这是一个大型的颇具专业性的调香配方，几乎囊括了其他出土文书中所见的香药名。P.3230方具引如下：

① 王邦维校注：《南海寄归内法传校注》，第153—154页。

② 分别见于季羡林等校注：《大唐西域记校注》第135、270、295、321、859、907、954页。

③ （唐）慧超原著，张毅校注：《慧超往五天竺传校注》，中华书局1996年版。

④ 从春雨拟名为《佛家香浴方》。

155：(原佛经，从略)

156：□ 洗浴之法，彼人所有恶星灾

157：变与出生时星属相连。疫病之苦，闻诤战阵，

158：恶梦鬼神、蛊毒、厌魅、咒术起死。如是诸恶，为

159：障难者，悉令除灭。诸有智者，应作如是洗浴

160：之法，当取香药 32 味，所谓：

161：菖蒲 跋者　牛黄 瞿嚧折娜　苜蓿香 塞毕力伽

162：麝香 莫诃婆伽　雄黄 莫捺眵罗　合欢树 尸利洒

163：白芨 应达罗喝悉多　芎䓖 阇莫迦　苟杞根 苫弭

164：松脂 室利薜瑟得迦　桂皮 咄者　香附子 目□哆

165：沉香 恶揭噜　旃檀 旃檀娜　零陵香 多揭罗

166：丁子 索瞿者　郁金 茶鉅么　婆律膏 曷罗婆

167：萎香 捺刺拖　竹黄 □略战娜　细豆蔻 苏泣迷罗

168：甘松 苫弭哆　藿香 钵坦罗　茅草根 湿尸罗

169：叱脂 萨洛计　艾纳 世黎也　安息香 窭具罗

170：芥子 萨利教跋　马芹 叶婆你　龙花鬓 那伽□

171：白胶 萨折罗婆　青木 短悉佗　皆等分，

172：以布洒星日一处捣节(筛)取其香末，当以□

173：(自此行以下原佛经，从略)①

印度学者巴克奇(S.Bagchi)校录了现存的梵文《金光明经》(*Suvarṇaprabhāsasūtram*)写本，药物的相应部分抄录如下(括号内为汉文名)：

vacā	gorocanā	spṛkā	śirīṣaṃ	śyābhyakaṃ	śamī
(菖蒲	牛黄	*② 苜蓿香	合欢树	?③	苟杞根)

indrahastā	mahābhāgā	vyāmakam-agaruḥ	tvacaṃ	‖ 1 ‖
(白芨	麝香	* 芎䓖　沉香	桂皮)	

① 常据《大正藏》No.665《金光明最胜王经》(义净译)，第 156 行可补"说其咒药"四字；第 164、167 行缺字分别补"窣"和"忽"字。第 170 行实缺三字，应补"鸡萨罗"。第 172 行可补"此咒"二字。第 167 行的"萎香"应为"苇香"，第 168 行的"茅草根"应为"茅根香"。另外，这两个本子中香药的音译词有许多字的写法不一样，就不一一分析了。

② * 表示可能或推测。

③ ？表示其意义不明。

nīveṣṭakaṃ sarjarasaṃ sihlakaṃ gulgulūrasaṃ
(* 松脂 白胶 ? * 安息香)
tagaraṃ patra-śaileyaṃ candanaṃ ca manaḥśilā ‖ 2 ‖
(零陵香 霍香 艾纳 旃檀 雄黄)
samocakaṃ turuṣkaṃ ca kuṅkumaṃ musta sarṣapāḥ
(? * 苏合香 郁金 香附子 芥子)
naradaṃ cavya sūkṣmelā uśīraṃ nāgakeśaraṃ ‖ 3 ‖ [①]
(苇香 胡椒 细豆蔻 茅根香 龙花鬓)

通过排列，我们发现现存梵本与义净的汉译本（P.3230 方）有出入。其一，药物总数目不一致，梵本仅 30 种，少了 2 种。其二，药物名称也不一致。梵本中 turuṣkam 指苏合香，又译为兜罗香，音译“都噜瑟”。而汉本中缺此香。cavya 是指一种胡椒，学名 Piper Chaba。汉本中亦缺。sihlaka，亦作 silhaka，《梵英词典》中其学名为 Liquidambar Orientale，也是苏合香。另两个词 śyābhyakaṃ 和 samocakaṃ，《梵英词典》中亦缺，不知所指。此外，spṛkā 应为 spṛkkā（苜蓿香）、vyāmakam 应为 śyāmakam（芎䓖）；nīveṣṭakaṃ 应为 śrīveṣṭakaṃ（松脂）；gulgulūrasaṃ 应为 guggulu（安息香）。因此，可以说现存梵本并非义净汉译的底本。

恩默瑞克教授将梵本《金光明最胜王经》译成了英文，他将该香药方相应的梵文名称定为：（1）vacā（2）gorocanā（3）spṛkkā（4）śirīṣa（5）śāmyaka（6）śamī（7）indrahastā（8）mahābhāgā（9）jñāmaka（10）agaru（11）tvac（12）śrīveṣṭaka（13）sarjarasa（14）śallakī（15）guggulu（16）tagara（17）patra（18）śaileya（19）candana（20）manaḥśilā（21）sarocanā（22）kuṣṭha（23）kuṅkuma（24）musta（25）sarṣapa（26）nalada（27）cavya（28）sūkṣmailā（29）uśīra（30）nāgakesara。[②] 此处也是 30 种香药，比义净译本少了 2 种。

在《大正藏》No.665《金光明最胜王经》（义净译）卷第七的附注中，有相关的一段资料，也列出了这些香药的梵文名称，具引如下：

梵本韵文，但 32 味列次异于本译，又其数甚少，今依对译略举梵音。跋

① S.Bagchi ed., *Suvarṇaprabhāsasūtram*,（Buddhist Sanskrit Text-No.8）, The Mithila Institute of Post-Graduate Studies and Research in Sanskrit Learning, Darbhanga, 1967, pp.55-56.

② R.E.Emmerick, *The Sūtra of Golden Light: Being a Translation of Suvarṇabhāsottamasūtra*, Oxford: The Pali Text Society, 1992, p.48.

者 vacā，瞿卢折那 go-rocana，塞毕力迦 sephalikā，莫迦婆迦 mahābhāgā，末捺眵罗 manasśilā，尸利洒 śirīṣa，因达啰喝悉哆 indrahasta，阇莫迦 śyāmāka，苫弭 śamī，室利薜瑟得迦 śrī-vibhitaka，咄者 tvaca，目窣哆 musta，恶揭噜 agaru，栴檀娜 candana，多揭罗 tagara，荼矩么 kuṅkuma，揭罗娑 gālava，捺刺柁 naradaṃsa，忽路战娜 go-rocara，依可洪音重出。苏泣迷罗 sukumārā，弭哆 misganta，钵怛罗 patna，嗢尸罗 uśīra，萨洛计 śallaki，世黎也 śaileya，窭具啰 guggula，萨利杀跛 sarṣapa，叶婆你 sophaghni 或 soṣaṇi，那伽鸡萨罗 nāgakeśala，萨折罗婆 sarjarasa，矩瑟侘 kuṣṭha。[①]

以下依次将 32 味香药，略作解说：

菖蒲 vacā，《翻译名义大集》5812 条，［汉］菖蒲。在《医理精华》第 2 章中，菖蒲分属于三组药（Si.2.3、2.17、2.26），其性能分别为“主驱风、祛痰”、“能使（被搅乱的）体液归整，使没被消化的（食物）排泄掉、并治疗胸部的疼痛”、“主治痰病（痰过多症）”等。在《妙闻本集》中以菖蒲为首的一组药是由“菖蒲、香附子、麦冬、诃子、跋达罗木和龙花鬓”组成，性质是“能催乳，整合被搅乱的体液，主治痰性痢疾”[②]。

牛黄 gorocanā，在《医理精华》多用牛尿、牛乳、牛酥入药，而没有用到牛黄。众所周知，牛在婆罗门教、印度教徒心目中是一种很神圣的动物。中医用牛黄清热解毒。牛黄一词在中印文化关系中颇具意义。[③]在中医著作里，牛黄不被当作香药。

苜蓿香 spṛkkā，另有音译“萨必栗迦”[④]。李时珍依《金光明经》指出其梵文为“塞鼻力迦”，劳费尔表示很惊讶，他认为：“早期印度史料中既然没有听说有这种植物，由此看来，《金光明经》之类的佛经中亦绝不能提到它。李时珍说他在此经里曾见过这种草名，我想他一定是误解了这个字的意义。”[⑤]可见劳费尔没有看到梵文原文和汉译的《金光明最胜王经》。再根据敦煌的这两件文书，可以证明李时珍并没有误解。《医理精华》中也没有使

① 《大正藏》卷十六，434 页下，注 33。
② 《妙闻本集》（英译本）第 1 册，第 347 页。
③ 参见朱庆之：《从几组梵汉同理据词看中印文化的早期交往》，《学术集林》第 11 卷，上海远东出版社 1997 年版，第 301—317 页。
④ 《大正藏》注释中，塞毕力迦 sephalikā 应为 śephālikā，该词指黄荆，学名 Vitex Negundo。恐非苜蓿。
⑤ 〔美〕劳费尔：《中国伊朗编》（中译本），第 38—39 页。

用苜蓿这味药。苜蓿的原产地是在波斯，从义净译经的年代来看，苜蓿肯定是在 700 年以前传入印度的。自张骞通西域，苜蓿始传入汉地。有关研究苜蓿在中外文化交流史中的意义的论述，参见芮传明先生的《中国与中亚文化交流志》[①]。

麝香 mahābhāgā，据平川彰先生主编的《佛教汉梵词典》，它的同义词还有：kastūrikā，kasturikā，mṛga-mada，rohiṇī。由于这本词典没有标明出处，它的权威性有待验证。上述这些词在《医理精华》和《妙闻本集》中均没有出现过，可见印度人不常使用麝香入药。麝香与波斯的关系，请参见王一丹的文章。[②]

雄黄 manaḥ-śilā，据 SiN.162 条，它的同义词有：śilā、nepālī、kunaṭī。中印皆有。雄黄能驱邪，多用于中国民间的一些习俗中，比如端午节喝雄黄酒，著名的白娘子与许仙的故事中就有这一情节。谢弗（薛爱华）认为："雄黄在药物中也占有重要的地位。据唐朝的药物学著作介绍，雄黄是一种治疗皮肤病的药，而且还可以作为治疗毒伤的杀菌剂，以及复壮剂和避邪剂来使用。"[③] 在中医著作里，雄黄不被当作香药。

合昏树 śirīṣa，即合欢树，它的性能见下文所引的 Si.2.21。

白芨 indrahastā，梵文字面意是"因陀罗手中的"，《梵英字典》中仅说它指一种植物。《妙闻本集》和《医理精华》中无此词。在中医著作里，白芨不被当作香药。

芎䓖 śyāmaka，在《梵和大辞典》中 śyāmaka，指芎䓖，也被译为"甘松香"，这与本文书将 misganta 译为甘松不同。śyāmāka 在此辞典中是谷物的一种，[汉] 韭子、稗谷、野谷、野芝麻。两者差别甚远。在《梵英字典》中 śyāmāka 指一种栽培的稷、粟、玉米之类。śyāmāka 在《医理精华》英译本中亦指野生的小米类作物。此词见于 Si.3.5，"野生的小米，性躁、导致干燥、增风、祛痰和胆汁"。又，形近的 śyāma 一词，指一种香草；梵文抄本中 a 与 ā 常混用。因此，我们推知《大正藏》注释中的 śyāmāka 是 śyāmaka 之误。

苟杞根 śamī，另有音译"奢弥"。《医理精华》中没有使用这味药。

① 芮传明：《中国与中亚文化交流志》，上海人民出版社 1998 年版，第 271—274 页。

② 王一丹：《波斯、和田与中国的麝香》，《北京大学学报》（哲学社会科学版）1993 年第 2 期，第 78—88 页。

③ 〔美〕谢弗著，吴玉贵译：《唐代的外来文明》，中国社会科学出版社 1995 年版，第 478 页。以下注释简写为〔美〕谢弗：《唐代的外来文明》（中译本）。

松脂 śrī-veṣṭaka，《大正藏》注释中 śrī-vibhitaka，此对音有问题。SiN.53 条，“松脂 dadhi 被认为即 śrī-vāsaka”（dadhi 的另一个意思是奶酪、酥）。松脂的性能见 Si.2.4。

桂皮 tvaca，肉桂。《医理精华》中写作 tvac。SiN.41 条，“不过，据说肉桂 tvac 即 varaṅgaka”。据劳费尔的意见，肉桂的波斯名字 dār-čīnī 或 dār-čīn（“中国木”或“树皮”；阿拉伯语 dār-ṣīnī）就足以说明它是波斯人和阿拉伯人从中国得来的。[①] 但是他又认为“波斯字 dār-čīnī 绝对为中世纪才产生的，不能用以证明肉桂是公元前几百年由中国输出的说法”[②]。劳费尔的观点遭到了何爱华《评劳费尔博士〈中国伊朗编〉有关中国医药的几个问题》一文的驳斥，何氏征引大量的历史文献、威武汉代医简以及马王堆出土帛书《五十二病方》等材料来证明古代中国对桂的认识和使用早有历史渊源。[③]

香附子 musta，在《医理精华》中还写作 mustaka。SiN.33 条，“香附子应该知道它以‘云’为名，是一种香料”。香附子的性能见于三处（Si.2.3、2.17、2.26）。

沉香 aguru/agaru，沉香木、沉水香。SiN.46 条，“沉香被解释为 ayas、aguru、jauṅgaka，以‘铁’为名”。其性能见于 Si.2.21。《蜀本草》、《唐本草注》、《本草拾遗》、《本草图经》和《海药本草》等均收了此香药。《海药本草》“梵云波律，亦此香也”。“波律”的梵文对音待考。

旃檀 candana，檀香。薛爱华指出，檀香在东方医学中占有重要的地位。它用来“治中恶鬼气”、肠绞疼，作化妆品，均起源于印度。[④]

零陵香 tagara，又称作格香、木香树。SiN. 41 条，“零陵香即弯曲的 nata 和 vakra”。vakra 的性能见于 Si.2.4。

丁子索瞿者，即丁香，现存梵本《金光明经》中缺此词。它有一个梵文词是 lavaṅga，不过与此处的音译“索瞿者”对音有异。“索瞿者”对应于哪一个梵文词，待考。lavaṅga，见于《妙闻本集》，而《医理精华》中缺。

---

① 〔美〕劳费尔：《中国伊朗编》（中译本），第 371 页。

② 〔美〕劳费尔：《中国伊朗编》（中译本），第 373 页，注释 1。

③ 何爱华：《评劳费尔博士〈中国伊朗编〉有关中国医药的几个问题》，《中华医史杂志》1996 年第 2 期，第 120—126 页。

④ 〔美〕谢弗：《唐代的外来文明》（中译本），第 298 页，以及附注。

郁金 kuṅkuma，郁金香。王邦维先生指出，它即藏红花，学名 Crocus Sativus，不是今日一般所指郁金香花。[①] SiN.45 条可资证明，“藏红花（asra）又叫郁金（kuṅkuma）”。姜伯勤先生依前引《高昌内藏奏得称价钱帐》指出，郁金香是以根入药的。647 年伽毗国曾经向唐朝贡献了整枝的郁金香。薛爱华认为：“这种植物在中世纪传入中国，在唐代，郁金香香粉在中国有很好的销路，它在当时是作为一种治疗内毒的药物和香料来使用的。”[②]

婆律膏 gālava，《大正藏》中的音译是“揭罗娑”，实际上两者均误，应是“揭罗婆”，va 对音为“婆”字毫无问题。《医理精华》中缺此药。段成式《酉阳杂俎》云：“龙脑香树，出婆利国，呼为故不婆律，亦出波斯国。树高八丈，大可六七围，叶圆而背白，无花实。其树有肥有瘦，瘦者出龙脑香，肥者出婆律膏。”龙脑香树（karpūra）实际就是樟脑树。

苇香 narada，而 naradaṃsa 误。据《梵和大辞典》，narada 指苇香，[音] 罗陀草。《医理精华》中没有此药。

竹黄，《大正藏》的注为“忽路战娜 go-rocara，依可洪音重出”。此说有误。go-rocara 是前文所说的牛黄，其音译瞿嘘折娜与忽路战娜也不相同。可洪所谓“重出”的意见也不对。因为印度有“竹黄”一物，梵文为 vaṃśa-rocana，直译为“竹木蜜、竹甘露蜜”，是一种印度竹子（刺状竹）的茎上或茎节上所产的透明体硅质凝结物。中国最早从印度输入此物，称之为“天竺黄”。《开宝本草》最早用的就是这个名称。[③]

细豆蔻 sūkṣmelā，而 sukumārā 误。《医理精华》中无此词，只有 elā 一词是指小豆蔻。

甘松，《大正藏》的注为“弭哆，misganta”。此处可能有误。《本草纲目》中李时珍依《金光明经》指出其梵文为“苦弥哆”。劳费尔列出“苦弥哆”对音为 ku-mi-či，梵文为 kuñci 或 kuñcika，他说李时珍是错的，梵文中甘松香是另一词 gandhamāṃsī。[④] 劳费尔的说法也不正确，因为“苦弥哆”的“苦”字实际上是“苫”字之形误，由此误字去推导梵音，自然是南辕北辙。甘松香指一种败酱科植物，学名 Nardostachys Jatamansi。《医理精华》中无

① 王邦维校注：《南海寄归内法传校注》，第 153—154 页，注释 2。
② 〔美〕谢弗：《唐代的外来文明》（中译本），第 274 页。
③ 〔美〕劳费尔：《中国伊朗编》（中译本），第 175—179 页。
④ 〔美〕劳费尔：《中国伊朗编》（中译本），第 39—40 页。

这些词。SiN.49 条中，甘松香的三个词汇是 māṃsī、nalada、jaṭa。劳费尔对 nalada 作了解释。[①]

藿香 patra 与 patna 均误，应为 pattra，另一个梵文名是 tamālapattra。在印度常用作妇女头发的一种芳香剂。佛典中的霍香用作浴佛的圣水中的一种配料。[②]《医理精华》中 pattraka 一词指桂树叶。

茅根香 uśīra，SiN.85 条，茅根香的同义词还有：mṛṇāla、sevya、lāmajjaka。它是一种香草根。其性能见于 Si.2.15。《海药本草》引《广志》说，安南山谷的茅香胜过海上胡商所贩运而来的。[③]

叱脂 śallaki，《医理精华》中是 śallakī，指一种乳香属的香木。SiN.72 条，其同义词还有：gaja-bhakṣyā 和 vasu-sravā。在《医理精华》英译本中，它被译成白香。它能治血痢（Si.6.32）。

艾纳 śaileya，该词源于 śilā，《医理精华》中无此味药。《海药本草》、《开宝本草》等记载了此药的性能、功用。

安息香 guggulu、guggula 均可。《妙闻本集》所载其性能为："安息香是芬芳的、性轻，能渗透进体内最微小的部分，是敏锐的、增热、气味刺激的、能通便、可榨出乳液，黏性的、有益于心脏。新鲜的安息香能生精壮阳，是一种补剂。陈旧的安息香能减肥，去脂肪。根据它敏锐和增热的性质，安息香可驱风、祛痰。"[④]薛爱华辨明了唐代此香的两个来源。[⑤]

芥子 sarṣapa，芥末子、白芥末。其性能见于 Si.2.3。

马芹 sophaghni、soṣaṇi，《医理精华》中没用这味药。

龙花鬓 nāgakeśara 和 nāgakeśala 均不确，应为 nāga-kesara。《医理精华》中有 nāga-kesara 一词。kesara 就是花须、花丝、花鬓的意思。SiN.44 条，nāga-kesara、hema、nāga 是同义词。实际指一种铁力木属植物的花须。

白胶 sarjarasa，是一种芳香的树脂，SiN.52 条，rasa、gandhara、bola、sarja、sarja-rasa 都是同义词。sarja 指一种能分泌印度乳香的树。

---

① 〔美〕劳费尔：《中国伊朗编》（中译本），第 280—281 页。

② 〔美〕谢弗：《唐代的外来文明》（中译本），第 366 页。

③ 尚志钧：《海药本草》（辑校本），第 31—32 页。又见《证类本草》（四部丛刊影印本）卷九，"茅香花"条。

④ 《妙闻本集》（英译本）第 2 册，第 314 页。

⑤ 〔美〕谢弗：《唐代的外来文明》（中译本），第 360—362 页。

青木，kuṣṭha，吐火罗语 kaṣṣu，即青木香，《翻译名义集》5803 条，[汉] 广木香。据《梵和大辞典》，[汉] 青木、广木香。kuṣṭha，实质上指的是一种姜属植物。《古今图书集成》草木典卷一百一十七木香部引 :“甄权曰 :《南州异物志》云，青木香出天竺，是草根，状如甘草也。”《重修政和证类本草》卷六，“青木香”条引唐本注云 :“此有二种，当以昆仑来者佳，出西胡来者不善”。按，“昆仑来者”指海上外舶进口者，而“西胡来者”指从西域陆路来者。[1]

《医理精华》第 2 章有两处涉及上述一些香药的性能 :

小豆蔻、印度缬草（零陵香）、香附子、香胡椒、桂皮、桂树叶、龙花鬓、藏红花、印度当归、旃檀香、沉香、乳香、夫那伽、天木香（雪松）、sthauṇeyaka（guccha-rasa）、印度没药、白胶香（娑罗树脂）、śukti、松脂、天竺葵草、熏陆香、“虎爪香”、甘松香、青木香。小豆蔻等，主治脓疱、止痒、解毒、祛风、祛痰。（Si.2.4）

娑罗树、syandana（chariot tree）、黑檀木（黄檀木）、锥果木、白胶香、阿周那榄仁树、香橼、合欢树、黄檀木、白桦、儿茶树、白色和红色檀香、阿拉伯树胶树、印度山毛榉、槟榔子、沉香等，这一组药能祛痰，主治黄疸病、皮肤病、尿道病。（Si.2.21）

《妙闻本集》也谈及了各香药的功能。“以小豆蔻为首的一组药，由以下药物组成 : 小豆蔻、零陵香、青木香、甘松香、天竺葵草、桂皮、藿香、那伽花、米仔兰、香附子、vyāghranakha、śukti、旃檀、sthauṇeyaka、松脂、招者（果）、当归、vālaka、安息香、白胶香、苏合香（兜纳香）、熏陆香、沉香、苜蓿香、茅根香、跋达罗木、郁金香、夫那伽、龙花鬓，这一组药物的功效是驱风、祛痰、解毒。它还是一种美容剂、可以消除皮肤上的丘疹、以及皮疹、风疹等皮肤病和止痒。”[2]《妙闻本集》的解释同这件《佛家香浴方》更吻合一些。

在出土医方中常使用香药治病。斯坦因第三次中亚探险所获的出土文书中收有几个残药方，内有香药方，即“〈二四〇〉大沉香丸药方”（原编号为

---

① 《证类本草》（四部丛刊影印本）卷六，“青木香”条。

② 《妙闻本集》（英译本）第 1 册，第 346—347 页。

Or8212/1106 KK 0117）①：

[前缺]

1. □安服一丸细嚼□

2. □淡生姜汤下 心定 □

3. □大沉香丸 □

[后缺]

此方存两味药：生姜汤、大沉香丸。大沉香丸是一味丸药，它一定还加入了别的药。此方当治热病、咳嗽之类。

龙 530《本草经集注第一序录》：风肿毒肿用五香及紫檀。此方中五香，依《政和本草》指的是：沉香、木香、熏陆香、鸡舌香、麝香。而 SiN.174-175 中的香料合称有："三种香料（tri-sugandha，tri-jātaka），等于桂皮、小豆蔻、桂叶。[上述三种] 加上'龙须'（龙花鬓），合称为四种香料。"除此之外，再无别的香料有合称了。这与"五香"及中医所用的"五香汤"之类，根本不同。但《医理精华》也有用青木香治肿瘤的药方（Si.9.16）。"月出"等解毒药中用了甘松香、青木香解毒（Si.27.26、Si.27.29）。

P.2565《唐人选方残卷》（甲），"羊髓面脂：久用香悦甚良方"中，使用了丁香、香附子、青木香、白附子、甘松香、零陵、霍香等药物。此方为用于护肤的美容剂，方中主要以芳香、润燥、活血之剂为主。P.2565 还有另一个药方：

60：疗鬼魅等病方：

61：右好蜀升麻十两，着一两青木香和捣为末，每服一方寸匕，日三服，暖水下之，无□。

该方符合《神农本草经》中的记载，升麻主解百毒，辟温疾，障邪。青木香主邪气，辟毒疫。P.2662—2《不知名医方第十六种残卷》：

106：治一切疰方：犀角 朱砂各一两 龙脑香半分□

107：白檀香 黑檀香 巴豆各一分捣筛，蜜和为丸，丸如□

此方是治水土不服等病症，《医理精华》中无此用法。

① 郭锋：《斯坦因第三次中亚探险所获甘肃新疆出土汉文文书——未经马斯伯乐刊布的部分》，甘肃人民出版社 1993 年版，第 128 页。KK 表示该文书出自黑城子（Kharahoto）。它与《医理精华》相比，时代稍晚。

P.2882《不知名医方第六种残卷》，“内药方：疗一切风冷病”，使用青木香等28味药。又该号文书中“理肾汤”方，使用了荜茇、青木香、诃黎勒皮等药物。《医理精华》中，甘松香、青木香、桂皮等治一切风病（Si.21.11）。

P.3731《唐人选方残卷》（丙），“芮草膏”方使用了青木香、丁香、零陵香，三种香行气解郁，消胀止痛。整个方子具有补火助阳、散寒除湿、祛风止痛之功。[①]又，“乌膏”方使用了熏陆香，消除脓疮。又，“五香之方”使用了麝香、沉香、丁香、熏陆、青木香等五种香和诃黎勒等药物，五种香是方中的主药，芳香辟秽、行气开窍，宣畅气机。此方与《外台秘要》卷三十一中的“崔氏五香散”相似。

P.2666《单药方残卷》：

8：人恶疰入心欲死，取丁香七枚，头发灰枣许大，拌和服瘥。

该方的原理见于《海药本草》，丁香“治气，乌髭发，杀虫，疗五痔，辟恶去邪，治奶头花，止五色毒痢，正气，止心腹痛”[②]。

P.3201《不知名医方第八种残卷》，“脚气冷毒闷，心下坚，背髆痛，上气急，欲死者方”，方中用青木香以行气解毒止痛。

P.3930《不知名医方第十种残卷》，治风头痛方：

5：（前略）又方：乌麻油渍

6：青木香，涂之即瘥。（下略）

9：（前略）又方：青木香、

10：郁金、龙脑油、麻油涂之即瘥。

又，P.3930中“治面黑”方，使用青木末涂头。“治人卒得不醒，昏迷无觉知者方”，使用了龙脑香、犀角、驴乳等药。龙脑香即冰片，与犀角同为醒神开窍之药。“治喉痹方”使用了丁香、升麻、青木香等药物。《医理精华》中用甘松香、旃檀等制成眼药涂眼，可以使昏迷的人神志清醒（Si.27.16）。

P.4038《道家医方残卷》，“铅梳子方”中用乳头香一大两，能使人“须发已白，从根变黑”。这是具有道教特色的药方，而在《医理精华》第28章

---

① 丛春雨主编：《敦煌中医药全书》，第562页。

② 《证类本草》（四部丛刊影印本）卷十二“丁香”条。

“长生药”中没有使用任何香药。

P.2665《佛家医方第一种残卷》：

32：眼上白脘□

33：□郁金，青黛水，常使病人向

34：东方日月净明德佛忏悔，洗目至七日。

香药与咒语同时使用，这也是佛教密宗的一大特色。而《医理精华》中缺乏佛教色彩。

P.2637《辟谷诸方第一种残卷》“观音菩萨最胜妙香丸法”，妙香丸中只有松脂一味香药。

除了以上药用之外，香药还有其他用法。S.4329《不知名医方第十二种残卷》[①] 内容节选如下：

[前缺]

1：熏衣香方：

2：沉香$_{\text{一斤}}$ 甲香$_{\text{九两}}$ 丁香$_{\text{九两}}$ 麝香$_{\text{一两}}$

3：甘松香$_{\text{一两}}$ 熏陆香$_{\text{一两}}$ 白檀香$_{\text{一两}}$

4：右件七味，捣□着蜜和□

5：熏衣香方：

6：零陵香$_{\text{一两}}$ 霍香$_{\text{一两}}$ 甘松$_{\text{四两}}$

7：丁香$_{\text{四两}}$ 熏陆香$_{\text{三两}}$ 香蒲$_{\text{三两}}$ 甲香$_{\text{□两}}$

8：右七件□捣□□□盛□ [后略]

此件药方说明了香药的熏衣、美容（包括护肤用的面脂、面膏、面散方）、去口臭等作用。在《医理精华》中没有如此详细的香药方。但也有几处间接地反映了印度人好用香药，比如使用浸了旃檀汁的扇子（Si.5.129）、身上涂遍了旃檀香的妇女们（Si.5.130）、全身涂满了沉香带着爱的激情的少女们（Si.5.137）。

前引《高昌内藏奏得称价钱帐》文书中有粟特和印度商人在敦煌从事的大宗量的香药贸易。唐天宝元年（742 年）交河郡市估案残卷也反映了交河地区的香药市场。大谷 3096 号文书中有：

郁金花壹分　　上直钱陆拾文　　次伍拾文　　下肆拾文

① 从春雨命名为《美容方书》。

麝香壹分	上直钱壹百贰拾文	次壹百壹拾文	下壹百文
丁香壹分	上直钱叁拾伍文	次叁拾文	下贰拾伍文
沉香壹分	上直钱陆拾伍文	次陆拾文	下伍拾文
白檀香壹分	上直钱肆拾伍文	次肆拾文	下叁拾伍文

本件是市司所上交河郡的市估案文书。①姜伯勤先生亦指出，此文书“香料以‘分’为计量单位，……可知香药均为价格不凡的商品，而其中所记郁金花，白檀香等当有来自印度之路的物品”②。姜伯勤先生还指出，去印度求法的高僧也曾携回过香药。③

通过上述讨论，我们得到了以下认识：

其一，通过对敦煌吐鲁番出土汉文医药文书和《医理精华》的比较，我们发现其中没有完全相同的药方，这说明《医理精华》没有直接影响到敦煌吐鲁番地区的中医，但是其药方的用法却有许多相一致的地方，明显地反映了印度医学在敦煌的实际影响。

其二，印度佛教医学的理论通过佛教徒的活动，在敦煌流下了清晰的痕迹。可以说，在中印医学交流的过程中，佛教起到了巨大的中介作用。④

其三，从敦煌吐鲁番文书中所见《医理精华》主要药物来考察，外来的药物传入之后，中医不仅能吸取印医的理论和常用方法，而且对药物的使用有所发明和改进，这就是中印医学交流的具体成果的表现。此外，我们不能忽视的是，由于中印医学是建立在不同的哲学基础上，是在不同的文化层面上发展起来的，这就决定了中医在接受外来医学文化的时候，不可能采取照单全收的态度，而是有选择地吸收其精华部分，从而大大地丰富了自身，对中医的发展也起到刺激和促进作用。所以，印度医学在敦煌的流传因子，最终被中医做了本土化的处理。

---

① 〔日〕池田温：《中国古代物价初探——关于天宝二年交河郡市估案断片》，《史学杂志》第77卷1、2号，东京，1968年。

② 姜伯勤：《敦煌吐鲁番文书与丝绸之路》，文物出版社1994年版，第141页。

③ 同上。高僧携带香药之事见于《大唐西域求法高僧传·沙门立照法师》的传记中。参见王邦维校注：《大唐西域求法高僧传校注》，中华书局1988年版，第11页。

④ 诚如黄仁宇先生所言，“其实佛教是一个极广泛的称呼，也可以说是印度带来的文化，渗透到中国的思想、文学、美术、建筑、科技和民俗各方面的一个概称。它一方面需要与中国固有的信仰不发生根本的冲突，才能两者相折中地互相融合。另一方面则是在这条件下，它也就无孔不入”。参见黄仁宇：《赫逊河畔谈中国历史》，生活·读书·新知三联书店1992年版，第78页。

第三节　与《医理精华》相关的胡语医方

在敦煌吐鲁番等地区出土的胡语医典，已知的共有八个语种：（1）梵文的《鲍威尔写本》（*The Bower Manuscript*）的第一、二、三部分，出土地是新疆库车。（2）于阗文的《医理精华》（*Siddhasāra*）、于阗文梵文双语的《耆婆书》（*Jīvaka-pustaka*）[①]、于阗文残药方P2893.32-267等[②]，出土地是敦煌藏经洞。（3）吐火罗文B（龟兹语）的残药方[③]，出土地是吐鲁番、库车。（4）回鹘文《杂病医疗百方》及其他残片[④]，出土地是吐鲁番等地。（5）粟特语医药文献，伯希和获取的敦煌写本。[⑤]（6）敦煌出土的藏文医书。[⑥]（7）象雄语医学文献[⑦]，敦煌写本。（8）叙利亚文医学残片。[⑧]还有一些双语的医学文书残片。这些都是研究西域各文化圈医学交流的极好材料。其中，与《医理精华》关系最密切的是《耆婆书》，二者共有17条相同的药方。

---

① 参见陈明：《敦煌出土胡语医典〈耆婆书〉研究》（香港敦煌吐鲁番研究丛书之十），新文丰出版公司2005年版。

② R.E.Emmerick，*A Guide to the Literature of Khotan*，Tokyo，1992，pp.42-45.

③ A.F.Rudolf Hoernle，*Facsimile Reproduction of Weber MSS.*，*part IX and Macarney MSS.*，set I，with Roman Transliteration and indexes，J.As.Soc.Bengal，vol.LXX，part I，extra-number1，1901—reprinted，Calcutta，1902. Jean Filliozat，*Fragments de Textes Koutchéens de Médecine et de Magie*，Librairie D'Amêrique et d'Orient Adrien-Maisonneuve Paris, 1948.

④ G.R.Rachmati，*Zur Heilkunde der Uiguren.*I-II，Sitzungsberichte der Preussischen Akademie der Wissenschaften，Phil.-hist.Klasse，Berlin 1930，ss.451-473；1932，ss.401-448. 又见邓浩：《两件吐鲁番回鹘文医学文书》，《甘肃民族研究》1996年第3—4期合刊，第91—92页。

⑤ 粟特语医药残卷，编号Pelliot Sogdien 19。存二十二行。内容尚未全译出，其中包括三个有关吐剂、下剂、媚药的处方。图版及转写见于：E.Benveniste，*Codices Sogdiani. Manuscrits de la Bibliothèque Nationale（Mission Pelliot）*，Copenhagen，1940。E.Benveniste，*Textes Sogdiens. Edités, traduits et commentés*，Paris，1940。部分译文见于：W.B.Henning，"The Sogdian Texts of Paris"，*BSOAS*，XI.4，1946，pp.713-740。

⑥ 罗秉芬、黄布凡：《敦煌本吐蕃医学文献选编》以及罗秉芬主编：《敦煌本吐蕃医学文献精要》。

⑦ 藏文字母记录的象雄语医学文献。编号S.T.755。共一百二十四行，首尾完整。英国托马斯定此卷是用藏文字母写的象雄语医学文献。1967年他的学生汤普森（A.F.Thompsan）在《泰东》（Asia Major）杂志上发表用拉丁字母转写的这份写卷。另见罗秉芬、刘英华：《象雄语医学文献I.O.755试析》，《西藏研究》2006年1期，第59—71页。

⑧ M.Maróth, "Ein Fragment Eines Syrischen-Pharmazeutischen Rezeptbuches aus Turfan"，*AoF,* 11, 1984，ss.115-125. 陈怀宇：《高昌回鹘景教研究》，《敦煌吐鲁番研究》1999年第4卷，第189—190页。

一、一个佉卢文残药方考辨

佉卢文的语言属于印欧语系中古印度雅利安语西北方言，公元前3世纪起源于犍陀罗，故名“犍陀罗语”，其后传入大夏和我国塔里木盆地诸国。它曾经是丝绸之路上一种重要的中介语言。20世纪初以来，在新疆一带出土的佉卢文资料数目可观，涉及的内容也较广。新疆民族研究所曾以油印稿的形式，印行了《新疆出土的佉卢文残卷译文集》。林梅村先生的《沙海古卷——中国所出佉卢文书（初集）》是研究佉卢文的专著。[①] 据此书看来，佉卢文的医学文书极为罕见。不过，笔者在其中偶然发现一则与医学相关的材料。摘抄如下：

702 底牍正面

1：大人、天神、人神崇敬的爱父军侯列施梵那，

2：爱母鸠韦若足下，监察阿檀史耶

3：再拜稽首，谨祝贵体健康、万寿无疆。欣悉足下健康，

4：托汝之福，余亦安好。兹至函如下

5：阿檀史耶现在此获子，大小均安，身体健康。

6：汝等亦不胜欣喜。余等不久就给足下汝

7：请安。该处有何物交波尼迦那

702 底牍背面

1：（字迹漫漶）

2：……达尼、胡椒三达尼、姜一德拉克麦、胡椒二德拉克麦、tvaca 一达尼、小豆蔻一达尼、糖四 sadera。[②]

为了使读者有更清楚的印象，现将英国学者巴罗（T.Burrow）教授的英译文抄录如下：

702：To the feet of guśura Leśvaṃna，etc.………the cuva layina and Atamsiyae send their respects，etc.………And thus we report. Atamsiyae here has survived the pains of childbirth in safety and good health. A son has been born.

---

① 林梅村：《沙海古卷——中国所出佉卢文书（初集）》，文物出版社1988年版。

② 林梅村：《沙海古卷——中国所出佉卢文书（初集）》，第314页。

You must all be pleased. So it will not be long before we (again) send(?) health to you feet. Also what form there in the hand of Ponigana［……］1 dhane，3 dhane of pepper（marica），1 drakhma of ginger，2 drakhma of pepper（pipali），1 dhane of tvaca，1 dhane of small cardamoms（suṣmela），4 sadera of sugar. ①

需要我们研究的就是 702 号文书底牍背面，其佉卢文的转写如下：

（A）：1. ……

2. ……dhane 1 marica dhane 3 śiṃgavera drakhma 1 pipali drakhma 2 tvaca dhane 1 suṣmela dhane 1 śakara sadera 4 ②

粗粗一看，此文书前后均残，仅有药物的名称及剂量，不能断定它的性质。③但是在排列出相关材料之后，就会惊讶地发现，它竟然是一个药方。1961 年，贝利教授在《于阗的塞人王国——〈于阗文献〉序言》一文中，就已指出这份出自克里雅的早期佉卢文书，是一个药方。他还说明了该药方反映出了于阗地区的希腊文化因素。④这一判断给了笔者很大的启发。

笔者在研究《医理精华》和《鲍威尔写本》的关系时，发现两部医典中存在有相似的药方。其中之一即：Bo.2.11—13=Si.8.12。季羡林先生的《新疆的甘蔗种植和沙糖应用》一文⑤，在论述《鲍威尔写本》中沙糖的药用时，恰好选取了 Bo.2.11—13 这一个药方。季先生的译文如下：

页 78(11)(12)(13) 三个：

（11）取 Tālīsa（Taxus baccata）叶、黑胡椒、干姜和长胡椒，依次增加其分量，以一分计，再增入肉桂、小豆蔻各半分。

（12）置白糖于其中，其量为长胡椒之八倍。把这些东西研成粉末，能治咳嗽、气喘、食欲不振，可增加食欲。

---

① T.Burrow，*A Translation of the Kharoṣṭhi Documents from Chinese Turkestan*，James G. Forlong Fund，vol.xx，The Royal Asiatic Society, London，1940，p.141.

② 林梅村：《沙海古卷——中国所出佉卢文书（初集）》，第 611 页。

③ 姜伯勤先生在《敦煌吐鲁番与香药之路》一文中，征引此文书中胡椒、小豆蔻的材料，来说明早期香药的传播。该文见《季羡林教授八十华诞纪念论文集》（下），江西人民出版社 1991 年版，第 837—848 页。

④ H.W.Bailey, *Khotanese Texts,* vol. IV, Introduction, Cambridge University Press, 1961. 田卫疆译文载《新疆文物》（译文专刊），1992 年，第 103 页。

⑤ 季羡林：《新疆的甘蔗种植和沙糖应用》，《文物》1998 年第 2 期，第 39—45 页。

（13）它驱除心脏病、病态面色苍白、慢性腹泻、肺痨、暴怒和发烧。它能止呕吐、腹泻、腹部肿胀、肠胃气胀。

这个药方叫作“达子香叶散”（Tālīsaka Powder），与 Si.8.12 的药物完全相同，所治的病症也大部分一样。据霍恩雷的注解中介绍，与此相同或相似的药方还见于数部印度医典：《遮罗迦本集》VI 8554；《轮授》（*Chakradatta*）X，13197；《孟加斯那》（*Vaṅgasena*）X244（v.64—67）；《八支心要方本集》IV，5344（vv.58—60）；《持弓》（*Śārngadhara*）II，6122（vv.114—117）；《医师本集》（*Hārīta Saṃhitā*）III，12^{250} 等。[①]

梵文《医理精华》中的一个完整的药方 Si.8.12，笔者试译为：

达子香叶、胡椒、干姜、长胡椒，以上（四味药）分量依次增加；以及肉桂和小豆蔻，每种分量为达子香叶的一半；加上分量为长胡椒八倍的糖，所制成的药粉；能止咳、治哮喘、治厌食、治脾脏疼痛、退烧、治皮肤干燥、清退胃热；这些药粉能健心、治痢疾、内部肿瘤（症瘕）、痔疮、呕吐。（Si.8.12）

据恩默瑞克教授的提示，《医理精华》[②]中有几个药方与《耆婆书》相同。[③] Si.8.12=JP[90] 就是其中一例。《耆婆书》的梵文本与于阗文本有所差异。于阗文 JP[90]，采用季羡林先生的译文[④]，如下：

药方 90

māgadhī（于阗原文 māgadī，长胡椒）、达子香叶、黑胡椒每味 2 mācāṅga，姜 3 mācā-ṅga，荜拨 4 mācāṅga，肉桂、sūkṣmela 每味 1 mācāṅga，糖 5 sera；这一种散治疗咳嗽，呼吸疾病，它净化食物、净化脾脏、退烧、治疗痨症、消化迟缓；这种好吃的散治疗 atisāra，治疗旧 arśas、呕吐。

---

① A.F.Rudolf Hoernle，*The Bower Mauscript*，p.78，note 5.

② 《医理精华》除梵文本、于阗文本之外，还有藏文本、阿拉伯文残本等。本书所引《医理精华》材料以梵文精校本为准。精校本即 R.E.Emmerick，*The Siddhasāra of Ravigupta*，Volume 1. *The Sanskrit Text*。

③ R.E.Emmerick，“Contributions to the Study of the Jīvakapustaka”，*BSOAS*，University of London，vol.XLII, part2，1979，pp.235-243.

④ 季羡林：《新疆的甘蔗种植和沙糖应用》，《敦煌吐鲁番研究》第三卷，北京大学出版社 1998 年版，第 1—12 页。其于阗文转写和英译文见 Sten Konow，*A Medical Text in Khotanese*，Ch. II 003 of the India Office Library，Oslo 1 Kommisjon Jacob Dybwad, 1941. pp.78-79。

梵文 JP[90]，笔者试译如下：

115[r4] 达子香叶（ttālīsa）、胡椒（maraca）、干姜（śūṇvī）、长胡椒（kṛiṣṇā），以上药物的分量（bhāgautta）逐渐增加（rādhyattā?）；

肉桂（tvag）和小豆蔻（ilāś）是其（ta?）分量的一半（adhāśakiṃ），[并加入]长胡椒（kṛiṣṇā）八倍（aṣṭi-gūṇā）的糖（satta），[这种散]能治疗（nūtta）咳嗽（kāsä）、哮喘（śvāsa）、食欲不振（rūcä）、脾脏疼痛（plīha）、发烧、治皮肤干燥（śauṣa）、清退胃热（agta-mādya）；

这种散（cūrṇäm）能健心（hṛidya）、去除（nāśanä）痢疾（attīsārä）、内部肿瘤（〈gū〉lmā，症瘕）、痔疮（arśa）、呕吐（chvarda）。①

《耆婆书》是一个梵文和于阗文的双语本，但二者并不完全对应，时有缺漏，而且梵文拙劣粗糙，几乎让人猜不出是什么含义。幸亏 JP[90] 这一个药方有 Si.8.12 相同，可以将此句中"拙劣的梵文"复原出来。

先依以上引佉卢文—Bo.—梵文 Si.—于阗文 JP—梵文 JP 的次序，将几种药物表示如下（纵行为药物，横行为语种）：

药物名称对比表

	佉卢文	Bo.	梵文 Si.	于阗文 JP	梵文 JP
达子香叶	缺	tālīsa-patra	tālīsa	tālīspattä	ttālīsa
胡椒	marica	marica	marica	mīrimjsya	maraca
姜	śimgavera	nāgara	śuṇṭhī	ttūmgarä	śūṇvī
长胡椒	pipali	pippalī	kṛṣṇā	papala	kṛiṣṇā
肉桂	tvaca	tvag	tvag	tvacä	tvag
小豆蔻	suṣmela	elā	elā	suṣmila	ilā

为了证明它们之间的同一性，有必要对这些药名略作解说。

（1）达子香叶：该词的于阗文形式是 ttālīspattä。ttālīs 也写作 ttālīsa，等于梵文词形 tālīsa；而 pattä等于梵文 pattra(=patra)，意为"树叶、叶子"。《翻译名义大集》5787 条，tālīsaṃ，[汉]达子香。Taxus Baccata 是它的拉丁文学名。合起来意思是 Taxus baccata 的叶子。梵文《耆婆书》中的 ttālīsa 与古典梵语

① 笔者所依据的梵文转写本是：H.W.Bailey，*Khotanese Texts*，vol.Ⅰ，Cambridge 1945，p.192.

tālīsa 相比，多了一个字母“t”。恩默瑞克教授在《医理精华》英译本中将该词译为“银枞的叶子”（leaves of silver fir）。

（2）胡椒：该词的佉卢文与梵文形式相同。于阗文形式是 mīriṃjsya。季先生文章中该词的于阗文转写为 mīraijsya，值得注意。梵文《耆婆书》中的 maraca 与古典梵语 marica 在元音上有差别。该词的英译文应为 black pepper，也译作黑胡椒。

（3）姜：其佉卢文形式是 śiṃgavera，在巴罗教授的另一本书 § 47 条中写作了 śighavera“ginger”（姜），与两种梵文形式（nāgara、śuṇṭhī）差别较大，而与于阗文 ttūṃgarä 较接近。季先生的文章中该词的于阗文转写作 ttāṃgara。而柯诺夫教授（Sten Konow）一书的词汇表中，所列的于阗文为 ttuṃgara。梵文《耆婆书》中的 śūṇvī 指的是 śuṇṭhī。śuṇṭhī，《翻译名义大集》5710 条，[汉] 干姜。[①]《医理精华》中表示“姜 / 干姜”的共有三个词：śuṇṭhī、viśva、nāgara。

（4）长胡椒：该词的佉卢文形式 pipali、于阗文形式 papala，均等于梵文 pippalī，音译荜拨、荜茇等。另据 SiN..23—24 条，kṛṣṇā 与 pippalī 是同义词。梵文 JP 中的 kṛiṣṇā 与 kṛṣṇā 是一回事，转写的习惯不同而已。该词的英译文为 long pepper，巴罗教授将它和 marica 均译为“胡椒”（pepper），小误。该植物收于《本草纲目》卷十四。

（5）肉桂：该词的佉卢文形式 tvaca、于阗文形式 tvacä均等于梵文 tvac。tvag 是 tvac 在句子内发生了音变而已。巴罗教授指出，佉卢文形式 tvaca 即梵文 tvac 和 tvaca，指肉桂和桂皮。[②]柯诺夫教授将于阗文形式 tvacä译为 tvak，而 tvak 和 tvacaḥ 均见于《翻译名义大集》5806 条，[汉] 肉桂。

（6）小豆蔻：该词的佉卢文 suṣmela 与于阗文 suṣmila 形式相似。梵文 elā 意即豆蔻。在现存梵本《金光明经》（*Suvarṇaprabhāsasūtram*）“辩才天女品”中，一个香药方内有 sūkṣmelā 一词，据义净译《金光明最胜王经》相应部分的对照，sūkṣmelā 译为细豆蔻，对音为“苏泣迷罗”。柯诺夫教授将 suṣmila 比定为 sūkṣmila。但据季羡林先生的按语，“于阗文原文为 sukṣmila，

---

① T.Burrow, *The Languang of the Kharoṣṭhi Documents from Chinese Turkestan*, Cambridge, 1937, p.17.

② T.Burrow, *The Languang of the Kharoṣṭhi Documents from Chinese Turkestan*, p.96.

Sten Konow 译文作 sūkṣmila，显系梵文，但是梵文只有 sūkṣmilā，日本京都帝国大学《梵藏汉和四译对照翻译名义大集》5776，亦作 sūkṣmilā，汉译‘缩砂’”。sūkṣma 意为“小，细微”等，sūkṣma-elā 即小豆蔻。又，季先生的译文中，药方 87 中写作 sūkṣmila，药方 88、89、90、91 中均作 sūkṣm-ela，有所不同。上引按语中的“于阗文原文为 sukṣmila”，此词在贝利教授的转写本中作 suṣmi-la。而柯诺夫的书中还有 sukṣamila、sūkṣmila、suṣmila 等书写形式。此外，梵文《耆婆书》中的 ilā 指的就是 elā。

（7）糖：该词的佉卢文形式 śakara 与于阗文形式相同，亦即梵文 śarkarā，指糖、石蜜。sitā 意为白糖。梵文《耆婆书》中的 satta 应是 sitā 之异体。

需要指出的是，这些药物名的多种写法体现了印度西北方言的某些特征，值得语言学家作进一步的研究。另外要注意的是，于阗文 JP[90] 中多出了一味药 māgadī，柯诺夫教授比定为 māgadhī，即长胡椒。另据 SiN. 第 23—24 条，长胡椒（荜茇）的同义词都叫作 māgadhikā。因此，māgadhī 无疑即 māgadhikā，原意“摩伽陀国所生的”。《酉阳杂俎》“前集”卷十八“广动植之三・木篇”中就有“荜拨出摩伽陀国”的记载。此处有一个问题，在于阗文 JP[90] 中，papala 也指的是长胡椒，为何一个药方中有两味不同剂量的同一种药呢？这里有三个解释，其一：长胡椒 māgadī 也许是属于上一个药方的。但承蒙段晴老师指教，māgadī 的确是这个药方中的，与前文无关。其二：māgadī 不是指长胡椒，而是指另一种药物。但柯诺夫的比定从词源上看无误。即使它确实是指别的药物，我们现在也无法弄清其确切所指。其三：māgadī 可能是衍文。对照梵文 JP[90] 以及其他药方，最后一种解释应是合理的。

从上述的药物名称及排列顺序来看，该佉卢文药方与 Si.8.12 等几种语言药方的相似性毋须质疑。下面再来分析药物的剂量单位。

该佉卢文药方中的剂量分别为：1 达尼[①]、3 达尼、1 德拉克麦、2 德拉克麦、1 达尼、1 达尼、4sadera。此处有三个单位。其一：达尼（dhane），据巴罗教授的解释，达尼表示一个小的重量单位，与德拉克麦都是借词。达尼

① 林梅村：《沙海古卷——中国所出佉卢文书（初集）》，第 314 页的译文中漏写了“1”字。

可能来自波斯语 dāng，后者的单位可用公式表述为：1 dāng=1/4 dram。[①]其二：德拉克麦，据林梅村一书的转写部分，即 drakhma（611 页），其解说部分却作 trakhma（156 页），初看有些矛盾，实际上二者均无误。因为在原写本中，d 与 t 混写的现象很普遍。[②]此词来自希腊语 drachma。[③]该词还见于《粟特文买卖女奴文书》，粟特文作 δrax。[④]其三：斯塔特，sadera，该词的粟特文形式是 staters，大夏语形式为 stadēr。"斯塔特"是大夏语中希腊语借词，本义为"金币"，或用来表示度量衡单位。[⑤]从上述三个单位来看，它们都属于希腊度量衡体系。[⑥]古代中亚也采取过希腊度量衡体系，据美国梵学家邵瑞祺（R.Salomon）近年研究，中亚流行的希腊度量衡是：1 斯塔特 =15.08 克，1 德拉克麦 =3.77 克。[⑦]但没有发现中亚地区有关斯塔特和德拉克麦互相换算的材料。而古希腊标准度量衡是：1 斯塔特 =4 德拉克麦（drachma），每德拉克麦重 3.411 克[⑧]，这与中亚的希腊式度量衡差别很大。

Bo.2.11—13 和 Si.8.12 中剂量没有一一标明，但指出了其中的关系。Bo.2.11—13 指出前四种分量依次增加，以一分计；肉桂和小豆蔻各半分；糖为长胡椒的八倍。Si.8.12 指出前四种分量依次增加、肉桂和小豆蔻分量均为达子香叶的一半、糖为长胡椒的八倍。我们可以排出这个药方的剂量：前四种分别为 1、2、3、4 分，肉桂和小豆蔻各半分，糖 32 分。梵文 JP[90] 与此相同。

通过与 Bo.2.11—13 和 Si.8.12 对照，我们发现佉卢文中的药物剂量关系

① T.Burrow，*The Languang of the Kharoṣṭhi Documents from Chinese Turkestan*，Cambridge，1937，p.99，贝利教授在一篇论文中讨论了 dhānā（谷粒）这个词，该词在各语言中的几种形式，如古波斯语形式 dānakā，希腊语 danßke，新波斯语 dānah 等。参见 H.W.Bailey，"Indago Ariaca"，*Indian Linguistics*，XXI，1960，p.21。笔者推测它们与达尼这个词可能有些关系。

② T.Burrow，*The Languang of the Kharoṣṭhi Documents from Chinese Turkestan*，Cambridge，1937，p.5.

③ 林梅村：《沙海古卷——中国所出佉卢文书（初集）》，第 156 页。

④ 此文书在荣新江先生主持的"敦煌吐鲁番文书研究"读书班上研读过。

⑤ V.Sarianidi，*The Golden Hoard of Bactria*，New York，1985，p.241，p.251，nos3.41 and 4.31. 转引自林梅村《中国境内出土带铭文的波斯和中亚银器》，《文物》1997 年第 7 期。该文见林梅村：《汉唐西域与中国文明》，文物出版社 1998 年版，第 170 页。

⑥ 此点承蒙林梅村先生指教，特表谢意。

⑦ R.Saloman，"A Kharoṣṭhi Inscription on a Silver Goblet，"*Bulletin of the Asia Institute*，n.s .4，1990，p.152. 转引自林梅村：《中国境内出土带铭文的波斯和中亚银器》，《文物》1997 年第 7 期。该文见林梅村：《汉唐西域与中国文明》，第 162 页。

⑧ 谢大任等编：《拉丁语汉语词典》，商务印书馆 1988 年版，第 179 页。

还有些难解之处。前四种药物剂量虽然逐渐增加，但并不符合“依次增加/递增”的要求。肉桂和小豆蔻分量虽相等，但这二种与达子香叶的关系却不相符。如果根据 Bo.2.11—13 和 Si.8.12 中的剂量关系来推断，那么佉卢文中的第一个 1 达尼可能是 2 达尼之误；还有一个等式，4 斯塔特 =8×2 德拉克麦。经过换算得出的结论是：1 斯塔特 =4 德拉克麦，这刚好与古希腊标准度量衡（1 斯塔特 =4 德拉克麦）完全一致。那么，1 斯塔特 =4 德拉克麦 =4×3.411=13.644 克，比中亚流行的金币重量 1 斯塔特 =15.08 克要略轻。

于阗文 JP[90] 中的药物剂量分别为：达子香叶、黑胡椒每味 2 mācāṅga，姜 3 mācāṅga，荜拨 4 mācāṅga，肉桂、小豆蔻每味 1 mācāṅga，糖 5 sera；可见，黑胡椒、姜、长胡椒分量逐渐增加、肉桂和小豆蔻分量均为达子香叶的一半。据恩默瑞克教授的意见，这个方子有些小误。其一，糖 5 sera 应为 8 sera，糖的分量为 8×4 mācāṅga=32 mācāṅga。经计算，1sera=4mācāṅga。其二，根据分量逐渐增加这一原则，达子香叶应为 1 mācāṅga，而不是 2 mācāṅga。相应地前四种药物应为 1、2、3、4 mācāṅga，而肉桂和小豆蔻各为 1/2 mācāṅga，糖为 32 mācāṅga。[①] 如果是这样的话，那么它们之间的剂量关系刚好符合 Bo.2.11—13 和 Si.8.12 的要求。

为了清楚起见，现将药物的剂量表示如下（括号内为推算后的规范重量）：

药物剂量推算表

	佉卢文	Bo.	梵文 Si.	于阗文 JP	梵文 JP
达子香叶	1（2）达尼	1 分	1 分	2（1）mācāṅga	1 分
胡椒	3 达尼	2 分	2 分	2 mācāṅga	2 分
姜	3.411 克	3 分	3 分	3 mācāṅga	3 分
长胡椒	6.822 克	4 分	4 分	4 mācāṅga	4 分
肉桂	1 达尼	半分	半分	1（0.5）mācāṅga	半分
小豆蔻	1 达尼	半分	半分	1（0.5）mācāṅga	半分
糖	54.576 克	32 分	32 分	5（8）sera	32 分

① R.E.Emmerick，“Contributions to the Study of the Jīvaka-pustaka”，*BSOAS*，Vol.XLⅡ, Part 2, 1979，p.242.

从上表中可以看出，三个梵文药方的剂量是不定的，而佉卢文和于阗文药方的剂量是精确的。这种“不定”与“精确”之间的差异，也许是不同文化之间差异的表征，因为“精确化”就是古希腊文化的特征之一。该佉卢文药方受到过古希腊文化的影响。

这些药方中的药物相同，但所治病症的数目却有出入，现将具体病症列举如下：

Bo.2.11—13 共 14 种：治咳嗽、气喘、食欲不振、增加食欲、心脏病、病态面色苍白、慢性腹泻、肺痨、暴怒、发烧、止呕吐、腹泻、腹部肿胀、肠胃气胀。

Si.8.12 共 12 种：能止咳、哮喘、厌食、治脾脏疼痛、退烧、皮肤干燥、清退胃热、健心、痢疾、内部肿瘤（症瘕）、痔疮、呕吐。

于阗文 JP[90] 共 10 种：治疗咳嗽、呼吸疾病、净化食物、净化脾脏、退烧、痨症、消化迟缓、痢疾（atisāra）、旧痔疮（arśas）、呕吐。

梵文 JP[90] 共 12 种：治疗咳嗽、哮喘、食欲不振、脾脏疼痛、发烧、皮肤干燥、清退胃热、健心、痢疾、内部肿瘤（症瘕）、痔疮、呕吐。

我们可以看出，多则达 14 种，少则 10 种。Si.8.12 和梵文 JP[90] 为 12 种，且病名完全相同。为什么会出现这些差异呢？这并不奇怪，因为在不同时代、地域的行医实践中，所治的疾病自然有增有减。我们可将上述方中共同的病名归纳出来，即：咳嗽、哮喘、食欲不振、发烧、呕吐、痢疾、肺痨。

通过上述的分析，可以看出，佉卢文 702 号底牍背面虽然是一个残文书，但它本质上是一个药方。它所能治的病名根据上述的归纳可以补充完整。整个药方试补为：

（1）……

（2）[达子香叶]1（2？）达尼、胡椒 3 达尼、姜 1 德拉克麦、[长] 胡椒 2 德拉克麦、肉桂 1 达尼、小豆蔻 1 达尼、糖 4 斯塔特。

（3）[这种散能止咳嗽、治哮喘、食欲不振、清热退烧、治肺痨、治痢疾、止呕吐等。]

佉卢文 702 号底牍的正面是一封信函[①]，它是监察阿檀史耶写给父亲军侯列施梵那、母亲鸠韦若的家信。它的背面这个药方与其正面有无关系，无

① 佉卢文 702 号底牍的这封信与 703 号信函内容有些关联。

考。如果有关的话，那就可能是阿檀史耶为了父母的健康而提供了这个药方，也可能是他依据此药方向父母索求药材。但一般看来，702 号底牍的背面与正面无关，抄写药方的人只不过是利用了该底牍背面的空白而已。

据林梅村《沙海古卷——中国所出佉卢文书（初集）》一书的“导论”介绍，佉卢文最早见于印度孔雀王朝阿育王的摩崖法敕，最晚见于新疆鄯善王国君主元孟时期的木牍文书，废弃于公元 5 世纪中叶鄯善王国末代君主真达亡国之际。它在我国通行于鄯善、于阗和龟兹等古代王国，是丝绸之路上较重要的一门语言之一。[①] 佉卢文在古代又称作“驴唇书”。饶宗颐先生在《谢客与驴唇书》一文中指出，驴唇书事实上是属于闪族语系阿拉美文（Aramaic）系统，所以左行，和波斯文、阿拉伯文一样。[②]

“达子香叶散”方能治 10 来种常见的疾病，所使用的药物又是常见的、容易找到的有效药物，这就决定了它是一个疗效好的、容易被接受和流传的古老药方。这个药方现存很早也很完整的是 Bo.2.11—13。《鲍威尔写本》的成书早于公元 6 世纪，其时期佉卢文还在丝绸之路上通行，因此可以说佉卢文残药方与 Bo.2.11—13“达子香叶散”有一个共同的印度源头。与“达子香叶散”相同或相似的药方还见于数部印度医典：《遮罗迦本集》、《轮授》、《孟加斯那》、《八支心要方本集》、《持弓》、《医师本集》等。[③] 可见这个药方不仅在印度而且在西域地区都是非常典型的常用药方。Si.8.12 就是这个药方流传过程中的一例，因为《医理精华》性质上是众多医学著作的精华集萃，Si.8.12、Bo.2.11—13 以及上述医书中的此药方都是印度医学的传承。于阗文《耆婆书》和于阗文《医理精华》同出于敦煌藏经洞，两者之间有较密切的关系，《耆婆书》还有几个药方在《医理精华》中亦可找到。梵文《医理精华》约写于公元 7 世纪中后期，在 9 世纪译成藏文，而于阗文本《医理精华》约在 10 世纪译自藏文，梵文《医理精华》比于阗文《医理精华》早 200 多年，也早于《耆婆书》。

这个“达子香叶散”药方在西域地区的流传关系，可用下图来表示：

① 林梅村：《沙海古卷——中国所出佉卢文书（初集）》，第 1 页。

② 饶宗颐：《文化之旅》，辽宁教育出版社 1998 年版，第 36 页。

③ *The Bower Manuscript*，p.78，note 5.

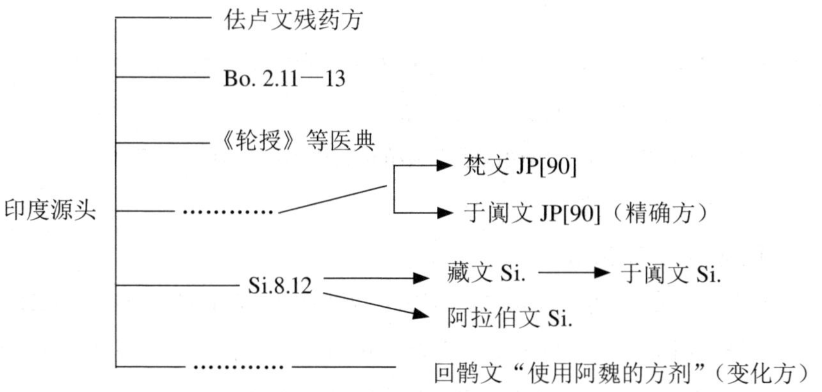

“达子香叶散”药方西域流传图

总之，无需讨论谁影响了谁，都能证明这个药方在新疆的于阗等地区长期流传过。它至少在梵文、于阗文、佉卢文三种语言文化圈中流传，又说明它是一个具有国际性的药方。这就是丝绸之路文化交流的一个很好的例证。此佉卢文残药方的药物和配药比例是印度医学的内容，而度量衡是古希腊的体系，可以说这个小小的药方竟然是印度和希腊两大古代文明融合的产物。这就是该药方的文化意义之所在。该药方而且是现在中国唯一出土的佉卢文残药方，其珍贵性不言而喻。此外，此药方中的绝大部分药物都成了唐宋本草中的常用药物，与中医学又有了影响关系。如此从多方面看来，它的意义都是非常重大的。

二、藏文《四部医典》中的一个药方

藏医学与印度医学的密切关系是众所周知的。《四部医典》是藏医学中的一部最重要的医书，也是一部受到了印度医学影响的医书。[①]在《四部医典》中，有一个很短的药方与《医理精华》中的极为相似。

① 宇妥·元丹贡布等著，李永年译，谢佐校：《四部医典》。其汉译本“序”中，蔡景峰先生认为，“《四部医典》是藏族人民在与疾病进行长期斗争之后，参考了其他民族、其它地区的医疗经验所做的总结，是藏族人民智慧的结晶”。有关《四部医典》和印度医学的关系，请参看恩默瑞克教授的两篇重要文章：R.E.Emmerick，“A Chapter from the Rgyud-bzi”，*Asia Major*，1975，pp.141-146. R.E.Emmerick，“Sources of the Rgyud-bzi”，*ZDMG*，Supplement Ⅲ .2，Wiesbaden，1977，pp.1135-1142。又见蔡景峰、洪武娌：《四部医典考源》，大象出版社 1998 年版。

《医理精华》中的一个药方：

公山羊的睾丸在牛奶中煮好后，[加入]芝麻多次研磨，谁服食之后，再喝牛奶，就能使他的阴茎坚挺。（Si.28.22）

《四部医典》第三卷“秘诀医典”中的第91章“壮阳之法”：

另外公山羊睾牛奶煮，

白糖芝麻调服功亦同。[①]

这两个药方的主药是公山羊的睾丸，附加药物是牛奶、芝麻，Si.28.22缺一味白糖，而多出了“再喝牛奶”这一环节。白糖和蜜在《医理精华》中亦用于春药方（Si.28.19、28.20、28.21、28.23）。《四部医典》同章用到羊睾的另一个药方：

蜥蜴五根药与三果实，

紫色雪鳖羊睾猫眼草。[②]

其第二卷“论说医典”中的第20章“药物性能”：

公羊睾丸入药可壮阳。[③]

在《证类本草》中却没有提到雄山羊睾丸的药用，但是民间中医也常用狗鞭、羊鞭、牛鞭等作壮阳药。此外，从时间上看，《四部医典》成书于8世纪下半叶，晚于梵文《医理精华》，因此它的这个药方很可能与Si.28.22有相同的印度来源，但它比Si.28.22无疑有所改进。这就是医学交流中所体现出的进步之一。

山羊的各种成分在印、藏、中医的临床中多能入药。试将具体性能及使用排列如下：

《医理精华》第3章中山羊的性能：

羊奶，主治赤痢，止咳，止渴，清热退烧。若撒布于风湿症患者之身，能祛风湿。绵羊奶，增胆汁和痰。（Si.3.26.3—4）

山羊肉，其性并非太凉、也非太重和太多油脂，不增加体液。（Si.3.20.1）

绵羊肉，性凉和重、味甜，造成便秘、增加脂肪（使人吃后长肉）。

① 宇妥·元丹贡布等著，李永年译，谢佐校：《四部医典》，第397页。

② 宇妥·元丹贡布等著，李永年译，谢佐校：《四部医典》，第396页。

③ 宇妥·元丹贡布等著，李永年译，谢佐校：《四部医典》，第80页。

（Si.3.20.2）

根据各自的奶汁的特性，山羊等 [动物] 的酥油也应知晓。（Si.3.26.15）

所有的 [动物[①]的] 尿，能祛痰、驱风、杀虫、解毒；并治疗黄疸、水肿、皮肤病、痔疮、肿胀、内部肿瘤（症瘕）和尿道病。（Si.3.26.16）

《医理精华》中有关山羊的主要药方：山羊乳治血痢（Si.6.30、6.33）；山羊酥治胆汁血（Si.7.28）；治肺病（Si.8.21、8.22）；山羊乳治痔疮出血（Si.13.32、13.33）；山羊尿主治癫痫症（Si.20.10、20.12、20.23）；山羊奶等主治耳聋、口吃和哑巴（Si.20.11）；山羊奶治风湿症（Si.21.31）；山羊乳治各种眼病（Si.26.12、26.13、26.20、26.50、29.50）；山羊尿治眼病（Si.26.36、26.68、26.70）；山羊尿使人神志清醒（Si.27.16、27.18）；山羊奶治内部肿瘤（症瘕，Si.31.19）等。在《医理精华》中，山羊各种成分入药最多的一组药方是：

山羊酥、山羊奶、山羊酪、山羊尿、山羊粪同五种盐合煎，饮服 [所熬下的这些药液]，再喝牛奶，能去肺病。（Si.8.21）

吃大麦做的食物，躺在羊 [群] 的中间，喝着羊奶，并用山羊的大小便来按摩 [和洗浴身体]，一个人凭着这样的方法，可治肺病。（Si.8.22）

《四部医典》中山羊的药用：

a：第二卷“论说医典”中的第 16 章“饮食知情”：

山羊肉重且凉引三病，能治梅毒恶痘火烫伤。

黄牛山羊酥凉息风热。

山羊之乳常服平哮喘。[②]

b：第二卷“论说医典”中的第 20 章“药物性能”：

羚羊公羊之角止泄泻，羚羊公羊之角可催生。

绵羊之骨用以疗风疾。

山羊之肝利眼最殊胜。

山羊血治梅毒血痘疮。

山羊之脑可补筋伤损，绵羊之脑疗养头晕症。

① 藏文本《医理精华》列出了八种动物，即：大象、马、驴子、骆驼、水牛、黄牛、山羊、绵羊。

② 宇妥·元丹贡布等著，李永年译，谢佐校：《四部医典》，第 48—50 页。

山羊阴毛治炭疽。[①]

《证类本草》中山羊的药用：

羊髓　味甘，温，无毒。主男女伤中，阴气不足，利血脉，益经气。以酒服之。

青羊胆 主青盲，明目。

羊肺　补肺，主咳嗽。

羊心　止忧恚，膈气。

羊肾　补肾气，益精髓（* 下引《食医心镜》：羊肾，阳事不行，补益）。

羊齿　主小儿羊痫寒热。三月三日取。

羊肉　味甘，大热，无毒。主缓中，字乳余疾，及头脑大风汗出，虚劳寒冷，补中益气，安心止惊。

羊骨　热。主虚劳，寒中，羸瘦。

羊屎　燔之，主小儿泄痢，肠鸣，惊痫。（卷十七）

羊乳　温，补寒冷虚乏。[②]（卷十七）

综合来看，《医理精华》多用羊的乳制品及羊尿，而没有用过羊角、羊骨、羊齿等类。《四部医典》内山羊的药用较多，这是因为藏族人多牧羊，对山羊的认识较深的缘故。《证类本草》中山羊的成分入药最多，唯独没有使用羊尿。但在《本草纲目》中，牛尿、羊尿等多种动物尿大量入药使用。中医、藏医、印医虽同样使用动物的尿入药，但背后却有着不同的民族习俗观念。印医用牛尿多于羊尿，因为印度教徒认为牛是一种神圣的动物，牛粪和牛尿都是很干净的，而不是不洁的。

三、回鹘文《杂病医疗百方》

20 世纪初，德国四次派出吐鲁番考察队，在吐鲁番等地发掘出回鹘医学文献残片十数件，后由土耳其学者拉什曼迪研究、刊布。[③]《杂病医疗百方》是

① 宇妥·元丹贡布等著，李永年译，谢佐校：《四部医典》，第 59—61 页。

② 尚志钧、郑金生、尚元藕、刘大培校点：《证类本草——重修政和经史证类备用本草》，华夏出版社 1993 年版，第 451—454 页、442 页。

③ G.R.Rachmati, “Zur Heilkunde der Uiguren” .I-II, *Sitzungsberichte der Preussischen Akademie der Wissenschaften*, Phil.-hist.Klasse, Berlin 1930, ss.451-473；1932. ss.401-448.

其中保存得最完整也最为珍贵的药方书。文书原无标题，此名是邓浩、杨富学二氏依其内容暂拟的。此药方书至今在我国仍知者寥寥，仅只有几篇研究文章。[①]

从内容上看，《杂病医疗百方》中的绝大部分药方与《医理精华》没有关系。《杂病医疗百方》虽是残片，但也反映出其用药特点：用了许多动物类药物，除盐和硇砂外很少使用矿物类药物。入药的动物有猪、羊、牛、兔、狗、猫、鹿、狼、驴、蜂、蛇、麝、鱼、骆驼、鸽子、石鸡、田鼠、雪鸡、刺猬、海狸，达20种之多。《杂病医疗百方》中还使用了水银（107—110行），说明它的年代要远远晚于《医理精华》。《杂病医疗百方》中还使用了祝由方（73—75行），反映出其独特的民族风俗。《杂病医疗百方》中的药物词汇有的源自梵文、波斯文等，也有直接音译汉语的，这说明它有着国际性的医学交流的背景。

《杂病医疗百方》中也有几处药物的用法与《医理精华》不无相似之处。

其一："谁若被疯狗咬伤，吃雪鸡的脑髓，可愈。每天空腹喝一盏胡麻油，连服三天，可愈。"（63—65行）胡麻即芝麻，此方中用胡麻油治被狗所伤。此法亦见于《医理精华》第27章"毒药"："等量的牛角瓜的汁液、芝麻油、芝麻和粗糖，饮服之，可以很快消除那些难以治疗的狗毒。"（Si.27.41）两者相较，Si.27.41多出了三味药，而且没有"连服三天"的规定。芝麻与芝麻油能疗伤、清理伤口还见于Si.25.8、25.12、25.19和Si.25.23。

《杂病医疗百方》中芝麻的其他用法有：胡麻油涂眼（65—66行）；芝麻油治头痛（85—93行；158—161行）；芝麻油治牙痛（97—102行）；嫩芝麻治鼻衄（126—127行；129—133行）；芝麻油治癣（168—175行）等。《医理精华》中芝麻的性能和其他用法有：

芝麻，含碱性、味甜、多脂、能增力、增热、生胆汁。（Si.3.18）

芝麻油，能驱风、除痰、润肤、润发。（Si.3.27.1）

芝麻治热病（Si.5.102、5.103）；治血痢（Si.6.28.1、6.33）；通便（Si.6.43）；

① 陈宗振：《回鹘文医书摘译》，《中华医史杂志》1984年第14卷4期，第233—235页。洪武娌：《"古回鹘医杂病治疗手册"的医史价值》，《中华医史杂志》1984年第14卷4期，第236—238页。邓浩、杨富学：《吐鲁番本回鹘文"杂病医疗百方"译释》，《段文杰敦煌研究五十年纪念文集》，世界图书出版公司1996年版，第256—372页。另见杨富学：《回鹘文献与回鹘文化》，民族出版社2003年版，第361—362页。

可令女阴柔软（Si.7.39）；治肺病、心脏病等（Si.8.23）；治血瘤（Si.9.32）；治水肿（Si.10.11、10.31）；治皮肤病（Si.12.14、12.20、12.21、12.23、12.31、12.32、12.35）；治痔疮出血（Si.13.21、Si.13.32）；治黄疸病（Si.14.12、14.18）；治肿瘤、疼痛、胃胀等（Si.19.24）；治风湿症（Si.21.32、21.36）；治耳病（Si.26.67、26.68）；使头部发汗（Si.26.103）；使人无白发（Si.26.118）；治鼠毒（Si.27.37）；长生药抗衰老（Si.28.4、28.5、28.7）；生精壮阳（Si.28.22、28.24）；孕妇洗浴身体（Si.29.25）等。

在《证类本草》中亦载有胡麻的性能和功效，可以与以上进行比较。

胡麻 味甘，平，无毒。主伤中，虚羸，补五内，益气力，长肌肉，填髓脑，坚筋骨，疗金疮，止痛及伤寒，温疟，大吐后虚热羸困。久服轻身不老，明耳目，耐饥渴，延年。以作油，微寒，利大肠，胞衣不落。生者摩疮肿，生秃发。

日华子云：胡麻，补中益气，养五脏，治劳气，产后羸困，耐寒暑，止心惊。子，利大小肠，催生落胞，逐风温气。①

胡麻油 微寒，利大肠，胞衣不落，生者摩疮肿，生秃发。

药性论云：胡麻生油，涂头生头发。②

陈藏器云：胡麻油，大寒，主天行热秘，肠内结热。服一合，取利为度。食油损声，令体重。生油杀虫，摩恶疮。

食疗云：主喑哑，涂之生毛发。

无需详细比较就可发现，印医、回鹘医和中医对治芝麻的认识有许多相同之处。芝麻之所以被中医称为胡麻，因它本是一种外来药物。在它身上有着明显的医学交流的痕迹。

其二：《杂病医疗百方》中的“使用阿魏的方剂”与我们所讨论的《医理精华》中的“达子香叶散”方不无相似之处。

使用阿魏的方剂：取小豆蔻1钱、肉桂1钱、阿魏3钱、辣椒4钱、胡椒5钱、熟筋6钱配伍，另加6倍的糖，研末混均，每次取2钱，用肉汤冲服，可治愈所有的bäkändär病……irämäy病……[i]čgüsi singimänä病……喉头咽喉疼及气喘……不安和受风引起的疾病。（下略）（6—15行）

① 尚志钧、郑金生、尚元藕、刘大培校点：《证类本草——重修政和经史证类备用本草》卷二十五，第578页。
② 尚志钧、郑金生、尚元藕、刘大培校点：《证类本草——重修政和经史证类备用本草》卷二十五，第581页。

邓、杨二氏的此句汉译有两处小误，murč 借自梵语 marica 或 marīca，应译成“胡椒”，而不是“辣椒”。Pitpidi 源自梵语 pippali ＞波斯语 pilpil，应译成“长胡椒”，而不是“胡椒”。这个药方与 Si.8.12 相比，尽管所治的病症多有不同，但是两者中有 5 味药是相同的，即小豆蔻、肉桂、胡椒、长胡椒和糖。“糖”字的回鹘文写作 šäkär，它与佉卢文形式 śakara、于阗文形式 śakara、吐火罗 B 的形式 śakhar，均等于梵文 śarkarā。Si.8.12 在上文中有详细的讨论，此处从略。也许可以认为回鹘文的这个药方是“达子香叶散”的改进方。

作为“生命吠陀”系列的精选医方集成，《医理精华》是七八世纪印度医学文化的代表。因此，在向印度本土之外传播的过程中，特别是在西域地区，它比较容易产生大的影响。虽然除了“达子香叶散”方之外，暂时没有发现与《医理精华》中完全相同的胡语医方，但是它们的药物却有着千丝万缕的联系，而且具体用法也多有神似之处。因此，我们不能忽视《医理精华》在西域各语言文化圈（包括于阗语文化、回鹘语文化、粟特文化、梵语文化、犍陀罗语文化等）内医学中的流传与影响。我们相信随着资料的增多和研究的深入，这种影响将被更多更深刻地揭示出来。

第四节 《医理精华》的主要药物在唐宋本草中的应用

一、唐宋本草概况

《医理精华》的成书时期，正相当于我国历史上的唐朝。唐朝是我国历史上经济文化以及对外交流非常繁荣的时代，西域医药对中原的影响更加深远，新的药物也不断增加，从而促进了中医药物学的进一步发展。单从本草学著作来看，自汉魏时期的《神农本草经》以来，经过了漫长的历史发展过程，到唐代本草著作已达十数种以上，其中最重要的是苏敬（恭）的《新修本草》。它又称《唐本草》，是我国第一部由政府颁布的药典[①]，成书于唐高宗显庆四年（659 年），比欧洲著名的《纽伦堡药典》（1592 年）早 900 多年。

① 最早得出这一结论的是马继兴先生，后遂成为公论。

《新修本草》共54卷，有“本草”、“药图”、“图经”三部分[①]，共载药844种，分为九类，即玉石、草木、禽兽、虫鱼、果、菜、米、谷、有名未用。《新修本草》[②]新收了许多的外来药物[③]，对研究中外文化交流（特别是医学文化交流）十分重要。唐代较重要的本草书还有陈藏器的《本草拾遗》和孟诜的《食疗本草》，前者补充了《新修本草》；后者是营养学和食物疗法的专著。《食疗本草》[④]也收录了域外及边疆地区所产食品。

唐、五代时期还有记载外来药物的专书。郑虔《胡本草》（737年），七卷，已佚，部分内容被《本草纲目》收载。唐代所谓“胡”或“海”，犹今之所谓“洋”，意思是“外来的”或“外国的”。[⑤]五代前蜀时期，祖籍波斯的前蜀人李珣著《海药本草》，所收大多数药物是从海外来的，或者从海外移植我国南方的。李珣家世以经营香药为业，所以该书收载香药甚多。现有的辑校本载药131种。[⑥]此书对研究海上丝绸之路有重要价值。[⑦]

宋代是本草著作的繁盛期，其数目大大超过了唐代。官方修撰的本草著作有：《开宝本草》[⑧]、《嘉祐补注神农本草》（简称《嘉祐本草》，1060年）。私人修撰的本草著作有：苏颂的《图经本草》（又名《本草图经》，1061年）。医家撰著的本草书有：《日华子诸家本草》、《重广补注神农本草图经》、《经史证类备急本草》、《本草衍义》、《宝庆本草折衷》、《本草成书》、《本草正

① 有关唐宋时期本草著作的主要情况，请参见下列书籍：薛愚主编：《中国药学史料》，人民卫生出版社1984年版，马继兴：《中医文献学》，上海科学技术出版社1990年版；甄志亚：《中国医学史》，人民卫生出版社1991年版；傅维康主编：《中药学史》，巴蜀书社1993年版；尚志钧撰，尚元胜、尚元藕整理：《中国本草要籍考》，安徽科学技术出版社2009年版。

② 《新修本草》在国内失传很久，但在日本幸存有残抄本。清末傅云龙将所得日本抄本，列于《籑喜庐丛书》影刻于世。1955年上海群联出版社和1957年上海卫生出版社均据此影印成单行本。上海古籍出版社于1981年和1985年，分别以线装和平装本的形式，将罗振玉所获的日本森立之原藏的《新修本草》另一抄本影印。此外，尚志钧辑：《唐·新修本草》，安徽科技出版社1981年版。

③ 季羡林先生发现砂糖、石蜜就是首见于《新修本草》的，“这在中国‘本草’中还是第一次。其重要意义不言而喻”。参见季羡林：《中华蔗糖史：文化交流的轨迹》，第73页。

④ 《食疗本草》久佚，但有敦煌残卷S.76。今有谢海洲、马继兴等所辑校：《食疗本草》，人民卫生出版社1984年版。又，郑金生、张同君译注：《食疗本草译注》，上海古籍出版社2007年版。

⑤ 参见季羡林：《中华蔗糖史：文化交流的轨迹》，74页。又，《酉阳杂俎》载李德裕的话，“花木以海名者，悉从海外来”。参见尚志钧：《海药本草》（辑校本）“海药本草序”，人民卫生出版社1997年版。

⑥ 尚志钧：《海药本草》（辑校本），人民卫生出版社1997年版。

⑦ 陈明：《〈海药本草〉的外来药物及其中外文化背景》，《国学研究》2008年第21卷，第1—57页。另见肖荣：《〈海药本草〉与六朝时期岭南的医药文化》，《九州学林》2008年秋季号第6卷第3期，第2—27页。

⑧ 有《开宝新详定本草》（973年）、《开宝复位本草》（974年）两书，均佚。

经》等。其中最重要的是北宋民间医生唐慎微的《证类本草》(1082年完成,次年刊印),该书搜罗广泛,上自《本经》下迄唐宋各家医著,兼及经史传记与佛道资料。此书后世修订数次,即《大观经史证类备急本草》(简称《大观本草》,1108年官方刊印);《政和新修经史证类备用本草》(简称《政和本草》,1116年);《绍兴校定经史证类备急本草》(1159年);《重修政和经史证类备用本草》(简称《证类本草》,1249年)等。《重修政和经史证类备用本草》共30卷,载药1746种,堪称集前代及唐宋本草学之大成。它是李时珍《本草纲目》的主要蓝本。李约瑟博士曾经赞誉"12和13世纪的《大观经史证类备急本草》的某些版本,要比15和16世纪早期的欧洲植物学著作高明得多"[①]。

二、唐宋本草中所见《医理精华》的主要药物

在唐宋本草著作中不难找到《医理精华》中所用的主要药物,可以比较它们在中印医学著作中的性能和用法,并利用汉文正史中的材料,或许能够深入揭示唐宋时期中印医学交流的真实面貌。由于唐宋本草著作众多,因此只选取集大成的《重修政和经史证类备用本草》一书。从时间上来看,《证类本草》比梵文本《医理精华》要晚400多年,比藏文本和于阗文本《医理精华》也晚200来年。虽然《海药本草》与于阗文本《医理精华》的年代较为接近,符合同时代比较的原则,但是《海药本草》所记载的太过简略,而且残存于《证类本草》之中。为了使读者对唐宋时期中医学家了解外来药物的程度有较整体的印象,所以笔者选取了《证类本草》来作比较。[②]再者,此书已由尚志钧等先生点校[③],使用起来也较方便。《医理精华》是以植物类的

① 〔英〕李约瑟:《中国科学技术史》(中译本)第一卷"导论",科学出版社、上海古籍出版社1990年版,第166页。

② 温翠芳在《唐代外来香药研究》(重庆出版社2007年版)的"前言"中,认为笔者将《医理精华》的内容与《证类本草》的内容进行对比,"难得其实",原因有二:"前者属于医方类著作,而后者是本草类著作";"且两书的成书时间上也有差异,前者为7世纪,而后者为12世纪"。因此,她的做法是,"若将《医理精华》的内容与基本同时代的医方类著作《备急千金要方》、《千金翼方》及稍后的《外台秘要方》作比较的话,其效果可能会更加明显"。其具体比较见于《唐代外来香药研究》的第3章"外来香药在唐代世俗生活中之广泛应用"的第四节"唐代疗病医方中所用之外来香药——以唐代传世医方书籍为中心"。请有兴趣的读者自行参看。

③ 尚志钧、郑金生、尚元藕、刘大培校点:《证类本草——重修政和经史证类备用本草》,华夏出版社1993年版。有关《证类本草》的文献学研究,请参见该书附录"《证类本草》文献源流丛考"(尚志钧撰)。

药物为主，因此，我们择出主要的植物类药物共十几种，来一一比较。

仙茅（aśvagandhā）

仙茅，梵名 aśvagandhā，学名 Physalis Flexuosa，英译 winter cherry，即植物“酸浆”（需要注意的是这种酸浆与《证类本草》中的酸浆显然不是同一种植物）。酸浆在印度入药很早，属于吠陀时代的药草，它在《梨俱吠陀》中称为 aśvavati。它能够滋养神经系统，并且使人在日常生活中精力充沛，提高脑力和体力劳动的效率。《鲍威尔写本》中有两种“酸浆油”（aśvagandhā-taila）① 和医神双马童的二种“酸浆灌肠剂”（aśvagandhā-vasti）②。霍恩雷将酸浆的学名定为 Withania Somnifera（催眠睡茄），与上一学名（Physalis Flexuosa）是同义词。③ 酸浆的孟加拉语（Bengali）是 aśvagandhā，印地语（Hindi）是 aśgandh，孟买语 [Bombay，包括古吉拉特语（Guzrathi）和马拉提语（Mahrathi）] 是 aśgand，均意同梵语 aśvagandhā。它是孟买和西印度常见的一种小灌木。它的根较长、根尖端较细、易脆、淡褐色，根的里面是白色的。它的叶和根被认为有镇静剂的特性，而且它的根是利尿剂和通便剂（轻泻药）。④ 它的根有一种特殊的马尿的刺激性气味。这也是上述 aśvagandhā 等词的原意（aśva 马，gandhā 气味 / 香）。⑤

《医理精华》第 2 章没有提及酸浆，它的性能见于一些药方中。（1）用作灌肠剂，退热和清退所有严重的风痛（Si.5.104）。（2）与广木香、旃檀、

---

① Bo.2.344—350a；Bo.2.351—366a.

② Bo.2.618—625a；Bo.2.625b—626.

③ Kanny Lall Dey，Rai Bahadur，C.I.E，F.C.S，*The Indigenous Drugs of India*（《印度本土药物》，下同），Calcutta，Rep.1984，p.331.

④ Kanny Lall Dey, etc., *The Indigenous Drugs of India*, p.331. 又，作者在该书的前言部分，对所谓的“孟买语”注明为“Bombay，including Guzrathi and Mahrathi”。可见本书的“孟买语”包括了印度的古吉拉特语和马拉提语两种地方语言。本书从之，不另加区分。

⑤ 由于 aśvagandhā 根有马尿的刺激性气味，它被归于“秽根”一类。不空译《蕤呬耶经》卷中〈奉请供养品第八〉云：“其诸秽根不应供养。其秽根者，谓输罗拏根、罗卜根、迦阙迦乾陀根，如是等秽根，不应供养。”（《大正藏》卷十八，第 768 页下）笔者怀疑“迦阙迦乾陀根”的写法或有误，它很可能也是 aśvagandhā 的一种对译。又，不空译《阿唎多罗陀罗尼阿噜力经》云：“又以啰阇伐唎（二合）枳沙（二合，此云王树，即婆罗门皂荚也）如上用，阿输伐驮（以夜合代）木、三甜护摩七日，亦如前。”（《大正藏》卷二十，第 25 页中）此处的“阿输伐驮”无疑是 aśvagandhā 的另一种音译词。不空的译经中，对 aśvagandhā 有好几种翻译形式，是当时译经的常见现象，不足为奇。

甘草等合制的“紫矿酥”药，主治一切热病、肺病、疯病、哮喘、癫痫症和风病；并且驱除夜叉鬼、罗刹和幽灵；还对怀孕的妇女有益（Si.5.119）。（3）治所有的风病（Si.21.11）。（4）可以使人长胖（Si.28.17），由于此药方置于第28章“长生药”方一类，可见不是单纯意义上的增加体重发胖，而是使人身体健朗结实得以长寿。酸浆至今仍用于印度的临床治疗。有一种增强精力的药丸其成分为：酸浆的汁液50毫克、酸浆的粉末225毫克、甘草225毫克。另一种治疗精神忧郁症的药丸其成分为：阿周那榄仁树30毫克、阿周那榄仁树的粉末170毫克、Akik bhasma 10毫克、Calcium bhasma 5毫克、酸浆150毫克、甘草35毫克、玫瑰花瓣100毫克。① 可见，酸浆能够使人长精神。

阿输乾陀一名只见于《海药本草》，《证类本草》和《本草纲目》照引之。不过，这一名称并不是《海药本草》的发明，当仿自汉译佛经。在佛典中，有“阿说健陀根”的译法。② 据高本汉的《汉文典》，阿输乾陀的中古音可拟为：a-čiu-kan-d‘a，对音于 aśvagandhā，当无误。有一个旁证材料，阿育王 Aśoka，音译阿输迦，阿输对应的就是 aśo。健陀、乾陀对音于 gandhā，是常见的。比如，犍陀罗的梵文即 gandhara。阿输乾陀，在本草中称为“仙茅”。那么，印度的酸浆就是中国的仙茅，从双方文献对其根部的描述也可得出这一结论，佛经“阿说健陀根”也表明其根的作用。仙茅别名婆罗门参，“婆罗门”说明它是印度来的，“参”字表明它的功效有如中国的人参。苏颂说：“始因西域婆罗门僧献方于唐玄宗，故今江南呼为婆罗门参，言其功补如人参也。”③

《证类本草》“仙茅”条：

仙茅 味辛，温，有毒。主心腹冷气不能食，腰脚风冷挛痹不能行，丈夫虚劳，老人失溺，无子，益阳道。久服通神强记，助筋骨，益肌肤，长精神，明目。一名独茅根，一名茅瓜子，一名婆罗门参。《仙茅传》云：十斤乳石，不及一斤仙茅，表其功力尔。生西域，又大庾岭。亦云忌铁及牛乳。二月、八月采根。今附。

---

① 这些药是段晴教授从印度带回的，她将说明书提供给我，特此致谢。

② 《大正藏》卷二十，第781页下。

③ 《本草纲目》草部第十二卷“仙茅”条。

臣禹锡等谨按日华子云：治一切风气，延年益寿，补五劳七伤，开胃下气，益房事。彭祖单服法：以米泔浸去赤汁出毒后，无妨损。

图经曰：仙茅，生西域及大庾岭，今蜀川、江湖、两浙诸州亦有之。叶青如茅而软，复稍阔，面有纵理，又似棕榈。至冬尽枯，春初乃生。三月有花如栀子黄，不结实。其根独茎而直，傍有短细根相附，肉黄白，外皮稍粗，褐色。二月、八月采根，暴干用。衡山出者花碧，五月结黑子。谨按《续传信方》叙仙茅云：主五劳七伤，明目，益筋力，宣而复补，本西域道人所传。开元元年，婆罗门僧进此药，明皇服之有效，当时禁方不传。天宝之乱，方书流散，上都不空三藏始得此方，传与李勉司徒、路嗣恭尚书，齐杭给事，张建封仆射服之，皆得力。路公久服金石无效，及得此药，其益百倍。齐给事守缙云，日少气力，风继作，服之遂愈。八、九月时采得，竹刀子刮去黑皮，切如豆粒，米泔浸两宿，阴干捣筛，熟蜜丸如梧子。每旦空肚酒饮任使下二十丸。禁食牛乳及黑牛肉，大减药力也。《续传信方》伪唐筠州刺史王颜所著，皆因国书编录，其方当时盛行。故今江南但呼此药为婆罗门参。

海药云：生西域。粗细有筋，或如笔管。有节文理。其黄色多涎。梵音呼为阿输乾陀。味甘，微温，有小毒。主风，补暖腰脚，清安五脏，强筋骨，消食。久服轻身，益颜色。自武城来，蜀中诸州皆有。叶似茅，故名曰仙茅。味辛，平。宣而复补，无大毒，有小热、有小毒。主丈夫七伤，明耳目，益筋力，填骨髓，益阳不倦。用时竹刀切，糯米泔浸。雷公云：凡采得后，用清水洗令净，刮上皮，于槐砧上用铜刀切豆许大，却用生稀布袋盛，于乌豆水中浸一宿，取出用酒湿拌了蒸，从巳至亥，取出暴干。勿犯铁，斑人须鬓。①

［按语］“今附”是代表《开宝本草》新增的药物标记。《唐本草》中未收，因为仙茅是开元元年（713 年）才由婆罗门僧进贡给唐明皇的。后唐（907—936 年）筠州（江西高安）刺史王颜《续传信方》记载了此药与中印医学交流的三点关系：（1）本西域道人所传，西域是中印文化交流的桥梁，

① 为简便起见，本书从《证类本草》中只引有用的部分材料，其余的从略，不再一一说明，详细文字请参看尚志钧等的校点本。此外，字体排列与校点本也不一样。11/319—320，即《证类本草》（尚志钧等校点本）的第十一卷，第 319—320 页。斜杠前的数字表示卷数，后的数字表示起始页码。下同。

这一点早为世人公认。（2）713 年婆罗门僧进贡给唐明皇，婆罗门僧是印度人（可能是印度教教徒）无疑，那么此药的用法也必定传入。（3）“安史之乱”后，不空三藏将此方再传与唐朝官吏，即 755 年后，此方才从宫廷流入民间。不空，梵名 Amoghavarja，是唐代密宗高僧“开元三大士”之一，其传见于赞宁《宋高僧传》卷一。有关不空的研究，参看周一良先生的《唐代密宗》一书。[①] 不空与此药的联系，还可从他的译经中反映出来。不空译《文殊师利菩萨根本大教王经金翅鸟王品》：“又法，若有憍宠傲慢有势及宰臣，以马香草（此云婆罗门参）护摩，即得敬伏。”[②] 此处的“马香草”就是 aśvagandhā 的意译，而此云“婆罗门参”正是 aśvagandhā 的汉地雅称。来自印度的高僧往往懂医学，一方面是出于“自利济他”的传教目的，另一方面与他们所受到的“五明大论”的教育有关。而密宗高僧精通医术者尤多。[③] 不空的传记中提到他诵经为唐肃宗祛病，“上元末，帝不豫，空以《大随求真言》祓除，至七过，翼日乃瘳，帝愈加殊礼焉”。仙茅方这则材料可补不空传记之阙，这也是佛教医学的一个例证。唐代所译的密宗经典中涉及印度医学之处多多，其咒语的医学用途亦有待深入研究。

仙茅生西域，但国内大庾岭也有，后遍及蜀川、江湖、两浙诸州。它在中医中主要用作长寿的补剂，这也是唐代求仙风气的一种反映。仙茅能使人“通神强记，助筋骨，益肌肤，长精神，明目、益阳道”，说明它的作用较大，颇具开发价值。此外，仙茅的主治功能“丈夫虚劳，老人失溺，无子，益阳道”，也可从密教经文中得到印证。义净译《曼殊室利菩萨咒藏中一字咒王经》云：“若是石女无产生法，欲求男女者，应取阿说健陀根，以酥熟煎捣之令碎。和黄牛乳，呪二十五遍。待彼女人身净之时，令饮其药。妻莫犯他男，夫莫犯他女。未久之间，即便有娠。”[④] 阿说健陀根，即 aśvagandhā 根，可用于求子方术之中。

宋代庄绰《鸡肋编》卷下云：“仙茅，一名婆罗门参，出南雄州大庾岭上，以路北云封寺后者为佳。切以竹刀，洗暴通白。其寺南及他处者，即心

① 周一良著，钱文忠译：《唐代密宗》，上海远东出版社 1996 年版。
② 《大正藏》卷二十一，第 328 页中。
③ 严耀中：《汉传密教》，学林出版社 1999 年版。
④ 《大正藏》卷二十，第 781 页下。

有黑晕，以此为别。”[①]此处说明大庾岭上的仙茅也有差别。南宋吴曾《能改斋漫录》卷十五“方物”中也有“仙茅”条，云：“洪州西山有谌母观。母乃许旌阳授道之师也。观有母所种之仙茅，与今山野中所产者不相远。第采以作汤，则香味差别耳。少年饮之，至于口鼻出血，盖性极暖也。然《抱朴之》云：尧时有草，夹阶而生，随月开落，名蓂荚，又曰历荚，又名仙茅。不知其种是此否？案，《本草注》仙茅方云：明皇服钟乳不效，开元婆罗门僧进仙茅药，服之有效。故东坡《谢王泽州寄长松》诗云：无复青黏和漆叶，枉将钟乳敌仙茅。漆叶出《华陀传》。”[②]此条说明道教徒亦种仙茅，并相信仙茅药是婆罗门僧所传。

亦有学者认为仙茅在六朝时已有，因为《证类本草》仙茅条引用了《雷公炮炙论》，而该书是刘宋时的作品。尚志钧先生在《〈证类本草〉文献源流丛考》一文中，考证《证类本草》所引“雷公曰”的药名共有271种，其中有59种是唐以后的药名，此59种中有不少药到唐代才出现，如骨碎补、仙茅、夜交藤等，这些均不是刘宋时的药物，而《雷公炮炙论》中也有此等药，这就说明《雷公炮炙论》非成于一人一时之手，后人在原著基础上多有增损修饰。[③]因此，不能否认仙茅方是唐代从印度传入的。

据《本草纲目通释》，仙茅的“现代研究”列出其药理作用共六条：（1）适应原样作用；（2）中枢系统镇静作用；（3）抗炎作用；（4）雄性激素样作用；（5）增强机体免疫功能作用；（6）反突变作用。它的“临床应用”范围有七条：（1）治疗阳痿、耳鸣；（2）治疗老年遗尿；（3）治喘促上气；（4）治痈疽火毒；（5）治蛇咬伤；（6）治崩漏下血；（7）治冲任不调症状的高血压病。[④]《证类本草》说仙茅“有毒”，现代研究表明这个结论是不正确的。从仙茅在印医和中医的现代应用的比较来看，印医更注重其增强精神、治疗忧郁症的效能，中医在这方面还有待发掘。

---

① （宋）庄绰撰、萧鲁阳点校：《鸡肋编》，中华书局1983年版，第122页。

② （宋）吴曾：《能改斋漫录》，丛书集成简编本，王云五主编，台湾商务印书馆1966年版，第382—383页。

③ 尚志钧撰：《〈证类本草〉文献源流丛考》，附录于尚志钧、郑金生、尚元藕、刘大培校点：《证类本草——重修政和经史证类备用本草》，华夏出版社1993年版，第82页。

④ 陈贵廷主编：《本草纲目通释》，学苑出版社1993年版，第521页。

肉豆蔻（jāti-phala/jātī）

肉豆蔻，梵名 jāti-phala、jātī，另一个词是 mālatī。英译 nutmeg，学名 Myristica Fragrans。本草中说它生“胡国，胡名迦拘勒”。薛爱华认为“迦拘勒”是指它的产地 Qaqola，这个地方在马来半岛的西海岸。[①] 但《海药本草》据《广志》说它“生秦国和昆仑”。秦国乃指古代罗马。昆仑肯定不是指新疆昆仑山一带，因为《南海寄归内法传》云：“三种豆蔻，皆在杜和罗”。[②] 据王邦维先生考证，三种豆蔻就是草豆蔻、肉豆蔻、白豆蔻。[③] 杜和罗即杜和钵底国（Dvārapatī），又译作“杜和罗钵底”，《大唐西域记》卷十译作“堕罗钵底”，故地在今泰国湄南河下游一带，古城遗址在今曼谷北约七十公里的犹地亚（Ayutthaya）。[④] 因此，昆仑应该指的是南方海上丝绸之路的昆仑。[⑤] 虽然，肉豆蔻的原产地还不能确知，但印度出产肉豆蔻是毫无疑问的了。早在 6 世纪时，欧洲就已经知道了东印度出产的肉豆蔻。[⑥]《印度本土药物》中指出：“肉豆蔻是一种芳香的刺激物，是驱风剂，在许多药方中作镇静剂。它的凝固的油在印度常用作发红剂。它的提炼过的油在腹泻和痢疾时用来去痛，也常和别的油一起外敷，治疗风湿症。”[⑦]

《鲍威尔写本》中只有“大善妙酥”（mahā-kalyāṇaka）一个药方中用了肉豆蔻，主治由风、痰或者溃疡所引起的咳嗽（Bo.2.127b—132）。在《医理精华》中多用肉豆蔻的叶子。肉豆蔻（mālatī）的叶子治伤（Si.25.22）；肉豆蔻（mālatī）的花蕾的粉末等治眼伤、角膜炎，清淤血（Si.26.33）；肉豆蔻的叶子以及它的汁液等药主治夜盲症（Si.26.35）；肉豆蔻的叶子所熬的汁液治耳中流脓（Si.26.71）；肉豆蔻的叶子治口腔炎（Si.26.86）；肉豆蔻等药主治

---

① 〔美〕谢弗：《唐代的外来文明》（中译本），第 400—401 页。

② 王邦维校注：《南海寄归内法传校注》，第 153 页。

③ 今查《本草纲目》卷十四中的三种豆蔻是：红豆蔻、（草）豆蔻、白豆蔻，而没有提到肉豆蔻。据笔者愚见，此处似应以《证类本草》卷九为准，即肉豆蔻、红豆蔻、白豆蔻。豆蔻的分类是一个非常混乱的问题。唐代从外进口的豆蔻的品种有：黑豆蔻 / 苦豆蔻、真豆蔻、变种豆蔻、圆豆蔻 / 串豆蔻 / 白豆蔻、肉豆蔻。参见〔美〕谢弗：《唐代的外来文明》（中译本），第 399—401 页。

④ 王邦维校注：《南海寄归内法传校注》，15 页，注（八）；王邦维校注：《大唐西域求法高僧传校注》，第 90 页，注（二）。

⑤ 尚志钧：《海药本草》（辑校本），27 页，注（3），误作新疆昆仑山地带。

⑥ 〔美〕谢弗：《唐代的外来文明》（中译本），第 401 页。

⑦ Kanny Lall Dey, etc., *The Indigenous Drugs of India*，pp.198-199.

所有的头部疾病（Si.26.115）；肉豆蔻的叶子治蝎子毒（Si.27.36）；肉豆蔻叶子的粉末等治小孩嘴里起泡（Si.29.51）。

《证类本草》“肉豆蔻”条：

肉豆蔻 味辛，温，无毒。主鬼气，温中治积冷，心腹胀痛，霍乱中恶，冷疰，呕沫冷气，消食止泄，小儿乳霍。其形圆小，皮紫紧薄，中肉辛辣。生胡国，胡名迦拘勒。今附

臣禹锡等谨按药性论云：肉豆蔻，君，味苦，辛，能主小儿吐逆，不下乳，腹痛，治宿食不消，痰饮。日华子云：调中下气，止泻痢，开胃消食，皮外络下气，解酒毒，治霍乱，味珍，力更殊。

图经曰：肉豆蔻，出胡国，今惟岭南人家种之。……

陈藏器云：大舶来即有，中国无。海药云：谨按《广志》云：生秦国及昆仑，味辛，温，无毒。主心腹虫痛，脾胃虚冷，气并冷热，虚泄赤白痢等。凡痢以白粥饮服佳。霍乱气并以生姜汤服良。……

衍义曰：肉豆蔻，对草豆蔻言之。去壳，只用肉，肉油色者佳。枯白，味薄，瘦虚者下等。亦善下气，多服则泄气，得中则和平其气。[①]

［按语］陈藏器的《本草拾遗》最早著录了肉豆蔻，它完全是一种外来药，通过海上大舶传入。宋朝初年，岭南地区开始种植。从本草的叙述来看，肉豆蔻的用法远远多于它在《医理精华》的用法，此外，不像《医理精华》中那样用它来疗毒治伤。

阿魏（hiṅgu）

阿魏在本书第一章第二节有所论述的不再重复，只作补充。阿魏的孟加拉语和印地语作 hing，泰米尔语作 kyam，泰卢固语作 inguva，中古波斯语作 anguzad，伊朗语作 angwa。吐鲁番本回鹘文《杂病医疗百方》中，有一“使用阿魏的方剂”，阿魏的回鹘文作 ankabus。第二节引《宋高僧传 · 慧日传》、《宋史 · 于阗传》等资料，说明于阗出产阿魏，在于阗的寺院中阿魏是常用之药物。

阿魏在《医理精华》中的用法多样。阿魏治热病（Si.5.65、5.73、5.113）；

① 《证类本草》卷九，第 262—263 页。

治痢疾（Si.6.16、6.18、6.38）；增加消化和热量（Si.6.50、6.52、9.28）；治肿瘤（Si.9.13、9.16、9.17、9.18）；治水肿（Si.10.31）；治咳嗽哮喘（Si.16.10）；治胃胀疼痛（Si.19.6）；通便（Si.19.14、19.17）；治疯病（Si.20.9、20.12、20.23）；治中风（Si.20.15）；治耳病（Si.26.68）；治脑中寄生虫（Si.26.113）；除毒（Si.27.26、27.29、27.36、27.42）等。

《证类本草》"阿魏"条：

阿魏 味辛，平，无毒。主杀诸小虫，去臭气，破症积，下恶气，除邪鬼蛊毒。生西蕃及昆仑。

唐本注云：苗、叶、根、茎酷似白芷。捣根汁，日煎作饼者为上，截根穿暴干者为次。体性极臭而能止臭，亦为奇物也。唐本先附

臣禹锡等谨按萧炳云：今人日煎蒜白为假者，真者极臭，而去臭为奇物。今下细虫极效。

海药云：谨按《广志》云：生石昆仑国。是木津液，如桃胶状。其色黑者不堪，其状黄散者为上。其味辛，温。善主于风邪鬼注，并心腹中冷，服饵。又云南长河中亦有阿魏，与舶上来者滋味相似一般，只无黄色。①

［按语］《续夷坚志》卷二，"阿魏散治骨蒸传尸劳，寒热困羸喘嗽方"：阿魏三钱。②通过比较，阿魏在中印相同的作用有：杀虫、除毒、增热、止咳等。《医方类聚》卷一，引"和剂局方·论炮炙三品药石类似"，记载了阿魏的具体使用方法。"阿魏，凡使，先于净钵中，研如粉了，却于热酒器上衮过，任入药用。"③

《海药本草》引《广志》，阿魏生"石昆仑国"。据尚志钧先生考证，《本草纲目》阿魏条下无"石"字。按蒋廷锡《地理今释》："昆仑国近昆仑山。当在青海省西宁县，西近黄河发源处。"④《酉阳杂俎》载阿魏，"出伽阇那国，即北天竺也。伽阇那呼为形虞，波斯国呼为阿虞截。树长八九丈，皮色青黄，三月生叶，叶似鼠耳，无花实。断其枝，汁出如饴，久乃坚凝，名阿

① 《证类本草》卷九，第253页。

② 冯汉镛：《唐宋文献散见医方证治集》，人民卫生出版社1994年版，第38页。

③ ［朝鲜］金礼蒙著，浙江省中医研究所、湖州中医院校点校：《医方类聚》（校点本），第一分册，人民卫生出版社1981年版，第10页。

④ 尚志钧辑校：《海药本草》（辑校本），第23页，注（2）。

魏。拂林国僧鸾所说同。摩伽陀国僧提婆言，取其汁和米豆屑，合成阿魏”①。《隋书》卷八十三“西域列传”，漕国出产阿魏。据薛爱华的意见，阿魏进入唐朝有两条途径，其一是由位于准噶尔边缘的唐朝重镇北庭每年作为土贡向朝廷进贡；其二是由商舶经由南中国海运来。②第一条途径除薛爱华所举《新唐书》卷四十“地理志”有关庭州贡“阴牙角、速霍角、阿魏截根”这则材料外，另见于《元和郡县图志》卷四十“陇右道下”，记载庭州贡“阴牙角、速霍角、内沙（硇砂）、阿魏、延胡索”。贯休和尚有《桐江闲居》一诗咏及阿魏。③

笔者小时候受童蒙教育，读及《增广贤文》，有“黄金无假，阿魏无真”一句，当时也不知“阿魏”是何物。近日查阅《医方类聚》时，发现有“黄芪无假，阿魏无真”一句，不仅明白了“黄金”可能是“黄芪”之误，而且意识到古代胡商卖假药的问题。④《医方类聚》卷一引“琐碎录·辨伪”云：“广州番药多有伪者。”说明卖假药是胡商的惯常行为。上引文中“今人日煎蒜白为假者，真者极臭”，就说明了真阿魏的一大特征“极臭”。《证类本草》引《雷公炮炙论》中恰好有辨别阿魏真伪的三种方法：

雷公云：凡使，多有讹伪。其有三验：第一验，将半铢安于熟铜器中益宿，明沾阿魏处白如银，永无赤色；第二验，将一铢置于五斗草自然汁中一夜，至明如鲜血色；第三验，将一铢安于柚树上，树立干便是真。凡使，先于净钵中研如粉了，于热酒气上裹过，任入药用。⑤

《雷公炮炙论》是一部有关炮炙药物的专书。对阿魏真伪辨别的三种方法，是“打假”的经验总结，充分体现了古代中医学者“打假”的智慧。

胡黄连（kaṭuka-rohiṇī）

胡黄连的梵文是 kaṭuka-rohiṇī、rohiṇī，据 SiN.40 条，“胡黄连 kaṭukā，应该知道即 tiktā，亦同 kaṭuka-rohiṇī”。tiktā 来自 tikta，与之同义的另一个词是 tikta-rohiṇī（见于 Bo.2.133），tikta 的原意是“苦味的”，恰好反映了黄连

① （唐）段成式撰，方南生点校：《酉阳杂俎》，中华书局 1981 年版，第 178 页。
② 〔美〕谢弗：《唐代的外来文明》（中译本），第 405 页。
③ 〔美〕谢弗：《唐代的外来文明》（中译本），第 405 页。
④ 参见陈明：《“商胡辄自夸”：中古胡商的药材贸易与作伪》，《历史研究》2007 年第 4 期，第 4—26 页。
⑤ 《证类本草》卷九，第 253 页。

味苦的特征。胡黄连，学名 Picrorhiza Kurroa，英译 kurroa，其孟加拉语和印地语作 kutki、katki、karū，孟买语作 kāli-kutki，泰米尔语作 katuku-rogani，泰卢固语作 katuku-roni。

胡黄连是喜马拉雅山地从克什米尔到锡金一带的常见药草。它的根茎是苦的、健胃的，是医治消化不良的常用药。它也被作为一种抗疟剂，还有效地同香药合用。①

胡黄连在《医理精华》第 2 章中的性能是：主驱风、祛痰（Si.2.3）；去胆汁、祛痰、增食欲、止呕吐、清热退烧、止痒、疗毒（Si.2.12）；主治痰病、兼促消化、催乳、治妇科病等（Si.2.26）。胡黄连的具体用法有：治胆汁性热病（Si.5.38、5.40、5.44 等 16 个药方）；治痢疾（Si.6.3、6.39、6.40）；治风性肿瘤（Si.9.11）；治水肿（Si.10.33）；治尿道病、食欲不振等（Si.11.17）；治皮肤病（Si.12.11）；作泻药（Si.13.28）；治黄疸病、发烧等（Si.14.8、14.9、14.16）；主治打呃（Si.15.16）；治大小便阻塞（Si.19.20）；治心脏病（Si.19.28）；治丹毒（Si.23.22）；去除肿胀（Si.24.12）；治伤（Si.25.22）；治牙病（Si.26.84）；治咽喉病（Si.26.98）；治蛇毒（Si.27.14）；驱魔（Si.29.55）；祛风和胆汁（Si.30.58）。

《证类本草》“胡黄连”条：

胡黄连 味苦，平，无毒。主久痢成疳，伤寒咳嗽，温疟骨热，理腰肾，去阴汗，小儿惊痫，寒热不下食，霍乱下痢。生胡国，似干杨柳，心黑外黄。一名割孤露泽。今附

唐本：大寒。主骨蒸劳热，补肝胆，明目，治冷热泄痢，益颜色，厚肠胃，治妇人胎蒸虚惊，治三消五痔，大人五心烦热。出波斯国，生海畔陆地，八月上旬采。恶菊花、玄参、白藓皮，解巴豆毒。服之忌猪肉，令人漏精。……

别说云：谨按：胡黄连，折之尘出如烟者，为真。②

［按语］胡黄连的胡名“割孤露泽”，劳费尔的拟音是 kat-wu-lou-dzak，他认为“总之，这名字不像是唐朝的译音，相反地，它却带着元朝译音的特征”③。这个观点有误。因为“割孤露泽”一名虽不见于《唐本草》，却最早

① Kanny Lall Dey, etc., *The Indigenous Drugs of India*，pp.236-237.

② 《证类本草》卷九，第 269 页。

③ 〔美〕劳费尔：《中国伊朗编》（中译本），第 20 页。

出自《开宝本草》，有上引《证类本草》中“今附”为证，说明这一译名宋初就有了。《本草纲目》卷十三“胡黄连”条下“[释名] 割孤露泽……胡语也”，李时珍没有指明出处，劳费尔以为它首出于《本草纲目》，这才有“元朝译音”之误。而据高本汉的《汉文典》，“割孤露泽”的中古音拟为 kat-kuo-luo-d‘ak，与前文所列胡黄连的印度本土各种语言难以对音。kaṭuka-rohiṇī 的前半部分似乎与之有些许同音，但最后一个音相差太远，是不是“泽”字误写了？但缺乏语音学的证据，也许“割孤露泽”另有语源。此外，劳费尔说它的学名为 Barkhausia Repens，但此学名在最新出版的《拉汉英植物学辞典》中却找不到。《唐本草》说胡黄连出波斯国，《开宝本草》中成了笼统的“胡国”。《鲍威尔写本》中早就用到了胡黄连，可见它是印度古代所用的一种药用植物。而真胡黄连的特征是“折之尘出如烟”。

萧齐外国三藏僧伽跋陀罗译《善見律毗婆沙》卷十五“舍利弗品”云：“卢揵者，黄连也。”[①]唐代西天竺国三藏伽梵达摩译《千手千眼观世音菩萨治病合药经》中，有一条使用了黄连的药方，“若有小儿口中生疮不能食者，取黄连根，细捣筛下，以和男子母乳汁。呪三七遍，涂口疮上即差”[②]。这两处的“黄连”是否确指“胡黄连”还是中药黄连，有待细考。

阿勒勃（āragvadha）

阿勒勃，梵语作 āragvadha，即清泻山扁豆，又名婆罗门皂荚、波斯皂荚、“金黄”（suvarṇaka）、“王树”（rāja-taru）、“印度稻子豆”、“项链黄瓜”等，学名 Cathartocarpus（cassia）Fistula，藏本英译为 Drumstick tree。据 SiN. 第 61、62 条：“婆罗门皂荚，4 指宽，36 指长，以‘疾病的毁灭者’为名；应该知道它即阿勒勃（āragvadha）、王树（rāja-vṛkṣā），还有 revata 的意思。”[③]其中“王树”（rāja-vṛkṣa），《翻译名义大集》5828 条作“牙皂”。它是印度土生的树，“开花时非常美丽，无数悬垂着的浅黄色大花串，夹杂着鲜

① 《大正藏》卷二十四，第 780 页下。

② 《大正藏》卷二十，第 105 页中。

③ 劳费尔列出的梵文词还有：aragbadha，aragvadha，ārgvadha。revata 一词还成了 ārevata，虽然在 SiN.62 条中 rāja-vṛkṣārevata 可以拆为 rāja-vṛkṣā 和 ārevata，但在《梵英词典》中没有 ārevata，只有 revata。

绿色的嫩叶，那种秀美没有别的植物能比得上”①。它长长的荚中生着鲜红的子实。作为一种治疗便秘的药物，它早就传遍了所有的热带国家。②rāja-vṛkṣā的译名见于汉译佛经中。不空译《阿唎多罗陀罗尼阿噜力经》云：“又以啰阇伐唎（二合）枳沙（二合，此云王树，即婆罗门皂荚也）如上用，阿输伐驮（以夜合代）木、三甜护摩七日，亦如前。”③所谓的“啰阇伐唎(二合)枳沙(二合)”就是 rāja-vṛkṣā 的音译词，“王树”是其意译，译注中还指出，该词就是指婆罗门皂荚。

阿勒勃所在的一组药主治尿道病、皮肤病、清热、止呕吐、去毒、祛痰（Si.2.6）。阿勒勃所在的另一组药主治便秘、水肿、胃胀、去毒、消肿（Si.2.27）。阿勒勃的用法如下：主治热病（Si.5.34、5.46、5.56 等 11 个药方）；作泻药祛痰（Si.7.17、30.57）；治痰性肿瘤（Si.9.27）；治男根病（Si.18.36）；治痰所引起的受伤（Si.25.18）；治痰性妇科病（Si.29.9）等。

《证类本草》“阿勒勃”条：

阿勒勃 味苦，大寒，无毒。主心膈间热风，心黄，骨蒸寒热，杀三虫。生佛逝国，似皂荚圆长，一名婆罗门皂荚也。

海药云：按《异域记》云：主热病及下痰，杀虫，通经络。子疗小儿疳气。凡用，先炙令黄用④。

［按语］前一段引的是陈藏器《本草拾遗》，但语序有变，并将与“味苦”相矛盾的“味甜、好吃”四字删掉了。而段成式《酉阳杂俎》前集卷之十八云：“波斯皂荚，出波斯国，呼为忽野檐默，拂林呼为阿梨去伐。树长三四丈，围四五尺。叶似枸橼而短小，经寒不凋。不花而实。其荚长二尺，中有隔，隔内各有一子，大如指头，赤色，至坚硬，中黑如墨，甜如饴，可噉，亦入药用。”说明它“味甘如饴，可食”，确实是甜的，难道它有一苦一甜两种吗？还应注意，阿勒勃在《本草纲目》等书中倒误成“阿勃勒”。此外，通过比较，阿勒勃在《医理精华》中的功能要多于本草，但主要用法“主热病、下痰”是一致的。

---

① 〔美〕劳费尔：《中国伊朗编》（中译本），第 245 页。
② 〔美〕谢弗：《唐代的外来文明》（中译本），第 407 页。
③ 《大正藏》卷二十，第 25 页中。
④ 《证类本草》卷十二，第 369 页。

那耆悉（nāga-puṣpa）

那耆悉，即龙花，梵名 nāga-puṣpa，nāga 龙 / 蛇，puṣpa 花，一译那伽花。根据《汉文典》，那耆悉的中古音拟为：na-g'ji-siĕt。

在《医理精华》中只有一个药方用了龙花，它和姜黄、小檗、三热药、胡黄连等药合用，主治痰性热病（Si.5.54）。在《耆婆书》的第 87 个药方中，龙花等药治痢疾、痔疮、咳嗽、净化肝脏脾脏等。①

《证类本草》"那耆悉"条：

那耆悉 味苦，寒，无毒。主结热，热黄，大小便涩赤，丹毒诸热，明目，取汁洗目，主赤烂热障。生西南诸国。一名龙花也。②

［按语］nāga-puṣpa 可能是 nāga-kesara 树的花（nāga-kesara 在《金光明最胜王经》中被义净译为"龙花鬓"）③，因为据 SiN.44 条，"龙花鬓（nāga-kesara）据说有金色的那伽的意思"，nāga-kesara 和 nāga 是同义词，所以 nāga-kesara-puṣpa 完全可以写成 nāga-puṣpa。Si.5.54 中的 nāga-puṣpa，其英译本的对应词是 nagkassar，可见 nāga-puṣpa 与 nāga-kesara 有着密切的关系。据《印度本土药物》，"龙花鬓"的孟加拉语作 nāgesar，印地语作 nāgkesar，泰米尔语作 nangal，泰卢固语作 nāga-késara，马来亚语作 veila，学名 Mesua Ferrea/Mesua Roxburghii。它出产于东孟加拉国、喜马拉雅东部山地、缅甸和安达曼地区，与本草中"出西南诸国"相吻合。龙花鬓的干花常被印医用作芳香的药油。④

有好几种印度花的名字都叫作"nāga-puṣpa"，除上文的 Mesua Roxburghii 外，还有 Rottlrea Tinctoria、Michelia Champaka 等。段成式《酉阳杂俎》云"那伽花，状如三秦无叶花，色白心黄，六瓣，出舶上"。说明这种花是从海路进

① 季羡林：《新疆的甘蔗种植和沙糖应用》，《敦煌吐鲁番研究》第 3 卷，第 5 页。

② 《证类本草》卷九，第 370 页。

③ nāga-kesara 在佛经中音译为"那伽鸡萨"。《牟梨曼陀罗咒经》（失译人名，今附梁录）云："又以白芥子脂共那伽鸡萨，呪而烧者，一切那伽悉皆归伏。"（《大正藏》卷十九，第 663 页下）又，大唐天竺三藏菩提流志译《广大宝楼阁善住秘密陀罗尼经》卷下〈火祭品〉："若以干陀啰树香（安息香也。又可那伽鸡萨，龙华叶也）和白芥子油，于龙池傍诵以八千遍，烧之，能伏一切诸龙。"（《大正藏》卷十九，第 653 页上）此处的译注指出，"那伽鸡萨"（nāga-kesara）就是"龙华（nāga-puṣpa）叶"，可见二者有密切的关系。

④ Kanny Lall Dey, etc., *The Indigenous Drugs of India*，pp.189-190.

口的。段成式所记载的是哪一种尚无法确定。[①]

天竺黄（vaṃśa-rocana）

天竺黄，梵文为 vaṃśa-rocana，即竹黄、竹甘露蜜。vaṃśa 即竹子。天竺黄是竹子的茎节中所形成的一种含硅酸的凝结物。据 SiN.83 条，“天竺黄应该知道即竹黄，vāṃśī、tugā、tukā-kṣīrī 和 vaṃśa-rocanā”。它主要用作一种甜味的凉性的补剂、壮阳药，在治疗咳嗽、肺病、哮喘等病症中有用。此外，这种竹子的叶子被认为是通经药。[②]

天竺黄的性能是：它所在的一组药能催乳、长寿、壮阳、治疗“胆汁血”病和风病（Si.2.14）。它的用法如下：主治心脏病、哮喘、渴病、咳嗽、风湿症、使思维敏锐、声音悦耳、壮阳和长生不老（Si.8.14）；主治一切毒（Si.27.26）；主治热病（Si.29.42）；主治咳嗽、哮喘（Si.29.45）等。

《证类本草》“天竺黄”条：

天竺黄 味甘，寒，无毒。主小儿惊风，天吊，镇心明目，去诸风热，疗金疮，止血，滋养五脏。一名竹膏。人多烧诸骨及葛粉杂之。按《临海志》云：生天竺国，今诸竹内，往往得之。今附

臣禹锡等谨按日华子云：平。治中风痰壅，卒失音不语，小儿客忤及痫痰。此是南海边竹内尘沙结成者耳。

衍义曰：天竹黄，自是竹内所生，如黄土著竹成片。凉心经，祛风热，作小儿药尤宜，和缓故也。[③]

［按语］天竺黄的另一个名字叫“竹膏”，说明它的形状象“膏”一样。《本草衍义》把它写成“天竹黄”，可能是“天竺竹黄”的简称，因为“天竺”通常不会写作“天竹”。《临海志》云“生天竺国”，竹黄的原产地是印度已被证实。[④]天竺黄在中印的共同用法是：祛风热和滋补。

① 〔美〕谢弗：《唐代的外来文明》（中译本），第 277 页。
② Kanny Lall Dey, etc., *The Indigenous Drugs of India*，pp.42-43.
③ 《证类本草》卷十三，第 396 页。
④ 〔美〕劳费尔：《中国伊朗编》（中译本），第 175—178 页。

胡椒（marica）

胡椒，梵文为marica、marīca，英译black pepper，学名Piper Nigrum，胡椒的另一个梵文词为ūṣaṇa（原意是“热”的）。它与长胡椒、干姜合称为“三热药”（vyoṣa、kaṭu-traya、try-ūṣaṇa；见SiN.25—26条）。胡椒的医疗价值主要在于它具有刺激功能，能够刺激肠胃分泌，并以此来帮助消化。[①]

胡椒在印度药物中占有重要地位达数个世纪之久，在普通的梵文药方中常合制成药糖剂。它一直被认为并被用作芳香的刺激物和排出肠胃气体的驱风剂，在治疗消化不良、肠胃气胀和痔疮方面有良好的疗效，它也偶尔用作治疗顽固性热病的抗疟药。外用时，它作为发红剂和刺激皮肤也是有价值的。[②]

胡椒常用于胡人的药方中，前文所提到的回鹘文《杂病医疗百方》中“使用阿魏的方剂”中用了胡椒四钱、长胡椒五钱。[③]胡椒在《医理精华》中的性能是：祛风和痰（Si.2.3）。它的主要用法（以下药方尚不包括“三热药”方）：使人恢复记忆（Si.5.74、5.75）；治痢疾（Si.6.44、6.47）；治出血病（Si.7.25）；治咳嗽、厌食等（Si.8.12、8.13）；治皮肤病（Si.12.14、12.20）；治痔疮呕吐（Si.13.34）；治哮喘（Si.15.22）；治呕吐（Si.17.14、17.15）；治便秘（Si.19.15）；治肿胀（Si.24.11）；治眼病（Si.26.29、26.47）；治咽喉病（Si.26.96）；解毒、驱魔（Si.27.15、27.21、27.27）等。

《证类本草》“胡椒”条：

胡椒 味辛，大温，无毒。主下气温中祛痰，除脏腑中风冷。生西戎。形似鼠李，调食用之，味甚辛辣。唐本先附

臣禹锡等谨按日华子云：调五脏，止霍乱，心腹冷痛，壮肾气，及主冷痢，杀一切鱼、肉、鳖、蕈毒。

海药云：谨按徐表《南州记》：生南海诸国。去胃口气虚冷、宿食不消、霍乱气逆、心腹卒痛、冷气上冲，和气，不宜多服，损肺。一云向阴者澄茄，向阳者胡椒也。段成式《酉阳杂俎》云：胡椒，出摩伽陀国，呼为昧履支。其苗蔓生，茎极柔弱，长半寸。有细条与叶齐，条上结子，两两相对。

---

① 〔美〕谢弗：《唐代的外来文明》（中译本），第322页。

② Kanny Lall Dey, etc., *The Indigenous Drugs of India*，pp.243-245.

③ 原译文此处误作“辣椒四钱，胡椒五钱”。

其叶晨开暮合，合则裹其子于叶中。形似汉椒，至辛辣，六月采，今作胡盘肉食，皆用之也。

衍义曰：胡椒，出胃中寒痰，吐水，食已即吐，甚验。过剂则走气。大肠寒滑亦用，须各以他药佐之。[①]

［按语］：昧履支，就是 marica 的音译。[②]胡椒是唐代作“胡盘肉食”的调味品，也是我们今天常用的调味品。“胡盘肉食”的“胡”字暗示了外来的饮食习惯对唐代的影响。[③]胡椒的原产地是缅甸和阿萨姆，先传入印度，再由印度传入波斯等地。最早记载它的是《后汉书》，其卷七十八“西域传”：天竺国“西与大秦通，有大秦珍物。又有……诸香、石蜜、胡椒、姜、黑盐”[④]。此则材料转载于《通典》卷一百九十三“边防”九“西戎五·天竺”：“又有旃檀、郁金等香，甘蔗诸果，石蜜、胡椒、姜、黑盐。西与大秦、安息交市海中，或至扶南、交趾贸易。”[⑤]此处不仅说明了胡椒的产地，而且指明了印度（天竺）在海路贸易中的重要地位。薛爱华亦指出胡椒与摩揭陀国有密切的关系，而且它在唐宋时期是一种昂贵的舶来品。[⑥]本草中胡椒治“风冷、心腹冷痛”，亦证之于《南海寄归内法传》卷三“二十九：除其弊药”，云“姜椒荜拨，旦咽而风冷全祛；石蜜沙糖，夜餐而饥渴俱息”[⑦]。此句中的“椒”即指胡椒，而不是指辣椒，因为“姜椒荜拨”就是三热药。

庵摩勒（āmalaka）

庵摩勒，树名，梵文为 āmalaka，波斯语作 amola、amala，学名 Emblica Myrobalan 或 Emblica Officinalis Gaertn，或者 Phyllanthus Emblica。《大唐西域记》卷二译作“阿末罗果”，其他的音译还有庵摩勒、庵磨罗（果）、阿摩

① 《证类本草》卷十四，第 415 页。

② 季羡林：《新疆的甘蔗种植和沙糖应用》，《敦煌吐鲁番研究》第 3 卷，第 4 页。张星烺编注：《中西交通史料汇编》第 6 册，中华书局 1978 年版，第 344—345 页。

③ 吕一飞《胡族风俗与隋唐风韵——魏晋北朝北方少数民族社会风俗及其对隋唐的影响》，第 2 章“饮食”，讨论了北朝少数民族对汉人饮食习俗的影响。书目文献出版社 1994 年版。又，《齐民要术》中胡椒就是辛香的调味品，并指明“胡椒出西域”。

④ 《后汉书》（点校本），中华书局 1965 年版，第 2921 页。

⑤ （唐）杜佑：《通典》（万有文库本），商务印书馆 1935 年版，第 1040 页中。

⑥ 〔美〕谢弗：《唐代的外来文明》（中译本），第 320—322 页。

⑦ 王邦维校注：《南海寄归内法传校注》，第 165 页。

罗迦等。《翻译名义大集》5799 条作“山查”。其果味酸而有回甘，我国古称余甘子。必须注意将它的音译和 āmra（杧果）的音译“庵罗、庵摩罗、庵没罗果”等分别开来。

āmalaka，也写作 āmalakī（它的同义词是 dhātrī，见 SiN.73），孟加拉语作 amlß、ßmlaki，印地语作 amlaki，孟买语作 avalkati，泰米尔语作 nelli-kßi，泰卢固语作 userekí。它的新鲜的、带酸味的果汁与诃子（诃梨勒）、毗梨勒的汁液合称“三果”（tri-phalā）。“三果”既是一种清凉可口的果子露，也是治疗腹泻、咯血等疾病的收敛剂。庵摩勒的根也有收敛的功能。它的成熟的果实在印度普遍用作泻药，在一剂药中放一二个果子就足够了。①

庵摩勒在内的一组药的性能是“能驱除痰引起的热病所产生的一切危害、生精、促进消化”（Si.2.9）。“三果”能明目、增强消食之火的热能，治疗尿道病、皮肤病，去胆汁和痰（Si.2.10）。“同样地，庵摩勒果吃了之后有甜味，（去三液），清洁、壮阳”（Si.3.22.2）。有关庵摩勒的主要药方（不包括“三果”方）有：治疗黄疸病（Si.14.17、14.19）；治黄病、痔疮、饮料中毒，兼治皮肤病、发烧，并使人长寿等（Si.14.18）；治闭尿症（Si.18.12）；治疗眼病（Si.26.15、26.21、26.49）；作长生药（Si.28.3、28.4、28.5、28.9）等。

《证类本草》“庵摩勒”条：

庵摩勒 味苦、甘，寒，无毒。主风虚热气。一名余甘。生岭南交、广、爱等州。

唐本注云：树叶细似合欢。花黄，子似李、柰，青黄色，核圆作六、七棱，其中仁亦入药用。今按陈藏器本草云：庵摩勒，主补益，强气力。合铁粉用一斤，变白不老。取子压取汁，和油涂头，生发祛风痒，初涂发脱，后生如漆。人食其子，先苦后甘，故曰余甘。唐本先附

海药：生西国。大小如枳橘子状，梵云：庵摩勒果是也。味苦、酸、甘、微寒、无毒。主丹石伤肺，上气咳嗽。久服轻身，延年长生。凡服乳石之人，常宜服也。②

[按语] 余甘是庵摩勒的别称，在《本草图经》、《本草衍义》中叫作“余甘子”，因为它的果子吃起来“初觉味苦，良久更甘”。先苦后甘也是中国民间的一种传统信念，在笔者的老家湖南乡下现在还有“倒吃黄瓜苦在后”这

① Kanny Lall Dey, etc., *The Indigenous Drugs of India*，pp.234-235.

② 《证类本草》卷十三，第 392 页。

句民谚。庵摩勒"生西国"，印度属于"西国"之一，岭南地区的这种果树很可能是从海外传入的。庵摩勒在佛教中是一种果药。[①]它被用作长生药在中印双方有着惊人的一致。唐代的太宗、高宗、玄宗对印度婆罗门的长生药相当迷信，这种风气必然影响及普通社会阶层，因此，任何一种印度的具有滋补作用的药物，都会被唐代医家充分利用起来。

毗梨勒（vibhītaka）

毗梨勒，梵文为 vibhītaka，同义词为 akṣa（见 SiN.73），学名 Terminalia Bellerica 或 Bellerica Myrobalan，亦译"鞞醯得枳"等。[②]其孟加拉语作 baherß、bohorß；印地语作 bhairß、bahera、barlß；梵文作 vibhītaka、bahira；孟买语作 bahada、vahela；泰米尔语作 tßnrik-kßy；泰卢固语作 tßndra-kßya。它是生长在印度、缅甸森林中的一种大树。它未成熟的果实是一种通便的泻剂，它已熟的果则是收敛剂。后者常用来治疗水肿、痔疮和腹泻。它也是有名的"三果"之一。

毗梨勒的性能见于上引 Si.2.10，主要用于下列药方（不包括"三果"方）：治角膜炎（Si.26.28、26.47）；使人没有白发（Si.26.118、26.119）。

《证类本草》"毗梨勒"条：

毗梨勒 味苦，寒，无毒。功用与庵摩勒同。出西域及岭南交、爱等州，戎人谓之三果。

唐本注云：树似胡桃，子形亦似胡桃。核似诃梨勒，而圆短无棱，用亦同法。唐本先附

臣禹锡等谨按药性论云：毗梨勒，使。能温暖肠腹，兼去一切冷气。蕃中人以此作浆甚热，能染须发变黑色。日华子云：下气，止泻痢。

海药谨按《唐志》云：生南海诸国。树不与诃梨子相似，即圆而毗也。味苦带涩，微温，无毒，主乌髭发，烧灰干血效。[③]

[按语]"戎人谓之三果"此句有误，因为毗梨勒只是三果之一，此处漏掉了诃梨勒和庵摩勒。"蕃中人以此作浆甚热"，蕃中人就是胡人，这种做法

---

① 《根本说一切有部毗奈耶药事》卷一，《大正藏》卷二十四，第 1 页中。

② Kanny Lall Dey, etc., *The Indigenous Drugs of India*，pp.313-314.

③ 《证类本草》卷十三，第 392 页。

对唐代有所影响。三勒浆与三勒酒在第二节已叙述，此不赘。毗梨勒的产地是西域、南海诸国、岭南交、爱诸州，它起码可以算得上是“半外来物”。

诃梨勒（haritakī）

诃梨勒，第一章第二节已详述，此处仅作补充。其树名，孟加拉语作hßrīṭtßkī；印地语作har、harrß；其果名，孟加拉语作hora、hßrīṭaki；印地语作har、hara、bßlhar、zanghī-har；梵文作haritakī、abhaya、pathyā；孟买语作hardß、harle、hirada；泰米尔语作kaduk-kßi；泰米尔语作karakkßya。它的未成熟的干果是通便的泻剂、治黄疸病和助消化。[①]

在三果中，诃梨勒是用得最多的。《南海寄归内法传》卷三中记载了诃梨勒的妙用：“又三等丸能疗众病，复非难得。取诃黎勒皮、干姜、沙糖，三事等分，捣前二令碎，以冰片许，和沙糖融之，并捣为丸，旦服十丸许，以知为度，诸无所忌。若患痢者，不过三两服即差。能破肱气，除风消食，为益处广，故此言之。若无沙糖者，饴蜜亦得。又诃梨勒若能每日嚼一颗咽汁，亦终身无病。”[②]三等丸是《南海寄归内法传》中唯一的处方，因为此丸较常见而又能治多种病。每天嚼诃梨勒汁，终身无病。诃梨勒的这种用法，亦见于《鲍威尔写本》第二部分。此外，它在佛经中作果药使用。

《证类本草》“诃梨勒”条：

诃梨勒　味苦，温，无毒。主冷气，心腹胀满，下［宿］食。生交、爱州。

唐本注云：树似木槵（音患），花白。子形似栀子，青黄色。皮肉相着。水摩或散服之。唐本先附

臣禹锡等谨按萧炳云：诃梨勒，苦，酸。下宿物，止肠澼久泄，赤白痢。波斯舶上来者，六路，黑色，肉厚者良。

药性论云：诃梨勒，使，亦可单用，味苦、甘。能通利津液。主破胸膈结气，止水道，黑髭发。

日华子云：消痰下气，除烦治水，调中，止泻痢，霍乱，贲豚肾气，肺气喘急，消食开胃，肠风泻血，崩中带下，五膈气，怀孕未足月人漏胎，及

① Kanny Lall Dey, etc., *The Indigenous Drugs of India*，pp.315-317.

② 王邦维校注：《南海寄归内法传校注》，第160页。

胎动欲生，胀闷气喘。并患痢人后分急痛，并产后阴痛，和蜡烧熏及热煎汤熏，通手后洗。

金光明经流水长者子除病品云：热药下痢，服诃梨勒。

衍义曰：诃梨勒，气虚人亦宜。缓缓煨熟，少服。此物虽涩肠，而又泄气，盖其味苦涩。①

［按语］《医方类聚》卷一引“合剂局方·论炮炙三品药石类似”，介绍了诃梨勒的具体入药方法，“诃梨勒：凡使，先与煻灰中炮，去核取肉，酒浸蒸一伏时，取出焙干，方入药用”。《合剂局方》等医书中所有的外来药物的炮炙方法，是完全从“胡医”那儿接受过来的，还是中医探索出来的经验总结呢？我们并不清楚，因为在印度的医典中没有药物炮炙方法的具体记载，二者无从比较。但是在唐宋也同样存在“洋为中用”的问题，因此，外来药物的炮炙与使用必然要与中医的实践相结合。

诃梨勒能体现出文化交流来，还有下列两个例子。其一，《太平广记》卷四百一十四引《广异记》中高仙芝伐大食，得诃梨勒而下痢的故事。②其二，《全唐诗》卷二百零五包佶的诗《抱疾谢李吏部赠诃梨勒叶》：“一叶生西徼，赍来上海查。岁时经水府，根本别天涯。方士真难见，商胡则自夸。此香同异域，看色胜仙家。茗饮暂调气，梧丸喜伐邪。幸蒙祛老疾，深愿驻韶华。”③俗话说：“王婆卖瓜，自卖自夸。”因此，商胡夸耀诃梨勒叶就毫不奇怪了。从此诗来看，除了诃梨勒的果之外，它的叶也可入药，而且此药亦用来“求仙”。

荜拨（pippalī）

荜拨，长胡椒也。其果名，孟加拉语作 pipul、pipli；印地语作 pipul、pipli；英译为 long pepper。其根名，孟加拉语作 pipul-mūl；印地语作 pipli-mūl；孟买语作 pipli、piper；泰米尔语作 tippili；泰卢固语作 pippali katte；阿

① 《证类本草》卷十四，第 405—406 页。

② 耿引曾先生在 1998 年 5 月北大东方学系举办的“南亚文化研讨会”上，提出军事活动也是中外文化交流的一种方式。这就是一个例证。参见（宋）李昉等编：《太平广记》，人民文学出版社 1959 年版，第 3370 页。

③ 商胡操纵香药业情形，参见谢海平：《唐代留华外国人生活考述》第二编第 3 章“商业”，台湾商务印书馆 1978 年版。

拉伯语作 dār-filfil；波斯语作 maghz-pipal。除阿拉伯语外，其余的这些词均源自梵文 pippalī。长胡椒入药常作为刺激物、排出肠胃气体的驱风剂和使体质逐渐康复的滋补剂。

它的药效强于黑胡椒。长胡椒的药粉与蜜合用，治疗黏膜炎、疝气绞痛和霍乱，也可用作治伤痛的外敷剂。它的果用作香料，它的根用作刺激剂和调味品。①

长胡椒的药用见本书第一章第二节。此处列举《医理精华》中长胡椒根的主要药方：治热病（Si.5.26、5.49）；治痢疾（Si.6.39）；治胃病（Si.6.40、6.50、6.53、6.56、6.58）；治肿瘤（Si.9.14、96.26）；治尿道病等（Si.11.17）；治痔疮（Si.13.34）；治黄疸病等（Si.14.18）；治咳嗽（Si.16.11、16.12）；作为长生药（Si.16.15）；治阴道疼痛（Si.29.6）等。

《证类本草》“荜拨”条：

荜拨　味辛，大温，无毒。主温中下气，补腰脚，杀腥气，消食，除胃冷，阴疝痃癖。其根名荜拨没，主五劳七伤，阴汗核肿。生波斯国。此药丛生，茎、叶似蒟酱，子紧细，味辛烈于蒟酱。

臣禹锡等谨按日华子云：治霍乱冷气，心痛血气。

陈藏器云：毕勃没，味辛，温，无毒。主冷气呕逆，心腹胀满，食不消，寒疝核肿，妇人内冷无子，治腰肾冷，除血气。生波斯国，似柴胡黑硬。毕拨根也。

海药云：谨按《徐表南州记》，本出南海，长一指，赤褐色为上。复有荜拨，短小黑，味不堪。舶上者味辛，温。又主老冷心痛，水泻虚痢，呕逆醋心，产后泄痢，以阿魏和合良，亦滋食味。得诃子、人参、桂心、干姜，治脏腑虚冷，肠鸣泄痢。神效。……

唐本注：今人以调食味。……

衍义曰：荜拨，走肠胃中冷气、呕吐、心腹满痛。多服走泄真气，令人肠虚下重。②

［按语］毕勃没，即荜拨没，是长胡椒根，即梵文 pippalī-mūla 的音译，mūla 意即根。荜茇，原产地是印度，以后移植波斯等国。在我国最早见于嵇

① Kanny Lall Dey, etc., *The Indigenous Drugs of India*，pp.242-243.

② 《证类本草》卷九，第 259—260 页。

康的《南方草木状》："蒟酱，荜茇也。生于蕃国者，大而紫，谓之荜茇。生于番禺者，小而青，谓之蒟焉。可以调食，故谓之酱焉。交趾九真人家多种蔓生。"[①] 它既是药物，更是调味品。它还见于《本草纲目》卷十四。长胡椒能治痢疾，《太平广记》卷一百四十六引《独异志》："太宗气痢，张宝藏献乳煎毕拨方。"[②]《太平广记》卷二百二十一引《定命录》亦载此事，人名有所不同。[③] 具体考述见冯汉镛《传信方集释》一书。[④]

青木香（kuṣṭha）

木香，即青木香，梵文作 kuṣṭha（同义词为 āmaya，见 SiN.49），学名 Saussurea Lappa、Aplotaxis Lappa 或 Aucklandia Costus，英译 costus，现代汉译"闭鞘姜"。其孟加拉语作 pāchak；印地语作 kūt、kust、pachak；孟买语作 ouplate、upalét；泰米尔语作 goshtan；泰卢固语作 kustam。青木香在印度从非常早的时代起就用作滋补剂和壮阳剂。它也被认为是一种芳香的刺激物。在印度它还用作治疗霍乱的药物以及治溃疡的药膏中的一部分。[⑤]

青木香在《医理精华》中的主要药方将近有 30 个：主治皮肤病（Si.12.16、12.18、12.19、12.20）；治痔疮（Si.13.12）；治下痢（Si.13.27）；治打呃（Si.15.19）；治咳嗽（Si.16.10）；止渴（Si.17.21）；主治男根病（Si.18.33）；治胃胀、疼痛、心脏病等（Si.19.6）；治癫痫症、疯病（Si.20.12、20.21、20.23）；治风病（Si.21.12、21.13）；治化脓（Si.25.9）；治眼病（Si.26.51、26.56）；主治头痛（Si.26.104、26.114）；治耳病（Si.26.68、26.69）；治牙病（Si.26.84）；治蛇毒（Si.27.14）；解毒（Si.27.29、27.42、27.45）等。

《证类本草》"木香"条：

木香 味辛，温，无毒。主邪气，辟毒疫温鬼，强志，主淋露，疗气劣，肌中偏寒，主气不足，消毒，杀鬼精物，温疟蛊毒，行药之精。久服不梦寤魇寐，轻身致神仙。一名蜜香，生永昌山谷。

---

① 〔美〕劳费尔：《中国伊朗编》（中译本），第 374—375 页。

② （宋）李昉等编：《太平广记》，第 1050 页。

③ （宋）李昉等编：《太平广记》，第 1698 页。

④ （唐）刘禹锡著，冯汉镛集译：《传信方集释》，上海科学技术出版社 1959 年版。

⑤ Kanny Lall Dey, etc., *The Indigenous Drugs of India*，pp.287-288.

陶隐居云：此即青木香也。永昌不复贡，今皆从外国舶（音白）上来，乃云大秦国。以疗毒肿，消恶气，有验。今皆用合香，不入药用。惟制蛀虫丸用之，常能煮以沐浴，大佳尔。

唐本注云：此有二种，当以昆仑来者为佳，出西胡来者不善。叶似羊蹄而长大，花如菊花，其实黄黑，所在亦有之。

今按别本注云：叶似署预而根大，花紫色，功效极多，为药之要用。陶云不入药用，非也。……

药性论云：木香，君。治女人血气，刺心心痛不可忍，末，酒服之，治九种心痛，积年冷气，痃癖症块胀痛，逐诸壅气上冲，烦闷，治霍乱吐泻，心腹疠刺。

隋书云：樊子盖为武威太守，车驾西巡，将入吐谷浑，子盖以彼多瘴气，献青木香以御雾露。南州异物志云：青木香，出天竺，是草根，状如甘草。萧炳云：青木香功用与此同。又云：昆仑船上来，形如枯骨者良。

日华子云：治心腹一切气，止泻，霍乱，痢疾，安胎，健脾消食，疗羸劣，膀胱冷痛，呕逆反胃。[①]

［按语］青木香最早认为是出产于克什米尔，在汉初就已经被记录和使用。[②]到唐宋时期关于青木香的产地有了多种说法。《法苑珠林》卷三十六“华香篇”第33“引证部”：青木香，《广志》曰：青木出交州。徐衷《南方记》曰：青木香出天笃国，不知形状。《南州异物志》曰：青木香出天竺，是草根，状如甘草。《俞益期笺》曰：众香共是一木，木节是青木香。[③]《太平御览》卷九百八十二“香部”二，青木 《唐子》曰：师子国出朱砂、水银、熏陆、苏合、青木等诸香。《广志》曰：青木出交州、天竺。[④]《魏书》卷一百零二“西域传”：波斯国出产“熏陆、郁金、苏合、青木等香”[⑤]。《隋书》卷八十三“西域传”：波斯国出产“熏陆、郁金、苏合、青木等诸香”[⑥]。总计起来，共有8种：永昌山谷、大秦国、昆仑、西胡、天竺、交州、师子国、天

① 《证类本草》卷六，第167—168页。

② 〔美〕谢弗：《唐代的外来文明》（中译本），第363—364页。

③ 《大正藏》卷五十三，第573页中。众香共一木的说法遭到沈括《梦溪笔谈》的批驳。

④ （宋）李昉等撰：《太平御览》（涵芬楼本），中华书局1960年影印版，第4347页下。

⑤ （北齐）魏收撰：《魏书》（点校本），中华书局1974年版，第2270页。

⑥ （唐）魏徵等撰：《隋书》（点校本），中华书局1973年版，第1857页。

笃国。天笃国应是天竺国之误。劳费尔认为，它们有同样的名字，但“无疑地证明是来自不同的植物……真正的姜属植物过去是，现在仍然是克什米尔的特产，但是各地都想探寻出相等品或代替品”[①]。“功效极多，为药之要用”这句话可以概括青木香在中印双方的药用价值。

郁金（kuṅkuma）

郁金，梵文作 kuṅkuma，孟加拉语作 jßphrßn，印地语作 zafran、kesar，孟买语作 safran，英译 saffron，学名 Crocus Sativus。它在印度除了偶尔入药外，主要用于宗教仪式和食物的调料与色料。[②]郁金在《医理精华》中使用极少。

《证类本草》“郁金”条：

郁金 味辛、苦、寒，无毒。主血积下气，生肌止血，破恶血，血淋尿血，金疮。

唐本注云：……生蜀地及西戎。马药用之，破血而补，胡人谓之马蒁。

衍义曰郁金不香，今人将染妇人衣最鲜明，然不耐日炙。染成衣，则微有郁金之气。[③]

《证类本草》“郁金香”条：

郁金香 味苦，温，无毒。主蛊野诸毒，心气鬼疰，鸦鹘等臭。陈氏云：其香十二叶，为百草之英。按《魏略》云：生［大］秦国。二月、三月有花，状如红蓝；四月、五月采花，即香也。今附

陈藏器云味苦，平，无毒。主一切臭，除心腹间恶气鬼疰。入诸香药用之。生大秦国。花如红蓝花，即是香也。[④]

［按语］郁金在中医的药用比在《医理精华》中多。《梁书》卷五十四“诸夷列传”，扶南国“（天监）十八年，复遣使送天竺旃檀瑞像、婆罗树叶，并献火齐珠、郁金、苏合等香”[⑤]。中天竺国：“郁金独出罽宾国，华色正黄

① 〔美〕劳费尔：《中国伊朗编》（中译本），第 291 页。

② Kanny Lall Dey, etc., *The Indigenous Drugs of India*，p.102.

③ 《证类本草》卷九，第 261 页。

④ 《证类本草》卷十三，第 393 页。

⑤ （唐）姚思廉撰：《梁书》（点校本），中华书局 1973 年版，第 790 页。

而细，与芙蓉华裹被莲者相似。国人先取以上佛寺，积日香槁，乃粪去之，贾人从寺中征雇，以转卖与他国也。”① 本草中郁金生西戎，与出罽宾国是相吻合的，但“独”字却令人生疑。因为，出产郁金的有如下说法：梁代扶南国献了郁金；《魏略》云“生［大］秦国”；《南海寄归内法传》卷三“北道则时有郁金香”；《大唐西域记》卷一，迦毕试国“出善马、郁金香”；卷三，乌仗那国“土产金铁，宜郁金香”、乌仗那国达丽罗川“多出黄金及郁金香”；卷三，迦湿弥罗国“出龙种马及郁金香”；卷十二，漕矩吒国“花果茂盛，宜郁金香”。唐代郁金的进贡也不止一地。贞观十五年（641 年），戒日王（尸罗逸多）遣使至长安，以后数遣使来，并赠郁金香进及菩提树等。太宗命梁怀璥持节抚慰（《册府元龟》卷九百七十《外臣部・朝贡三》；《旧唐书》卷一百九十八“天竺传”；《新唐书》卷二百二十一上“天竺传”）。贞观“二十一年（647 年）三月十一日，以远夷各贡方物，其草木杂物有异于常者，诏所司详录焉。……伽毗国献郁金香，叶似麦门冬，九月花开，状如芙蓉，其色紫碧，香闻数十步，华而不实，欲种取其根”②（《唐会要》卷一百）。这些都说明郁金生长于印度的不少地区，非止罽宾一地。

此外，上引《梁书》还说明郁金是先用于佛寺的祭祀仪式，商人从寺中将枯萎的花收集而转卖他国的。这种精明的第二次利用，可以使商人谋取最大的利润。此则材料转见于《太平御览》卷九百八十一“香部”一：“郁金《南州异物志》曰：郁金者，出罽宾国。国人种之。先取上佛，积日萎槁，乃载去之，然后取郁金，色正黄，细与芙蓉华裹披莲者相似，可以香酒。”③

安息香（guggulu/guggula）

安息香，梵文为 guggulu、guggula，孟加拉语作 guggul mukul，印地语作 gūgal。它作为镇痛剂、轻泻剂、变质剂和驱风剂。它用于治疗风湿症、精神病、淋巴结核、尿频症和皮肤病。④ 据 SiN. 51 条，安息香 guggulu 的同义词是 pura、palaṅkaṣa 和 māhiṣākṣa。它在《医理精华》较少使用。它主治热病

① （唐）姚思廉撰：《梁书》，第 798 页。
② 王溥撰：《唐会要》（国学基本丛书本），中华书局 1955 年版，第 1796 页。
③ （宋）李昉等撰：《太平御览》，第 4345 页下。
④ Kanny Lall Dey, etc., *The Indigenous Drugs of India*，pp.41-43.

和恶魔（Si.5.117、5.118）；它能治皮肤病、愈合伤口、消除肿胀（Si.12.27）；治肿胀（Si.24.12）等。

《证类本草》“安息香”条：

安息香 味辛、苦，平，无毒。主心腹恶气，鬼疰。出西戎。似松脂，黑黄色，为块。新者亦柔韧（音刃）。唐本先附

臣禹锡等谨按萧炳云：烧之去鬼来神。段成式《酉阳杂俎》云：安息香树，出波斯国，波斯呼为辟邪树。长三丈，皮色黄黑。叶有四角，经寒不凋。二月开花，黄色，花心微碧，不结实。刻其树皮，其胶如饴，名安息香。六、七月坚凝乃取之。烧之通神，辟众恶。日华子：治邪气魍魉，鬼胎血邪，辟蛊毒，肾气，霍乱，风痛，治妇人血噤并产后血运。

海药谨按《广州记》云：生南海波斯国，树中脂也，状若桃胶，以秋月采之。[①]

［按语］除波斯出产安息香外，《隋书》卷八十三“西域列传”中记载漕国出产安息、青木等香。《大唐西域记》和《南海寄归内法传》均没有提及安息香，这可能反映了这种香在印度较少。薛爱华认为，本草中所载的安息香即帕亚提香，指的不止一种物质。段成式所描述的乃是最初的帕亚提香，即返魂树胶脂。[②]劳费尔认为安息香是两种不同的香料合成的，而且他不相信段成式所描述的是安息香树。[③]外来的安息香也有假货，《医方类聚》卷一引“琐碎录·辨伪”中提供了识别真假安息香的方法，“安息香烧之，以厚纸覆其上，烟透者真”[④]。

安石榴（dāḍima）

安石榴，梵文为dāḍima，英译pomegranate，学名Punica Granatum，即石榴。《翻译名义大集》5714条作“果子”。其果名，孟加拉语作dalim、dārim、anār；印地语作anār、darim，梵文作dāḍima-phalam；孟买语作dalimba、anara；泰米尔语作madalaip-pazham；泰卢固语作danimma-puvvu；

① 《证类本草》卷十三，第392页。

② 〔美〕谢弗：《唐代外来文明》（中译本），第360—362页。

③ 〔美〕劳费尔：《中国伊朗编》（中译本），第291—294页。

④ 〔朝鲜〕金礼蒙著，浙江省中医研究所、湖州中医院校点校：《医方类聚》（校点本），第一分册，人民卫生出版社1981年版，第17页。

阿拉伯语作 rumman；波斯语作 anar。可以看出这些词来源于波斯语或者梵语。石榴的果、果汁、根皮等均可入药，在印度使用极广。[①]

在《医理精华》中，石榴所在的一组药的性能是祛风、健心、开胃、止渴、治疗尿道病（Si.2.25）；它单独的性能是“石榴与痰和胆汁相一致，但驱风，并导致闭尿症”（Si.3.22.1）。石榴的主要药方有：治热病、增力等（Si.5.97）；止渴退烧（Si.5.126、5.128）；治痢疾（Si.6.21、Si.6.38）；石榴皮治痢疾（Si.6.28.1、6.28.8）；清热退烧、治出血症（Si.7.29）；止鼻血（Si.7.31）；治内瘤（Si.9.13）；治风病肿瘤（Si.9.17）；止渴（Si.17.20）；治哮喘、心脏病（Si.19.26）；治酒精中毒（Si.22.12、22.13）等。

《证类本草》“安石榴”条：

安石榴 味甘、酸，无毒。主咽燥渴，损人肺，不可多食。酸实壳，疗下痢，止漏精。东行根，疗蛔虫、寸白。

臣禹锡等谨按蜀本图经云：子味甘、酸，其酸者尤能止痢。药性论云：石榴皮，使，味酸，无毒。能治筋骨风，腰脚不遂，行步挛急，疼痛。主涩肠，止赤白下痢。段成式《酉阳杂俎》云：石榴甜者，谓之天浆，能理乳石毒。

图经曰：安石榴，旧不著所出州土，或云本生本域。陆机与弟云书云：张骞为汉使外国十八年，得涂林安石榴是也。[②]

[按语] 劳费尔对波斯石榴的传播等已有翔实的研究。[③] 印度盛产石榴，法显和玄奘说印度石榴是非常常见的，比如《大唐西域记》卷一，屈支国出产石榴。在中国，石榴常被作为多子多孙的象征。在中印医学中，石榴均用来主治痢疾和止渴。敦煌出土的《食疗本草》残卷中，有安石榴的记载：“又，其花叶阴干，捣为末，和铁丹服之。一年白发尽黑，益面红色。仙家重此，不尽书其方。”[④] 铁丹是指铁粉之类，仙家指道教徒无疑。

《证类本草》中还记载了许多外来的香药、果药等，在《医理精华》中有或多或少的运用，因为篇幅所限，就不一一讨论了。

---

① Kanny Lall Dey, etc., *The Indigenous Drugs of India*，pp.263-264.

② 《证类本草》卷二十三，第 571 页。

③ 〔美〕劳费尔：《中国伊朗编》（中译本），第 101—113 页。另见楚艳芳：《“安石榴”正名——兼谈外来词的相关问题》，《西域研究》2010 年第 4 期，第 108—114 页。

④ （唐）孟诜、张鼎撰，谢海洲、马继兴等辑：《食疗本草》，第 49 页。

通过上述16种药物的初步对比，我们得出了若干进展性的认识：

其一，药物的初步对比中，可以发现在中外文化交流繁盛的唐宋时期，在一种好用胡药的社会大背景下，许多的外来药物及其用法不断地传入，极大地丰富了中国医学的文化宝库。可以说，药物也是一种文化交流的载体。

其二，《医理精华》中的这些主要药物，在唐宋的本草学著作中，得到了充分的应用。它们的具体用法有许多相同之处，因此，不能否认以《医理精华》为缩影的中古印度医药学对中医学的影响是客观存在的。

其三，通过上述的简要比较，我们可以初步看出中印医学使用药物的相同之处在于：对药物的性能分析是综合性的，药物多用于复方之中，所治的疾病也是多种多样的。

其四，因为中印古代医学背后整个的理论体系和哲学背景是不一样的，这些药物在双方的运用又有所不同：中医本草学对每一种药物的有无毒性是非常关注的，而《医理精华》中根本就没有提及这一方面；对药物的性能分析所依赖的体系不同，中医强调药物的味、性、毒等方面，印医则主要强调药物与风、痰和胆汁的关系。这说明外来的药物也有一个“本土化”的过程，必然受到中医学的影响与改造。

其五，我们还应该看到印度、波斯等“舶来的”药物，对唐宋时期道家养生求仙风气的盛行有一定的影响和促进作用。这是外来的物质文化对本土精神生活影响的具体表现，值得我们做更深入的探讨。[①]

① 有关唐代的药物养生可以参见廖芮茵：《唐代服食养生研究》，台北学生书局2004年版。

第二章 《医理精华》与印度佛教医药

第一节 印度佛教医学概说

一、佛教医学定义的讨论

宗教常常自称有“治病救人”的意义，宗教又往往对医学予以不同程度的重视。佛教亦不例外，佛陀常被喻为“大医王”，其教义则喻为能解众生之毒的“阿揭陀药”（agada）。佛教的教义与印度医学术语也多有相应之处，印度医学也多染上了许多宗教哲学色彩，但是在研究中不能将佛教教义和医学理论去硬性比附。

有人认为，佛陀最早提出的“四圣谛”理论就建立在一个医学范式的基础上，即苦、集、灭、道，对应于医学上的病症、病因、健康和治疗方法。虽然在《遮罗迦本集》中也有一种四分法，但是，它并不能反映系统化的医学知识的显性模式，而且它的公式也不同于四圣谛，“能治疗国王的最好的医生，他应具有四种知识：知道病因、病的特征、疗法以及病的不再重发”。这种在医学传统上不重要的四分法以及它与四圣谛概念上的变异，致使在佛陀早期的教义中任何医学的类推都是站不住脚的。[①]

关于印度医学与佛教的关系，申俊龙在《佛教与中国传统医学》一文中说，“佛学又叫慧学，它与其他宗教不同。……它的教义试图统摄包容一切，称为‘五明’之学。一为声明，研究声韵学和语文学；二为工巧明，研究工

① Kenneth G.Zysk，*Asceticism and Healing in Ancient India*，Delhi，1998，p.38. 此书另有中译本：甘乃斯·齐思克著，陈介甫、许诗渊译：《印度传统医学——古印度佛教教团之医学：苦行与治病》，台北“中国医药研究所”2001 年版。

艺、技术、历算之学；三为医方明，研究医药学；四为因明，研究逻辑学、认识论；五为内学，研究佛学。因此，印度医药学就包含在佛学体系之内”①。这段话的结论值得商榷。因为五明之学在印度本乃俗家及别的哲学流派的学习内容，《大唐西域记》卷二“印度总述”指出印度的普通教育情况时说：

而开蒙诱进，先导十二章。七岁之后，渐授五明大论。一曰声明，释诂训字，诠目流别；二工巧明，伎术机关，阴阳历数；三医方明，禁咒闲邪，药石针艾；四谓因明，考定正邪，研覆真伪；五曰内明，究畅五乘，因果妙理。②

前四明在各教派之间基本相同，内明涉及各派的复杂教义，彼此分歧极大。佛教徒为了传教，才学习这些知识。换句话说，在印度许多教派均学习五明大论，五明之学并不是佛教的独家创建。从吠陀和生命吠陀（Āyurveda）算起，印度医药学的历史远远早于佛教，后起的佛教只不过吸收了印度医药学的部分内容而已，根本就没有完全涵盖印度医药学，所以就谈不上什么印度医药学就包含在佛学体系之内。其次，关于医学在印度佛教中的地位，我们可以举一个材料，唐代义净在印度求法时，“于此医明，已用功学，由非正业，遂乃弃之”③。可见医方明不是印度佛教的正业。道法为重，医术为次。如果“但学医术，无求道意”的话，就是犯戒的行为。《五分律》卷十四有规定：“若比丘尼诵治病经方，波逸提；……若比丘尼为人治病以为生业，波逸提。”④《摩诃僧祇律》卷三十八也规定：“比丘尼不得授俗人外道医方。”⑤但是佛教的这些规定并不是排斥医学，而是为了保证佛教徒潜心于修行，不以医术去染世俗、贪名利。⑥佛教提倡以慈悲为怀，律藏中也有多处表明佛陀

① 申俊龙：《佛教与中国传统医学》，载王尧主编：《佛教与中国传统文化》，宗教文化出版社 1997 年版，第 922—956 页。这段话中的“内学”，依上下文宜为“内明”。“内明”是关于宗教哲学的所有知识，既包括佛教，也包括佛教徒所谓的“九十六种外道”，而“内学”（或“内教”）仅指佛教，不含“外道”，因此，这两个概念不宜等同。此外，此句中的“认识论”，宜去掉。因为因明即论理学（形式逻辑），与认识论是两回事。

② 季羡林等校注：《大唐西域记校注》，第 185—186 页。

③ 王邦维校注：《南海寄归内法传校注》，第 152 页。

④ 《大正藏》卷二十二，第 95 页上。

⑤ 《大正藏》卷二十二，第 531 页中。

⑥ 《法苑珠林》卷三十：“故律云，非制而制，是制便断，如是渐渐令法速灭。数见朝贵门首，多有疗病僧尼，或有行医针灸，求贪名利，……致使秽响盈路，污染俗情。”（《大正藏》卷五十三，第 506 页上）这是对当时汉地佛教界内以医术结交权贵的不良现象的尖锐批评。

对医学的亲善态度，佛陀与医王耆婆（Jīvaka）的关系也很不错。但总的看来，佛经中习医的僧徒极为少见，为僧团治病的也多是俗家医生，医王耆婆也是先习医后才接受佛教思想的。不过，医学对佛教在华的早期传播事业起到了很大的帮助作用。

近年来，对佛教医学的研究逐渐成为了一个热门的课题。有人声称“佛教医学是东方医学文明的重要宝藏，是世界上唯一具有思想内涵、理论构架和临床实践的宗教医学体系”①。但什么是佛教医学？这是我们首先必须回答的问题。

关于这个问题，佛教医学研究者李良松先生的看法有一定的代表性，他认为，“什么是佛教医学？佛教医学是以古印度‘医方明’为基础、以佛教理论为指导的医药学体系。什么是中国佛教医学？中国佛教医学是佛教医学与中国医学相互融合的医药学。即以佛教理论和中国传统医学理论为基础，以寺院传承的方药和诊疗经验为代表，并吸收古印度和西域医药技术的医学体系”②。

在 1997 年底北京大学举办的“佛教文化与现代社会”国际学术讨论会上，李良松的提法是：“佛教医学是以古印度‘医方明’为基础，以佛教理论为指导，吸收和借鉴中国传统医药学的理论和临床特点，从而形成独具特色的传统医药学体系，由于佛教医学的理论框架和临床诊疗体系是在中国形成的，因此我们所说的佛教医学，实际上就是指中国佛教医学。”③ 但他在另一本书的“绪论”中说“佛教医学的理论诞生于古印度，而佛教医学的临床根植于中国”④，这与“佛教医学的理论框架和临床诊疗体系是在中国形成的”无疑自相矛盾。我们认为，佛教医学的基础理论是印度的，但也吸收了中医的某些理论内涵。

在上述的几篇文章中，李良松将中国佛教医学分成三大领域，即经藏医学、寺院医学和居士医学。经藏医学指佛经中的医药学，从文献学来看，它包含大藏经中的论医佛经和涉医佛经。就经藏医学而论，这种分类法有三处问题，其一：印度佛教医学无疑就等同于经藏医学中的汉译论医佛经和涉医

① 李良松：《佛教医籍总目提要》，“绪论”，鹭江出版社 1997 年版。
② 李良松：《佛教医药纵横谈》，《亚洲医药》1997 年第 9—10 期，第 97 页。
③ 李良松、孙婷：《佛教医药学术体系概论》，“佛教文化与现代社会”研讨会论文，1997 年 12 月。
④ 李良松：《佛教医籍总目提要》，“绪论”。

佛经部分。这样就遗漏了那些没有汉译的而含有医学内容的梵文、巴利文佛经，比如《鲍威尔写本》的第六部分就是一部用咒语治疗蛇伤的佛经。[①]其二：遗漏了那些没有入藏的含有医学内容的汉文佛典（汉译的、疑伪经、汉僧的撰述）。比如从方广锠主编的《藏外佛教文献》[②]中，能找出一些医学内容。其三：忽视了大量的藏文大藏经中的佛教医学材料。[③]当然，一切概括方法都有"以偏概全"的倾向，也就无需过于求全责备了。

为了研究的方便，我们不妨将佛教医学分为印度佛教医学和中国佛教医学两部分。我们仅仅研究纯印度式的前一个部分，对后者则存而不论。前者包括与医学关联的汉译佛经（藏内和藏外）、梵文巴利文佛经、受印度影响的西域胡语佛经等。

因此，我们对佛教医学的初步定义为：佛教医学是在印度古代生命吠陀体系的基础上，以佛教教义为指导思想，并吸收了中国传统医学（包括藏医学等）的理论和临床特点，所形成的一种非独立的医药学体系。它分为印度佛教医学和中国佛教医学（含藏传佛教医学）两部分。

近年来，研究佛教医学的主要论著有：曹仕邦《中国沙门外学的研究——汉末至五代》中的第11章"中国沙门的医药知识及其成就"[④]；李良松主编的《中国佛教医学丛书》共以下12本，即《佛教精神医学》、《佛经医论通释》、《佛教气功导论》、《中国佛药集成》、《中国禅定养生学》、《中国佛教医方集成》、《中国寺院医学》、《中国佛教骨伤医学》、《中国佛教医学概论》、《中国佛教医籍总目提要》、《中国佛医人物小传》、《中国佛教伦理医学》。[⑤]马伯英《中国医药文化史》[⑥]、马伯英等《中外医学文化交流史——中外医学跨

① A.F.Rudolf Hoernle, *The Bower Mauscript, Reprinted New Dehle*, 1987. pp.222-230. 又见，季羡林：《新疆的甘蔗种植和沙糖应用》，《文物》1998年第2期，第39页。

② 方广锠主编：《藏外佛教文献》（第一至六辑），宗教文化出版社，1996—1999年。截至2011年底，《藏外佛教文献》共计出版了十六辑。

③ 如果大藏经中的医学材料都归入佛教医学的范畴的话，那么藏文大藏经"丹珠尔"内的《八支心要方本集》、《八支心要琉璃方药论》、《医理精华》等没有什么佛教色彩的印度俗世医典，又算不算佛教医学的一部分呢？

④ 曹仕邦：《中国沙门外学的研究——汉末至五代》，中华佛学研究所论丛（2），台北东初出版社1994年版。曹仕邦这方面的早期论文还有《两晋南北朝时期沙门的医药知识》，《食货》月刊，复刊第5卷，1975年第8期，台北食货月刊社。

⑤ 李良松主编：《中国佛教医学丛书》，鹭江出版社1997年版。

⑥ 马伯英：《中国医学文化史》，上海人民出版社1994年版。

文化传通》[①]；王君、宁润生主编《中国传统医学与文化》[②]；文史知识编辑部编著《佛教与中医文化》；秦关月编著《释迦的医学》[③]；申俊龙的论文《佛教与中国传统医学》；香港《亚洲医药》杂志“佛教医药专刊”中刊载孙婷《佛教医学和中医学》等内容。[④]国外主要的研究学者有哥本哈根大学的甘乃斯·齐思克（Kenneth G.Zysk），其代表性著作为《古代印度的苦行和医疗：佛教僧团的医药》（*Asceticism and Healing in Ancient India: Medicine in the Buddhist Monastery*）。[⑤]他的另一部研究宗教和医药的专著是《宗教的医学：印度医学的历史与演变》（*Religious Medicine: the History & Evolution of Indian Medicine*）。[⑥]福永胜美的《佛教医学事典》、大日方大乘的《佛教医学の研究》是日本研究佛教医学的两部重要著作。[⑦]

二、印度佛教医学的内容概述

印度佛教医学的主体是大藏经中汉译的论医佛经和涉医佛经[⑧]，据初步统计共达四百多部。[⑨]其实所谓的论医佛经也并不是专门的医典，只不过有医药相关的内容稍稍多一些，严格地说在大藏经中没有一部纯粹的医典。涉医佛经中有许多是“以医为喻”类型的经典，其医理在阐述佛法义理时起到通俗易懂的比喻作用；还有一些只列举病名而没有药名的佛经。印度佛教医学的这些经典主要有：《佛说佛医经》、《佛说疗痔病经》、《千手千眼观世音菩萨治病合药经》、《佛说温室洗浴众僧经》、《延寿命经》、《救疾经》、《禅秘要

① 马伯英等：《中外医学文化交流史——中外医学跨文化传通》，文汇出版社 1993 年版。

② 王君、宁润生主编：《中国传统医学与文化》，陕西科学技术出版社 1993 年版。

③ 秦关月编著：《释迦的医学》（学佛雅集丛书），常春树书坊 1992 年版。

④ 该专刊收录了李良松、孙婷等人的一组论文，见《亚洲医药》1997 年第 9—10 期。研究佛教与中医药关系的主要论文，参见薛克翘：《印度佛教与中国古代汉地医药学》，《佛学研究》第 6 期，1997 年，第 252—262 页。

⑤ 该书初版于 1991 年，其修订版作为“印度医学传统丛书”之二，于 1998 年在印度德里出版。该书中译本见本书第 132 页注释①。

⑥ Kenneth G.Zysk，*Religious Medicine: the History & Evolution of Indian Medicine*, New Breunswick and London，1993.

⑦ 〔日〕福永胜美：《佛教医学事典》，雄山阁 1990 年版。〔日〕大日方大乘：《佛教医学研究》，风间书房 1965 年版。另参见〔日〕服部敏良：《释迦医学——以佛教经典为中心》，黎明书房 1968 年版。〔日〕二本柳贤司：《佛教医学概要》，法藏馆 1994 年版。〔日〕川田洋一著，许洋主译：《佛法与医学》，东大图书公司 2002 年版。

⑧ 印度佛教医学的这些经典应该不包括中国僧人的疏论、僧传等撰述在内。但对其中直接论述到印度佛教医学的材料（比如《南海寄归内法传》），笔者在本书中也会随时引用。

⑨ 李良松在《佛教医籍总目提要》中统计论医佛经 85 部、涉医佛经 370 部。申俊龙前揭文，则云“四百部”。

法经》、《佛说柰女耆婆经》、《佛说胎胞经》、《除一切疾病陀罗尼经》、《佛说除恐灾患经》、《迦叶仙人说医女人经》、《佛说医喻经》等。在律藏的“医药事”部分，也有很宝贵的佛教医药资料。

从其十分丰富的内容来看，印度佛教医学主要的组成部分有：基础理论、临床实践、医用咒语、养生保健等。

（一）基础理论

印度佛教医学的理论由两方面组成：生命吠陀的部分理论和佛教的部分教义。前者主要表现在对人体生理、病理的客观认识；后者则以早期佛教的“四圣谛”、“五蕴”、“十二因缘”，特别是“四大”等基本教义为主。在论述人体疾病的原因时，其佛教的义理特色就表现得很明显，认为众病有三因：外因、内因和业因。

（二）临床实践

印度佛教医学临床治疗总的原则是：对机设药，除病为先。对那些患病僧人，佛陀格外宽待，在药物的使用方面，只要是医生许可或病情需要，佛陀没有反对意见，允许病比丘的“特殊化”。比如，不饮酒是佛教最基本的五大戒之一，但“酒虽是戒禁，有患通开”。《萨婆多部毗尼摩得勒伽》云：“若以酒煮时药、非时药、七日药得服不？若无酒性得服。”① P.2064《四分戒本疏》亦曰：“律云：不犯者，若有病余药持不善，以酒为药，若以酒涂疮，一切不犯。”②

印度佛教医学的临床治疗，是指使用具体的药物和手术器械进行的治疗方法。若对应于生命吠陀体系的“八分医方”，它包括针刺首疾、身患、诸疮、阿揭陀药、长年方、童子病、足身法，而鬼瘴除外。用现代的医学术语来表示，即有内科、外科、儿科、眼科、妇科以及五官科等临床各科。佛经中最著名的治疗个案就是医王耆婆的医疗事迹。③ 具体的治疗略举如次：

《大般泥洹经》：“有热病者，酥能治之；有风病者，油能治之；有冷病者，蜜能治之。”④ 酥油蜜是佛经中最常用的药物，均属于七日药。

① 《大正藏》卷二十三，第 587 页下。

② 《大正藏》卷八十五，第 613 页下。

③ Kenneth G.Zysk, *Asceticism and Healing in Ancient India: Medicine in the Buddhist Monastery*, Delhi, 1998, pp.120-127.

④ 《大正藏》卷十二，第 593 页上。

西天竺国三藏伽梵达摩所译的《千手千眼观世音菩萨治病合药经》:“若有人等患眼精坏者，若有清盲暗者，若白晕赤瞙无光明者，取诃梨勒果、庵摩勒果、鞞醯勒果，三各一颗捣破油下筛当研。时唯须净护，莫令新产妇人及狗见。口中念佛，以白蜜若人乳汁和封眼中者。其人乳汁要须男孩子母乳汁。若女儿母乳者，成其药和竟者，还须千眼像前，呪一千八遍，着眼中，满七日。在深室内，慎风房室五辛诸不净物，即得精还明净光盛。”①这是治眼的方子。此经中还有40多条与咒术相关的验方，有内服、外敷等多种疗法。在佛经中治疗眼疾的方法很多，这跟印度眼科医术比较发达有关。唐代宝思惟译的《观世音菩萨如意摩尼陀罗尼经》阐述了眼药的组成、制作和施药方法。云:“尔时观世音菩萨为利益一切众生故，复说眼药之法成就最上。若有用者即得成就决定无疑。摩那叱罗、雄黄、迦俱婆婆树子汁、红莲花、青莲花、海沫一名海浮石、牛黄、郁金根一名黄姜、小柏根、胡椒、毕拔、干姜，以前件药，并捣研为极细末，以龙脑香、麝香和之，诵心咒一千八遍，以手取药触观世音菩萨足，即涂眼中已，所有眼药，乃至有目青盲、胎努肉，悉得除差……”②《大般涅槃经》还有“金针拨白内障”的记载，此项手术对中医深有影响。③

《龙树五明论》卷上:“凡人得之化作大仙药者，五月五日取牛黄大如雀子、于（干）姜四两、麻八两、黄芩一两、大黄五两、甘草二两，于七月七日，令童子捣之，以蜜和作丸用之。若人病悉㾮病、吐病、水病、肠痛、心[病]、四肢肿、卒风头、霍乱、心闷、方重噎不得喘息，取上件药丸，丸如小豆，两丸与服之。须臾之间而见病鬼奔走而去，兼复吐利发汗、宿食淡阴、积血微癖、产后带下、痔不断、大小便利不通，皆悉除愈。”④这个药方名为“大仙药”，由多味药物组成，并且能治多种疾病。其形式与印度药典中的药方非常相似。

《陀罗尼集经》卷八:“若妇人患月水恒出，及男女人鼻孔血出者，取啰上音娑善那人（仁）、苋菜根，各取二两，粳米泔汁及蜜，共和为丸讫，诵前心呪二十一遍，分为小丸，大如梧子。如法服之，其病即差，此名阿伽陀

① 《大正藏》卷二十，第104页上。
② 《大正藏》卷二十，第201页中。
③ 季羡林:《印度眼科传入中国考》,《国学研究》第2卷，1994年。
④ 《大正藏》卷二十一，第957页中。

药。”[①] 这是一个妇科良方，药物和咒语合用。佛藏中有一种《迦叶仙人说医女人经》。

《啰缚拏说救疗小儿疾病经》，该经注重运用安息香、白芥子等治疗儿科疾病。[②]

外科手术主要体现在耆婆的医事中：

在《四分律》卷三十九、卷四十中，记载了耆婆的六个主要治病故事。（1）为婆迦陀城一长者之妇治愈头痛。（2）为摩揭陀国瓶沙王治疗痔疮（大便道中出血）。（3）为王舍城一长者治疗头痛。（4）为拘睒弥国一长者子治疗肠结腹内。（5）为尉禅国王波罗殊提治疗头痛。（6）为世尊治疗水病。

在《佛说柰女耆婆经》中，耆婆的行医经历：（1）救活迦罗越家头痛而死的十五岁女儿。（2）救活维耶离国一个躄地而死的男孩。（3）巧计治愈一南方大国国王的积年疾病。

在《佛说柰女祇域因缘经》中，耆婆的行医经历：（1）为婆迦陀城一长者之妇治愈头痛。（此是祇域最初治病。）（2）为拘睒弥国一长者子治疗肠结腹内。（3）救活迦罗越家头痛而死的十五岁女儿。（4）救活维耶离国一个落地而死的男孩。（5）巧计治愈一南方大国国王的积年疾病。

《根本说一切有部毗奈耶杂事》卷二：（1）猛光王患不睡之病，耆婆用计治之。

（三）医用咒语

佛教认为魔病、业病和鬼病这三种病需要靠咒禁来治疗。佛经中的咒语按内容分为：驱魔咒语[③]、驱蛇咒语、医用咒语等。大量的陀罗尼经，特别是密教经典，与治病有着或多或少的关系。医用咒语按使用的方式又可分为两种：单用的咒语、与药物合用的咒语。就像在中国上古时期的情形一样[④]，医巫不分和药咒合用在印度也很常见，而且这种用法在印度民间医术中一直流传至今。

单用的咒语类佛经有：《佛说咒小儿经》、《除一切疾病陀罗尼经》、《佛

① 《大正藏》卷十八，第854页中。

② 《大正藏》卷二十一，第492页上—第494页中。

③ 比如：《大佛顶广众陀罗尼经》卷五：又法，取白芥子、安悉香、阿魏药、乌麻油相和，取皂荚木为火，一呪一掷火中，如是满八百遍，一切凶猛事，须作此法。（《大正藏》卷十九，第179页上）

④ 见长沙马王堆出土的《五十二病方》中的巫术和咒语用法。

说呪时气病经》、《佛说呪齿经》、《佛说呪目经》、《观世音菩萨秘藏和意陀罗神呪经》、《能净一切眼疾陀罗尼经》、《杂宝藏经》（“差摩子患目皈依三宝得眼净缘”）、《佛说疗痔病经》、《药师琉璃七佛本愿功德经》等。

与药物合用的咒语类佛经主要有：

《千手千眼观世音菩萨治病合药经》：“若有人等患一边偏风、耳鼻不通、手脚不便者，取胡麻油内木香煎。呪三七遍，摩拭身上，永得除差。又取纯牛酥，呪三七遍，摩身上差好。若有妇人患产难者，取胡麻油，呪三七遍，摩产妇脐中及玉门中，若令口吞易生。”①

“若有妇人怀妊死腹中者，取阿婆末唎草一大两，以水二升和煮。绞去滓，取一升汁，呪三七遍，服即出，一无苦痛。若不出胎衣者，亦服此药即出差阿婆末唎草，牛膝草是也。”②

该经中的40多条验方绝大部分都和咒语联系在一起。

《啰缚拏说救疗小儿疾病经》：“复用安悉香、蒜、蛇皮、白芥子、猫儿粪、酥，同和为香，烧熏小儿。”③ 该经中和咒语同用的类似药方还有6个。

《龙树五明论》卷下：“呪不食法：……取禹余粮二升、赤石脂一两、白石英一两、朱沙一两，于一净室中，取禹余粮捣蓰作末，去中恶物。取赤石脂作末，蓰之使细好，各作末和之。以诵此呪，呪此药二十返。以方寸匕日三食，一匕服令尽，即得十年不饥，气力丁强大，犇不可言。作时不食酒肉，五辛芸苔皆不得食之也。”④

“服香方法：……白真旃香一斤、沈水香一斤、熏六（陆）香一斤、鸡舌香一斤、霍香一斤、零凌香一斤、甘松香一斤、穹穷香一斤、香附子一斤、百花香一斤随时采阴干，何（诃）梨勒一斤。论曰：于一净室，于净臼中，各别捣下筛和以蜜。器中勿令见风日。……呪香七返，以井华水服方寸七（匕），日三服……”⑤香药用于咒术中，另见于《苏悉地羯罗经》“涂香药品第八”；《瑜伽师地论》“如意地”中亦有四大香（沉香、窣堵鲁迦香、龙脑香、麝香）及香药的种类与使用；《大佛顶广众陀罗尼经》等。

① 《大正藏》卷二十，第104页上。
② 《大正藏》卷二十，第104页中。
③ 《大正藏》卷二十一，第492页上。
④ 《大正藏》卷二十一，第962页下。
⑤ 《大正藏》卷二十一，第968页中。

（四）养生保健

养生分安般守意、禅定养生等；保健则有食疗法、洗浴法、嚼齿木法等。

安般守意（ānāpāna-smṛti）与印度的瑜伽术关系很大，主要是有关出息（apāna）、入息（āna）的方法修炼，类似于中国道教的气功。安般守意的修持形式有三种：渐、顿和综合。其代表性佛经有《安般守意经》、《修行地道经》、《佛说大安般守意经》等。

禅定养生就是通过修习禅定（dhyāna），摈除杂念，专心致志，观悟四谛，经过调身、调息、调心，使身心安静统一，达到精神上既不昏沉瞌睡，又不纷驰烦恼的安和状态。定既是佛教三学（戒定慧）之一，也是一种身心医学的方法。其代表性佛经有《禅秘要法经》、《坐禅三昧经》、《禅法要解》、《五门禅经要用法》、《治禅病秘要法》、《六度集经》等。

食疗法即饮食保健，其方法可归纳为提倡素食养生、强调饮食节律和注重饮食禁忌。律藏内的四种药物分类，就涵盖了"一切可食之物"，可以说食与药难分彼此。《佛说佛医经》强调时令节气与饮食的关系。《佛说胎胞经》论述孕育期内所应注意的饮食调养。《苏悉地羯罗经》中的"献食品"记叙了食疗与食养的内容。《瑜伽师地论》中的"出离论"载录了饮食不节所导致的多种疾病，并强调了饮食调护的重要意义。

有关洗浴法的主要一部佛经是《温室洗浴众僧经》，浴僧当用七物洗澡，"一者然火、二者净水、三者澡豆、四者酥（苏）膏、五者淳灰、六者杨枝、七者内衣"；洗浴能除七病，"一者四大安稳、二者除风病、三者除湿痹、四者除寒水、五者除热气、六者除垢秽、七者身体轻便，眼目精明"；如是供养还能得七福，"一者四大无病，所生常安，勇武丁健，众所敬仰；二者所生清净，面目端正，尘水不着，为人所敬；三者身体常香，衣服洁净，见者欢喜，莫不恭敬；四者肌体濡泽，威光德人，莫不敬叹，独步无双；五者多饶人从，拂拭尘垢，自然受福，常识宿命；六者口齿香好，听说肃用，方白齐平，所说教令；七者所生之处，自然衣裳，光饰珍宝，见者悚息"[①]。《南海

① 《大正藏》卷十六，第802页下—803页上。《温室洗浴众僧经》并不是后汉安世高所译。该经有犍陀罗语佉卢文的文本，参见林梅村：《尼雅出土佉卢文〈温室洗浴众僧经〉残卷》，《华林》第3卷，中华书局2003年版，第107—126页；收入林梅村：《松漠之间——考古新发现所见中外文化交流》，生活·读书·新知三联书店2007年版，第110—136页。

寄归内法传》卷三“洗浴随时”也介绍了僧人洗浴的方法。①各部广律中亦述说了洗浴的种种好处。

嚼齿木法是一种口腔卫生方法。《南海寄归内法传》卷一“朝嚼齿木”介绍了此方法，并说“然五天法俗，嚼齿木自是恒事，三岁童子，咸即教为。圣教俗流，俱通利益”②。《十诵律》卷二十六：“听嚼杨枝，有五利益，一者口不苦、二者口不臭、三者除风、四者除热病、五者除痰癊。复有五利益，一者除风、二者除热、三者口滋味、四者能食、五者眼明。”③《根本说一切有部毗奈耶杂事》卷十三亦提到嚼齿木有五利。用齿木或杨枝来揩齿的口腔卫生保健法，亦见于敦煌石窟壁画，第159窟“剃度图”和第196窟“劳度叉斗圣图”中和尚刷牙的画面。④

纵观印度佛教医学，它具有以下几个特点：（1）医学理论有强烈的宗教色彩；（2）临床治疗的巫术性，咒语的使用非常普遍。（3）具体的药方（特别是大型的复方）所占的比重较少。（4）所涉及医学范畴的广泛性。

三、佛教律藏药事的构成

律藏是佛教三藏（经律论）之一，它的理论色彩不及经论强烈，却保存了古代印度社会生活的百科画卷，其中的医学资料也是非常丰富的。律藏中的药物分为时药、更药、七日药、尽寿药四种。律藏的医疗方法涉及各科，且兼及咒术、卫生保健等方方面面。由于佛教各部派持律的差异⑤，在几部广律中对医药事的规定也表现出许多差别。

南传上座部巴利文律藏（vinaya-piṭaka）《大品》（*Mahāvagga*）的第6章（sixth khandhaka）是有关医药事的，可称之为“药犍度”。它分为四十节，每节的叙事模式多为：比丘患病—所需药物—佛陀应允—服药的戒条。这种模式也是北传医药事的叙事模式之一。

---

① 王邦维校注：《南海寄归内法传校注》，第133—135页。

② 王邦维校注：《南海寄归内法传校注》，第44—48页。

③ 《大正藏》卷二十三，第289页中一下。

④ 丛春雨主编：《敦煌中医药全书》，第43—44页。另见王惠民：《敦煌壁画牙刷图考论》，《敦煌研究》1990年第4期，第20—23页。

⑤ 王邦维校注：《南海寄归内法传校注》，校注前言第2章，第38—108页。

南传的汉译《善见律毗婆沙》卷十七“药犍度”，主要解释药物的性能。[①]

北传的现存佛律分属于五个部派，即：化地部（弥沙塞部）的《五分律·药法》、大众部的《摩诃僧祇律》、法藏部的《四分律·药犍度》、说一切有部（萨婆多部）的《十诵律·医药法》这四部广律，以及根本说一切有部的《根本说一切有部毗奈耶药事》等，是律藏中较多记载医药知识的文献。此外，正量部的《毗尼母经》中也有医学内容。将律藏的医药内容择其要者略述如下：

《五分律》卷八：“彼守僧药比丘应以新器盛呵梨勒、阿摩勒、鞞醯勒、毕跋罗、干姜、甘蔗、糖、石蜜。若器不漏，应盛酥油蜜。应持皮结口题上作药名。”[②]又，卷十四：“若比丘尼诵治病经方，波逸提。……若比丘尼为人治病以为生业，波逸提。……若比丘尼教他治病以为生业，波逸提。”[③]又，卷二十二，第三分之七“药法”篇幅较短，在《大正藏》中还没占据一页。[④]它虽简略，但在故事中仍包含了几种疗法。“……从今听诸病比丘服四种药：酥、油、蜜、石蜜。……听以诃梨勒、阿摩勒果，若蜜、若蒜、若麨，诸所宜物排口。”[⑤]又，卷二十八，第五分之七调伏法：堕胎药之规定。[⑥]

同属于《五分律》系统的《弥沙塞羯磨本》中“第四衣药受净”，补述药事。

《摩诃僧祇律》与其他广律不同，没有专节的“药犍度”，对医药事的规定较零碎。其卷三在解释八种物时，列举了时药、夜分药、七日药、尽寿药的种种药名。[⑦]卷四列举了各种毒药的名称。[⑧]卷十七记载了几种治病之方：热病/酥；风病/油；水病/蜜；干屑病/石蜜；冷/石蜜、酪（二种合服）；下病/乳；下吐/鱼汁、肉汁。[⑨]卷三十八：“若比丘尼作医师活命，波逸提。……

① 《大正藏》卷二十四，第795页。
② 《大正藏》卷二十二，第62页中。
③ 《大正藏》卷二十二，第95页上。
④ 《大正藏》卷二十二，第147页。
⑤ 《大正藏》卷二十二，第147页中。
⑥ 《大正藏》卷二十二，第184页中。
⑦ 《大正藏》卷二十二，第244页上—245页上。另见该经卷二十八，“复有十种得应属现前僧”，亦解释了四类药物的组成（《大正藏》卷二十二，第457页中）。
⑧ 《大正藏》卷二十二，第255页中。
⑨ 《大正藏》卷二十二，第362页上。

若比丘尼授俗人外道医方者，波逸提。”[①]

《四分律》卷四十“衣犍度”之二，记载耆婆治病的六个故事，包括开颅等外科手术。[②]卷四十二第三分之四“药犍度”之一，介绍了细末药、盐药的组成；用人血治眼、大目揵连取藕根为舍利弗治病、舍利弗风病服五种脂等故事；以及自护慈念呪等内容。[③]卷四十三，“药犍度”之二与医学关系不大，记叙了几个本生故事。

同属于《四分律》系统的《昙无德律部杂羯磨》中有“瞻病人持亡者衣服至僧中说文”、“受七日药文”等。[④]

《十诵律》卷二十六的“七法中医药法第六”，主要内容为：以罗斯禅涂眼。比丘病疥，用苦药涂。“何等苦药，佛言：拘赖阇树、拘波罗树、拘真利他树、师罗树、波伽罗树、波尼无祇伦陀树。”舍利弗患风冷，服酥提罗浆；热血病/首庐浆。几种食疗法：“佛身中冷气起，……应服三辛粥。……乞胡麻、粳米、摩沙豆、小豆，合煮和三辛，以粥上佛。”列举八种粥名，“粥有五事利身，一者除饥、二者除渴、三者下气、四者却脐下冷、五者消宿食。”还列举了四类药物的各种药名。[⑤]

同属于《十诵律》系统的《萨婆多毗尼毗婆沙》卷四记载各种治病法：“有医言：风病应服大麦浆。又言，血病应取大麦汁服之。又言，应烧石令热着乳汁中服之。又言，应乳汁中煮蒜食之。又言，应取树叶捩取汁以涂身上。又言，著禅带。”并说明在佛陀的众多弟子中为何舍利弗最多病的原因。[⑥]卷七说明天竺多发冷病与热病的原因及时间。[⑦]

《十诵律》系统的《萨婆多部毗尼摩得勒伽》卷三中有“问药法”。[⑧]

根本说一切有部的律典最多，都是唐代高僧义净翻译的。除了在《南海寄归内法传》卷三“先体病源”、“进药方法”、“除其弊药”中专门阐述医学

① 《大正藏》卷二十二，第531页中。

② 《大正藏》卷二十二，第852页上—854页上。

③ 《大正藏》卷二十二，第866页下—874页下。

④ 《大正藏》卷二十二，第1046页下—1047页中。

⑤ 《大正藏》卷二十三，第184页中—194页中。八种粥即酥粥、油粥、胡麻粥、乳粥、小豆粥、磨沙豆粥、麻子粥、清粥。

⑥ 《大正藏》卷二十三，第528页下。

⑦ 《大正藏》卷二十三，第547页下。

⑧ 《大正藏》卷二十三，第580页下—581页上。

知识之外，义净还在翻译律典所作的小注中有不少的医学知识的解释。

《根本说一切有部毗奈耶》卷二十四有“服过七日药学处第三十”①。

《根本说一切有部比丘尼毗奈耶》卷十有“服过七日药学处第十九”②。卷十八有“弟子有病不瞻视学处第九十九”③。卷十九有“不蓄病衣学处第一百四十三”④。

《根本说一切有部毗奈耶出家事》卷三，侍缚迦长者要求佛陀不度病人出家。⑤

《根本说一切有部毗奈耶药事》卷一，佛陀为比丘开四种药：时药、更药、七日药、尽寿药，列举各种药名。几种治疗方法：风疾/服有情脂；疥疮/服涩药；患眼/服安膳那药；风疾/服生肉等。其余各卷多是故事，比如大军长者妻为一比丘治病自割髀肉的故事等，间或夹杂点滴的医药知识。卷十四，免死咒法一种。⑥

《根本说一切有部毗奈耶破僧事》卷五，世尊患风气，食诃梨勒果即愈的故事。⑦佛陀的病历见于多处，此乃其一例。

《根本说一切有部毗奈耶杂事》卷三：义净用小注的方式，介绍了天竺浴室的设置、洗浴的方法、洗浴的好处等。⑧卷十三：“嚼齿木者有五胜利，云何为五，一者能除黄热、二者能祛痰瘾、三者口无臭气、四者能餐饮食、五者眼目明净。”⑨

在汉地僧人对律藏（特别是《四分律》）所作的疏注中，也提到医药事，但主要是讨论患病僧徒的戒条，比如时浆与非时浆、七日药的服用规定。其情况较明晰，一者是引用和讨论印度佛教的医药事的律条，二者是陈述汉地僧团在执行医药事的过程中所出现的种种违规行为。因此，在这些著作中很少有印度的药方，更谈不上有复方了。此外，它们所引述的关于中医的一些

① 《大正藏》卷二十三，第759页中—760页上。
② 《大正藏》卷二十三，第962页下—963页下。
③ 《大正藏》卷二十三，第1003页上。
④ 《大正藏》卷二十三，第1011页中—下。
⑤ 《大正藏》卷二十三，第1034页上—1035页上。
⑥ 《大正藏》卷二十四，第1—97页。
⑦ 《大正藏》卷二十四，第125页下。
⑧ 《大正藏》卷二十四，第219页下。
⑨ 《大正藏》卷二十四，第264页下。

简单的方子不属于印度佛教医学的范畴。

律疏著作主要有唐代道宣的《四分律删繁补阙行事钞》（卷下二“四药受净篇”第18）、宋代元照的《四分律行事钞资持记》（“释四药篇”与“释瞻病篇”）等，比如后书论述四类药，“四药者，摄尽一切所食之物，对治新故二种之病，通名为药。受兼手口，俱该四药”①。又指责违犯医药事戒条的行为，“今日多作茯苓丸，形如拳大，煮薯蓣汤，稠如糜粥，非时辄饮，妄谓持斋”②。

此外，在汉地僧人所编撰的佛教百科全书类著作和音义类著作中，对印度佛教医学（主要是药物的名称、性能等）多有解说，从中可以发现一些极有用的材料。前一类著作如《法苑珠林》，其卷三十三“兴福篇二十七之一”，引述《温室洗浴经》，“又《十诵律》云，洗浴得五利，一除尘垢、二治身皮肤令一色、三破寒热、四下风气调、五少病痛”③。后一类著作如《一切经音义》、《翻译名义集》、《翻译名义大集》等。

在僧传作品中，既有“胡僧”（天竺僧人占多数）的行医经历，也有汉僧严格遵守佛教医药事戒条的事迹记录。以《续高僧传》为例，卷六“慧韶传”：“后遇时患，药杂猪脂，拒而不服，非时浆饮，故绝生常。”④卷十一“法侃传”：“及其少服紫石，老遂苦之，医诊云：须以猪肉用压药势。侃曰：终须一谢，岂得噉他。因纵疾而终。”⑤

我们对律藏医药可以初步概括为五点：（1）药物分类的系统性，共分为时药、更药、七日药、尽寿药四类。所用的药物以植物药占主导地位。（2）表明药物剂量配伍的实用性的药方不多，更缺乏能治多种病症的复方。（3）临床的巫术性色彩比经藏部分少得多，科学色彩有所强化。（4）除医王耆婆的几次手术外，外科手术的医案较少。（5）僧团中最常见的疾病是风、冷、热三种，最常用的药物是酥蜜糖石蜜等。

律藏对医药事的规定，可以发现有以下几个特点：（1）各部派对医药事的细微规定多所歧异，主要表现在对更药和七日药的规定争议最多也最复

---

① 《大正藏》卷四十，第377页下。

② 《大正藏》卷四十，第379页中。

③ 《大正藏》卷五十三，第543页中。

④ 《大正藏》卷五十，第471页上。

⑤ 《大正藏》卷五十，第513页中。

杂，而且同一部派在这些方面对比丘和比丘尼的戒条也不一样。(2) 医药事与出家事、食事、衣事等的戒条常常交错在一起，密不可分。(3) 对患病僧徒的临床护理和戒律方面的特殊照顾，体现了佛教慈悲为怀的精神。(4) 药物的储存和使用的规定也非常细致。

第二节 《医理精华》和印度佛教医学理论之比较

《医理精华》是一部医方选集，从数部医书中精选出有效的良方，共编为 31 章。其中前四章多讲述有关的医学理论、药物的性质等，使之独立成为一部完整形态的医典。其理论部分尤其以第 1 章“医学理论”（tantra）最重要。第 1 章依次阐述的内容有：医术的分支、疾病的分类、时令季节与体液的关系、生病的原因、三种体液、六种味道、医疗的四种分支、三种体质、消化与疾病的关系、食物的禁忌等。第 2 章“药物的类别”，将具有相似性能的药物归类，共分为 32 组。这种分类的方法与佛教律藏中的药物分为时药、更药、七日药、尽寿药共四种，有着明显的不同。第 3 章“食物与饮料的法则”，主要论述了各类食物和饮料的性能、主治的病症以及饮料的注意事项。其食物和饮料包括米类、豆类、肉类、蔬菜类、水果类、盐类、水类、奶类、油类、糖类、汤类、饼类等。第 4 章“死亡的预兆”，讨论了垂死病人的临床表征、种种预兆，以及垂死病人所做梦境的凶兆与吉兆，医生与信使所见情形的征兆。其余每章各讨论一种疾病，开列出许多药方，其中属于理论成分的是该病的成因、所分的小类、该病的临床表现等。

《医理精华》本质上是一部基本客观的、实用性强的世俗医典，就连其中的比喻也很少与宗教有关，它与佛教可以说毫不相干。不过，《医理精华》与印度古代“生命吠陀”（Āyurveda）体系一脉相承，而印度佛教医学在医学理论和临床实践上与“生命吠陀”体系有着千丝万缕的联系，因此，利用汉译佛典的材料，将《医理精华》与印度佛教医学从理论上进行比较，将初步揭示印度佛教医学中哪些是传统的“生命吠陀”的因素，哪些是佛教的独立创造成分，同时也有助于深入探讨《医理精华》的特色。

一、《医理精华》与印度佛教病因学之比较

《医理精华》继承了传统的“生命吠陀”的说法，将全部的医术分为八支，即《南海寄归内法传》中所引的“八医”和《金七十论》中的“八分医方”。印度佛教医学称之为“八术”或“八种术”。《金光明最胜王经》中的持水长者“善医方，妙通八术”。《大般涅槃经》卷二十五云：“譬如良医善八种术。”①

从病因学的角度来看，《医理精华》中没有提及“什么是病”这一问题，主要涉及疾病的总体分类和疾病的形成原因。而印度佛教医学中的病因学，首先对“什么是病”做出了解释。原始佛教的核心概念之一“四谛说”，提出“苦、集、灭、道”四圣谛，“苦”包括生老病死、爱别离、怨憎会、求不得、五蕴盛苦等人生八苦。每当谈到苦谛时，就必定涉及“病苦”，要么对此作出定义，要么列举种种病名。②在生老病死四苦时提到病，这也是佛教医学病因学的特点之一。

对疾病的最常见、最简单的定义是：病者，谓四大不调。亦如《大般涅槃经》卷十一，“云何为病？病谓四大毒蛇互不调适”。《毗婆尸佛经》：“云何名病？瑜誐答言：四大假合，虚幻不实，稍乖保调，即生苦恼，此名为病。”四大不调也是佛教医学通常所说的病因，佛经中的解说很详细。许多佛经列举了种种病名，比如《佛说四谛经》：

病为何等？有头病，有腹病，有耳病，有鼻病，有口病，有唇病，有舌病，有咽喉病，有哕病，有变病，有下病，有热病，有淋沥病，有癫病，有咽瘤病，有寻寻病，有骨节病，有皮病，有肪病，有血热病，有痰病，是亦余若干，皆从猗生。③

上述的病名多见于《医理精华》。“变病”即“变吐”之病，指呕吐。④“寻寻病”尚不知何指。

《医理精华》将疾病总体分为四类：

对一个人来说，他的本质是以（几）大元素作为特征的，这几大元素就

---

① 分别为《大正藏》卷十六，第447页下；《大正藏》卷十二，第511页中。

② 《大正藏》卷一，第154页下。

③ 《大正藏》卷一，第815页上。

④ 谭代龙：《试论“变”有“呕吐”义及其原因》，《语言研究》2006年第1期，第112—114页。

是他生病的根源。一般认为，众病即：身体的、精神（心理）的、偶然的和遗传的（与生俱来的）毛病。（Si.1.2）

可以认为，身体的诸病是指发烧、皮肤病等；精神的诸病是发怒等；偶然的诸病是由受伤而引起的；遗传的众病即饥饿、干渴、（年老）等。（Si.1.3）

这种分类方法实际上暗含了两个分类标准，其一按照疾病的内在性与外在性分类（身体的和精神的）；其二按照疾病的偶然性与必然性分类（偶然的与遗传的）。第四类“与生俱来的（遗传的）病”并不实指什么疾病，而是常见的生理状态：饥饿、干渴、年老等。印度古代医家认为这些状态并不是人们的“常态”，而属于“病态”。这种哲学观念与中医差别甚大。

佛教医学常将疾病总体一分为二：身病与心病。但身病与心病的进一步细分，在各经典又有所不同。对疾病的分类较具体系性的是《大般涅槃经》卷十二：

云何为病？病谓四大毒蛇互不调适。亦有二种，一者身病，二者心病。身病有五，一者因水，二者因风，三者因热，四者杂病，五者客病。客病有四，一者非分强作，二者忘误堕落，三者刀杖瓦石，四者鬼魅所著。心病亦有四种，一者踊跃，二者恐怖，三者忧愁，四者愚痴。……身心之病凡有三种。何等为三？一者业报，二者不得远离恶对，三者时节代谢，生如是等因缘、名字、受分别病。因缘者，风等诸病；名字者，心闷、肺胀、上气、嗽逆、心惊、下痢；受分别者，头痛、目痛、手足等痛，是名为病。[①]

上段引文前半部分非常清楚，后半部分将身病与心病又杂糅为“身心之病”。“业报、不得远离恶对、时节代谢”，是按照致病的原因来分类的。“因缘、名字、受分别”中，因缘是指那些用致病的原因来命名的疾病；名字是指疾病的名称；受分别是指人体不同部位所受的病痛。

佛教医学中有的将身病、心病各分为三种。《七处三观经》云：

世间有三大病，人身中各自有。何等为三？一为风，二为热，三为寒，是三大病。……人亦有三病共生共居道德法见说，一者欲，二者恚，三者痴。[②]

① 《大正藏》卷十二，第676页中。

② 《大正藏》卷二，第882页上。

前三种是身病，后三种是心病。《思维略要法》也指出，身有三病，风寒热也，世药可治；心有三病，贪瞋痴，唯佛法可治。佛经在解释病因“四大不调”时，又常将每大不调对应一百一病，共成“四百四病”的说法。《修行地道经》卷一“五阴成败品第五”则云：“其人身中因风起病有百一种，寒、热、共合，各有百一，凡合计之四百四病。”这是从三液的角度来分类的。从疾病的总体分类来看，“四百四病”[①]归属于身病的范畴。比较可知，佛医中的身病、心病（恚等）类似于《医理精华》中“身体的病”与“精神的病”（发怒等），但并不能完全对等，因为“身体的病”数目超过三种（风热寒）或五种（因水、因风、因热、杂病、客病）；“精神的病”（精神的不健康状态）不包括心理上的贪婪和愚痴（贪痴 / 欲痴）等。不过，佛医的“杂病”是一个指代范围很广的集合名词，除因为水、风、热所导致的病症和“客病”之外，可指其他所有的身体疾病。“客病”中的第三种“刀杖瓦石”与《医理精华》中“偶然的病”（受伤等）可以对应。

“人生八苦”之说并不是佛教的独创，印度其他的哲学派别中也有人生之苦的理论，数论派的经典《金七十论》就有“三苦论”。在分析三苦时，《金七十论》引用了“医方”对病苦的阐释。其卷上云：

何者为三苦？一依内、二依外、三依天。依内者，谓风热痰不平等，故能生病苦。如医方说，从齐（脐）以下是名风处，从心以下是名热处，从心以上并皆属痰。有时风大增长，逼痰热则起风病。热痰亦尔，是名身苦。心苦者，可爱别离、怨憎聚集、所求不得，分别此三，则生心苦。如是之苦名依内苦。……一者八分医方所说能灭身苦，二者可爱六尘能灭心苦。[②]

病苦即依内苦，又分身苦、心苦两种。心苦与佛教“人生八苦”中的“爱别离、怨憎会、求不得”完全相同。身苦与心苦大致相当于佛医的身病与心病。此段中的医理直接引自“医方”，是传统的生命吠陀的观点。它对

① 《大正藏》卷十五，第 188 页下。

② 《大正藏》卷五十四，第 1245 页上一中。现存的一个梵文本《僧佉论》，与陈真谛的汉译本差别较大，不是真谛所依据的原本。而且从梵文语法现象上来判断，此本比真谛的原本要晚四五个世纪。此本对应的段落试译如下：“此处三苦——依内苦、依外苦、依天苦。此处依内苦分两种——身体的（身苦）和精神的（心苦）。身苦是风、胆汁、痰被搅乱，[引起的] 发烧、痢疾等 [疾病]。心苦是与所喜欢的人分离、与不喜欢的人相聚等等。……对这两种依内苦来说，根据医方（生命吠陀论）的方法，同亲爱者结合、同不喜欢的人分离等等，以及服用苦涩的、收敛性的煮沸的汤剂等这些 [可消除] 依内苦的手段。”

病的起因（风热痰不平等）、风热痰的位置以及风热痰的消长变化等论述，与《医理精华》比较吻合。

人的身体是体液、元素和杂质（三者）的载体。如果它们是平衡的，身体则健康；如果有一个上升或下降，则生病。（Si.1.10）

内风处在肛门、[骶骨] 和股间的部位。胆汁位于大肠内。（Si.1.17—18）

痰处在胃、喉咙、胸腔、头部和关节中。（Si.1.19）

《金七十论》中的风（vāta）、热（pitta）、痰（śleṣhma）即《医理精华》的内风（vāyu）、胆汁（pitta）、痰（śleṣhma），《医理精华》对三液的位置描述得更准确。人体内的这三种体液处于均衡状态，人就健康；三种中的任何一种单独或两种共同增长，剩下的就会减弱，三液就不再平衡，导致种种疾病。所以，三液失衡导致疾病乃是《医理精华》病因学的主要观点。另一方面，《医理精华》病因学是一个概括性的总说法，并没有对它所分的四类疾病（身体的、精神的、偶然的、遗传的）一一揭示其病因。细看之下就会发现，三液失衡说实际上仅仅揭示了身病的成因。

佛教医学常常从三个方面来揭示病因，即外因、内因和业因。外因对应于身病，内因对应于心病，业因对应于业报之病。外因即地、火、水、风四大不调；内因是贪、瞋、痴三毒为患；业因是前生的孽债宿根的果报。① 下面从这三个方面来依次说明：

（1）外因。人体由“四大”元素假合成身，这是印度各派哲学的共同观念。四大不调是指地、水、火、风四种元素失去平衡状态，引发人体的疾病。《人身四百四病经》主要叙述了“四大”说。三国孙吴时竺律炎共支越译的《佛说佛医经》亦云：

人身中本有四病，一者地，二者水，三者火，四者风。风增气起，火增热起，水增寒起，土增力盛。本从是四病，起四百四病。土属身、水属口，火属眼，风属耳。火少、寒多、目冥。②

《修行本起经》卷下，亦云：

何如为病？答言：人有四大，地火水风，大有百一病，展转相钻，四百四病同时俱作，此人必以极寒、极热、极饥、极饱、极饮、极渴，将节

① 李良松、孙婷：《佛教医药学术体系概论》，“佛教文化与现代社会”研讨会论文，1997 年 12 月。

② 《大正藏》卷十七，第 733 页上。

失所，卧起无常，故致斯病。[①]

《修行地道经》卷四，亦云：

身水增减，令发寒病，有百一苦。本从身出，还自危已也。若使身火复有动作，则发热疾百一之患，本从身出，还复自危也。风动若起，则得风病百一之痛也。地若动者，众病皆兴，是为四百四病俱起也。[②]

《南海寄归内法传》卷三，“进药方法”：

夫四大违和，生灵共有，八节交竞，发动无恒。凡是病生，即须将息。故世尊亲说《医方经》曰：四大不调者，一窭噜，二燮跛，三毕哆，四婆哆。初则地大增，令身沉重。二则水大积，涕唾乖常。三则火大盛，头胸壮热。四则风大动，气息击冲。即当神州沉重、痰癊、热黄、气发之异名也。若依俗论，病乃有其三种，谓风、热、癊，重则与癊体同，不别彰其地大。[③]

也有人将经名定为《世尊亲说医方经》，但大藏经中没有此经的译本。此经中的四大不调，与上引各经似异实同。窭噜即 guru，意为沉重；燮跛即 kapha，指痰；毕哆即 pitta，指胆汁；婆哆即 vāta，指内风；四者分别对应于地、水、火、风。它们与中医所说的沉重、痰癊、热黄、气发四个概念差不多。

“四大”学说对中医曾经产生了巨大的影响，还有的中医学者试图将“四大”与“五行”理论结合起来。申俊龙《佛教与中国传统医学》一文对此有专节论述。[④]除了其文中所引的《补阙肘后百一方·序》、《诸病源候论》、《千金要方》卷一《诊候》、《外台秘要》卷二十一《天竺经论》这些常见材料外，在较晚期的《医方类聚》中还有一则材料较重要。具引如下：

予尝历览诸家方论，探求医之妙理。复读佛书，见经中多引医为喻，有云医善巧方便，普救一切人，则知医之心即佛之心也。诊疗之际，可不明其所以乎？盖人之有生寓形宇内，假合四大以为身。四大者何？地水火风也。其生也由此，而其成死也由此而灭，从本不实故也。人之死生既系乎此，则为医者正当明死生之理，以究其疾痛之源可也。夫发、毛、爪、齿、皮、

① 《大正藏》卷三，第 466 页下。

② 《大正藏》卷十五，第 209 页中。

③ 王邦维校注：《南海寄归内法传校注》，第 157 页。

④ 该文收入王尧主编：《佛教与中国传统文化》，第 922—956 页。

肉、筋、骨、髓、脑、垢、色，皆属乎地。若地大不和，则发焦、毛拔、爪枯、齿槁、皮缓、肉脱、筋急、骨痿、髓竭、脑转、面垢、色败，此病之原于地大者也。唾、涕、脓、血、津、液、涎、沫、痰、泪、精、气、大小便利，皆属乎水。若水大不和，则多唾、鼻涕、脓溃、血溢、津液不收、涎沫流出、痰壅、泪盈、精走、气泄、大小不净，盈流于外，此病之原于水大者也。至于暖气则归火，动转则归风。若火大不和，为烦、为热、为焦渴、为痈疡、为狂走、为癃闭。若风大不和，为偏枯不随、为四肢瘫痪、为口眼㖞斜、为筋脉挛急、为痒、为痛、为痹、为帬。火大风大，病各不同。四者和合，则一身安荣。有一不和，皆能为病，况于离散者乎？矧乎四大之身，人所均有，而不自觉知，医之圣师亦秘而不示于人，唯佛书则言之详矣。盖佛为大医王，了达生死，极能洞明此理。予因得以经中所说一贯乎医，后之来者毋以予言为迂，若以予言为迂，是亦以佛氏为迂。[①]

此段文字既将佛经中“四大不调”的病因说做了概括，指明各类疾病起因的归属，又是佛医理论对中医影响的有力证明。

除了基本的“四大不调”之外，饮食失调等外在因素导致疾病也是佛医理论的病因说的重要组成部分。

（2）内因。凡夫之病有三种：贪欲、瞋恚、愚痴。这三种主要的心病就是由于人们心目中的三毒（贪、瞋、痴）所造成的。贪、瞋、痴既是病，也是病之因。佛教是从心理学的角度，来探求人们的心理疾病的成因。心理因素不仅引起心理上的疾病，也会导致身体生理上的毛病。这与现代意义上的心理疾病原理是相通的。《释氏要览》中强调“喜、怒、忧、惧、爱、憎、欲”七情为致病要素。《大般涅槃经》卷十一云：

一切众生，有众毒箭则病因，何以为四？贪欲、瞋恚、愚痴、骄慢，若有病因则有病生。所谓爱热肺病，上气呕逆，肤体习习，其心闷乱，下痢哕噎，小便淋沥，眼耳疼痛，背满腹胀，癫狂干痟，鬼魅所著，如是种种身心诸病。[②]

又，同经卷二十五、卷三十九分别云：

知诸凡夫病有三种，一者贪欲、二者瞋恚、三者愚痴，贪欲病者教观骨

① 参见《医方类聚》点校本，第一册。

② 《大正藏》卷十二，第428页上。

相、瞋恚病者观慈悲相、愚痴病者观十二缘相。……一切众生亦复如是，有三种病，一者贪、二者瞋、三者痴。如是之病，有三种药。不净观者能为贪药，慈心观者能为瞋药，观因缘智慧为痴药。[①]

此处着重指出了治疗这三种主要心病的方法。

（3）业因。这是佛医理论的病因说中最具佛教特色的部分，也是与“生命吠陀”理论差别最大的所在。需要注意的是，《医理精华》中的“与生俱来的病”并不是指前世的业报所带来的今生病痛。

佛教极力强调业力果报。今生的病苦不是凭空而来的，而是与前生的行为有着直接的因果联系。就连佛世尊本人以及佛的大弟子舍利弗都逃脱不了疾病的业报。佛教医学还认为，凡夫业报所感的疾病叫作“因中的实病”，而佛世尊等圣人身体所示现的疾病叫作“果中权病”。《僧伽罗刹所集经》云：“众生之类因病所逼，一病动百病增，无有能脱此病者，除其智者。”[②]所谓的众生即凡夫，智者即圣人。圣人与凡夫虽然同样受病报，但是圣人只有身病而无心病的报应。

《萨婆多毗尼毗婆沙》卷四云：

……舍利弗病者，佛弟子中多病无过舍利弗，常患风冷，又病热血，……舍利弗有大功德智慧，何以有如是病耶？又言，舍利弗前世业缘故，以过去世恼乱父母及以师僧，是故有病。[③]

《兴起行经》记载了世尊多次得病和受伤的故事：佛说头痛宿缘经第三；佛说骨节烦疼因缘经第四；佛说背痛宿缘经第五；佛说木枪所刺因缘经第六。[④]这些故事指出，世尊之所以在今生遭受这么多的病痛，就是因为世尊前世做了种种恶事。从而告诫人们今生多多行善，切勿作恶，以免来世受报应之苦。

《阿那律八念经》云：“病者，谓人罪行所致，痈疽疮脓痾癞长病，亦百余种。”[⑤]明确指出，病的根源就在于人的罪行，罪行即人前生所作的种种恶事。

① 《大正藏》卷十二，第511页中，第539页下。

② 《大正藏》卷四，第117页上。

③ 《大正藏》卷二十三，第528页下。

④ 《大正藏》卷四，第166页下—169页上。

⑤ 《大正藏》卷一，第836页。

《异出菩萨本起经》云："是人宿命为恶，今生为人，食饮不节，卧起无常，中得为病。"①

则说明前生的宿命恶行，引起今生的饮食不节等行为，从而导致疾病。佛教医学认为，由于人的业行有好坏善恶之分，因此所得的疾病报应就呈现多少的差别。《佛为首迦长者说业报差别经》云：

复有十业能令众生得多病报。一者好喜打拍一切众生；二者劝他令打；三者赞叹打法；四者见打欢喜；五者恼乱父母，令心忧恼；六者恼乱贤圣；七者见怨病苦，心大欢喜；八者见怨病愈，心生不乐；九者于怨病所，与非治药；十者宿食不消，而复更食。以是十业，得多病报。

复有十业能令众生得少病报。一者不喜打拍一切众生；二者劝他不打；三者赞不打法；四者见不打者，心生欢喜；五者供养父母及诸病人；六者见贤圣病，瞻视供养；七者见怨病愈，心生欢喜；八者见病苦者，施与良药，亦劝他施；九者于病苦众生，起慈愍心；十者于诸饮食，能自节量。以是十业，得少病报。②

《分别善恶报应经》卷上：

复云何业获报多病？有十种业。何等为十？一自坏有情，二劝他令坏，三随喜坏，四赞叹坏，五不孝父母，六多结宿冤，七毒心行药，八悭吝饮食，九轻慢圣贤，十毁谤师法。如是十种获报多病。复云何业获报少病？有十种业。何等为十？一不损有情，二劝他不损，三不随喜损，四不赞叹损，五离庆快损，六孝养父母，七尊重师长，八不结宿冤，九施僧安乐，十施药饮食。如是十种获少病报。③

上述二经均列举了得少病报的十种恶业和得多病报的十种善业。《医理精华》中没有什么有关业报致病的理论，因此，业因说是《医理精华》和佛教医学病因理论最大的区别所在。业因说在中医学界产生过影响，具体参见申俊龙《佛教与中国传统医学》一文中"缘起、轮回说对中医学的影响"一节。

（4）综合因。有的佛经并没有如此清楚地将病因分成外、内、业因三部

① 《大正藏》卷三，第 618 页中。
② 《大正藏》卷一，第 892 页上。
③ 《大正藏》卷一，第 896 页下—897 页上。

分，而是将各种病因杂糅在一起，列举出来。《佛说佛医经》云：

人得病有十因缘：一者久坐不饭、二者食无贷、三者忧愁、四者疲极、五者淫泆、六者瞋恚、七者忍大便、八者忍小便、九者制上风、十者制下风。从是十因缘生病。[①]

这十种原因涉及人的生理、心理、行为的失调，将疾病的内外因等综合在一起。《佛说佛医经》还列举了致死的九因缘，有饮食方面的，也有业行方面的，以及社会环境的不良影响。《释禅婆罗蜜多次第法门》也接受了疾病综合因的观念，把病因分为六类：外感风寒、劳累过度、饮食不洁、坐禅偏差、业报、鬼魔。不过这六类忽视了内因（心理因素）的致病作用，而添加了“鬼魔”这一因素。《摩诃止观》卷八，亦提出六项病因，即“一四不顺，故病。二饮食不节，故病。三坐禅不调，故病。四鬼神得便，五魔所为，六业起，故病。”[②]

总之，佛教医学的病因理论是从人类的生理、心理、行为乃至社会环境的影响等大的整体系统来揭示疾病的。《医理精华》则只注重人的外部因素，而忽视人的心理因素，因此其病因说缺乏整体系统性。

二、《医理精华》与佛教医学理论的其他比较

（一）食物与消化

《医理精华》第 1 章对饮食与疾病的关系进行了深入的探讨，既指出食物不消化的四种特征、对身体的不良影响，以及针对各种症状所应采取的措施，也指出了哪些性能相冲的食物不宜同食。

如果食物没有被消化、消化之火热量减弱，它就是一切诸病的根源。它的特征也是四种：（1）胃是满的；（2）口水是酸的；（3）湿气和乳糜不会消化；（4）大小便难以下泻。

由于胃是满的，引起胆汁失调，多唾沫，心绪不宁，肠胃气胀。在这种情况下，应该用菖蒲和盐煮水喝，使他呕吐。

由于酸口水过多，就可能导致吐酸水，头昏眼花，眩晕发呆和干渴。因

① 《大正藏》卷十七，第 737 页中。

② 《大正藏》卷四十六，第 106 页下。

此，在那种情况下，他必须喝冷开水，并使他坐在凉快的地方。

由于乳糜不消化，一个人就会身体疲倦，伸懒腰，头脑发木，厌食。在那种情况下，让他整天睡觉，断食，并（注意）防止风病。

（大小便）难以排泄的病态有（胃）疼、便溏、而且大小便中止。在那种情况下，要用发汗剂，并喝盐水。

由于所吃的食物性质相反，所有的病由此而生。因此，在放弃那些不兼容的食物之后，去吃有益的食物，这就对了。（Si.1.50—55）

如果那个人出于无知，服用了那些味道和性能都相冲的食物、或类似的东西，那么这个人将会被病痛所折磨，甚至死亡。（Si.1.57）

他应该使用泻药和催吐剂，去解决由于（吃了）物性相反的食物所得的病。（Si.1.58）

它明确指出，食物没有被消化和消化之火热量减弱就是一切诸病的根源。消化不良会引起身体的连锁反应，从而引起胆汁失调、多唾沫、心绪不宁、肠胃气胀、身体疲倦、伸懒腰、头脑发木、厌食等症状。此外，在平常的饮食中不注意有关食物的禁忌，吃那些性质相反的食物，会出现中毒等症状，甚至被病痛折磨致死。

在佛教的病因学中，尤其强调了饮食不调的致病因素，并有“食多有五罪”的教诫。佛教认为贪食会使人烦心，而少吃能使人潜心修行、锻炼心智。《增一阿含经》亦指出：“若过分饱食，则气急心满，百脉不通，令人壅塞，坐卧不安。”若限分少食，则食羸心悬，意虑无固。因此，佛教提倡饮食适量，并将“过午不食”作为一条很重要的规定。凡是不良的饮食习惯、起居不当，都会影响消化系统并导致身体的疾病。《南海寄归内法传》云：

凡有食噉，令身不安者，是与身为病缘也，不要头痛卧床，方云是疾。[1]

《过去现在因果经》卷二，云：

夫谓病者，皆由嗜欲，饮食无度，四大不调，转变成病。百节苦痛，气力虚微，饮食寡少，眠卧不安。[2]

义净在《南海寄归内法传》中还指出：

凡四大之身有病生者，咸从多食而起，或由劳力而发。或夜餐未泻，平

① 王邦维校注：《南海寄归内法传校注》，第151页。

② 《大正藏》卷三，第630页上。

旦便餐。或旦食不消，午时还食。因兹发动，遂成霍乱。呃气则连宵不息，鼓胀即终旬莫止。①

正由于饮食不当给身体带来种种不良后果，因此义净极力主张节食，并说明印度人在生病期间所采用的断食疗法是很有效果的。饮食不当不仅致病，甚至致死。《佛说佛医经》列举患病十因缘的第二条就是“食无贷”，并强调患病致死的九因缘，其前四种亦与饮食习惯有关。该经云：

佛言，有九因缘，命未当尽为横尽。一不应饭为饭，二为不量饭，三为不习饭，四为不出生，五为止熟，六为不持戒，七为近恶知识，八为入里不时，不如法行，九为可避不避。如是九因缘，人命为横尽。不应饭为饭，谓不可意饭，亦谓不随四时食，亦为以饭复饭，是为不应饭为饭。不量饭者，谓不知节度，多食过足，是为不量饭。不习饭者，谓不时食，若至他郡国，不知俗宜，饭食未习，不稍稍饭，是为不习饭。不出生者，谓饭物未消复上饭，若服药吐下不尽，便食来，是为不出生。②

《摩诃僧祇律》卷二十八，云：

病人成就五法难看，何等五？不能服随病药、随病食；不从看病人语；病增损不知；苦痛不能忍苦；懈怠无慧；是名五法病人难看。……病人九法成就，命虽未尽而必横死。何等九？一知非饶益食贪食，二不知筹量，三内食未消而食，四食未消而擿吐，五已消应出而强持，六食不随病食，七随病食而不筹量，八懈怠，九无慧。是名九法成就而必横死。③

病人难看的第一条就是不能服随病食。病人横死有六种是不良的饮食所造成的。与之相反的是病人“成就九法终不横死”，那就必须改变这些坏的习性。

为了养成良好的饮食习惯，以减少疾病，灭断贪欲，护养身心的健康，佛教对饮食做出了种种细致的规定。在律藏中，《五分律》第三分之八“食法”等阐述了饮食的戒条。佛教所采取的措施中，最主要的两条是过午不食和素食制度。禁断食肉在大乘佛教中更严格和普遍。禁断食肉，就意味着不杀生，这也是佛教大慈悲精神的具体表现。《十诵律》中提倡喝粥，其卷

---

① 王邦维校注：《南海寄归内法传校注》，第 155 页。

② 《大正藏》卷十七，第 737 页中。

③ 《大正藏》卷二十二，第 457 页上。

二十六云："粥有五事利身，一者除饥、二者除渴、三者下气、四者却脐下冷、五者消宿食。"[①]《医理精华》在治疗发烧（Si.5.22）和便秘（Si.19.8）等病时，也主张喝粥。

除了有关的食物疗法之外，断食疗法在《医理精华》中也多次运用：乳糜不消化（Si.1.53）；刚发烧时（Si.5.13）；断食适度（Si.5.15）；断食过度（Si.5.16）；断食后喝汤（Si.5.20）；治疗未成熟痢疾（Si.6.11）；刚患出血症（Si.7.12）；止呕吐（Si.17.8）；治疗三液和合型心脏病（Si.19.31）；酒精中毒（Si.22.17）等。[②]

《南海寄归内法传》认为，只要感觉到身体不舒服，快要生病，就赶紧断食。断食可以治疗的病症种类远远多于《医理精华》中涵盖的病症，差不多到了每病皆先断食的地步。"斯乃不御汤药而能蠲疾，即医明之大规矣。"[③]"此等医明传乎帝释，五明一数，五天共遵。其中要者，绝食为最。"[④]可见，佛教医学的断食疗法直接源自印度医方明。断食疗法在7世纪的印度及南海等地还很盛行。义净记载："其西天罗荼国，凡有病者，绝食或经半月，或经一月，要待病可，然后方食。中天极多七日，南海二三日矣。"[⑤]不过，神州之地由于地理环境等因素的不同，并不太流行断食疗法。

（二）时令气候

生命吠陀医学体系也很关注外部的自然环境对人的疾病的巨大影响。《医理精华》就讨论了时令气候、地理环境对人体内三体液的影响。

时间是永恒的，它的特征就是一眨眼一眨眼。不间断的时间，被划分为六个季节。雨季两个月：室罗伐拏月、婆达罗钵陀月；秋季两个月：頞湿缚庾阇月、迦剌底迦月；冷季两个月：末迦始罗月、报沙月；寒季两个月：磨祛月、颇勒窭拏月；春季两个月：制呾罗月、吠舍佉月；热季两个月：逝瑟吒月、頞沙荼月。（Si.1.4）

雨、冷、热这些季节是依据太阳之路的两分而来的。在雨季、冷季和热季中，胆汁、痰和风是增长的。在春季、秋季和雨季时，它们被说成是受影

---

① 《大正藏》卷二十三，第188页下。

② 敦煌出土的《吐蕃医疗术》中，亦用断食疗法。

③ 王邦维校注：《南海寄归内法传校注》，第158页。

④ 王邦维校注：《南海寄归内法传校注》，第160页。

⑤ 王邦维校注：《南海寄归内法传校注》，第162页。

响的。（Si.1.5）

《医理精华》将一年划分为六个季节，在其他书中印度划分季节的方法有多种。《南海寄归内法传》根据佛教的分法是一年分为“五时”，即：

言五时者，既而方域异仪，月数离合，自非指事，难以委知。一谓冬时，有四月，从九月十六日至正月十五日。二谓春时，亦有四月，从正月十六日至五月十五日。三谓雨时，亦有一月，从五月十六日至六月十五日。四谓终时，唯一日一夜，谓六月十六日昼夜。五是长时，从六月十七日至九月十五日。此乃独于律教中佛制，如是次第，明有密意也。若依方俗，或作三时、四时、六时，如余处说。①

《大唐西域记》卷二“印度总述”中“岁时”条②，有几种分法。如来圣教，岁为三时，即热时、雨时、寒时。一年分为春、夏、秋、冬四季。一年分为六时，即渐热、盛热、雨时、茂时、渐寒、寒时。六时的分法是印度民间的习俗。必须注意，六时、《医理精华》的六季与现在十二个月的起至时期是有区别的。

佛教医学论述时令气候对疾病之影响，比《医理精华》更详细。《医理精华》只说了季节对人体三液有影响，而佛教医学还论述了它们是如何影响的。《佛说佛医经》中关于人与自然关系规律教诫说：

春正月二月三月寒多，夏四月五月六月风多，秋七月八月九月热多，冬十月十一月十二月有风有寒。③

《萨婆多毗尼毗婆沙》卷七云：

天竺冬末月八日、春初月八日，此十六日寒热猛甚，多发冷病，以冬春气交诤故；又日在下道行，光照处少，是故寒甚。春末月八日、夏初月八日，此十六日热势极盛，多发热病；以日正在上故，所照处广，是故大热。夏末月八日，冬初月八日，此十六日不寒不热，以日所行道不高不下故，以寒热俱，有发冷热病。④

此处清楚地说明了是由于太阳在一年中所处的轨道位置不同，日照影响了气温，气温则影响到人体，所以寒热等病就此而产生。

① 王邦维校注：《南海寄归内法传校注》，第128页。

② 季羡林等校注：《大唐西域记校注》，第169页。

③ 《大正藏》卷十七，第737页中。

④ 《大正藏》卷二十三，第547页下。

佛教医学还将时令气候与饮食综合考虑，强调在不同的季节应该注意哪些食物是不宜食用的。《佛说佛医经》云：

春三月有寒，不得食麦豆，宜食粳米、醍醐诸热物；夏三月有风，不得食芋、豆麦，宜食粳米、奶酪；秋三月有热，不得食粳米、醍醐，宜食细米、麨、蜜、稻、黍；冬三月有风寒，阳与阴合，宜食粳米、胡豆羹、醍醐。①

《金光明最胜王经》云：

病有四种别，谓风热痰癊，及以总集病，应知发动时。

春中痰癊动，夏内风病生，秋时黄热增，冬节三俱起。

春食涩热辛，夏腻热咸醋，秋食冷甜腻，冬酸涩腻甜。

于此四时中，服药及饮食，若依如是味，众病无由生。②

《医理精华》还强调医生在看病时，要注意到地域因素，因为不同的地理环境所诱发的疾病也不相同。

对地点而言，多水、有森林和山峦的地区，常潮湿，易发痰和风病。（Si.1.34）

缺水少树的干旱地区，常发由于血液和胆汁（被扰乱而生）的疾病。（Si.1.35）

在不太干也不太湿的混合型地区，所得的病也认为是混合型的。（Si.1.36）

比较而言，佛教医学对地域因素注意不够。

（三）良医与护理

医德是古今中外医学界无不重视的问题③，《医理精华》也不例外。《医理精华》将医疗分成四个部分：医生、药物、病人和护理员。对医生和护士都提出了职业技术及人格道德两方面的要求。只有符合这两方面的要求，才可称得上是良医或合格的护士（瞻病者）。

医生应学习医药理论，知道其含义，会用药，有一双技巧高明的手，而且心地诚实纯洁。（Si.1.29）

---

① 《大正藏》卷十七，第 737 页中。

② 《大正藏》卷十六，第 448 页上。

③ 蔡景峰、洪武娌：《略论古代藏医医德的发展及其特点》，收入中国西南民族研究学会编：《藏族学术讨论会论文集》，西藏人民出版社 1984 年版，第 516—531 页。

瞻病者应心地诚实、天性愉快、不懈怠放逸，而且强健有力。（Si.1.32）

医生在着手行医之前，要考虑下列因素：地点、时间、年龄、消化之火的热度、习惯、本质特征、药物、身体、心的力量、脑的力量以及病情。（Si.1.33）

佛教医学对良医也是从医术和医德两方面做出要求的。医术上要精通各科、善于观察病相，对症下药；医德上要对病人一视同仁，体现出慈悲爱心。《大般涅槃经》卷二十五，云：

譬如良医善八种术，先观病相，相有三种，何等为三：谓风热水。有风病者授之酥油，热病之人授之石蜜，水病之人授之姜汤，以知病根，授药得差，故名良医。…… 见诸病人不观种姓、端正好丑、钱财宝货，悉为治之。是故世称为大良医。[①]

《金光明最胜王经》则着重从医术上对善医者提出要求：

食后病由癊，食消时由热，消后起由风，准时须识病。

既识病源已，随病而设药。假令患状殊，先须疗其本。

风病服油腻，患热利为良，癊病应变吐，总集须三药，

风热癊俱有，是名为总集。虽知病起时，应观其本性。

如是观知已，顺时而授药。饮食药无差，斯名善医者。

复应知八术，总摄诸医方，于此若明闲，可疗众生病。[②]

《佛说医喻经》叙述了良医知病识药的四种方法：“一者识知某病应用某药；二者知病所起随起用药；三者已生诸病治令病出，四者断除病源令后不生。”[③]

佛经中护理病人最著名的故事是世尊亲自护理一位生病的比丘。该故事见于《五分律》卷二十[④]、《四分律》以及其他经典。《大智度论》云：“大慈与一切众生乐，大悲救一切众生苦；大慈以喜乐因缘与众生，大悲以离苦因缘与众生。”

---

① 《大正藏》卷十二，第 511 页中。

② 《大正藏》卷十六，第 488 页上—中。

③ 《大正藏》卷四，第 802 页上。

④ 《大正藏》卷二十二，第 139 页下。

所以，佛陀要求比丘四众本着慈悲为怀的精神去护理病人，并对此做出了许多规定。这也说明佛教医学已经注意到对病人不仅要施药，而且要使病人心理舒坦、精神受到安慰，才可更快康复。佛教医学的这些理论对中医学家的医德和治疗学也产生了较大的影响 。①

《医理精华》和佛教医学在疾病的分类、病因学、饮食与时令对疾病的影响、医德、护理学等理论方面，存在着许多相似之处。这是因为它们均继承了印度生命吠陀体系的理论素养。它们最大的不同在于，《医理精华》没有什么宗教色彩，而佛教医学则将佛学理论融合进印度传统医学之中。这种融合对印度生命吠陀体系既是一种较大的改造，也是某种程度上的丰富。不过，由于佛经的繁复，佛教医学理论的本身也有相互不一致的地方。比如四百四病，有的说“地火水风”各一百一病，而有的则说“病者，有四百四病。风病有百一，火病有百一，水病有百一，杂病有百一”②。从文化交流的角度来看，通过佛教的传播，佛教医学理论对中医也产生了多方面的影响。

第三节 印度佛教律藏药物分类略考

印度古代的医药知识在佛教文献中留下了许多痕迹，特别是在现存的汉译律藏文献中，有着较详细的记载。像印度古代其他的科学知识一样，医学亦染上较浓的宗教、哲学色彩，这一点在律藏文献中有充分的反映。仅从律藏药物的总体分类来说，其佛教特色就是显而易见的。但需首先声明，事实上并无独立的律藏药物可言，本节所指称的只是在律藏文献中所出现的药物而已。

一、佛教律藏药物的总体分类

法藏部的《四分律·药揵度》、大众部的《摩诃僧祇律》、化地部的《五分律·药法》、萨婆多部的《十诵律·医药法》这四部广律，以及根本说一

① 申俊龙前揭文，第四小节“佛教理论对古代医家医德的影响”。

② 《摩诃僧祇律》卷十，《大正藏》卷二十二，第316页下。

切有部的《根本说一切有部毗奈耶药事》，是律藏中较多记载医药知识的文献。其中的药物主要被分成四大类，即“时药、时分药、七日药、尽寿药”。下面分别从这些律文中抽出其药物分类体系来考察，看看不同的部派在这一问题上存在着哪些差别。①

我们先以现存的梵本为例，梵本属于原典，无疑更具权威性。吉尔吉特（Gilgit）出土的梵文写本中②，有较完整的根本说一切有部律典，经与义净的汉译本对比研究发现，它和义净所依据的梵文原本非常接近。③其中的《药事》（*Bhaiṣajya-vastu*）卷一与义净译的《根本说一切有部毗奈耶药事》卷一，意义大致可对应。但梵本卷一的后半部分直至卷九缺失，所缺部分对应的汉译本起自“尔时世尊，为大军长者随顺说法”④，终止于卷九“世尊调伏无稻芊龙王六万眷属已，从座而去”⑤。汉本《根本说一切有部毗奈耶药事》卷一云：“尔时，佛告阿难陀：我今为诸比丘开四种药，一时药，二更药，三七日药，四尽寿药。”所幸梵本卷一记载的药物分类的部分尚存，也是把药物分成四类。梵汉二者的大致对应，如下所示：

Kalika : maṇḍa、odana、kulmāṣa、māṃsa、apūpa.

时药：麨、饼、麦豆饼、肉、饭。

Yāmika : coca-pāna、moca- pāna、kola-pāna、aśvattha-pāna、

更药：招者浆、毛者浆、孤洛迦浆、阿说他果、

udumbara-pāna、paruṣika-pāna、mṛdvīka-pāna、kharjūra-pāna.

乌昙跋罗、钵鲁洒、篾栗坠浆、渴树罗浆。

---

① 季羡林先生在《古代印度沙糖的制造和使用》（《历史研究》1984 年第 1 期。后选入《季羡林学术论著自选集》，北京师范学院出版社 1991 年版，第 310—342 页）中，利用汉译律藏的资料，对“什么是病？什么是药？”已进行了探讨。他在谈药物的类名时，分列为三类，“（1）按药物的性质来分：a 有所谓含消药……b 有所谓五种涩药……（2）按服用的时间来分。一般分为四种……（3）按用法来分……”。窃以为其中的（1）并不是对药物的总体分类，所列的“五种涩药”等仅属于尽形药的范围而已。本节主要讨论的是其中的（2）。

② 此批梵本出土于克什米尔，已有两人校录过其中的《根本说一切有部药事》等律事。其一：*Gilgit Manuscripts*，vol. Ⅲ，part 1，ed. by Nalinaksha Dutt，Srinagarkashmir。其二：*Mūlasarvāstivādavinayavastu*，vol.1，ed. by Dr. S. Bagchi，Delhi，1967。本文所引用的为后者。

③ 参见季羡林先生《记“根本说一切有部律”梵文原本的发现》一文，《中印文化关系史论丛》，人民出版社 1957 年版。

④ 《大正藏》卷二十四，第 3 页下。

⑤ 《大正藏》卷二十四，第 40 页下。

Sāptāhika：sarpis、taila、phānita、madhu、śarkara.

七日药：酥、油、糖、蜜、石蜜。

Yāvañjīvika：Mūla-bhaiṣajya：musta、vaca、haridra、ārdraka、ativiṣa.

尽寿药：根药：香附子、菖蒲、黄姜、生姜、白附子等。

Gaṇḍa-bhaiṣajya：candana、cavika、padmaka、devadāru、guḍūci、dāruhridra.

茎药：栴檀香药、葛柏木、天木香、不死藤、小栢等。

Pattra-bhaiṣajya：poṭola-pattra、vāśika-、kośātakī-、saptaparṇa-.

叶药：酸菜婆奢迦叶、纴婆、高奢得枳。(共三叶)

Puṣpa-bhaiṣajya：vāśika-puṣpa、nimba-、dhātukī-、saṭi-、padmakeśara.

花药：婆舍迦花、纴婆花、陀得鸡花、龙花、莲花等。

Phala-bhaiṣajya：harītaki、āmalaka、vibhītaka、marica、pippalī.

果药：诃梨勒果、庵摩勒果、鞞醯得枳果、胡椒、荜茇等。

Pañca-jatu：hiṅgu、sarjarasa、taka、takakarṇi、tadāgata.

五种黏药：阿魏、乌糠、紫矿、黄蜡、安悉香。

Pañca-kṣāra：yava-kṣāra、yavasuka-、sarjika-、tila-、vasaka-.

五种灰：䵃麦灰、油麻灰、䵃麦麸灰、牛膝草灰、婆奢树叶灰。

Pañca-lavaṇa：saindhava、viḍa、sauvarcala、romaka、samudraka.

五种盐：乌盐、赤盐、白石盐、种生盐、海盐。

Pañca-kaṣāya：āmra-kaṣāya、nimba-、jambu-、siriṣa-、kosamba-.

五种涩药：阿摩罗木、楝木、瞻部木、尸利沙木、高苦薄迦木。

需要特别郑重说明的是，以上的梵汉药物名并不是一一对应。比如：梵文的茎药有六种，叶药有四种，而汉文的前者五种“等”、后者“共三叶”，均少了一种。

《摩诃僧祇律》卷三：

时药：一切根：治毒草根、藕根、菟楼根、芋根、萝蔔根、葱根

一切谷：稻、赤稻、小麦、穬麦、小豆、胡豆、大豆、豌豆、粟、黍、麻子、姜句、阇致、波萨陀、莠子、脂那句、俱陀婆。(共 17 种)

一切肉：水虫肉：鱼、龟、提弥祇、罗修罗、修修磨罗

陆虫肉：两足、四足、无足、多足

夜分药：菴罗浆、拘梨浆、安石榴浆、巅哆梨浆、蒲桃浆、波楼沙浆、
揵揵浆、芭蕉浆、罽伽浆、劫波罗浆、婆笼渠浆、甘蔗浆、
呵梨陀浆、呿波浆。（共 14 种）

七日药：酥 ：牛酥、水牛酥、羖羊酥、羺羊酥、骆驼酥
油 ：胡麻油、芜菁油、黄蓝油、阿陀斯油、蓖麻油、比楼油、
比周缦陀油、迦兰遮油、差罗油、阿提目多油、缦头油、
大麻油等。
蜜 ：军荼蜜、布底蜜、黄蜂蜜、黑蜂蜜
石蜜：盘挓蜜、那罗蜜、缦阇蜜、摩诃毗梨蜜
脂 ：鱼脂、熊脂、罴脂、修修罗脂、猪脂
生酥：牛羊等诸生酥

尽寿药：诃梨勒、毗醯勒、阿摩勒、荜茇、胡椒、姜、长寿果、
仙人果、乳果、豆色果、波罗悉多果、槃那果、小五根、
大五根、一切盐除八种灰余一切灰、除石蜜滓地余一切地。[①]

《十诵律》卷二十六“七法中医药法第六”：

佛言：若不自乞，檀越施应受。从今日听僧服四种药。何等四种药？一时药，二时分药，三七日药，四尽形药。

时药：五种佉陀尼：根食：芋根、蔙根、芦卜根、芜菁根等。
茎食：芦卜茎、谷梨茎、罗勒茎、柯蓝茎等。
叶食：芦卜叶、谷梨叶、罗勒叶、柯蓝叶等。
磨食：稻、大麦、小麦等。
果食：庵罗果、阎浮果、波罗萨果、镇头佉果、
那梨耆罗果等。
五种蒲阇尼：饭、麨、面、肉、鱼。
五似食：糜、粟、穬麦、莠子、迦师等。

时分药：若净洒浆汁，是名时分药。

七日药：酥、油、蜜、石蜜。

尽形寿药：五种根药：舍利、姜、附子、波提毗沙、菖蒲根。
五种果药：呵梨勒、鞞醯勒、阿摩勒、胡椒、荜茇罗。

---

① 《大正藏》卷二十二，第 244 页中—下。

五种盐：黑盐、紫盐、赤盐、卤土盐、白盐。

五种树胶药：兴渠、萨遮罗、荼帝夜、帝夜波罗、帝夜槃那。

五种汤：根汤、茎汤、叶汤、花汤、果汤。①

《十诵律》卷二十一“七法中受具戒法第一”还记载了以下的药物，缺少“时药”“时分药”两项，其余与上列几乎全同：

四种含消药：酥、油、蜜、石蜜。

四种净脂：罴脂、驴脂、猪脂、鳣脂

五种根药：舍利、姜、赤附子、波提毗沙、昌蒲根

五种果药：呵梨勒、鞞醯勒、阿摩勒、胡椒、荜茇罗。

五种盐：黑盐、白盐、紫盐、赤盐、卤土盐。

五种汤：根、茎、叶、花、果汤。

五种树胶药：兴渠、萨遮罗、萨谛掖谛、掖提谛、掖婆那。②

此外，《根本说一切有部百一羯磨》卷五：

如世尊说，有四种药应受用者。云何为四？一时药，二更药，三七日药，四尽寿药。

时 药：五种珂但尼〔译为五嚼食，即是根茎花叶果，意即咬嚼为义〕

五种蒲膳尼〔译为五噉食，即是麨饭、麦豆饼、肉与饼，此中意取含噉为名。旧云奢耶尼者，遍检梵本，全无此名。〕

更 药：八种浆：招者浆、毛者浆、孤落迦浆、阿说他果子浆、乌昙跋罗浆、钵噜洒浆、蔑栗坠浆、渴树罗浆。

七日药：酥、油、糖、蜜。

尽寿药：〔谓根茎花叶果即是，凡为草木药物不过于此，便是总摄诸药品类斯终矣。及五种盐广如余处。〕③

---

① 《大正藏》卷二十三，第193页下—194页上。

② 《大正藏》卷二十三，第156页下—157页上。此处树胶药“萨谛掖谛、掖提谛、掖婆那”与《十诵律》卷二十六中所列树胶药“荼帝夜、帝夜波罗、帝夜盘那”，似乎指的是同样的三种药物。若果真如此，则此处的标点有问题。前三者似乎应断为“萨谛掖、谛掖提、谛掖婆那”，孰是孰非，有待进一步考证。目前的这些标点均系根据《大正藏·索引》第12册律部第34“医术·药学”中的标点而来。

③ 《大正藏》卷二十四，第478页上。方括号内的为义净的译注。义净《南海寄归内法传》卷一“九：受斋轨则”对“珂但尼”和“蒲膳尼”也有解释。请参见王邦维校注：《南海寄归内法传校注》，第60页、第61页注解（一）。关于“珂但尼”和“蒲膳尼”，又见《根本说一切有部毗奈耶杂事》卷十（《大正藏》卷二十四，第249页下—第250页上）、《根本说一切有部毗奈耶》卷三十六（《大正藏》卷二十三，第821页中）等。

《根本萨婆多部律摄》卷八“服过七日药学处第三十”：

言诸药者，总有四种，一时药、二更药、三七日药、四尽寿药。然此四种，皆能疗疾，总名为药。病者所须，非无病者，即此四种服食之时，皆应先作疗病心已，然后受用。

时药：五正食：麨、饭、麦豆饭、肉、饼。

五嚼食：

更药：八种浆：（同上）等等。

七日药：酥、油、沙糖、蜜。

尽寿药：根：菖蒲、姜、藕须。

茎：天木、旃檀。

叶：瓜叶、楝叶。

华：龙华、连华。

果：诃梨得枳、庵摩洛迦、鞞醯得枳、胡椒、荜茇。

五种黏药：阿魏、乌糖、紫矿、黄蜡、诸余树胶。

五种灰药：穬麦灰、穬麦芒灰、油麻根灰、牛膝草灰、诸余杂灰。

五种盐药：先陀婆、毗邓伽、骚跋折罗、鹘路磨、三没达攞。

五种涩物药：庵摩洛迦、诳婆、瞻部、失利洒、高苦薄迦。①

《四分律》卷四十二中举出时药、非时药、七日药、尽形寿药四个总名目，但没有详细列举各药名。也就是说，《四分律》对药物进行的分类过于简略。不过，它指出五种七日药为：酥、油、生酥、蜜、石蜜。

《五分律》连《四分律》中的那种笼统分类也没有提及，其卷二十二“第三分之七药法”，只是零散地涉及酥、油、蜜、石蜜等少量的药物。这使研究者感到有些遗憾，这种遗憾在与它同部派的《弥沙塞羯磨本》中得到了几分弥补。《弥沙塞羯磨本》是唐朝大开业寺沙门爱同所录的“五分羯磨”，其第四“衣药受净”中，爱同的附注为：“患累之躯，有所资待，无病凭食，有病须药。通论诸药，总分四种，要不获已，故圣并开，一时药，二非时药，三七日药，四尽形药。”②文中列举出“受时药、受非时药法、受七日药法、受尽形药法”。时药“体分十种，《四分》：五正及五非正”；非时药有

① 《大正藏》卷二十四，第569页下。

② 《大正藏》卷二十二，第221页上一中。

“庵婆果等八种浆”；七日药有“酥、油、蜜、石蜜”。它还把“受药”的原因指了出来，即非时药是由于“渴病因缘”、七日药是由于“热病因缘”、尽形药是由于“气病因缘”。从爱同的附注来看，很显然地吸收了别的部派律（如《四分律》）的东西。

再来看看南传上座部的情况。先列出巴利文律藏（vinaya-piṭaka）中的《大品》（*Mahavagga*）第6章的有关记载，对巴利文药名能直接解释的用括号附于下，不能直译的药名则用星号表示，具体意义见注：

Pañca-bhesajja：sappi、navanīta、tela、madhu、phāṇita.

（五种药：酥、奶油、油、蜜、石蜜。）

Vasa-bhesajja：accha-vasa、maccha-vasa、susukā-vasa、sūkara-vasa、gadrabha-vasa.

（脂药：熊脂、鱼脂、鳄鱼脂、猪脂、驴脂。）

Mūla-bhesajja：halidda、siṅgivera、vaca、vacattha、ativisa、kaṭukarohiṇi、usīra、bhaddamuttaka.

（根药：郁金根、姜、菖蒲根、白菖蒲根、麦冬、黑藜芦、茅根香、苏子。）

Kasāva-bhesajja：nimba-kasāva、kuṭaja-kasāva、pakkava-kasāva、nattamāla-kasāva.

（涩药：纴婆、*、*、*。）

Paṇṇa-bhesajja：nimba-paṇṇa、kuṭaja-paṇṇa、paṭola-paṇṇa、sulasi-paṇṇa、kappāsika-paṇṇa.

（叶药：纴婆叶、*、*、*、木棉树叶。）

Phala-bhesajja：vilaṅga、pippala、marica、harītaka、vibhītaka、āmalaka、goṭha-phala.

（果药：*、无花果、胡椒、柯子、鞞醯勒、阿摩勒、*。）

Jatu-bhesajja：hiṅgu、hiṅgu-jatu、hiṅgu-sipāṭika、taka、taka-patti、taka-paṇṇi、sajjulasa.

（胶药：阿魏、阿魏胶、阿魏胶、*、*、*、白胶香。）

Loṇa-bhesajja：sāmuda、kāḷaloṇa、sindhava、ubbhida、bila.

（盐药：海盐、黑盐、岩盐、*、红盐。）

Gandha-bhesajja：canada、tagara、kālānusāriya、tālīsa、bhaddamuttaka.[①]

（香药：旃檀、零陵香、黑檀木、达子香、苏子。[②]）

以上是从《大品》中抽出来的药物，它是根据不同的病情列举的，可见《大品》并没有什么总体分类系统。它的第一排五种药相当于“七日药”，后面的“脂药”、“涩药”、“胶药”等相当于“尽寿药”的范围。这与前面所列《十诵律》卷二十一的情形非常相似。此外，南传系统的《善见律毗婆沙》卷十七“药犍度”，仅散列了一些药名，无分类可言。因为《善见律毗婆沙》是对一部律典的注解，故其体例决定了它不可能像那几部广律一样清楚地将各类药物一一列举并分类。但《善见律毗婆沙》卷十四中，也出现了“非时浆、七日药、尽形寿药”三种总名称。这倒非常值得注意。

正量部的律典《毗尼母经》卷五，没列出各药物名，只总说四种。“治病药有四种：中前服药，不得中后、七日、终身服也”[③]。“中前”指中午以前，时药也。“中后”即夜分药。另，其卷八比卷五稍详细，但体系是一样的，即：

中前相应法：五正食、九种似食、其余中前相应者是。

初夜相应法：如蒲桃浆、乃至水解浆等。

七日相应法：五种药及余药。

尽形相应法：山涉子、识留、留草、善善、庐破罗、胡椒、姜、毗钵、

---

① *The Vinaya Pitakam：One of the Principal Buddhist holy Scriptures in the Pali Language，Vol.1，Mahavagga，* ed.by Hermann Oldenberg，Lond.,Williams and Norgate，London，1881-1885. pp.199-203.

② ativisā，梵 ativiṣā，ativiṣa，麦冬。usīra，梵 usīra，植物（Andropogon Muricatum）的芳香的根，茅根香。bhaddamuttaka，梵 bhadra-musta，汉译苏子，一种香根，学名 Cyperus Rotundus。nimba，梵 nimba，nimda，树，汉译苦楝，音译纴婆，学名 Azadirachta Indica。Kuṭaja，一种树根，可作药用，学名 Wrightia Antidysenterica。pakkava，词意不明。nattamāla，词意不明，其中的 natta，相当于梵 nakta，“晚上”。paṭola，一种黄瓜，学名 Trichosanthes Dioeca。sulasī，梵 surasī，一种药用植物，不详。kappāsika-paṇṇa，木棉树叶，可作药用。vilanga，梵 viḍanga，一种植物，学名 Erycibe Paniculata。gotha-phala，梵 gotra-vṛkṣa，一种药用果子，不详。taka，一种药用胶，不详，patti 和 panni，应分别为 patta 和 paṇṇa，“叶子”。Sajjula，梵 sarjarasa，白胶，白胶香，音译萨折罗娑。ubbhida，梵 udbhida，指 kitchen salt，不详。tagara，一种灌木，学名 Tabernaemontana Coronaria，还指其粉末和所榨的香汁，即零陵香。kālā-nusāriya，一种黑色的、芳香的旃檀木。tālīsa，也写成 tālissa，梵 tālī、tālīśa 或 talāśā，达子香，一种灌木，学名 Flacourtia Cataphracta，还指其粉末和所制的膏药。

③ 《大正藏》卷二十四，第 825 页上。

尸罗折勒、真浮留、填力、伽伦拘庐喜等。[①]

敦煌出土佛教戒律类文献中也有对四种药进行解说的资料。日本杏雨书屋新刊《杏雨书屋藏敦煌秘笈》中，编号羽324《不知题戒律抄本》中，列举了四种药如下：

授药法：药有四种。一时药（蒲阇尼食有五种，谓饭、麨、干饭、鱼、肉。佉阇尼食，梵音，唐言枝叶花果细末食。净食有五种：一火净、[二]刀净、三疮净、四鸟啄破净、五不中种净。此中火净及子坏净德并子食，余三去子食。是时药，谓从旦至中前食。若欲授者，先知食体，后知授。余药准此）。

二非时药（谓八种浆：梨、枣、甘蔗、蒲桃、蜜、安石留（榴）、庵罗果等汁作浆。若有疾缘，听清水滞净加加以授法。无病不得饮也）。

三七日药（佛言：酥油、生酥、密（蜜）、石密（蜜）有因缘，应加授法。听七日服。授法者，大德一心念：我比丘某甲今为热、风、冷病因缘，此七日药为欲宿服故，今于大德边授。三说。余二时药，若有病患因缘须服者，临事累此，准改授文同上）。

四尽形寿药（佛言：一切咸苦辛不堪为食者，乃至灰土、大小便等，若有病缘，听尽形服。亦须手授，加其口法，得服也）。[②]

通过对上述主要律藏文本的对比，不难得出律藏药物分类的几个特点：（1）大同小异。几个部派在药物分类上总的框架基本一致，总分为四类：时药、时分药、七日药、尽寿药。其中时分药、七日药所包含的药物在各部派中较相同，时药和尽寿药则差异较明显。时代稍晚、流行于西北印度和中亚一带的根本说一切有部，律典有上述的《根本说一切有部毗奈耶药事》、《根本说一切有部百一羯磨》、《根本萨婆多部律摄》等，其中的药物分类相对而言要完整和详细。（2）南传上座部律典中的药物基本无总体分类，这与北传多数部派律典中的“总分为四”的模式根本不同。但《善见律毗婆沙》卷十四中，所出现的“非时浆、七日药、尽形寿药”三种总名称，是否表明它受到了北传分类法的影响呢？这一点尚无法断定。此外，南传律典列举药物

① 《大正藏》卷二十四，第846页上。

② 〔日〕武田科学振兴财团杏雨书屋编集：《杏雨书屋藏敦煌秘笈》（影片册四），武田科学振兴财团2011年版，第471页。

依据的是不同的疾病，而北传的则是从药物本身而分类列举的。在北传律典中，《弥沙塞羯磨本》还同时指出了“受药”的原因。（3）汉地僧团所依据的是道宣的《四分律删繁补阙行事钞》，但《四分律》没有对药物作明确分类。道宣的《行事钞》虽以法藏部的《四分律》为依据，但在僧团行事方面的规定中，仍吸收了别的部派戒律的一些成分。可以说，《行事钞》是对纷乱的部派律文的一次整合。它把药物分为“时药、非时药、七日药、尽寿药”，它列举时药，就引用了《四分律》和《摩诃僧祇律》。[①]总的来说，它对药物的四分法，就是法藏部之外的观点。（4）《萨婆多部毗奈耶摩得勒伽》卷七对药物的分类最为特殊，“复有四种药：谓不净净用、净不净用、不净不净用、净净用”[②]。这是按药物的用法来分的。不过，我们既不知道这四种药具体包括哪些药物，也不太明白它们的具体用法。

二、佛教律藏药物分类的原因

我们在上文已列出了现存的律藏文献中的药物分类的实际情况，在此基础上，对其分类的标准和原因作进一步的讨论。律藏文献中的药物为什么要这样分成四类呢？这跟佛教理论有无某种内在的联系呢？

首先，来分析各部派律文中这四种药物的定义。

《摩诃僧祇律》卷三中有两处提及“物者八种”，即“时药、夜分药、七日药、尽寿药（终身药）、随物、重物、净物、净不净物”，“是名物分齐”，“若比丘以盗心触此诸物，得越比尼罪”。四种药属于僧团常用的八物之列，而且比丘是不能偷盗的。《摩诃僧祇律》卷三所下的定义分别为：

时药：时得食，非时不得食。

夜分药：此诸浆，初夜受初夜饮，中夜受初中饮，后夜受后夜饮。食前受至初夜饮，是故明夜分药。

七日药：此诸药清净无食气，一时顿受得七日服，故名七日药。

尽寿药：此诸药无食气，顿受病比丘终身服，是名终身药。[③]

① 《大正藏》卷四十，第117页下。

② 《大正藏》卷二十三，第608页上。

③ 《大正藏》卷二十二，第244页中—下。

《摩诃僧祇律》卷二十八也有四种药的定义，没什么出入，只是“时药”表述多了几个词罢了，即：

时药：前食、后食、哆波那食，现前僧应得，是名时药。

《十诵律》卷二十六的定义为：

时药：未洒浆汁，是名时药。

时分药：若净洒浆汁，是名时分药。

七日药：若酥、油、蜜、石蜜，是名七日药。

尽形寿药：（只列药名，无定义。）①

《根本说一切有部毗奈耶药事》卷一的定义为：

时药：此并时中合食，名时药。

更药：言更药者，谓八种浆。

七日药：酥、油、糖、蜜、石蜜。

尽寿药：（只列药名，无定义。）②

《根本萨婆多部律摄》卷八的定义为：

时药：此并食中合食，是名时药。

更药：谓八种浆，……除此八已，若橘、柚、樱、梅、甘蔗、糖蜜等亦听作浆。

味若甜者，应知醋及醋浆、醋果。依夜分齐，故名更药。

七日药：酥、油、沙糖及蜜。

尽寿药：（只列药名，无定义。）③

从以上列举的定义来看，时药其实指的就是食物。印度佛教有个基本规定，就是“过午不食”，所以，时药受到严格的时间限制，它被允许的时间段为从早晨到中午。中午以后还进食，是违反戒律的行为，要受到僧团的处分。为什么要把时食称为时药呢？《释氏要览》卷上“正食”条解释为：“正食……《南山钞》云：时药，谓报命支援，勿过于药。但饥渴名主病，亦为故病，每日常有故，以食为药医之。……《僧祇律》云：谓时得食，非时不得食。今言中食，以天中日午时得食当日中，故言中食。”④可见饥渴就是每天

① 《大正藏》卷二十三，第 193 页下—194 页上。

② 《大正藏》卷二十四，第 1 页中。

③ 《大正藏》卷二十四，第 569 页下。

④ 《大正藏》卷五十四，第 274 页上。

折磨人的“主病”，食物就是“药”。《顺正理论》也说，“身依食住，命托食存，食已能令身心适悦安泰故”。这一观念还在印度古代世俗医典中有反映。《医理精华》的第 1 章“医学理论”的第二、三颂中说，“1.2 对一个人来说，他的本质是以几大元素作为特征的，这几大元素就是他生病的根源。一般认为，众病即：身体的、精神的、偶然的和遗传的（与生俱来的）毛病。1.3 可以认为，身体的病是发烧、皮肤病等；精神的病是发怒等；偶然的诸病是由受伤而引起的；遗传的众病即饥饿、干渴、（年老）等”。饥渴是一个人与生俱来的、一辈子相依相随的病。此外，信仰小乘的诸部派的“时药”中，含有鱼和肉，因为小乘是允许食“三净肉”的，而这在大乘却是犯戒的。大乘依据《大般涅槃经》禁断食肉。所以道宣也说“诸律并明鱼肉为时食，此是废前教”。律文中的药法与食法的关系比较复杂，有许多细致的规定。在各种细戒面前，佛祖对患病的比丘网开一面的现象，却比比皆是。因此，对病比丘来说，经过医师的授权，“过午不食”的规定也允许违反。“时药者，谓于时中食噉，不许非时。若比丘等病困，余药不除，医定与食者，应在屏处，非时噉食无犯。”

时分药、夜分药、更药、非时药，是梵文 yāmika 的四个译名，原意为“与夜晚有关的（药）”。非时药并不是与时药相反或相对应的药。它们与时药的区别在于“不杂时食，如法作净”，它们其实就是不杂含食物成分的、按照一定的方法过滤了的各种果浆等，“时浆者，一切米粉汁奶酪浆是”。此外，其服用的时间也没有不“过午”的限定。一般来说，它们可以在晚上服用。古代中国把一夜分为五个更次，而印度的一夜一分为三，即“前夜、中夜、后夜”。时分药“时分应服，时分药力故，过时分不应服”。时分药的饮用规定也有差别。例如《摩诃僧祇律》允许在晚上的三个时间段中可以饮服，白天则不可以。而《根本说一切有部百一羯磨》则不同，其卷五云：“其根药者，尽日应饮。如其至夜，但齐初更。[律教一夜分为三节，初之一分名为初更，过斯不得饮用。若准五更，当一更强半。旧云非时者，非正译也。]”可见，根本说一切有部允许在白天和晚上的初更时分饮用诸浆。

七日药，梵语 sāptāhika（-bhaiṣajya），词源是 sāpta（数词，七）+aha（天，日），ka 加在词干后，使名词变为形容词，i 为发生音变中的联系元音，整个词意为“与七日有关的（药）”。七日药在各律文中常见的是“酥、油、糖、蜜、石蜜”，但有时将酥分为生酥和熟酥，或者添加上沙糖、脂等，所以七日药的数目和名称有四、五、六种之别。季羡林先生前揭文对此有较详细的论述，此不赘。油的种类也不少（见上引《摩诃僧祇律》卷三）。有关糖、蜜、石蜜的药用，请参看季先生的系列著述。①各律文中单列有“七日药戒”这一条，均把七日药限定在七日之内，超过了七天则犯戒。“过七日服者，尼萨耆波夜提。”为什么有七日这一时间限定呢？一者是根据其药力来规定的，“七日应服，七日药力故，过七日不应服”。二者糖、蜜算是“美食”，若长期服用，难免沉溺于口腹之欲，不利于修行。所以，道宣在《四分律删繁补阙行事钞》中指出，“七日药者，约能就法，尽其分齐，从以时限，用疗深益”。七日药又常被称为四种含消药，即“酥、油、蜜、石蜜”，因为七日药既可以治疗热病、风病等，又可作辅助药物。“言七日者，举其极时中间，多少随意服之。”可见，七日药的服用时间受限制，但服用量却可以随意。但如果在糖中加入了食物的成分，则就不可随意了，必须遵守“过午不食”的戒条。②

尽形药、尽寿药、尽形寿药、终身药，对应的梵文为 yāvanjīvika (-bhaiṣajya)，此词拆开后为 yāvat（关系代词，如此、如此大）+jīva（生命、寿命），同样，ka 为词缀，i 为联系元音。整个词义为“长寿的，终身的（药）”。这些药是终生可用的药。佛教认为，有身就有病，佛祖允许教徒服用尽寿药，是为了防护一期果报身。一方面，尽寿药的涵盖面在四种药中最宽最广，“凡为草木药物不过于此，便是总摄诸药品”。另一方面，“尽形药者，药力既微，故听久服，方能除患”。也就是说，这些药“对病而设”，是不受时间和地点的限制的。

总之，律藏药物的分类有两个标准，其一是根据时间的长短来划分，从时药、时分药、七日药到尽寿药，所允许的时间是越来越长。这一点与佛教食法的规定是有很大关系的。时药是食物，时分药是不杂含饭食的诸浆（也

① 季羡林：《一张有关印度制糖法传入中国的敦煌残卷》，《历史研究》1982 年第 1 期；《古代印度沙糖的制造和使用》，《历史研究》1984 年第 1 期。两文均选入《季羡林学术论著自选集》，北京师范学院出版社 1991 年版。又参见季先生专著《文化交流的轨迹：中华蔗糖史》，经济日报出版社 1997 年版。

② 季羡林先生前揭文从制糖工艺的角度，对此有深入讨论。请参阅。

就是饮料），七日药和尽寿药均“无食气”。其二是根据药力的差异和药物本身的特点来划分的。正如《根本萨婆多部律摄》卷八中所言，“然此四药各随强势而服用之，谓前前强、后后弱，时长是弱，时促为强”。也就是说，这四种药的药力逐渐弱化，其“强弱”与所允许使用的时间长度呈反比。因而，患病的比丘如果要把这几类药混在一起服用，必须遵守“四药相合，从强而服”的原则。其三，药物的表现形态不同，其类别也不一样。

从整体上来看，律藏药物的分类并不十分严格，没有也不可能把所有的药物都包括进去。单拿这些所列举的药物来说，大部分都与自然界的动植物有关，仿佛有种“就地取材”的意味，因此，中成药或合成的药物就很少提到。而除了尽寿药中的“盐药”和“灰药”，就再无别的矿物药了。多用植物药而较少用矿物药，也是印度古代医学乃至东方医学的一大特点。[①]

律藏药物分类的不严格还表现在，同一种药物只要以不同的形态出现，就可以归属于不同的类别，甚至一物可作四种药。比如《十诵律》卷五十五云：

问：颇有从一物边，作时药、时分药、七日药、尽形药？答：有。

甘蔗是时药，清汁是时分药，作石蜜是七日药，烧作灰是尽形药。

酪是时药，清汁如水是时分药，作酥是七日药，烧作灰是尽形药。

胡麻是时药，压作油是七日药，烧作灰是尽形药。

肉是时药，煮取脂是七日药，烧作灰是尽形药。

又，《萨婆多部毗尼摩得勒伽》卷二，所举的例子与上基本相同。即：

颇有比丘时药作非时药、七日药、终身药耶？答：有。

甘蔗时药，汁作非时药，作糖七日药，烧作灰终身药。胡麻亦如是。

肉是时药，煎取膏七日药，烧作灰是终身药。

可见甘蔗、酪、胡麻和肉，这四样东西既可以作为食品，又可以作药物；还可以以不同的形态出现，被允许在不同的时间内服用。与此相似，《中论》中也提到“如葡萄浆，持戒者应饮；若变作酒，不应饮；若变为苦酒，还复得饮”[②]。所以，佛教徒在服用这些类别能变化的药物时，要特别注意。这也就是道宣在《行事钞》中所说的要“明转变”。

---

① 季羡林：《新疆的甘蔗种植和沙糖利用》，《敦煌吐鲁番研究》第 3 卷，第 6 页。

② 《大正藏》卷四十，第 119 页上。

大藏经中有许多涉及医药的经典，提及的药物也五花八门，疾病也不只“四百四病”。但通检经藏和论藏，没有发现与药物分类有关的资料，连汉地僧人的论疏中提到的也少之又少。只有上述律藏的资料是最丰富的，这也是本节以律藏为考察对象的主要原因。因为律藏的理论含量相对较低，主要涉及佛教僧团的日常生活的种种仪轨和行事方式，因此，律藏中有丰富的印度古代社会史料。

从现存的印度古代医药典籍来看，也没有哪本医典像佛教律藏一样把药物分成如此四类。最早的四部“吠陀本集”（Veda-saṃhitā）中已经记载了草药以及一些基本疾病的疗法。《妙闻本集》主要论述的是外科手术。《遮罗迦本集》也没有药物的宏观的总体分类，而是以比较小的类别（gaṇa）出现。[①]《医理精华》的第 2 章“药物的类别”讨论了许多药物的药性及用途，但药物是以一组组的归类的，一种药物可以出现在若干组别当中；各组之间没有内在的次序可言，更谈不上有什么总体上的分类体系。可见，律藏文献的药物分类方式是独有的，体现了药物分类理论的佛教特色。

第四节 《医理精华》与律藏药物术语的比定

《医理精华》中的药物有的传入了我国，有的没有传入。如何准确地翻译它的药物名称，是一个必须认真解决的难题。佛经（特别是律藏）是印度古代社会生活的百科全书，所记载的医疗资料和药物知识不在少数[②]，有的地方还对药物名称等做出了解说[③]，这些药物也是《医理精华》中的常用药。因

① 廖育群《印度古代药物分类法及其可能对中国医学产生的影响》一文主要讨论了《遮罗迦本集》和《妙闻本集》中的药物分类方法，归纳出两条规律，即“依药物自然性征的分类方法”和“基于与构成医学理论的药物分类方法”。这两大方法与佛教药物的分类并不相同。该文载《自然辩证法通讯》1995 年第 2 期，第 56—63、55 页。

② 曹仕邦先生对律藏等经典中的医疗资料有过研究，主要论文有：《〈四分律〉中有关医疗的资料》、《〈十诵律〉中有关医疗的资料》、《〈摩诃僧祇律〉中有关医疗的资料》、《大正藏本缘部下诸经中的医疗与生理资料》，分别刊于新加坡《南洋佛教》第 139、151、163、224 期，1980、1981、1982、1987 年。

③ 曹仕邦：《唐代伽梵达摩译出密宗佛经中之药物知识》，见《唐君毅先生纪念论文集》，台北学生书店 1983 年版，第 177—198 页。

此，利用佛经资料，对我们理解和翻译《医理精华》中的药物可以起到很大的帮助作用，还可以发现中古时期的汉地僧人对印度药物学的认知水平。不过，由于佛经的浩繁复杂，我们无法将所有的材料都罗列出来，只将主要药物的一些重要材料进行比定。因此，在比定的时候，以佛教律藏药物体系为参照，尽可能体现出系统性。

如上节所述，佛教律藏药物共分为四大类，时药（Kalika）、更药（Yāmika 时分药、夜分药、非时药）、七日药（Sāptāhika）、尽寿药（Yāvañjīvika 尽形药、尽形寿药、终身药）。时药就是时食；更药即各种果浆；七日药指酥、油、糖、蜜、石蜜；尽寿药的范围最广。律藏并没有采取常见的植物类、动物类、矿物类药等这样的分类法，因为尽寿药中就包括了植物类、动物类、矿物类药物。植物类药在尽寿药中，又进一步被细分为根药、茎药、叶药、花药、果药等。尽寿药中五种盐就是矿物类药；而所谓的几种净脂应该即动物类药。在诸药物中，植物类药占的比例最大。《医理精华》亦如此，植物类药亦以根茎叶花果等形式入药。

一、时药

佛教医学认为饥渴是人的主病，四百四病是客病[①]，《医理精华》认为饥渴是人类与生俱来的病，因此，以时食为时药。时药所列举的五噉食（pañcakhādanīya）、五嚼食（pañcabhojanīya），前者包括麨、饼、麦豆饼、肉、饭五种，后者指根茎叶花果五种。[②]《根本说一切有部毗奈耶药事》（以下简称《药事》）卷一只列出了前五种。《医理精华》第 3 章对印度人常见食物的性能和医疗价值一一做了说明，故此处从略。

---

① 道诚集《释氏要览》卷一“五观”条下有“四正事良药为疗形苦”，其注释为“形苦者，即饥渴为主病，四百四病为客病。故须以食为医疗，用扶持之。若食粥，可云不正良药。”（《大正藏》卷五十四，第 274 页下）

② 五噉食、五嚼食又分别称为半者珂但尼、半者蒲膳尼，具体解释参见《根本说一切有部百一羯磨》卷五（《大正藏》卷二十四，第 478 页上）、《根本说一切有部毗奈耶杂事》卷十（《大正藏》卷二十四，第 249 页下—250 页上）、《根本说一切有部毗奈耶》卷三十六（《大正藏》卷二十三，第 821 页中）、《南海寄归内法传》卷一等。

二、更药

更药是指各种果浆，最常见的有八种；还指与醋有关的醋浆、醋果，主要有六种。我们先列出几部佛经中更药的组成成分：

（1）言更药者，谓八种浆。云何为八？一招者浆西方树名，亦名颠咀梨。角同皂荚，其味如梅。角宽一两指，长三四寸，时人镇食。二毛者浆即芭蕉子，以少胡椒粖，安在果上，手极挼之，皆变成水。三孤洛迦浆状如酸枣，其味一种。唯有此枣，无甜者。四阿说他果，五乌昙跋罗其果大如李，六钵鲁洒其果状如蘡薁子，味亦相似。七蔑栗坠浆即是葡萄果，八渴树罗浆形如小枣，甜而且涩。树多独立，形若棕榈。此等诸浆，皆须净洗手、净滤洒，然后堪饮。内摄颂曰：椰子芭蕉及酸枣，阿说他果乌跋罗，蘡薁蒲萄渴树罗，是说八种浆应识。①

（2）言更药者，谓八种浆，一招者浆酢似梅，状如皂荚，二毛者浆即熟芭蕉子是，三孤落迦浆其果状似酸枣，四阿说他子浆菩提树子是，五乌昙跋罗浆其果大如李子，六钵噜洒浆其果状如蘡薁子，七蔑栗坠浆是蒲桃果，八渴树罗浆形如小枣，涩而且甜。出波斯国，中方亦有，其味稍殊。树多独生，形如棕榈，其果多有。将至番隅，时人名为波斯枣，其味颇与干柿相似。②

（3）言更药者，谓八种浆。云何为八？一招者浆西方树名，亦名颠咀梨。角同皂荚，其味如梅，角宽一两指，长三四寸。二毛者浆即芭蕉子，以少胡椒安在果上，手极挼之，皆变成水。三孤洛迦浆状如酸枣，四阿说他子浆是菩提树子也，五乌昙跋罗浆其果大如李，六钵鲁洒浆其果状如蘡薁子，七蔑栗坠浆即是蒲桃果，八渴树罗浆形如小枣，甜而涩。树多独立，形如棕榈。此等诸浆，皆须净洗手、净滤洒，然后堪饮。除此八已，若橘、柚、樱、梅、甘蔗、糖、蜜等，亦听作浆。味若甜者，应知醋及醋浆、醋果。依夜分齐故，名更药。③

（4）佛听结发鸡尼耶梵志施八种浆，昭梨浆、牟梨浆、拘梨多浆、舍梨浆、阿说陀浆、波流沙浆、劫必陀浆、葡萄浆。④

（5）夜分药者，十四种浆。一庵罗浆、二拘梨浆、三安石榴浆、四巅哆梨浆、五蒲桃浆、六波楼沙浆、七揵揵浆、八芭蕉浆、九罽伽提浆、十劫颇

① 《大正藏》卷二十四，第1页上—中。
② 《大正藏》卷二十四，第478页上。
③ 《大正藏》卷二十四，第569页下。
④ 《大正藏》卷二十三，第462页上。

罗浆、十一婆龙渠浆、十二甘蔗浆、十三呵梨陀浆、十四呿波梨浆。[①]

（6）浆法者，佛听八种浆等，比丘应饮。昭梨浆、莫梨浆、拘罗浆、舍梨浆、舍多浆、蒲桃浆、颇楼沙浆、梨浆。是八种浆等，以水作净应饮，是名浆法。[②]

（7）今有八种浆，是古昔无欲仙人所饮，梨浆、阎浮浆、酸枣浆、甘蔗浆、蕤果浆、舍楼伽浆、婆楼师浆、蒲桃浆。[③]

（8）又更药者，有六种醋物。一大醋，二麦醋，三药醋，四小醋，五酪浆，六钻酪浆。此等醋物饮用之时，应以少水淠之作净，绢叠罗滤，色如竹荻。时与非时，病及无病，随意饮用。大醋者，谓以沙糖和水置诸杂果，或以葡萄、木槛（蜜）、余甘子等，久酿成醋。麦醋者，谓磨穬麦等杂物，令碎酿以成醋。药醋者，谓以根茎等药、酸枣等果渍之成醋。小醋者，谓于饭中投热饽汁及以饭浆，续取续添，长用不坏。酪浆者，谓酪中浆水。钻酪浆者，谓钻酪取酥，余浆水是。若沙糖以水和者，体若未变，应加守持为七日药。[④]

（9）义楚《释氏六帖》卷十九“酒食助味部”第37，有“浆有八种”条，“《十分律》云：庐师长者以八种浆施佛僧。一梨、二婆楼师、三葡萄、四阎浮、五酸枣、六甘蔗、七微（蕤）果、八舍楼伽浆。以西土不言茶汤，只说浆，不醉许饮”。又，“八种成浆”条，“《有部百一》云：一招者，果似梅味，醋形如皂荚；二毛者，即熟芭蕉子是；三孤落迦，状如酸枣；四阿说他子，菩提子；五乌昙跋罗，如李子；六钵鲁洒，如蘡薁；七篾栗堕，即葡萄；八渴罗树，如枣，涩而甘。皆为浆也。西土有福舍义浆也”[⑤]。

（10）此外，在敦煌出土佛教戒律类文献中，也有涉及果浆的资料。日本杏雨书屋新刊《杏雨书屋藏敦煌秘笈》中，编号羽302《四部律并论要用抄》卷上“四部律及论明净地护净方法第十”，列举了几个部派律文中的

① 《大正藏》卷二十二，第244页下。

② 《大正藏》卷二十三，第417页上。

③ 《大正藏》卷二十二，第873页上。

④ 《大正藏》卷二十四，第570页中。亦见于《根本说一切有部尼陀那》卷二，《大正藏》卷二十四，第420页上一中。

⑤ （五代）释义楚撰：《释氏六帖》（据普慧大藏经缩印），浙江古籍出版社1990年版，第397页。

诸多果浆名称如下：

《四分律》云：八种浆非[时]听饮。一梨浆。二者阎净果浆。三者酸枣浆。四者甘蔗浆。五者微果浆。六舍楼伽果浆（《善见论》云：舍楼伽者，此是优钵罗、拘物头花根捣取汁，澄使清，名为舍楼伽浆）。七伽楼师浆（《善见论》云：伽楼师者，似庵婆罗果。一切木果皆得作非时浆，唯除七种谷不得作非时浆。一切诸叶得作非时浆，唯除菜不得。一切花得作非时浆，唯除摩头花汁。一切果中除罗多树果、椰子果、波罗柰子、甜瓠、冬瓜、甜瓜，此六种果不得非时服。一切豆不得非时时服）。八者蒲桃浆（时诸比丘入村乞食，见作石蜜，以杂物和之。疑不敢非时食。佛言：听非时食，作法应尔。得未成石蜜，疑。佛言：听食。得薄石蜜，疑。佛言：听食。得浓石蜜，疑。佛言：听食。得杂白石蜜，疑。佛言：听食。得杂水石蜜，疑。佛言：听食。得甘蔗浆，若未熟，听饮；若熟，不听饮。饮如法治。得甘蔗，佛言：听时食。出七日药戒也）。

《五分》云：比丘白佛八种浆以何因缘得饮？佛言：渴便得饮。一庵婆罗果。二阇婆果。三周陀。四波楼。五蒲桃。六俱罗。七甘蔗。八蜜浆。

《僧祇》明十四种浆得非时饮。一庵罗浆、二枸梨、三安石榴、四颠哆梨、五蒲桃、六波楼沙、七挞挞筹、八芭蕉、九罽伽提、十劫颇罗、十一婆龙渠、十二甘蔗、十三阿梨陀、十四呿婆梨。

《十诵》八种浆：一周梨、二茂梨、三枸楼、四舍楼、五说批（波）多、六波留沙、七梨、八蒲桃（以水作净应饮之）。[①]

前三段引文出自义净所译的根本说一切有部的律文中，小字部分就是义净所作的译注。[②]因为义净去印度求法，在印度生活了十多年，所以他的译注大多是亲身所见，准确性很高，对正确理解这些药物具有很重要的参考价值。不过，在不同的地方，义净注释的信息含量有所不同。义净对印度的药

① 〔日〕武田科学振兴财团杏雨书屋编集：《杏雨书屋藏敦煌秘笈》（影片册四），第380页。

② 关于义净注文的价值，王邦维先生在《义净与〈南海寄归内法传〉——代校注前言》中早有比较深刻的揭示。参见王邦维校注：《南海寄归内法传校注》，第37页、第64页注释1。谭代龙后来对此观点有所申论。参见谭代龙：《义净译著中的注文及其作者之研究》，《青海师范大学学报》2006年第1期，第114—120页；《略论义净译著中的注文在词汇史中的研究价值》，《重庆三峡学院学报》2006年第4期，第51—54页。

物常常采用音译，这些音译词汇也是研究中古汉语的极好材料。[①]第4段所列的8种浆，从音译名上看与前三段的8种不能完全对应。《翻梵语》卷十“饮食名第69”对《十诵律》中的5种浆有解释：

招梨浆：应云招遮，译曰招遮者，甘蔗也。十诵律序第二诵

毛梨浆：应云光遮，译曰毛遮者，酢甘蕉。

舍梨浆：译曰拘物地（*陀）者，花根也。

波流沙浆：译曰波流沙者，忽[果]。[②]

劫必他浆：译曰劫必他者，梨。[③]

第8段对更药6种醋物的具体制作方法加以说明，可看作是对8种果浆的补述。以下我们仅仅比定8种浆。

招者浆（coca-pāna）：pāna意为“饮料、果浆、酒类，所喝的东西”。coca音译为“招者”、“招遮”、“招梨”[④]。据义净的译注，它是一种“西方树名”，这暗示汉地没有此树。它的别名为“颠咀梨”，角的形状像皂荚，味道跟杨梅差不多。《翻梵语》则说它是甘蔗。

毛者浆（moca-pāna）：moca音译为“毛者”、“毛遮”（“光遮”的“光”字乃“毛”字形误）。义净说它就是芭蕉子，用少量的胡椒粉末涂在该果上，用手挤压，果子就会变成水。这与《翻梵语》的解释“酢甘蕉”相同。16世纪初的《巴布尔回忆录》中记载了印度有一种水果大蕉，是香蕉的一种，“阿拉伯人称之为毛兹（源于梵文的mocha）。……大蕉有两个优点：第一，容易去皮；第二，它既无核又无纤维。大蕉比茄子稍微长细，不很甜，但孟加拉的大蕉者非常甜；这是一种很美丽的植物，长着宽宽的绿叶，令人赏心悦目。孟加拉的大蕉外观很好”[⑤]。虽时代相隔数个世纪，但义净与巴布尔记载的很可能是同一种水果。不过，同一个梵语词有可能指称好几种植物。据

① 王邦维先生在《〈南海寄归内法传〉佚文辑考》一文中，已经提示学界应该利用义净翻译的佛典来研究古汉语的读音。该文收入《清华汉学研究》（第一辑），清华大学出版社1994年版，第167—175页。另外参见美国学者柯蔚南（W.South Coblin）的论文：“A Survey of Yijing's Transcriptional Corpus”，《语言研究》1991年第1期，第68—92页。

② “波流沙浆”此条解释，缺一“果”字，据《翻梵语》卷十“波楼沙浆：译曰忽果”条补入。波流沙浆、波楼沙浆、钵鲁洒浆，梵文均为paruṣika-pāna。

③ 《大正藏》卷五十四，第1052页下。

④ “招者”、“招遮”与“招梨”语音上有差别，这正表现出义净翻译的特色。义净和玄奘一样，采用中印度的标准梵文“中天音旨”来翻译。

⑤ 〔印度〕巴布尔著，王治来译：《巴布尔回忆录》，商务印书馆2010年版，第490—491页。

SiN.133："śālmali（木棉树）的汁液（niryāsa，果汁、树脂、树胶）与毛遮浆汁（moca-rasa）同义。"在《印度本土药物》一书中，毛者的学名为Bombax Malabaricum，英译为the silk-cotton tree，即木棉树。《大唐西域记》中玄奘译为"茂遮"，校注本的注解为：茂遮，树名，梵文moca，即辣木，学名Musa Sapientum，辣木科辣木属乔木。其根有辛辣味，种子可榨油，嫩荚和叶用作蔬食和淹渍。[①]《大唐西域记》卷三，半笯嵯国出产庵没罗果、乌淡跋罗、茂遮等果。卷七，吠舍厘国花果茂盛，出产庵没罗果、茂遮果，既多且贵。[②]

孤洛迦浆（kola-pāna）：kola音译为"孤洛迦"、"孤落迦"。若按"孤洛迦"反推的话，应为kolaka。ka常加在名词的后面，但词意不变，这是梵文中常见的用法。这是一种形状像酸枣的果子，但唯独没有甜味。kola一词《梵英词典》指枣子，《梵和大辞典》汉译为"枣"。《大唐西域记》卷二记载印度的一种野枣，叫作跋达罗果（badara）。又其卷一，阿耆尼国出产的果品中有"香枣"[③]，不知是孤洛迦还是跋达罗。但这两种果树与汉地普通的枣子树不同，所以玄奘声称"枣，栗、椑、柿，印度无闻"[④]。据Si.2.3，孤洛迦的性能是主驱风、祛痰。

阿说他果浆（aśvattha-pāna）：aśvattha音译阿说他、阿湿波他、阿输陀，等等。这是菩提树（无花果树，pippala）的原名，又称为吉祥树、无罪树、道树。实际上，它就是印度常见的无花果树，学名Ficus Religious。据Si.2.2，它所在的一组药物的性能是"主治出血病、尿道病，又疗伤，退热，治妇科病"。SiN.15："应该知道，尼俱律树（nyag-rodha）是榕树（vaṭa）；阿说他树（aśvattha）就是菩提树（pippala）。"也有与此不同的说法，如：

佛言，初生犊子粪尿，并崛路陀树灰，一菩提树灰，二劫毕他，三阿说他，四乌昙跋罗树灰，五溺崛路及入地。[⑤]

此处将菩提树与阿说他并列，说明该经认为二者有所区别。但我们认为这种看法有误，pippala和aśvattha是一回事，而不是两种树。《大唐西域记》

① 季羡林等校注：《大唐西域记校注》，第213页，注（九）。
② 季羡林等校注：《大唐西域记校注》，第348页、第387页。
③ 季羡林等校注：《大唐西域记校注》，第47页、第211页。
④ 季羡林等校注：《大唐西域记校注》，第211页。
⑤ 《大正藏》卷二十四，第441页中。

卷二，健驮逻国有一卑钵罗树，释迦牟尼在此树下金刚座悟道成佛。该树便被称为菩提（梵文 bodhi，义为“觉”）树，佛教视为“圣树”。又卷八，摩揭陁国的菩提树，“茎干黄白，枝叶青翠，冬夏不凋，光鲜无变”[①]。《酉阳杂俎》前集卷十八：“菩提树出摩伽陀国，在摩诃菩提寺。盖释迦如来成道时树，一名思维树，茎干黄白，枝叶青翠，经冬不凋。至佛入灭日，变色凋落，过已还生。……《西域记》谓之卑钵罗，以佛于其下成道，即以道为称，故号菩提婆力叉，汉翻为树。”（婆力叉是梵文 vṛkṣa 音译，义云树。）菩提树传入了汉地，禅宗六祖慧能所出家的广州一寺院内就有菩提树。正史记载，大唐贞观十五年（641 年），戒日王（尸罗逸多）遣使至长安，以后数遣使来，并赠郁金香进及菩提树等。太宗命梁怀璥持节抚慰。[②]

乌昙跋罗浆（udumbara-pāna）：udumbara 音译乌昙跋罗，玄奘的译法相同。它又译作优昙钵落、优头跋罗、乌暂婆罗、优昙波罗、优昙钵、优昙，意为“灵瑞”、“瑞应”，学名 Ficus Glomerata，属桑科榕属乔木。[③] 义净说它的果实像李子大小。《大唐西域记》卷三，半笯嵯国出产乌淡跋罗等果。

钵鲁洒浆（paruṣika-pāna）：paruṣika 音译钵鲁洒、波流沙、颇楼沙、波楼沙、婆楼师等。义净说它的果实形状和味道与蘡薁子相似。《翻梵语》说“波流沙”是“忽果”，但不知“忽果”所指为何。

篾栗坠浆（mṛdvīka-pāna）：mṛdvīka 音译篾栗坠，意译即葡萄。《大唐西域记》卷二，“梨、柰、桃、杏、蒲萄等果，迦湿弥罗国已来，往往间植”[④]。这说明葡萄是印度常见的水果。在《医理精华》中，葡萄的另一个词是 drākṣā/drākṣa。葡萄所在的一组药物的性能是能驱风，还能健心、开胃、止渴和治疗尿道病（Si.2.25）。葡萄等果子可驱风、去胆汁，主治出血病，利于排便（Si.3.22.12—3）。葡萄酒也驱风、去胆汁（Si.3.28.2—3）。据 SiN.84，“葡萄（mṛdvīkā）被认为即葡萄（drākṣā），亦即‘于阗［出产］的’一种红葡萄（*gostanaka）”。gostanaka 一词来自 gostana，gostana 就是《大唐西域记》卷

① 季羡林等校注：《大唐西域记校注》，第 671 页。
② 事见《册府元龟》卷九百七十《外臣部·朝贡三》；《旧唐书》卷一百九十八“天竺传”；《新唐书》卷二百二十一上“天竺传”。
③ 季羡林等校注：《大唐西域记校注》，第 213 页，注（八）。
④ 季羡林等校注：《大唐西域记校注》，第 211 页。

十二的“瞿萨旦那”的梵文名，瞿萨旦那即于阗国。[①]gostanaka意即于阗［出产］的。另一个词源相关的词汇gostanī，指一种红葡萄。从这几个词来看，于阗出产一种有名的红葡萄。玄奘说瞿萨旦那国“多众果”[②]，想必有葡萄在内。

渴树罗浆（kharjūra-pāna）：kharjūra音译渴树罗。从文化交流的角度来说，义净的这段注解非常有意思。这种果子出自波斯国，中天竺（即“中方”）也有，但由于地域的变化，味道也稍有不同。这种果子还传入了我国广东的番隅（番禺）地区，被当时的人们称为波斯枣。义楚《释氏六帖》卷十八“草木果实部”第36有“波斯枣”条，“《百一羯摩》四云：西土之树，形如此方棕榈，独生。其将至此方番禺，有果如干柿，号波斯枣也。”[③]这又是中国和波斯的植物学交流的例子。[④]这种果树形状如同棕榈，结果较多，果实形如小枣，味道颇与干柿相似，甜中带涩。

三、七日药

七日药（Sāptāhika）的概念是佛教医学特有的。在各部律典中，常指酥（sarpis，巴利文sappi）、油（taila）、糖（phānita，巴利文phāṇita）、蜜（madhu）、石蜜（śarkarā）。《摩诃僧祇律》卷三将动物的脂也归入七日药类。酥有生酥和熟酥之分，油的种类也不少。糖、蜜、石蜜的药用请参看季羡林先生的专著《糖史》及系列论文。此处我们着重讨论一下动物的脂药。脂药（vasā-bhaiṣajya）在佛教医学中主治风病，常列出五种。

有五种脂，一者鱼脂，二者江豘脂，三者鲛鱼脂，四者熊脂，五者猪脂。[⑤]

脂者，鱼脂、熊脂、罴脂、修修罗脂、猪脂。[⑥]

脂者，僧中行鱼脂、熊脂、罴脂、猪脂、失修摩罗脂。[⑦]

---

① 季羡林等校注：《大唐西域记校注》，第1002—1003页，注（一）。

② 季羡林等校注：《大唐西域记校注》，第1001页。

③ （五代）释义楚撰：《释氏六帖》，第383页。

④ 有关中国和波斯的植物等交流情况，请参看劳费尔的《中国伊朗编》和阿里·玛扎海里的《丝绸之路：中国——波斯文化交流史》，二者均有汉译本。

⑤ 《大正藏》卷二十四，第1页下。

⑥ 《大正藏》卷二十二，第244页下。

⑦ 《大正藏》卷二十二，第318页上。

尔时尊者舍利弗风病动，医教服五种脂，熊脂、鱼脂、驴脂、猪脂、摩竭鱼脂，听服此五种脂。[①]

尔时舍利弗患风，医教服五种脂，罴脂、鱼脂、驴脂、猪脂、失守摩罗脂。[②]

巴利文律典《大品》第6章的脂药（vasa-bhesajja）也有五种：熊脂（accha-vasa）、鱼脂（maccha-vasa）、鳄鱼脂（susukā-vasa）、猪脂（sūkara-vasa）、驴脂（gadrabha-vasa）。《医理精华》中极少使用脂药，而多用油、酥、糖、蜜。又，上引的“失修摩罗脂”，即鳄鱼脂。《善见律毗婆沙》卷十八，“失修摩罗者，鳄鱼也”[③]。

四、尽寿药

尽寿药是一生可用的药，在四种药中涵盖面最宽最广。它包括根药、茎药、叶药、花药、果药、黏药、灰药、盐药、涩药等。

（一）根药（Mūla-bhaiṣajya）

指植物药的根类，通常言之，根药属于尽寿药的范围内。但在《摩诃僧祇律》卷二十八中则有时根和非时根之分。“药法者，时根、非时根，如是茎皮叶果浆。时根者，芜菁根、葱根、紧扠根、阿蓝扶根、芋根、摩豆罗根、藕根，如是等与食合者，是名时根。非时根者，婆吒根、荜茇罗根、尼俱律根、佉提罗根、苏揵阇根，如是比（等）不与食合者，是名非时根。”[④]时根属于时药、非时根属于更药。此外，《摩诃僧祇律》卷三还有将根药全部归于时药的，如：“时药者，一切根、一切谷、一切肉。根者，治毒草根，藕根、兜楼根、芋根、萝葡根、葱根，是名根。”[⑤]说明他们将这些根当作了人们常用的食物。先排列常见的根药：

五种根药：舍利、姜、赤附子、波提鞞沙、菖蒲根。[⑥]

① 《大正藏》卷二十二，第627页中。
② 《大正藏》卷二十二，第869页下。
③ 《大正藏》卷二十四，第795页中。
④ 《大正藏》卷二十二，第457页中。
⑤ 《大正藏》卷二十二，第244页中。
⑥ 《大正藏》卷二十三，第156页下。

五种根药：舍利、姜、赤附子、波提鞞沙、菖蒲根。[①]

云何根药？谓香附子（musta）、菖蒲（vaca）、黄姜（haridra）[②]、生姜（ārdraka）、白附子（ativiṣa）。若更有余物，是此体例，堪为药者，随意当用。[③]

尔时世尊从阿头至迦摩罗，诸比丘得如是根药，阿漏、弥那漏、比那漏、提婆檀豆、檀卢干漏、似罗漏。……佛言：听受。[④]

尽寿药者，……小五根、大五根、一切盐，……[⑤]

尔时有病比丘，须大五种根药，佛言听服。须小五种根药，佛言听服。[⑥]

我们先解释"小五根"、"大五根"的所指：

印度枳、臭黄荆、木蝴蝶、白柚木、凌霄花，这一组叫作"大五根"，助消化，祛痰、祛风。（Si.2.28）

尖叶的兔尾草、山马蝗、蓖麻，再加上刺天茄和黄果茄，这一组药叫作"小五根"，可以增加脂肪，祛风，去胆汁。（Si.2.29）

其次，我们要重点讨论一下附子这味药。义净在《南海寄归内法传》中说：

又复须知西方药味与东夏不同，互有互无，事非一概。且如人参、茯苓、当归、远志、乌头、附子、麻黄、细辛，若斯之流，神州上药。察问西国，咸不见有。[⑦]

既然义净说印度没有"附子"，为何他自己所译的《药事》卷一中又有香附子、白附子，其他的律典中还有赤附子呢？义净自相矛盾的原因何在呢？根据《医理精华》，我们认为，印度起码是有香附子（musta）的，而且香附子使用很广。此外，义净将 ativiṣa 对译为白附子，也需商榷。ativiṣa，ativiṣā 原意为"有剧毒的"，指"印度乌头"，学名 Aconitum Ferox；另见《翻译名义大集》5821 条，[汉] 或云麦冬。《医理精华》的藏本英译文为 white aconite，即白乌头。乌头是毛茛科植物。乌头的主根含乌头碱，有毒，供药用。

---

① 《大正藏》卷二十三，第 333 页下。
② haridra，常译为姜黄。
③ 《大正藏》卷二十四，第 1 页中。
④ 《大正藏》卷二十二，第 874 页上。
⑤ 《大正藏》卷二十二，第 244 页下。
⑥ 《大正藏》卷二十二，第 867 页上。
⑦ 王邦维校注：《南海寄归内法传校注》，第 153 页。

（二）茎药（gaṇḍa-bhaiṣajya）

是指植物的茎用来入药。在《十诵律》卷二十六时药的五种佉陀尼食中，列举了四种茎食，即萝卜茎、谷梨茎、罗勒茎、柯蓝茎。这些茎类由于可以食用，所以它只归于时药。在一般的律文中，茎药只是一个类名，而没有具体的药物。比如：

[佛]见难陀优波难陀住处，满瓶酥、油、蜜、石蜜。流出根药、茎药、叶药、花药、果药。①

合药者，诸根药、茎药、叶药、花药、果药，是药草各差别和合，是名合药。②

药法者，根药、茎药、叶药、花药、果药，佛听是药草，亦听众僧畜，亦听一人畜，是名药法。③

杂根药、茎药、叶药、华药、果药，煮可饮不？佛言：病比丘可饮，不病者不得饮。④

若长得供养，或根药、或茎药、或叶药、或花药、或子药，或酥、油、蜜、石蜜，或朝药、或晚药，或七日药、尽形寿。或从僧中得、自得，汝于此应知量受。汝能如是不？答言：能。⑤

《根本萨婆多部律摄》卷八："茎［药］谓天木、栴檀。"⑥汉译《药事》卷一列出了几种茎药。"茎药者，栴檀香药、葛栢木、天木香、不死藤、小栢。若余体例，准前应用。"⑦据现存的梵本《药事》，这几种茎药的梵名如下：

gaṇḍa-bhaiṣajya：candana、cavika、padmaka、devadāru、guḍūci、dāruhridra.

比较汉梵两个本子，发现它们的茎药有差别。汉本比梵本少一种，所以它们就不能一一对应。从梵名来看，这几种药物多用于《医理精华》。下面以梵名为序来分析这些茎药：

candana 栴檀，是一种常用的香药。它的其他译名有白檀、白旃檀、檀

① 《大正藏》卷二十二，第316页中。
② 《大正藏》卷二十三，第414页中。
③ 《大正藏》卷二十三，第417页上。
④ 《大正藏》卷二十三，第462页上。
⑤ 《大正藏》卷二十四，第970页下。
⑥ 《大正藏》卷二十四，第569页下。
⑦ 《大正藏》卷二十四，第1页中。

香、旃檀香、栴檀妙香、真檀、旃檀那、旃檀娜等。《医理精华》中的旃檀有好几种：白檀、紫檀、红檀。佛经里还有一种很有名的牛头旃檀（go-śīrṣa-candana）。

cavika，与 cavya 同源，在《医理精华》中指一种胡椒，学名 Piper Chaba，英译 chaba pepper。

padmaka，学名 Cerasus Puddum，英译 bird cherry，意即“稠李”。是不是《药事》中的“葛柏木”，待考。据 Si.2.14，稠李所在的一组药能增加脂肪，还能催乳、长寿、壮阳、治疗出血症和风病。据 Si.2.15，稠李所在的另一组药能止胆汁血、止渴，还能消剧毒、去胆汁、清热、止呕吐，降高烧。

devadāru 天木香，deva 意为“天”，dāru 意为“木”，实际上是一种松树，即喜马拉雅雪松，学名 Pinus Deodar。《翻译名义大集》4205 条，译为“松树”。据 Si.2.4，天木香所在的“以小豆蔻为首的”一组药主治脓疱、止痒、去毒、祛风、祛痰。据 Si.2.17，天木香所在的“以白菖蒲为首的”一组药能调整体液，使没被消化的食物排泄掉，并治疗胸部的疼痛。

guḍūci，应为 guḍūcī，学名 Cocculus Cordifolius，英译 guduch，汉译“心叶青牛胆”。但据 SiN.66，vatsādanī 以及 amṛtā 都是与 guḍūci 同义的词汇。amṛtā 指几种植物，其中有一种即心叶青牛胆。与 amṛtā 同源的词 amṛta，意为“不死的”，常指不死药、甘露药。从 amṛta → amṛtā → guḍūcī → guḍūci，这样我们就能明白义净将它意译为“不死藤”的原因了。据 Si.2.13，不死藤所在的一组药能止渴、退热降温、改善胃口、止呕吐，以及治疗所有的热病。

dāruhridra 小栢，该词与 dāru-niśā 同义，《翻译名义大集》4206 条译为“黄柏”。在《医理精华》中没有 dāruhridra，只用了 dāru-niśā。但 dāru-niśā 的意思有几种，它主要指姜黄，学名 Curcuma Aromatica。

（三）叶药（patra-bhaiṣajya）

指植物用来入药的叶子。据《十诵律》卷二十六，时药的五种佉陀尼食中列举了四种叶食，即萝卜叶、谷梨叶、罗勒叶、柯蓝叶。这几种叶子可以食用，归属于时药类。而大多不能食用、只作药用的叶子，归于尽寿药。在律文中，有下列几种叶药：

［尽寿药：］叶谓：瓜叶、楝叶。①

叶药者，三叶，谓酸菜婆奢迦叶此方无、纴婆楝木是也、高奢得枳此方无，及以余类，准前应用。②

梵本《药事》中，叶药的梵名如下：

pattra-bhaiṣajya：poṭola-pattra、vāśika-pattra、kośātakī-pattra、saptaparṇa-pattra.

巴利文《大品》中，叶药的名称如下：

paṇṇa-bhesajja：nimba-paṇṇa（纴婆叶）、kuṭaja-paṇṇa、paṭola-paṇṇa、kappāsika-paṇṇa.（木棉树叶）

梵汉《药事》的叶药不一致，汉本只有三种叶子，少了一种。仍然依梵本来讨论叶药：

poṭola-pattra（巴 paṭola-paṇṇa），pattra、patra 和 paṇṇa 都指树叶、叶子。Poṭola，学名 Trichosanthes Dioeca，是一种栝楼属植物，英译 wild snake gourd，即野葫芦、野生的蛇甜瓜。所以，poṭola-pattra 很可能就是《大正藏》卷二十四的第 569 页下栏所译的"瓜叶"。据 Si.2.12，野葫芦所在的一组药能去胆汁、祛痰、增食欲、止呕吐、清热退烧、止痒、疗毒。

vāśika-pattra，vāśika 在花药部分被义净音译为"婆舍迦"，但"酸菜婆奢迦"一词很值得琢磨，从语音初步推测，"婆奢迦"与"婆舍迦"都可看成是 vāśika 的音译。"酸菜"是它的意译还是指它的属性，尚不明确。不过，以义净这样的翻译大家，在紧挨着的上下文中，怎会将同一个词译成区别较大的两个词呢？因此，"酸菜婆奢迦"很可能与 vāśika 无关，指的是另外一种植物。vāśika 应是 vāśikā，vāśikā 是 vāśaka 的阴性形式，vāśaka 是 vāsaka 的变体，vāsa 才是它们的根源。它的学名 Gendarussa Vulgaris，英译 common Gendarussa，即驳骨草（小驳骨，裹篱樵）。据义净的注释，这种植物在唐代前期还没有传入我国。

kośātakī-pattra，kośātakī 被义净音译为"高奢得枳"，它的学名 Luffa Acutangula，即丝瓜。但这种丝瓜肯定不是我国常见的丝瓜，因为义净说"此方无"。据 SiN.147，"应该知道 dhāmārgava 即丝瓜（kośātakī），亦即一种

① 《大正藏》卷二十四，第 569 页下。

② 《大正藏》卷二十四，第 1 页中。

有网状皮的甜瓜（jālinī）。”

saptaparṇa-pattra，从词源来看，sapta 意为“七”，parṇa 是 parṇī 的变体，后者意为“叶子”，所以 saptaparṇa 可以意译为“七叶树”。“庵末罗苦木，七叶尸利沙，如斯树等皮，皆名尽寿药。”[①] 此句可以为证，“七叶”即七叶树。在 Si.2.6 中，该词写作 saptaparṇaka，藏本英译为 dita，dita 是拉丁语，在《英拉汉植物名称》中找不到此词。在《印度本土药物》中，它的学名是 Alstonia Scholaris，英译 common alstonia，即糖胶树（灯架树，鹰爪木，象皮木），它常用树皮入药。[②]

（四）花药（puṣpa-bhaiṣajya）

是指植物可以入药的花儿。在花药中，莲花最常用。印度有四色莲花，即红莲花（padma）、青莲花（utpala）、黄莲花（kumuda）、白莲花（puṇḍarīka）。先列出花药的组成：

尔所根药、叶药、花药、果药。[③]

尔许根药、叶药、华药、果药。[④]

合药者，诸根药、茎药、叶药、花药、果药……[⑤]

药法者，根药、茎药、叶药、花药、果药……[⑥]

[尽寿药：] 花谓：龙花、莲花。[⑦]

花药者，谓婆舍迦花、纴婆花、陀得鸡花、龙花、莲花，更有余类，应随所用。[⑧]

梵本《药事》中，花药的梵名如下：

puṣpa-bhaiṣajya：vāśika-puṣpa、nimba-puṣpa、dhātukī-puṣpa、saṭi-puṣpa、padmakeśara.

仍然依梵本来讨论梵汉《药事》中的几种花药：

vāśika-puṣpa，婆舍迦花，已讨论，从略。puṣpa 意为“花”。

---

① 《大正藏》卷二十四，第 637 页下。
② Kanny Lall Dey, etc., *The Indigenous Drugs of India*，p.20.
③ 《大正藏》卷二十二，第 385 页下。
④ 《大正藏》卷二十二，第 426 页上。
⑤ 《大正藏》卷二十三，第 414 页中。
⑥ 《大正藏》卷二十三，第 417 页上。
⑦ 《大正藏》卷二十四，第 569 页下。
⑧ 《大正藏》卷二十四，第 1 页中。

nimba-puṣpa 纴婆花，纴婆是 nimba 的音译，楝木是其意译。义净在前后文翻译不统一，音译与意译并存。除纴婆的花作五种花药之一外，它的叶子也作叶药，它还是涩药的一种，即 nimba-kaṣāya。在叶药中，义净小注为“楝木是也”。[①] Nimba 即 neem 树，学名 Azadirachta Indica。在佛经中的另一个音译是“赁婆”，即苦楝树。纴婆所在的一组药的性能见于 Si.2.13。纴婆的子实是苦的，它的叶子在葬礼上被咀嚼使用。

dhātukī-puṣpa，陀得鸡花，在《梵英词典》和《医理精华》中没有 dhātukī，只有 dhātakī 一词。不过，在梵文抄本中，元音 a 与 u 之间的替换现象是存在的。比如，沉香就有 agaru 与 aguru 两种写法。所以，dhātukī 可能就是 dhātakī。《证类本草》卷九有“陀得花”条，云“味甘，温、无毒。主一切风血。浸酒服。生西国，胡人将来，胡人采此花以酿酒，呼为三勒浆”。这又是一则中外药物交流的例子。陀得鸡花可以酿酒。但是，“呼为三勒浆”可能是《证类本草》的一个误会，三勒浆在第一章第二节已做了详细讨论，它是三果的专称。要么这句话可以理解为在三勒浆之中加入陀得鸡花。

saṭi-puṣpa，saṭi 的学名是 Curcuma Zedoaria，即蓬莪术，这是一种特殊的姜，它新鲜的根有杧果般的香味。

padmakeśara，padma 意为白莲花，keśara 意为花须、花丝，合起来即莲花丝，汉本《药事》略译成莲花。据 Si.2.8，莲花丝所在的一组药可治慢性痢疾。

龙花，可以还原为 nāga-puṣpa，龙花是意译。在《金光明最胜王经》“大辩才天女品”的众香药中，nāga-keśara 被义净译为“龙花鬓”，则指的是龙花的花须。

（五）果药（phala-bhaiṣajya）

指入药的果子。如果只用来食用，则称为果食，属于时药中的五种佉陀尼之一。《十诵律》卷二十六：“果食：庵罗果、阎浮果、波罗萨果、镇头佉果、那梨耆罗果等。”又，水果还有时果与非时果之分。《善见律毗婆沙》云：“一切诸花得作非时服，唯除摩头花汁（巴利文 madhuka-puppha-rasa），一切果中唯除罗多树果、椰子果、波罗、柰子、甜瓠子、冬苽、甜苽，此六

① 《大正藏》卷二十四，第 1 页中。

种果不得非时服。”[①]

佛经中常见的果药列出五种：

有五种净果，火净、刀净、若创（疮）净、若鸟净、若不任种净，是为五。复有五，若剥少皮、若都剥、若腐烂、若破、若瘀，是为五。[②]

律名五果，一核果，如枣、杏等。二肤果，如梨、柰是皮肤之果。三壳果，如椰子、胡桃、石榴等。四桧果，字书空外反，粗糠皮，谓之桧，如松柏子。五角果，如大小豆等。[③]

五种果药，诃梨勒、阿摩勒、鞞醯勒、胡椒、荜茇罗。[④]

五种果药，呵梨勒、鞞醯勒、阿摩勒、胡椒、荜茇罗，尽形寿共房宿。[⑤]

佛言：有五种果，一呵梨得枳旧云呵梨勒，讹，二毗鞞得迦旧云鞞醯勒者，讹也，三庵摩洛迦，四末栗者即胡椒也，五荜茇利即蒟酱也，旧云荜茇，类也。[⑥]

汉梵《药事》中果药的名称：

phala-bhaiṣajya：harītaki、āmalaka、vibhītaka、marica、pippalī

果药者，谓诃黎勒果、庵摩勒果、鞞醯得枳果、胡椒、荜茇。若有余类，准前应用。[⑦]

巴利文《大品》中的果药：

果药（phala-bhesajja）：vilaṅga、荜茇（pippala）、胡椒（marica）、诃梨勒（harītaka）、鞞醯得枳果（vibhītaka）、庵摩洛迦（āmalaka）、goṭha-phala。

下面仍然依据梵本《药事》来探讨五种果药：

harītaki，诃梨勒果，简称诃子。义净的新译名是“呵梨得枳”。义净一方面指责“旧云……讹”，但自己在译经时（如在《药事》中）仍使用旧译

① 《大正藏》卷二十四，第795页中。“六种果”不确，实际有七种果名，而巴利文本《善见律毗婆沙》对应部分有九种果，即 tāla、nāḷikera、panasa、labuja、alābu、kumbhaṇḍa、pussaphala、tipusaphala、eḷāḷuka。

② 《大正藏》卷二十二，第1006页上。所谓的五种净果不是指具体的某五种，而是对所有的果子而言的。

③ 《大正藏》卷五十四，第1102页下。出自《翻译名义集》(No. 2131)卷三，“五果篇第三十二”。所谓的“律明五果”，不是指五种水果，而是将众果分为五类。大小豆也算果子，这与通常的“果药”概念不同。

④ 《大正藏》卷二十三，第333页下。

⑤ 《大正藏》卷二十三，第194页上。

⑥ 《大正藏》卷二十四，第491页上。

⑦ 《大正藏》卷二十四，第1页中。

名。这种新旧混用的现象，一方面说明了旧译名的深入人心，另一方面也说明了义净译经并非完全统一的，欠缺严谨，这也是佛经难译的具体反映。众所周知，诃梨勒果、庵摩勒果和鞞醯得枳果，合称为“三果”。[①] 本书已对诃梨勒论之甚详，此处仅补充几则材料，“诃梨勒，新云诃梨怛鸡，此云天主持来。此果为药，功用至多，无所不入”[②]。诃梨怛鸡，即呵梨得枳，梵名 harītaki。“天主持来”则是意译。诃梨勒“功用至多”，并不是夸大其词。义净在《南海寄归内法传》中说：“又诃梨勒若能每日嚼一颗咽汁，亦终身无病。”[③] 此果的巴利文名为“诃罗勒”，《善见律毗婆沙》卷十八，云“诃罗勒者，如枣子大，其味酢苦，服便利”[④]。

āmalaka 有阿摩勒、庵摩勒、庵摩洛迦等多种音译名。玄奘在《西域记》译之为阿末罗果。此果古称余甘子，《翻译名义大集》作“山查”。它在佛经中比比皆是：

为渴所逼，往问医人，医人令食庵摩洛迦果即岭南余甘子也，初食之时，稍如苦涩，及其饮水，美味便生，从事立名，号余甘矣。旧云庵摩勒果者，讹也。[⑤]

阿摩勒者，此是余甘子也，广州土地有，其形如蕤子大。[⑥]

复有雪山鬼神献药果，名阿摩勒、呵罗勒，此果色如黄金，香味希有。[⑦]

[阿耆达婆罗门] 即以胡麻子、苏子豆，捣阿摩勒、鞞醯勒、荜茇、姜，作粥，奉上世尊。[⑧]

向明身体一切生疮，如芥子疮……转如大豆，转如阿摩勒，转如鞞醯勒，如小百子瓠。[⑨]

诸比丘衣色脱，佛听染用十种色。十种色者，一泥，二陀婆树皮，三婆陀树皮，四非草，五干陀，六胡桃根，七阿摩勒果，八佉陀树皮，九施设婆

---

① “尔时世尊游蜜蜂林中，有一比丘病，须服呵梨勒，诸比丘白佛。佛即听服三果，呵梨勒、毗醯勒、阿摩勒。”《大正藏》卷二十四，第 817 页上。

② 《大正藏》卷五十四，第 2103 页上。

③ 王邦维校注：《南海寄归内法传校注》，第 160 页。

④ 《大正藏》卷二十四，第 795 页上。

⑤ 《大正藏》卷二十四，第 491 页上。

⑥ 《大正藏》卷二十四，第 795 页上。

⑦ 《大正藏》卷二十四，第 680 页上。

⑧ 《大正藏》卷二十四，第 886 页下。

⑨ 《大正藏》卷二十四，第 898 页上。

树皮，十种种杂和用染。[①]

佛言：以重生故，听食。若自种胡瓜、甘蔗、蒱桃、梨、奈、呵梨勒、鞞醯勒、阿摩勒、椒、姜、荜茇，及移殖应食。[②]

佛在丘摩国，尔时阿那律共行弟子口干病，医师教含阿摩勒，口可得差。[③]

尔时诸居士办种种药。所谓酥、油、蜜、石蜜、姜、胡椒、荜茇、黑盐、诃梨勒、鞞醯勒、阿摩勒、波栌路、毗咒曼陀、多耶摩那、伽头栌醯，持诣竹园。[④]

从上引的数则材料中，可以得知"余甘子"一名的含义、阿摩勒的形状、颜色、味道，阿摩勒的几种作用，药用（治口干病）、作染料、作粥食。

vibhītaka 鞞醯勒，义净的两种译名是鞞醯得枳、毗鞞得迦。不过从语音来看，鞞醯得枳和毗鞞得迦的差别较大，鞞醯得枳与 vibhītaka 的对音没有问题，毗鞞得迦就不行，"毗鞞"这两个字有问题。我们初步推测，义净可能只有一个译名，在传抄的过程中，鞞醯得枳误抄成了毗鞞得迦。事实是否如此，待考。《善见律毗婆沙》卷十八云："鞞醯勒者，其形如桃子，其味甜，服能治嗽。"[⑤]

marica 是胡椒。pippalī 即长胡椒，音译有荜茇、荜茇利等多种，它的另一种形式 pippalā 则译成毕跋罗、荜茇罗等。它的根即 pippalī-mūla，被看作是非时根者。如："非时根者，婆吒根、荜茇罗根（pippalā-mūla）……"[⑥]胡椒、长胡椒这两种药已详述，此不赘。

（六）黏药（jatu-bhaiṣajya）

又称作胶药，是指可以入药的树脂、树胶。黏药常有五种：

又有五种黏药，一阿魏、二乌糖、三紫矿、四黄蜡、五诸余树胶。[⑦]

五种树胶，兴渠胶、萨阇赖胶、底夜胶、底夜波（和）提胶、底夜和那胶。如是等诸余清静药，是盈长得故，当依腐弃药。[⑧]

---

① 《大正藏》卷二十四，第 846 页中。
② 《大正藏》卷二十二，第 875 页中。
③ 《大正藏》卷二十三，第 268 页下。
④ 《大正藏》卷二十三，第 249 页中。
⑤ 《大正藏》卷二十四，第 795 页上。
⑥ 《大正藏》卷二十二，第 457 页中。
⑦ 《大正藏》卷二十四，第 569 页下。
⑧ 《大正藏》卷二十三，第 333 页下。

五种树胶药，兴渠、萨遮罗萨、谛掖、谛掖［婆］提、谛掖婆那，如是等余清净药。①

紫矿及阿魏，黄蜡诸树汁，油麻灰等五，复有五种盐，庵末罗苦木，七叶尸利沙，如斯树等皮，皆名尽寿药。②

汉梵本《药事》中的五种黏药：

pañca-jatu：hiṅgu、sarjarasa、taka、takakarṇin、tadāgata.

五种黏药者，所谓阿魏、乌糠、紫矿、黄蜡、安悉香。③

巴利文《大品》中的几种黏药名称：

jatu-bhesajja：阿魏（hiṅgu）、阿魏胶（hiṅgu-jatu）、阿魏胶（hiṅgu-sipātika）、底夜胶（taka）、底夜波提胶（taka-patti）、底夜波那胶（taka-paṇṇi）、萨遮罗萨胶（sajjulasa）。

巴利文的这些黏药的译名，是从语音初步推测出来的，大致不误。下面仍然依据梵本《药事》来探讨黏药：

hiṅgu 音译兴渠、兴蕖、形虞、兴旧、兴宜、兴瞿、兴渠香。学名 Ferula Assafoetida，即阿魏，但阿魏一语来自吐火罗 B 语 aṅkwa。它的藏文名称谓 shin-kum。义净译曰“阿魏药者，谓阿魏树上出胶”④，这种树胶有很强烈的刺激性气味。在食用方面，它是佛教徒禁食的五辛之一。“若佛子，不得食五辛，大蒜、革葱、慈葱、兰葱、兴渠，是五种一切食中不得食。若故食者，犯轻垢罪。”⑤有关阿魏的解说，不妨参见《望月佛教大辞典》1203 页上“阿魏”条。

sarjarasa（巴 sajjulasa）译音可与“萨遮罗萨”对应，亦即“萨阇赖胶”。rasa 译音罗萨，即汁液、树脂。义净把此胶药译为“乌糠”，（乌糖应是乌糠之误）。据梵汉本《药事》文中解释“乌糠者，谓娑罗树（sāla-vṛkṣa）出胶。”⑥也就是说，萨遮罗萨胶乃是指娑罗树的树脂。

taka（巴 taka），音译底夜、谛掖，指一种药用的树胶，具体不明。它是

---

① 《大正藏》卷二十三，第 157 页上。
② 《大正藏》卷二十四，第 637 页下。
③ 《大正藏》卷二十四，第 1 页中。
④ 《大正藏》卷二十四，第 1 页中。
⑤ 《大正藏》卷二十四，第 1005 页中。
⑥ 《大正藏》卷二十四，第 1 页中。

否即义净所译的“紫矿”，待考。“紫矿者，树枝上出汁”[①]。

taka-karṇin，巴 taka-paṇṇi，karṇin 含义不明。据《佛教混合梵语词典》第 247 页，“这是指两种药用的树胶类物质”［of two resinous substances（jatu）used medicinally］。但据梵本《药事》文中解释，“taka-karṇī 即蜂腊（siktham）”；汉本《药事》中，义净意译为“黄蜡者，谓蜜中残出也”[②]。义净将 taka-karṇin 译为黄蜡，非常准确。

tadāgata，《梵英词典》中未收此词。它是否即义净所译的“安悉香”，暂不清楚。安悉香，即安息香，它的梵文为 guggula，音译求求罗香等。但据梵本《药事》文中解释，“tadāgatas 是 tadanyeṣāṃ 树的树脂”。

义净所译的“紫矿”对应的梵文原词，待考。另据 Si.10.23，palāśa 即是紫矿树，学名 Butea Frondosa。据平川彰主编的《汉梵佛教词典》，紫矿 lākṣā；紫矿汁 lākṣā-rasa；紫矿花 pāruṣaka。但此辞典没有标明出处，只能聊备一说。

（七）灰药（kṣāra-bhaiṣajya）

是指植物烧成灰之后所得的碱药。灰药实际上已经是化学类的药物了。有关灰药的组成及保存如下：

尔时病比丘须灰药，佛言：听用灰药。是中灰药者，萨阇灰、宾那灰、波罗摩灰。比丘有病因缘，尽形寿听用。[③]

又有五煎灰药，一穬麦灰、二穬麦芒灰、三油麻根灰、四牛膝草灰、五诸余杂灰。此等诸灰水淋煎之，随意应用。[④]

佛言：听作灰药。手持不坚牢。佛言：听作盛灰药器。时器易破，听角作。[⑤]

巴利文《大品》中未列灰药。梵汉本《药事》中的五种灰药名称如下：

pañca-kṣāra： yava-kṣāra、yavasuka-、sarjika-、tila-、vasaka-.

五种灰者，谓穬麦灰、油麻灰、穬麦麸灰、牛膝草灰、婆奢树叶灰。[⑥]

依梵本来研讨一下灰药：

---

① 《大正藏》卷二十四，第 1 页中。
② 《大正藏》卷二十四，第 1 页中。
③ 《大正藏》卷二十二，第 867 页中。
④ 《大正藏》卷二十四，第 569 页下。
⑤ 《大正藏》卷二十二，第 875 页上。
⑥ 《大正藏》卷二十四，第 1 页中。

yava-kṣāra 穬麦灰，yava 即大麦。它即大麦或燕麦燃烧后所产生的灰碱。据 Si.3.24.6，“大麦灰碱主治心脏病、黄疸病、咽喉炎，增加消食之火”。SiN.154 条，“灰药（kṣāra），即大麦灰碱（yavāgraja）和大麦灰（yava-kṣāra）”。

yavaśūka-kṣāra 穬麦麸灰、穬麦芒灰。它指大麦或燕麦燃烧后的灰所产生的一种碱盐。śūka 意为“麦芒”，在《翻译名义大集》5744 条中译为“麦王儿”。

sarjika-kṣāra 牛膝草灰，sarjika 英译 natron，即天然碳酸钠、泡碱，而义净译之为“牛膝草”。它在《医理精华》中的词形为 svarji-kṣāra，它的性能是“性酷而猛，使身体发热，增加胃热，灼伤皮肤”。（Si.3.24.7）SiN.155 条，“天然碳酸钠，据说有 svarjikā、svarjikā-kṣāra 两种，[natron，nitrate of potash]”。

tila-kṣāra 油麻灰，tila 意即油、一种榨油的麻，常指称芝麻（油）、乌麻。从另一译名“油麻根灰”来看，这种灰药是燃烧油麻的根所得的。“芝麻油，能驱风、除痰、润肤、润发。”（Si.3.27.1）

vasaka-kṣāra 婆奢树叶灰。vasaka 即叶药中的 vāśika，此不赘。

（八）盐药（lavaṇa-bhaiṣajya）

盐是人们维持生命必不可少的食用品。但一切盐都属于尽寿药，而不是时药。佛经中列举的盐药如下：

尔时比丘病，须盐为药，佛言：听服。是中盐者，明盐、黑盐、丸盐、楼魔盐、支头鞞鞞盐、卤盐、灰盐、新陀婆盐、施庐鞞盐、海盐。若比丘有病因缘，尽形寿听服。①

有五种盐，青盐、黑盐、毗荼盐、岚婆盐、支都毗盐，是为五。复有五种盐，土盐、灰盐、赤盐、石盐、海盐，是为五。②

五种盐：黑盐、白盐、紫盐、赤盐、卤土盐。③

有五种盐：黑盐、紫盐、赤盐、白盐、卤土盐。④

---

① 《大正藏》卷二十二，第 867 页中。
② 《大正藏》卷二十二，第 1006 页上。
③ 《大正藏》卷二十三，第 156 页下。
④ 《大正藏》卷二十三，第 194 页上。

五种盐：紫盐、赤盐、白盐、黑盐、卤楼盐。①

五种盐：紫盐、白盐、黑盐、赤盐、楼盐。②

五种净盐：黑盐、白盐、紫盐、赤盐、鲁（卤）出盐。③

有比丘风病，应服赤白诸盐。④

言尽寿药者，……及五种盐，广如余处。⑤

又有五种盐药，一先陀婆因河为名，二毗邓伽因水为名，三骚跋折攞因山为名，四鹘路磨因地为名，五三没达攞（samudraka）煮海为之。⑥

五代义楚《释氏六贴》卷十九“酒食助味部”第37之“盐八”下有“其类实多”条，云：“《四分律》云：有明盐、黑盐、丸盐、方盐、井盐、地盐、楼魔盐、支头盐、卤盐、灰盐、新陀婆盐、施庐鞞盐。或种自生或煎练生，亦有红盐、青盐。”⑦

梵汉本《药事》中的盐药名称：

五种盐者：谓乌盐、赤盐、白石盐、种生盐、海盐。⑧

Pañca-lavaṇa：saindhava、viḍa、sauvarcala、romaka、samudraka.

巴利文《大品》中的五种盐药名称：

盐药（loṇa-bhesajja）：海盐（sāmudda）、黑盐（kāḷaloṇa）、乌盐（sindhava）、kitchen 盐（ubbhida，梵 udbhida）、红盐（bila）。

仍依梵本来讨论盐药：

saindhava 义净对译为“乌盐”。从语音来看，“新陀婆盐 / 先陀婆”很可能就是它的音译。saindhava，原意“与海有关的，海生物”；又指在 Sindhu 地区发现的一种岩盐（rock-salt）；也可泛指任何盐。所谓“先陀婆，因河为名”，这说明先陀婆是一条河流的名字，该河流域出产这种盐。先陀婆可能指印度境内的著名河流——印度河。“乌盐，被认为能明目、壮阳、平衡三种体液。”（Si.3.24.1）SiN.152 条，“岩盐名叫 sindhu、乌盐（saidhava）、

① 《大正藏》卷二十三，第 333 页下。
② 《大正藏》卷二十三，第 499 页下。
③ 《大正藏》卷二十三，第 501 页下。
④ 《大正藏》卷二十二，第 147 页下。
⑤ 《大正藏》卷二十四，第 478 页上。
⑥ 《大正藏》卷二十四，第 569 页下。
⑦ （五代）释义楚撰：《释氏六帖》，第 393 页。
⑧ 《大正藏》卷二十四，第 1 页中。

sindhūttha、māṇi-mantha，[rock salt]。"《水经注》卷一引郭义恭《广志》曰："甘水也，在西域之东，名曰新陶水，山在天竺国西，水甘，故曰甘水。有石盐，白如水精，大段则破而用之。"这也是对 sindhu 盐的记载。新陶，即 sindhu 的音译。佛经中也有将乌盐与先陀婆盐分开的，如"可取乌盐或先陀婆盐或诸杂盐类……"①如此看来，乌盐与先陀婆盐的对译问题还需进一步考虑。

viḍa，英译 black salt，黑盐。佛经中有的将黑盐和赤盐并列②，由此看来，viḍa 不能对应于"赤盐"。义净是否将它对译为"赤盐"，目前还不清楚。"黑盐，性热而燥，治疗心脏病，调和风。"（Si.3.24.3）据 SiN.153 条，黑盐的另一个名称是 kṛṣṇa-lavaṇa（黑盐）。

sauvarcala 是一种青盐，它的译音可能即"骚跋折攞"。骚跋折攞盐是"因山为名"，sauvarcala 是否原指某一座山，它是否即义净对译的"白石盐"，待考。"青盐（sauvarcala）性热，通便、主治心脏病。"（Si.3.24.2）又据 SiN.153 条，"盐即 rucaka（sochal salt）、黑盐（kṛṣṇa-lavaṇa）、青盐（sochal salt）"。

romaka，英译 earth salt，该盐是来自一种含盐的土壤，可能即义净所对译的"种生盐"。据 Si.3.24.4—5，"种生盐（earth salt），与黑盐相似，但力量稍弱。"

samudraka，巴 sāmudda，海盐，音译"三没达攞"（可还原为 samudra，但少一个 ka）。所谓"煮海为之"，很清楚地说明它是海盐。据 3.24.4—5，"海盐，性重，使食物湿烂"。

还有不少盐药的汉译名没有还原成梵文，有待进一步研究。这么多种类的盐的名称及出产形态，可以窥见古代印度盐业的盛况。

（九）涩药（kaṣāya-bhaiṣajya）

是指苦涩味的植物药。佛经常列如下五种：

又有五种涩物药，一庵摩洛迦，二诃婆、三瞻部、四失利洒、五高苦薄迦此并树名，东夏既无，不可翻也。③

---

① 《大正藏》卷二十，第 781 页下。

② 《大正藏》卷二十三，第 156 页下、第 194 页下。

③ 《大正藏》卷二十四，第 569 页下—第 570 页上。

世尊今患风疾，……医人报曰：宜用酥煎三种涩药，服即除愈。[①]

《大品》中的四种涩药名称：

kasāva-bhesajja：nimba-kasāva、kuṭuja-kasāva、pakkava-kasāva、nattamāla-kasāva

梵汉《药事》中的涩药名称：

① 云何五种涩药，谓阿摩罗木、楝木、瞻部木、尸利沙木、高苦薄迦木。[②]

② 有五种涩药，一者奄没罗、二者纴婆、三者瞻部、四者夜合、五者俱奢摩。[③]

③ Pañca-kaṣāya：āmra-kaṣāya、nimba-、jambu-、śiriṣa-、kośamba-

④ 如前文所说的，阿摩罗木（āmra）等涩药。

现存的梵汉本进行查对，汉文①②句分别对应梵文③④句。①③对译无误，②④不一致。④句是前文③的简化，但是义净在翻译时，用②将④补充完整。再对比①②就会发现义净在同一章对药物的译名既有音译的差别，又有音译和意译交叉混用的现象。如果没有梵本的帮助，那么单独依赖汉本就会出现误读现象。下面仍依梵本，来讨论涩药。

āmra-kaṣāya 阿摩罗木涩药，āmra 即杧果。上引《大正藏》卷二十四 569 页下的“庵摩洛迦”（āmalaka）显然是“庵没罗”(āmra) 之误。其宋、元官本俱作“庵没罗”。据 Si.3.22.5，“成熟的杧果祛风、增肉、生精、润肤、增力”。

nimba- 楝木，上文已论述，从略。

jambu- 瞻部木，早期的佛经常译之为“阎浮子”。“阎浮子者，其形如沈瓜（菰）大，紫色酢甜。”[④] 据 Si.3.22.6，“瞻部果，增风，祛痰和胆汁，闭尿。”

śiriṣa 音译尸利沙木，意译夜合，学名 Acacia Sirissa。它就是我国的合昏树，分为两种：《翻译名义集》卷三，云：“尸利沙，或云尸利洒，即此间合昏树。有二种，名尸利沙者，叶实俱大；名尸利驶者，叶实俱小。又舍离

---

① 《大正藏》卷二十四，第 7 页上。

② 《大正藏》卷二十四，第 1 页中。

③ 《大正藏》卷二十四，第 2 页上。

④ 《大正藏》卷二十四，第 795 页中。在汉译佛典中，“赡部”与“瞻部”均用来对译 jambu。

沙，此云合欢。”[①]据Si.2.21，尸利沙木所在的一组药能祛痰，主治黄疸病、皮肤病、尿道病。

kośamba音译高苦薄迦木，“俱奢摩”可能是另一个译音。《医理精华》没有这一药物。另请参见《佛教混合梵语词典》第二册第195页对该词的解释。

凡欲深入研究印度佛教医学者，首先必须面对那些翻译得五花八门的动植物等药物名称，应该非常细心地比定一味味的药物。如果这一基础性的工作不过关，势必出现许多指鹿为马式的误读现象。而这一工作非一人一时能够完成的，因此需要学界同道的通力合作。本节将《医理精华》和佛教律藏结合起来，对部分梵汉药物名称进行粗略的考察研究，仅算是一次抛砖引玉吧，艰难的工作更待努力。

第五节 《医理精华》与佛教医方之比较

印度佛教医学与传统的生命吠陀体系相比，一方面在理论上增加了许多佛教的义理，试图去解释人类疾病的原因，并指出宗教意义上的灭除病苦的途径与方法；另一方面在临床实践上大大地强化了咒语的治疗作用。可以说，咒语的至高地位已成了佛教医学在临床治疗方面的显著特色。在大乘佛典特别是在金刚乘（vajrayāna）佛典中，有许多魔术般效力的曼陀罗（mantra）和陀罗尼（dhāraṇī）咒语。这些咒语除了治疗佛教所说的魔病、业病和鬼病之外，还可以与药物合用治疗人体的日常病症。《佛说呪小儿经》、《佛说呪时气病经》、《佛说呪齿经》、《佛说呪目经》、《佛说疗痔病经》等类佛经中，没有提到任何一类药物，纯粹是靠着咒术不可思议的神奇威力来治病的。佛典医学也有不用咒语、只用药物的医案，它们大多记载在律藏之中，而且数量远远少于咒语疗法。律藏中的医药事（梵bhaiṣajya-vastu，巴bhesajja-kkandhak）是律藏文献最古老的部分之一，因此它们代表了最早的佛教医学的形式。[②]从单纯的药物治疗到越来越多地使用咒语，这正是佛教医

① 《大正藏》卷五十四，第1102页中。

② Kenneth. G. Zysk，*Asceticism and Healing in Ancient India：Medicine in the Buddhist Monastery*，p.52. 拙撰书评见《中国学术》第1辑，2000年，第262—263页。

学发展的轨迹。

佛教医学疗法除了最重要的咒语疗法（有时是药咒合用）之外，还有食疗法、沐浴法、香药法。食疗法有两种，即饮食法、断食法。饮食法指用各类食物来治病，比如食药粥法；而断食法是指在一天或数天内绝食，以清除由消化不良所带来的种种弊病。沐浴法又叫澡浴法，这是由于印度炎热的天气所要求的。沐浴法据说最初是由耆婆大医向佛陀所建议的。《佛说温室洗浴经》是有关沐浴法的一部代表性著作。香药法是指主要用香药来祛病提神健身的方法，香药在印度用得最广，也是海陆丝绸之路上的重要贸易品。香药法不是独立使用的，常常用于沐浴或者咒术之中。

佛教医学的医方有两种类型：单方与复方。单方主要体现在纯粹的药物治疗中，如律藏中的大部分医案。复方主要用于密教类经典中，数种药物与咒语共同使用。佛教医学的医方也有两个特色：其一，单方多，复方少；其二，很少有列明了每味药物的剂量而又与咒语无关的医药方。因此，尽管佛教医学看似洋洋洒洒，而实际管用的大型验方却并不多见。

《医理精华》中的咒语方寥寥无几，比较重要的一个是用来驱除少儿身上所附的邪魔的医方，即 Si.29.56—29.58，它列出了一段曼陀罗咒语。《医理精华》中的疗法多种多样，催吐法、催泄法、灌鼻法、缓下法、灌肠法等五业治疗法均有，而且也提倡食疗、断食、沐浴、香药等常见的方式。《医理精华》中的药方是传统型的，有药物的剂量、具体的使用过程。其中绝大多数是验方，客观性与科学性较强，几乎没有佛教医学的宗教色彩，当然其中用到（或者不用）某些药时也可能涉及印度人的哲学观念和生活习俗。

本节将从非咒术类医方来比较佛教医学与《医理精华》在医方上的异同，这种互证式的比较或许可以进一步明了双方使用这些医方的道理和意义所在。

所谓非咒术类佛教医方是指早期佛教文献（主要是律藏）中所采用的纯药物医方。这些疗法多来自僧团组织的日常经验，具有简明易行的医疗风格。我们从一种种不同的病症来研究佛教僧团所采用的哪些方法符合传统医学的原理，即从《医理精华》中找出证据来说明佛教医方的继承与发展之所在。

（一）风疾（vāyvābādhika/vātaroga）

《医理精华》第 21 章主要讲述治疗风病（vāta-vyādha）和风湿症（vāta-rakta）的方法。风病共有 80 种，主要是由于人体三液之一的风被搅乱而产生的。《医理精华》描述了 6 种主要风病的具体症状（Si.21.2—21.8），以及 10 来个医方。从汉译的佛典来看，很少有对风病（或其他疾病）的临床症状的详细描述，只是笼统地称之为风病这种类概念而已。风病还有风疾、风痛、患风、风冷等几种译名。但对应的原词多为 vāyvābādhika，源于 vāyu（风）+ābādha（病痛），意即“有风病之痛的”。律典中风病的一些治法如下：

（1）室罗伐城（Śrāvastī）的某比丘，患风痛（vātābādha），服用有情脂（vasā），即服用五种脂药。* ①

（2）舍利子在室罗伐城患风病，服用盐醋（lavana、sauvīraka），既求得醋（tena sauvīraka samupānītam）。* ②

（3）风病有百一，……若风病者，当用油脂治 。③

（4）舍利弗患风，波斯匿王语言，应以干虾蟆熏鼻。④

（5）比丘患风须药，医教渍麦汁，佛言：听服。须油渍麦汁，须颇尼渍麦汁，佛言：听服。⑤

（6）舍利弗常患风冷，又病热血，有医言：风病应服大麦浆。⑥

（7）于时具寿舍利弗白世尊言：我多风疾，于三月日不能食麦。⑦

（8）世尊患风强病，今须酥油蜜浆。……以酥蜜等遍涂佛身，温水沐浴，持沙糖水，奉上世尊，为疗病故，即得痊愈。⑧

（9）时有比丘患风，医教服酢麦汁，佛言：听服。不知云何作，佛言：

① 《大正藏》卷二十四，第 1 页下。凡出处前加 * 的表示该段不是照引原文。下同。

② 《大正藏》卷二十四，第 3 页中。义净在《药事》卷一列举五种安膳那药时，第 5 种译为“骚毗罗石安膳那”，经查对梵文《药事》，该处对应的正是 sauvīraka。Sauvīraka 有两个含义，在义净的笔下，“骚毗罗石”是其作眼药时的音译，而“醋”是其作药浆时的意译。

③ 《大正藏》卷二十二，第 316 页下。

④ 《大正藏》卷二十二，第 176 页下。

⑤ 《大正藏》卷二十二，第 870 页中。

⑥ 《大正藏》卷二十三，第 528 页下。

⑦ 《大正藏》卷二十四，第 46 页上。

⑧ 《大正藏》卷二十四，第 73 页中。

听净人净洗器，渍麦乃至烂，漉取汁饮。[1]

（10）若身体有疮疥，得持药揩摩洗浴。若热病得摩耶披屑涂。若风病得以小麦屑涂。若杂病者得以杂药涂无罪。[2]

（11）尔时比丘患风，医教作除风药，是中除风药者，蒸稻谷蒸酒糟，若大麦，若诸治风草，若麸糠，若煮小便。[3]

（12）世尊风疾，……医人报曰：宜用酥煎三种涩药，服即除愈。[4]

（13）风病应服油……得风病应服牛、驴、骆驼、鳣脂。……风病应取汗，……风病应服赤白诸盐。……风病应合和小便油灰苦酒用摩身体。[5]

以上列出了13例，其中主治风病的药物依次为：五种脂药、盐醋、油脂、麦汁、油麦汁、颇尼渍麦汁、酥油蜜浆、沙糖水、酢麦汁、小麦屑、稻谷酒糟、大麦、麸糠、小便、赤白诸盐、酥煎三种涩药、油灰、苦酒。以上药物有的见于《医理精华》第21章，如赤白诸盐（Si.21.15、21.16）、酥油蜜（Si.21.14、21.16、21.17）等。

五种脂药（vasā-bhaiṣajya）即鱼脂、江豘猪脂、鲛鱼脂、熊脂、猪脂。[6]依梵文《药事》卷一，五种脂药的次序为：matsya-vasā、śuśukā-vasā、śuśumāra-vasā、rakṣa-vasā、sūkara-vasā。matsya-vasā 鱼脂、sūkara-vasā 猪脂，这两个词最清楚。śuśukā，据《佛教混合梵语词典》第二册第531页，śuśukā= 巴 susukā，释为 alligator，即鳄鱼。śuśumāra，据《佛教混合梵语词典》同页，śusumāra= 梵 śuśumāra= 巴 suṃsumāra，释为 crocodile，亦即鳄鱼，“失守摩罗脂”正是它的音译。据《善见律毗婆沙》卷十八，“失修摩罗者，鳄鱼也”[7]。我们暂时还难以判断，义净的译名“江豘猪”和“鲛鱼”与 śuśukā、śuśumāra 是如何对应的。义净将其中之一译为鲛鱼（即鲨鱼），想必是为了与鳄鱼区别开来。rakṣa-vasā 意义不明，待考。在《续一切经音义》卷八中，对“江豘猪”和“鲛鱼”的解释为：

江豘：上古腔反；下徒论反，俗字，正作豚。言江豘，即江海水中大鱼

① 《大正藏》卷二十二，第866页下—867页上。
② 《大正藏》卷二十二，第541页上。
③ 《大正藏》卷二十二，第874页中。
④ 《大正藏》卷二十四，第7页上。
⑤ 《大正藏》卷二十二，第147页中—下。
⑥ 《大正藏》卷二十四，第1页下。
⑦ 《大正藏》卷二十四，第795页中。

也，其形类猪，故以为名。风波欲起，此鱼先出水上出没，须臾有风浪起也。[①]

鲛鱼：上古肴反，《说文》云，海鱼也，皮有文可以饰刀剑也，从鱼，交声。[②]

与《医理精华》相比，用脂药来治疗风病是佛教医学的一个特点，还有两例可以证明：

尔时，舍利弗风病动，医教服五种脂，熊脂、鱼脂、驴脂、猪脂、摩竭鱼脂，听服此五种脂。[③]

尔时，舍利弗患风，医教服五种脂，罴脂、鱼脂、驴脂、猪脂、失守摩罗脂。[④]

巴利文律典《大品》第6章的脂药（vasa-bhesajja）也有五种：熊脂（accha-vasa）、鱼脂（maccha-vasa 摩竭鱼脂）、鳄鱼脂（susukā-vasa）、猪脂（sūkara-vasa）、驴脂（gadrabha-vasa）。但是它只说是治病所用，而没有说出具体病名。《医理精华》中极少使用脂药，而多用七日药中的酥油糖蜜。“在患由风单独所引起的疾病时，应该服用肉脂、骨髓、酥和油。”（Si.21.17）该处“肉脂”原词即是 vasā，但没有具体指出它的种类。

第5例中有“颇尼渍麦汁”，颇尼是什么呢？据《善见律毗婆沙》卷十八，“颇尼者，薄甘蔗糖”[⑤]。颇尼的梵文原词应为 phāṇita，巴利文同。Phāṇita 有时译为石蜜，有时译为沙糖。石蜜、黑石蜜、沙糖是常见的药物，能治吐血、风热病、腹内风等症。[⑥]所以，世尊患风时，服用沙糖水。《医理精华》第21章用粗糖来治风病（guḍa 沙糖，糖团），因为据 Si.3.27.9，“沙糖（糖团）能去少量的胆汁，壮阳，驱风，增加痰”。

用麦子来治风病，是佛教医学的又一个特点。它使用了麦汁、油麦汁、颇尼渍麦汁、酢麦汁、小麦屑、大麦等，可谓形式多样。《医理精华》第21章没有用到麦子，但《医理精华》对麦子性能的有些说明与之相关。据

① 《大正藏》卷五十四，第967页上。
② 《大正藏》卷五十四，第967页上。
③ 《大正藏》卷二十二，第627页中。
④ 《大正藏》卷二十二，第869页下。
⑤ 《大正藏》卷二十四，第795页中。
⑥ 季羡林：《糖史》（国外编），见《季羡林文集》卷十，第63页。

Si.3.31.3，“大麦、枣子、豆子所做的汤，可润喉、驱风”。据 Si.3.7，“大麦，性凉、产生许多风和许多粪便，去胆汁和痰”。Si.3.8，“小麦，性凉、重、味甜、能壮阳、驱风”。可见佛教医学用麦子（特别是用小麦）来治风病是符合医理的。

（二）眼病（akṣi-roga/ 眼药 añjana，藏 mig-sman）

眼科既是印度古代“八分医方”（或医学“八术”）之一，在佛教医学中也占有重要的一席地位。义净在《南海寄归内法传》中将 śālākyam 译为“针刺首疾”，他解释为“首疾但自在头，齐咽以下，名为身患”。śālākya 的原意是“使用尖锐的器械的一种外科手术”（即“针刺”），据上述的解释，这种手术所针对的身体范围是咽喉以上的部位（“首”，即头部）。但人们常用“眼科”来代称 śālākya，实际上它不仅指眼科，还包括现代医学所说的五官科等，而且它也涵盖外科手术之外的一切疗法。从《医理精华》第 26 章中可见，此眼科专章就综合了眼病、耳病、鼻子病、舌病、牙齿病、口腔病、头部疾病。Si.26.1 还告诉我们，有关眼药的知识是由“胜身王”（Videha，音译“毗提何”，或意译“非正身”）所讲述的①，内容十分丰富。使人略感奇怪的是，该章没有像其他章节那样说出眼病的种类数目。而医学家妙闻的《妙闻本集》之《补遗部》（Uttaratantra），其前 19 章探讨了病理学和治疗 76 种眼病的方法，这些眼病是由人体被搅乱的三液单独或者和合所引发的。②

眼病及其疗法在佛教医学典籍中出现较早。在佛经中，眼药总称为 añjana，常译作“安膳那”、“安缮那”，主要有五种：

佛言，有五种安膳那，一者花安膳那，二者汁安膳那，三者粖安膳那，四者丸安膳那，五者骚毗罗石（sauvīraka）安膳那，此之五种，咸能疗眼。是故比丘若患眼者，应用安膳那，方得除差。③

若患眼者，医人处方，用五安膳那注眼者无犯但是眼药，咸名安膳那也。一华安膳那（puṣpāñjana），二汁安膳那（rasāñjana），三末安膳那，四丸安膳

---

① Videha 多指地名。隋天竺三藏阇那崛多译《佛本行集经》卷四十三“优波斯那品”云：“我念往昔，有一国土，名毗提何（隋言非正身）。彼国内有一刹利王。”（《大正藏》卷三，第 852 页下）。毗提何、“非正身”分别是 Videha 的音译和意译形式。

② Kenneth. G. Zysk, *Asceticism and Healing in Ancient India：Medicine in the Buddhist Monastery,* p.89. 廖育群《古代印度眼科概要及其对中国影响之研究》，《自然科学史研究》1998 年第 1 期，第 9—22 页。

③ 《大正藏》卷二十四，第 2 页中。

那，五骚毗罗（sauvīraka）安膳那。[①]

这五种的前四种实际上只是类概念，所谓花安膳那是指由某些花制成的洗眼剂，余此类推。第五种义净分别译为“骚毗罗石”、“骚毗罗”，从译名上看好像是一种石头的名字。上文所引“风病”例2，义净将sauvīraka译成了“醋”，《梵和词典》中sauvīra译为“酸粥”，《妙闻本集》中sauvīraka指的也是sour gruel（酸稀粥、醋），可见义净译之为醋，无误。可见该名实际指代两种物品，但“骚毗罗石”中的“石”从何而来，不明。Sauvīra还指称一个地区及当地的人们，Sauvīra地区可能是在北印度，在《遮罗迦本集》中，这个地区的人们以过多地使用盐而出名。[②]甘乃斯·齐思克的书中还概括了好几种安膳那[③]，如黑色的洗眼剂（kālāñjana、巴kāḷañjana）；“河膏”（river ointment，梵srotāñjana，巴sotāñjana）[④]；一种由旃檀、零陵香、达子香、香附子等组成的粉状眼药（巴añjanupapisana，梵añjana+upa+词根piṣ）等。佛经中其他的治眼方法如下：

（1）时尊者必陵伽婆蔡患两眼痛，诸长者婆罗门送饭食供具四种药：酥、麻油、蜜、黑石蜜，贮积日日服。[⑤]

（2）尔时比丘眼有白瞖生，须人血，白佛，佛言：听用。尔时比丘患眼白瞖，须人骨，佛言：听用。尔时比丘患眼白瞖，须细软发，听烧末着眼中。[⑥]

（3）尔时比丘病须眼药，佛言：听用。是中眼药者，陀婆阇那，耆罗阇那。[⑦]

（4）治眼法者，有五种治眼物，黑物、青白物屑、草屑、华屑、果汁。佛言：莫为端严故治眼，为治眼病故，是名治眼法。[⑧]

（5）佛教作三种眼药，一者羊胆、二者其兰禅，三者苏毗兰禅，石上细磨之用涂眼。若有宝入眼药者，佛亦听之。……天竺土地常用药涂眼当为严饰。[⑨]

上引5例中有四种药物，其兰禅、苏毗兰禅、陀婆阇那、耆罗阇那，我

---

① 《大正藏》卷二十四，第570页下。

② Kenneth. G. Zysk, *Asceticism and Healing in Ancient India：Medicine in the Buddhist Monastery,* p.112.

③ Kenneth. G. Zysk, *Asceticism and Healing in Ancient India：Medicine in the Buddhist Monastery,* pp.88-89.

④ Kenneth. G. Zysk将srotāñjana译为river ointment，而《翻译名义大集》5788条译为“长石、理石”，两种译法相去甚远。

⑤ 《大正藏》卷二十四，第878页下。

⑥ 《大正藏》卷二十二，第867页中。

⑦ 《大正藏》卷二十二，第867页中。

⑧ 《大正藏》卷二十三，第417页中。

⑨ 《大正藏》卷二十四，第828页上。

们暂时还不清楚。不过，对后两种药物，《善见律毗婆沙》略有解释："眼药者，陀婆阇。陀婆阇那者，陆地生。耆罗阇那者，水中生也。"[①] 例1用酥、麻油、蜜、黑石蜜治眼，Si.26有多个药方中用到酥蜜糖石蜜，而较少用麻油和黑石蜜。例2用人血、人骨、细软发治白内障（白瞖），这仿佛有些像民间医生的手法。Si.26.51则用骆驼骨头、鱼骨头来治眼，不用人骨和细软发。例5羊胆的用法也独特，不见于《医理精华》中，但见于吐鲁番本回鹘文《杂病医疗百方》中，即："治眼痛之方：取人胆、猪胆、山羊胆、兔胆等四种胆中的任何一种，将其与榆树皮放入火中烧，取其灰，和入水中，后敷眼，很快可愈。"（24—28行）[②] 从例5中还可知，古代印度人常用药来做眼部的美容。

（三）热病（jvara-roga）

热病是印度最常见的病之一，有"病中之王"的称号。它的产生还有着一段神话[③]，"由于达刹（Dakṣa）的不尊敬，导致天神鲁达楼（Rudra）愤怒，他所呼出的气体产生了热病"。（Si.5.1）据说，热病起源于湿婆神的怒火，这种怒火变成了可怕的三个头颅的神魔Vīrabhadra，神魔搅乱了达刹的祭祀并且杀死了他，然后将热病、头痛、虚弱、干渴等病症吹遍了整个世界。[④] 湿婆神的怒火（kopāgni，roṣāgni）与发烧的热量相关，就像吠陀医药中的takman病与火神（Agni）相关一样。[⑤] 在《医理精华》中，热病分为8种，"8种热病即：3种体液各自单独（所生）的（热病）、三液中二者和合（所生）的（热病）、三液聚合共生的（热病）、以及偶发性的热病"。（Si.5.1）《医理精华》中表示热病的两个词为jvara和dāha，jvara指一般的发烧，dāha指身体的极度发热（即高烧）。在早期的医学论著中，dāha（指身体发烧的感觉）与jvara（发烧）基本上是同义词。[⑥] 而在《阿闼婆吠陀》中，takman表示一种可怕的病，它的意思与后来的jvara相对应。佛经中治疗热病的方法有：

（1）舍利弗患热病，用莲花的须芽和茎治之。[⑦]

（2）尔时输波勒迦国王，乃患热病极重迷闷，有医人处方，宜用牛头栴

① 《大正藏》卷二十四，第795页上。

② 邓浩、杨富学：《吐鲁番本回鹘文〈杂病医疗百方〉译释》，第369页。

③ 疾病与神话是一个有意思的研究点，尚待发掘。

④ Su.6.39.8—14；Car.6.3.15—25等。

⑤ Julius Jolly, *Indian Medicine*, Poona, 1951, p.104.

⑥ Kenneth. G. Zysk, *Asceticism and Healing in Ancient India: Medicine in the Buddhist Monastery,* p.113.

⑦ 梵本《药事》6.20.1—4。

檀末涂身。[①]

（3）热病者，当用酥治。[②]

（4）热病应服酥，……热病应服石蜜。[③]

（5）热病之人授之石蜜。[④]

（6）有热病者，酥能治之。[⑤]

佛经中治疗热病的主要药物即莲花、牛头栴檀、酥、石蜜。这 4 种用法在《医理精华》第 5 章中均有。莲花治热病，如 Si.5.62 用了莲花须、青莲花、莲藕，主治风和胆汁所生的热病等症。Si.5.102 用莲花等药来退一切热。[⑥] 牛头栴檀即 go-śīrṣa-candana，是白旃檀中的一种，也是佛经中常用的香药。《医理精华》第 5 章中不见牛头栴檀，只说用旃檀、乌檀木，如 Si.5.19、Si.5.89、Si.5.99、Si.5.102、Si.5.119 等。旃檀所在的一组药能清热退烧（Si.2.12）；旃檀所在的另一组药能退热降温以及治疗所有的热病（Si.2.13）。酥治热病，如 Si.5.94、Si.5.96、Si.5.97、Si.5.111、Si.5.127 等。石蜜治热病，如 Si.5.45、Si.5.41、Si.5.48、Si.5.62 等，还有的药方中用了粗糖、蜜。除了医方之外，《医理精华》第 5 章还有许多辅助疗法，如 Si.5.120 以下的冷疗法。由于热病是天神"所赐"，因此还要向神祷告，将各种措施综合起来。"坚持使用重要的药物、洗浴并使（身心）安宁，向神祭祀、奉献和发愿；并大量的使用有效的曼陀罗咒语，严重的热病会平息治愈。"（Si.5.141）

（四）疯病（unmattaka、unmatta）与癫痫（apasmāra）

unmattaka、unmatta，即疯病、癫狂病。从词源上看，unmattaka 和 unmatta 来源于动词 √ mad，意即发疯。由此引出的另一个词是 unmāda，亦为发疯。apasmāra 即癫痫，与疯病的发病原因多有相似之处。如果没有梵本对照，而仅凭汉译本，有时我们很难分清它到底指的是 unmāda 还是 apasmāra。比如风癫症一词从字面上看，可能指"由于风被搅乱而引发的癫痫症"，也可能指疯病，让人莫衷一是。更有甚者，有的地方将"疯病"写

① 《大正藏》卷二十四，第 10 页上。

② 《大正藏》卷二十二，第 316 页下。

③ 《大正藏》卷二十二，第 147 页中。

④ 《大正藏》卷十二，第 511 页中。

⑤ 《大正藏》卷十二，第 593 页中。

⑥ Kenneth.G.Zysk, *Asceticism and Healing in Ancient India：Medicine in the Buddhist Monastery,* pp.113-114，详细讨论了莲花治热病，请参阅。

作“风病”（vāyu-roga），稍不注意就会理解错误。[①]而《医理精华》第20章对这两种病有细致的区别，指出二者在各自产生的原因和种类上有着差别。具体如下：

由于受坏人的影响、吃喝了不纯的食物、被希望、恐惧、悲伤等（情绪）所折磨，以致思想、智力、记忆力都被搅乱，疯病（unmāda）就如此产生了。据说，疯病有5种。（Si.20.1）

由于体液被搅乱、记忆力受损伤，[思想]处于痴闇状态，变得暴怒。这样的病就叫作“癫痫症”（apasmāra）。它是可怕的，共有4种。（Si.20.15）

《医理精华》第20章中，疯病有风性、胆汁性、痰性、三液聚合性、突发性5种，而《妙闻本集》、《遮罗迦本集》中说有6种，前4种相同，第5种是由痛苦的极大刺激（比如丧失了巨大的财富、痛失爱人）所引起的，第6种是中毒所引发的。佛经中风癫症、癫狂病的疗法，略举三例：

（1）比丘西羯多，风癫症，医人教他吃生肉。*[②]

（2）尔时世尊在王舍城，时有癫狂病比丘，至杀牛处，食生肉饮血，病即差。[③]

（3）告长者言：汝子所患，从热病起。因热病故，生大嗔恚，心脉悉开，风入大心，是故发狂。如此病者，如仙经说，风大动者，当须无嗔善男子心血，以用涂身。须善人髓，服如大豆，可得除愈。[④]

例（1）出自《药事》卷一，世尊听从医人的诊断，允许患病的西羯多比丘用生肉作药引。小乘佛教允许食“三净肉”，大乘佛教则断肉。可见，食生肉是与大乘佛教教义有冲突的。这两个例子表现了佛教医学治疯病的典型特征：用生肉治疯病。例（1）没有指明是什么肉，只说是生肉（āma-māṃsa），āma意为“生的，未煮的”，māṃsa即肉，常指猪肉。例（2）指明是牛肉，而牛在古代印度是神圣的动物，吃牛肉是印度教（婆罗门教）所禁忌的。《医理精华》中没有任何用生肉治病的医方，也没有用过牛肉。但指出了牛肉的性能，“牛肉，性黏、重、能催眠、生精、增加脂肪”。（Si.3.20.3）

---

① 《药事》卷一，“为疗风疾”、“此是治风病药”，这两句中的“风疾、风病”均指疯病，见《大正藏》卷二十四，第2页下。

② 《大正藏》卷二十四，第2页下。

③ 《大正藏》卷二十二，第868页中。

④ 《大正藏》卷十五，第263页下。

《医理精华》中用到与牛相关的东西有牛奶、牛尿、牛粪、牛脂、牛胆汁、牛角等，但这些东西都没有用来治疗疯病。用动物类药物来治疗疯病的做法，亦见于吐鲁番本回鹘文《杂病医疗百方》，即："谁若疯癫，将鹿角碾碎，掺入水中服下，可愈。"（55—56 行）例（3）出自《禅秘要法经》，解释了发狂之症在于风病入心。用人血、人髓的方法，不见于《医理精华》。

（五）其他疾病

1. 渴病

时有比丘既服酥已，为渴所逼，往问医人，医人令食庵摩洛迦果。①

渴病即干渴，梵文为 tṛṣṇā 或 tṛḍ，《医理精华》第 17 章论述了干渴病的性能、分类和疗法。"干渴也有 5 种：由 3 种体液分别引起的、由消化不良所引起的、以及肺痨（肺痨所导致的'体内干燥症'）所引起的。因为[干渴病的]根源是风和胆汁（二者占优势地位），所以首先应该驱除这二者。"(Si.17.17) 佛经中常饮用更药等 8 种非时浆、以及蜜、糖、石蜜等来治疗干渴。上述的一个例子就是服酥后由于消化不良所引起的干渴症，庵摩洛迦果（āmalakī）用来止渴。庵摩洛迦果又称为"余甘子"，它的果浆是 8 种更药之一。《医理精华》第 17 章的四个医方中（17.20—17.23）没有用到庵摩洛迦果。

2. 血病

又言，血病应取大麦汁服之。又言，应烧石令热着乳汁中服之。又言，应乳汁中煮蒜食之。又言，应取树叶捩取汁以涂身上。②

血病，梵名 rakta-pitta（rakta 血、红色的；pitta 胆汁），意译"胆汁血"，即出血症。《医理精华》第 7 章论述了出血症的性能、分类和医方。"由于胆汁被热能、酸的和咸的（食物）、碱性的和烈性的（药物）所搅乱，处于肝脏和脾脏中的血液就会向上或向下运动。"(Si.7.1) 出血症共 5 种：风性、胆汁性、痰性、二液和合性、三液聚合性。上引一例用了 4 种方法：大麦汁、烧石、乳汁、蒜、树叶汁，但烧石和树叶并没有说明到底是什么东西。这 4 种疗法与《医理精华》第 7 章大不相同，该章中没有用乳汁，而用了牛乳；树叶方面用了瞻部（jambu）树叶；没用蒜而用了洋葱；大麦汁和烧石均没

① 《大正藏》卷二十四，第 491 页上。

② 《大正藏》卷二十三，第 528 页下。

用。因此，上例体现了佛教医学的特点。

3. 黄病

时有比丘黄病，医师言：尊者，服人血者可差。[①]

迦摩罗，或迦末罗，此云黄病，又云恶垢，亦云癞病。[②]

某比丘患黄疸病，服牛尿和诃子（mutta-harītakaṃ pāyetum）。[③]

黄病，梵名 kāmalā，黄疸病（pāṇḍu-roga）的一种，在佛经中常意译为黄病、黄目、恶垢、癞病，音译为迦摩罗病、迦摩罗、迦末罗。《医理精华》第 14 章论述了黄疸病和黄病的原因、性质、类型、医方。“由于吃了辣的、酸的、咸的、不健康的、含灰尘的等食物，就会有 4 种黄疸病。它们是由 3 种体液分别生成、三液聚合生成的。”（Si.14.1）在其他的医典中，由于体液理论的不同，黄疸病被分为5种或8种。[④]“由于胆汁，迦摩罗病（急性黄疸病）就会产生，其特征为：眼睛和身体呈黄色。而所谓的‘大黄疸’则是由于胆汁增大而产生。此二者均应服用油性的泻药。”（Si.14.13）因此，《医理精华》第 14 章提出治疗两种黄病的总原则是“服用油性的泻药”。而佛经中的这一例子服用的乃是“人血”，这相差太远了。佛经中黄疸病患者服用牛尿和诃子的方法，见于 Si.14.10，“黄疸病患者应该饮服用牛尿冲泡的诃梨勒粉、吃含乳的食物；或者，服用用牛乳和牛尿浸泡较久的铁粉”。这种疗法也见于《妙闻本集》、《遮罗迦本集》等医典[⑤]，可以说这是印度古典医学和佛教医学的共性表现之一。

4. 吐下

若比丘欲使吐下，服吐下药，医言：当先服鱼汁。[⑥]

若比丘尼服吐下药，医言：当须鱼汁，得乞。[⑦]

诸比丘服酥呕逆欲吐，以是白佛。佛言：听以呵梨勒、阿摩勒果、若蜜、若蒜，若麨，诸所宜物排口。[⑧]

---

① 《大正藏》卷二十二，第 486 页下。

② 《大正藏》卷五十四，第 1165 页下。

③ 梵本《药事》6.14.6。

④ Kenneth. G. Zysk, *Asceticism and Healing in Ancient India：Medicine in the Buddhist Monastery,* pp.106-107.

⑤ Kenneth. G. Zysk, *Asceticism and Healing in Ancient India：Medicine in the Buddhist Monastery,* pp.106-107.

⑥ 《大正藏》卷二十二，第 362 页上。

⑦ 《大正藏》卷二十二，第 544 页中。

⑧ 《大正藏》卷二十二，第 147 页中。

时有比丘患吐，须细软发，佛言：听烧已末之水和漉受饮之。[①]

吐下是指吐下药，指所有能令人呕吐的药物。患吐指的是患上了呕吐病。鱼汁是用来使人呕吐的，而不是止呕吐的。吐下药即《医理精华》第31章中“五业治疗法”之一的催吐法，但该章中没有用鱼汁来催吐，鱼汁能催吐是因为它带有很强的腥味。呕吐病的医方在《医理精华》第17章中，其梵名为chardi。“应该知道5种呕吐即：由被搅乱的三种体液分别引起的、聚合生成的，以及由于看到［听到、闻到、想起］某些恶心的东西所引起的。”（Si.17.1）该章中没有使用“细软发”来止呕吐。

5. 疥病

室罗伐城（Śrāvastī）某比丘，患疥疮，服用涩药（kaṣāya-bhaisjaya）。*[②]

疥病，梵名kacchū-roga，即疥疮、疥、疮疥。佛经中常说“膏油（vasā）治疥病”，膏油指各种动物性油脂。有关涩药的论述请见本章第四节。佛教医学常用洗浴法来治疗疥疮和癣瘙等皮肤病，如“我病癣瘙，得香屑末洗浴便差。……香屑者，干尸屑、马耳屑、七色屑、栴檀屑、俱哆屑、庵拔罗屑，阎浮尸利屑，阿淳屑，伽比罗屑，如是比一切不听”[③]。《医理精华》中没有论及疥疮，仅在“皮肤病”一章中提到了癣病。

6. 痔病

痔病有两种疗法，一者以咒，二者以药。[④]

痔病，梵名arśas，即痔疮。《医理精华》第13章论述了痔疮的分类、特征及疗法。“应该知道，6种痔疮即：三液分别生成的、三液聚合生成的、因血液而生的、遗传性的。它们多发于肛门口的有三道褶的部位。”（Si.13.1）这是从体液的角度将痔疮分为6种，若从另一个角度来看，痔疮又分为两种类型。“应该知道，痔疮分两类：由痰和风所生成的干性［痔疮］；因血液和胆汁而生成的流脓的湿性［痔疮］。”（Si.13.9）《医理精华》第13章中没有提到用咒语来治疗痔疮。

本节我们以几种常见疾病为线索，将《医理精华》和佛教医学中的非咒术类的部分医方进行了简要的比较，发现二者之间的医方虽然没有非常相似

① 《大正藏》卷二十二，第870页下。

② 《大正藏》卷二十四，第2页上。

③ 《大正藏》卷二十二，第482页下。

④ 《大正藏》卷二十四，第6页下。

的地方，但是符合医理之处却不少。二者的差别表现在：其一，《医理精华》多复方，佛教医学多单方；其二，佛教医学的民间色彩非常强烈，这主要表现在用干虾蟆熏鼻治风病、用人骨和细软发治眼白瞖、吃生肉治疯癫症、服人血治黄病、用鱼汁使人呕吐等。这些看似简单的方子应是印度人们生活经验的结晶。此外，在佛教密宗的经典中还有许多咒术类医方，咒术和药物合用。撇开其中咒术的内容，医方中的那些药物用法也值得与《医理精华》进行深入的研究。

结束语

在翻译《医理精华》和《医理精华词汇》的基础上，我们从医学交流的角度对《医理精华》在西域地区的流传情况进行了研究，并利用敦煌吐鲁番等地出土的汉文医学材料和唐宋时期的本草学著作，探讨了《医理精华》的药物、治疗方法与传统中医学的关系。同时，我们从佛教医学的角度，在医学理论、梵汉药名对译和非咒术类药方三个主要方面，将《医理精华》与印度佛教医学材料（特别是律藏资料）进行了比较研究。

综上所论，通过对《医理精华》的文本和比较研究，我们的基本结论如下：

第一，《医理精华》在印度古代医学文化向外传播史上意义尤其重大。中古时期它被译成了藏语、于阗语、阿拉伯语和回鹘语四种文本。特别是它的于阗语译本出自敦煌藏经洞，是现存最长的于阗文写卷。我们认为，《医理精华》和新疆库车地区出土的《鲍威尔写本》一样，是在西域地区胡语文化圈（包括梵语文化圈、于阗语文化圈、犍陀罗语佉卢文文化圈）中流传的，“达子香叶散方”就是一个非常明显的例证。《医理精华》和其他印度医书对中古时期西域地区的医学起到了极大的丰富作用，并使之染上了一层较明显的印度医学色彩。

第二，从敦煌吐鲁番等地出土的汉文医学写卷中，我们没有发现与《医理精华》完全相同的医药方和医学理论论述，但是存在着不少相同的外来药物，而且其使用方法也有许多相同之处。因此，我们认为《医理精华》对西域地区的中医学可能没有直接的影响，但不能说没有间接的影响。随着研究的深入和新材料的发现，这种影响将会被更清晰地揭示出来。

第三，唐宋本草学著作及其前代的汉文典籍（包括正史、笔记和医书等）中，记录了不少的外来药物，这些药物也多见于《医理精华》中。中医学者和《医理精华》对它们的认识与使用，有相同的地方，更有不相同的地方。这是因为它们的背后隐藏着不同的理论体系和哲学背景。我们认为，中医典籍对外来药物的认识是多途径的，可能有某些知识间接采自《医理精华》。中医对《医理精华》中所见的外来药物的使用有所发明和改进。

第四，佛教医学应分为印度佛教医学和中国佛教医学两大类。印度佛教医学既继承了传统的生命吠陀的知识，也有浓郁的佛教理论色彩，在用药方法上也有新的规定。《医理精华》没有任何佛教色彩，是一部纯粹世俗化的医书。通过比较，我们可以更清楚地认识到印度佛教医学的特征：即医理上的业报说和用药上的民间医学手法。

第五，我们认识到，要深入研究佛教医学，必须以了解印度传统医学为基础。因为在不同时期的汉译佛典中，药物名称和疾病名称的对译是五花八门的，不弄清这些对译的术语，单凭汉译就容易混为一谈。我们在翻译《医理精华》的过程中，通过"部分翻译名词详注"的方式，将不同的译语归纳比较。为这方面的研究作了些尝试。

印度医学对中医学的影响是一个大课题。为国内的医学界首次提供一部梵文药典的汉译本，可以对该课题的深入研究提供一个基础。针对印度医药文化史、中印医学交流史以及相关的研究，我们提出下列展望：

第一，对《医理精华》中每一个术语词汇，进行细致的考索，尽量利用汉译佛典和其他汉文资料，理清该词汇的各种不同译语。如果能以此为基础，作出一部小型的印度古代医学词典，那么将提供巨大的研究便利。同时，这些词汇也是研究中古汉语音韵学的极好材料。

第二，从中西交通史的角度，将宋代以前的中外医学交流史料汇编成册，特别是应该收录西域出土的胡语医学材料（包括梵语、于阗语、粟特语、龟兹语、回鹘文等），以便于中医医学文献史的学者研究利用。

第三，由于藏文大藏经中收有《医理精华》的藏文本，因此对它与藏医经典《四部医典》的关系有待深入研究。

下 篇

《医理精华》文本翻译

《医理精华》文本翻译

向全知者致敬！

杜尔伽笈多（Durgagupta）的儿子拉维笈多（Ravigupta），向利益一切的全知者致敬后，将讲解极为有益的《医理精华》（*Siddhasāra*）①。

缺乏智慧的人们不能渡过“生命吠陀”（Āyurveda）②之海。为了使他们明白这些知识，他完成了这部医学著作。

就像梵天（Brahman）在天上宣讲了那部作为生命基础的吠陀③一样，迦西王（Kāsi）④也逐步地为弟子们讲述了它。

第 1 章　医学理论

1.1：医术的诸分支⑤为：（1）眼科；（2）治身患；（3）鬼瘴；（4）治诸疮；（5）恶揭陀药；（6）长年法；（7）治童子病；（8）足身法。

1.2：对一个人来说，他的本质是以[几]⑥大元素⑦作为特征的，这几大元素就是他生病的根源。一般认为，众病即：身体的、精神（心理）⑧的、偶然

① 参见本书“翻译名词详注”部分中的［*Siddhasāra*:《医理精华》］条。（以下所见各条，均出自“翻译名词详注”部分，恕不一一注明）

② 见［Āyurveda：生命吠陀］条。

③ 指“生命吠陀”。

④ 见［Kāśi：迦西王］条。

⑤ aṅgāni，诸分支。见［aṣṭāṅga：八支］条。

⑥ 翻译中用［ ］括起的文字表示梵本所无而据藏文本而添加的内容。

⑦ 见［mahābhūta：四大］条。

⑧ 翻译中用（ ）括起的文字表示解释或者补充的内容。

的和遗传的（与生俱来的）毛病。

1.3：可以认为，身体的诸病是指发烧、皮肤病等；精神的诸病是发怒等；偶然的诸病是由受伤而引起的；遗传的众病即饥饿、干渴、[年老]等。①

1.4：时间是永恒的，它的特征就是一眨眼一眨眼。不间断的时间，被划分为六个季节②。雨季两个月：室罗伐拏月、婆达罗钵陀月；秋季两个月：頞湿缚庾阇月、迦剌底迦月；冷季两个月：末迦始罗月、报沙月；寒季两个月：磨袪月、颇勒窭拏月；春季两个月：制呾罗月、吠舍佉月；热季两个月：逝瑟吒月、頞沙荼月。

1.5：雨、冷、热③这些季节是依据太阳之路的两分④而来的。在雨季、冷季和热季中，胆汁、痰和风⑤是增长的。在春季、秋季和雨季时，它们被说成是受影响的。⑥

1.6：对风病来说，在傍晚时分和食物消化结束时，它增强。

1.7：对胆汁病来说，在中午、半夜以及食物正在消化时，它增多。

1.8：在刚好吃完饭的时候，以及在晚上的第一个部分（亥时）⑦和早晨，痰方面的病可能会产生。⑧

1.9：因此，应该通过[所结合的]两种和三种成分的分析，来使被破坏

① 唐代罽宾国三藏般若译《大方广佛华严经》卷十一“入不思议解脱境界普贤行愿品”云：“一切众生因四大种，和合为身，从四大身，能生四病。所谓：身病、心病、客病及俱有病。言身病者，风黄、痰热而为其主；言心病者，癫狂心乱而为其主；言客病者，刀杖所伤、动作过劳以为其主；俱有病者，饥渴、寒热、苦乐、忧喜而为其主。其余品类展转相因，能令众生受身心苦。”（《大正藏》卷十，第711页上）这与本颂的说法基本相同，因此，“身体的诸病”即指“身病”；“精神的诸病”即指“心病”；“偶然的诸病”即指“客病”；“遗传的众病”即“俱有病”。又，《大般涅槃经》卷十“一切大众所问品第五”：“亦见有人得客病者，所谓刺刺、刀剑、鉾槊。”（《大正藏》卷十二，第427页下）所列举的“客病”也是指受伤之类的“偶然的诸病”。又，饥饿属于疾病的说法，还见于后秦北印度三藏弗若多罗译《十诵律》卷二十五（第四诵之五）的“七法中皮革法第五”。其中有一首偈颂，云：“饥为第一病　行为第一苦 / 如是知法宝　涅槃第一乐。”（《大正藏》卷二十三，第179页下）

② 关于月份的分类，见[ṛtu：季节]条。

③ 巴利文中关于季节的词汇有：gimhāna 热季、grīṣma 热时、varṣā 雨时、hemanta 寒时（冬季）等。

④ 见[ravi-vartma-dvaya：太阳之路的两分]条。

⑤ 见[tri-doṣa：三种体液]条。

⑥ 《金光明最胜王经》“除病品”也论述了三种体液与季节的关系，其卷九云：“春中痰癊动，夏内风病生，秋时黄热增，冬节三俱起。”（《大正藏》卷十六，第448页上）痰癊、风、黄热，分别即痰、风、胆汁。

⑦ 见[pradoṣa：亥时]条。

⑧ 《金光明最胜王经》“除病品”也指出了三种体液与食物消化时间的关系，其卷九云：“食后病由癊，食消时由热，消后起由风，准时须识病。”（《大正藏》卷十六，第448页上）

了的体液（成分）净化。

1.10：人的身体是体液、元素和杂质［三者］的载体。如果它们是平衡的，身体则健康；如果有一个上升或下降，则生病。

1.12：[七界]即味（糜乳/糜液）、血液、肉、脂、骨、骨髓、精液。①

1.11—13：体液即内风、胆汁和痰。杂质就是大小便等排泄物。

1.14：内风的性质为冷、轻、微、硬、粗、动和有力。它分成［五种］变化：呼吸风、缩避风、摄持风、胜他风、遍满风。②

1.15：胆汁，味酸、辛辣，产生热量。它主消化，是产生生命元气和造成脸部红润的原因。③

1.16：痰，味甜、咸，多油的，性重，非常的黏滑。

1.17—18：内风处在肛门、［骶骨］和股间的部位。胆汁位于大肠内。

1.19：痰处在胃、喉咙、胸腔、头部和关节中。

1.20：对于离开了它本该所处位置的体液，要依照其部位来治疗。而且，对某种占有明显优势的（体液），在分析了其［种种］变化之后，应该采取的治疗措施必须立即实施。

1.21：根据对体液的分析，应该［让病人］连续服用那些具有甜等六种味道④的、又是健康保障的［食物］。如果不这么做，将会生病。

1.22：辣味、苦味和涩味可以搅乱体内的风。辣味、酸味和咸味可以扰乱胆汁。甜味、酸味和咸味会破坏痰。

1.23：为了使体液平衡，吃那些［与扰乱体液的食物］味道相反的东西，病人就将治愈。对回到自然状态之中的［诸体液］而言，它们就是健康快乐的原因。

1.24：（1）应该知道，甜味利于眼，使身体的元素增强。⑤

（2）酸味利于排泄物的流出，健心脏，是消化剂，促使食物消化和成熟⑥，以及增强［消化之火的］热量。

---

① 七界，见［mahābhūta：四大］条。

② 内风的五种变化，实际是指存在于人体内的五种气息。见［vāyu：内风］条。

③ rāga，脸部红润，泛指所有的情感和爱。

④ 见［ṣaḍ-rasā：六种味道］条。

⑤ 《四部医典》："甘味药物适口长体质，老幼瘦弱喉肺皆补益，滋补愈伤生色五官明，长寿颐养解毒息朗赤。"（宇妥·元丹贡布等著，李永年译，谢佐校：《四部医典》，第54页）

⑥ pācana 有使之煮熟、软化、消化、成熟，使伤口愈合等意思。

（3）咸味造成清洗[①]和成熟，促进消化和使肌肉松软。

（4）辣味能减肥、减去懒惰、去毒，以及增强［消化之火的］热量和促使成熟。

（5）苦味能去热、止渴，助消化，利于清洗和刺激胃口。

（6）涩味能［使肌肉］痛楚、减肥，使排泄物干燥，中止清洗[②]和引起伤口愈合。

1.25：最好的药物是味道［好］、药力［足］、吸收［容易］这三者的结合。[③]后者能够经常地拥有前者的话，那么后者也是非常好的。

1.26：相对于味道和吸收来说，药力占中心位置，它处于物质的内部，并被该物质所支持。它以冷、热作为标志，而且它被认为是物质的力量所在。

1.27：在消化之后，味道呈两种方式：甜味和辣味。应该知道，对这两种味道而言，前者性重，后者性轻。

1.28：医生、药物、病人和瞻病者[④]——拥有了医疗的这四种分支，就会成功。若不能拥有它们，则会失败。

1.29：医生应学习医药理论，知道其含义，会用药，有一双技巧高明的手，而且心地诚实纯洁[⑤]。

1.30：一个有金钱财力、有还没有耗完的生命、有心的力量和自我控制能力的病人，是适合治疗的。

1.31：草药要生长在好的土地上，味道壮，长势好，而且在最佳时机内采摘。

1.32：瞻病者应心地诚实、天性愉快、不懈怠放逸[⑥]、而且强健有力。

---

① śodhana 意为清洁的、净化的、通便的；清洗、洗净、纯化。

② stambhin，原意支持、膨胀、自满，造成排泄物干燥，即指便秘。grāhin，意为抓住、抑制。英译本为“terminates cleansing”（中止清洗）。（所谓英译本是指恩默瑞克教授将藏文《医理精华》译成的英文本，下同。）

③ 《妙法莲花经》卷五：“父见子等苦恼如是，依诸经方，求好药草，色香美味悉皆具足，捣筛和合，与子令服。”（《大正藏》卷九，第 43 页上）此处亦说明好药草的标准是色、香、美味具足。

④ paricāraka，助手，服务员。英译本为“护士”。考虑到印度古代并没有职业的护士，所以根据佛经中的译法，译为“瞻病者”，实际指护理病人的人。

⑤ 这是对医德的要求。见［医德］条。

⑥ apramatta，不懈怠放逸、仔细的、细致的。英译本为“respectful”（有礼貌的、尊重人的）。

1.33：医生在着手行医之前，要考虑下列因素：地点、时间、年龄、消化之火的热度、习惯、本质特征、药物、身体、心的力量、脑的力量以及病情。

1.34：对地点而言，多水、有森林和山峦的地区，常潮湿，易发痰病和风病。

1.35：缺水少树的干旱地区，常发由于血液和胆汁［被扰乱而生］的疾病。

1.36：在不太干也不太湿的混合型地区，所得的病也认为是混合型的。

1.37：（1）年龄也分为三类：童年 、中年、老年。

（2）从吃奶为生到随后吃食物、一直到十六岁，被称作童年。

（3）此后一直到七十岁，叫作中年。超过它，则算老年。①

1.38：按照年龄的顺序，痰、胆汁和内风被说成是依次成为主要成分。②

1.39：针对儿童和老人，热碱溶液、烧灼、［放血之类的烈性的治疗方法］不宜采用，而应使用柔和的方法。

1.40：对身体的分析要求按照三种方式：（1）瘦小的身体，使之（肌肉）要增加；（2）肥胖的身体，使之减掉［多余的肌肉］；（3）中等的身材，使之保持［体形］。

1.41：对脑力来说，既然任何一个胖子都是少脑力的，那么变瘦的话，就可能拥有脑力。应该仔细地检查［病人是否］具有忍耐力、能否努力、［是否爱欺骗］、［是否］勇敢坚强。

1.42：对心的力量来说，它使一个人不会改变。在灾难降临或好运当头时，他是勇敢无畏的或者他也［没有］欣喜若狂③。由于他具备这种能力，因此他就是一个拥有心的力量的人。

1.43：尽管从本质上来说，饮料和食物等东西是不相适宜的。但是，它们能够使他感到舒服，在那样的情况下，这个就应该称作习惯。④

1.44：如果一个人的本质是风质的，那么他的身体瘦弱、粗糙，头发稀

① 见［vayas：年龄］条。

② 意思是在童年时，痰占主导；中年时，胆汁为主；老年时则内风占优。

③ mahotsāha，即 mahā（大）+utsāha（欢乐；力量）。从上下文来看，此处少了一个否定词。

④ 比如，抽烟对肺病患者是不适宜的，但有很多肺病患者习惯于抽烟，因为他们觉得抽烟能使自己满足。

疏，心情变化无常，身体不稳定，多嘴多舌，睡觉时梦见自己在天上飞。

1.45：胆汁质的人，少年白头，经常出汗，情绪暴躁，据说，［他］在睡觉时会看见火光。

1.46：黏液质的人，思想坚定，手脚灵便，多子①，头发油光发亮，在睡觉时梦见水和发白的东西。②

1.47：对于以 2 种和 3 种体液相结合的人来说，应该考虑到他的气质是由其混合的特性所决定的，而且，虽然他还有其他的体液，但是，可以说，他的气质是以那种占主导成分的体液为标志的。

1.48：在胃中的消化之火（体火），由于痰、胆汁和内风可能有一个起支配作用，或者三者比例均衡，体火有四种存在方式：（1）热量小；（2）热量大；（3）热量是不规则反常的；（4）热量是正常的。

1.49：（1）在体火正常时，应采取措施使之确保不变。在体火不正常时，就要驱风。

（2）在体火太热时，就要驱除胆汁；在体火热量微弱时，就要清除痰。

1.50：要是食物没有被消化、消化之火热量减弱，它就是一切诸病的根源。它的特征也是四种：（1）胃是满的；（2）口水是酸的；（3）湿气和乳糜不会消化；（4）大小便难以下泻。

1.51：由于胃是满的，引起胆汁失调，多唾沫，心绪不宁，肠胃气胀③。在这种情况下，应该用菖蒲和盐煮水喝，使他呕吐。

1.52：由于酸口水过多，就可能导致吐酸水，头昏眼花，眩晕发呆和干渴。因此，在那种情况下，他必须喝冷开水，并使他坐在通风凉快的地方。

1.53：由于乳糜不消化，一个人就会身体疲倦，伸懒腰，头脑发木，厌食。在那种情况下，要让他整天睡觉，断食，并（注意）防止风病。④

1.54：（大小便）难以排泄的症状有（胃）疼、便溏⑤、而且大小便中止。

---

① su-praja，有一个好儿子。英译本为“having many sons”（多子的）。

② 气质与体液的关系，见［svapna：梦相］条。

③ alasaka，指肠胃气胀、中耳炎。英译本为“whirls about”（头脑眩晕）。

④ 断食过度有可能引发风病，所以要采取适当的措施，避免风病的发生。

⑤ śūlāntar-granthi，从字面上看，śūla 意为任何一种尖锐的疼痛；antar，中间的；granthi 指关节；合起来为“关节中的疼痛”。今据英译本，śūla 译为胃痛。antra-granthi 英译本为“a slimy discharge”（拉稀）。据上下文，此处意译为“便溏”。

在那种情况下，要用发汗剂，并喝盐水。

1.55：由于所吃的食物性质相反，所有的病由此而生。因此，在放弃那些不兼容的食物之后，去吃有益的食物①，这就对了。

1.56：(1) 孔雀、灰色鹌鹑、大蜥蜴和黑色雄松鸡，涂上芝麻油，再用蓖麻杆去烧火炙烤，不能［这样］吃也。

(2) 或者用奶油、蜜，与［上述］这些东西同煮，同样［不能吃］。

(3) 在金属钵内放置了十个晚上的酥，应该倒掉。

(4—5) 用热水冲服蜜糖和用雨水调制的蜜糖［都不能喝］。

(6) 同样地，猪肉、萝卜用蜜［一起煮］，不能吃。

(7—8) 烈性的酒类不能与鹤［肉］②同食。奶酪也不能与公鸡肉同食。③

(9—10) 龙葵和粗糖不能同食，鱼肉不能同煮菠菜。④

(11—12) 小麦粉和芝麻油做成的油饼，不能与酸粥⑤同食。

(13) 蔬菜、酸果、油饼、秦豆⑥、盐、竹笋、奶酪和鱼肉——它们大部分与乳类的性能不兼容，不能与之同食。

(14) 当一个人的身上涂了用芳香的樱桃制成的软膏时，不能喝加了米所熬成的乳汤。

(15)［长了斑点的］鸽子肉用芥末油涂抹，煮熟了之后，永不能吃。

(16—17)：鱼的油脂和长胡椒不能同食。酒类、混合汤⑦、以及加了米所熬成的乳汤，不能同食。

(18)：鱼肉、玉米、酥油和脱脂奶混合在一起，不能同食。⑧

1.57：如果那个人出于无知，服用了那些味道和性能都相冲的食物、或

① 指那些性能相宜而不相冲的食物，对身体有益无害。

② balāka，指一种鹤，其肉可食用。英译本为“heron”（苍鹭）。

③ 《四部医典》中也说“家鸡肉与奶酪共进食”是不宜的。（宇妥·元丹贡布等著，李永年译，谢佐校：《四部医典》，第 51 页）

④ upodakānvitān：upodaka，靠近水边的；anvita，与之相联系的。英译本为“the Malabar spinach”（马拉巴尔菠菜），马拉巴尔位于印度西南海岸。在《妙闻本集》中，upodaka 指一种落葵属植物，学名 Basella Cordifolia。

⑤ āraṇālena 是 āraṇāla 的具格，《梵英词典》中未收此词，拆开则 āraṇa 意为深渊、āla 意为卵。英译本为“sour gruel”（酸粥、醋）。

⑥ 见［kulattha：秦豆］条。

⑦ kṛsara，混合汤，是用稻米、芝麻、豆子熬成的。

⑧ udaśvitā 是 uda-śvit 的具格，指用等量的水和脱脂乳所配成的混合物。《四部医典》中也说“鱼肉又同乳类两不宜”。（宇妥·元丹贡布等著，李永年译，谢佐校：《四部医典》，第 51 页）

类似的东西，那么这个人将会被病痛所折磨，甚至死亡。

1.58：他应该使用泻药和催吐剂，去解决由于（吃了）物性相反的食物所得的诸病。

1.59：由于习惯使然，消食之火是强的，精力强壮①，就不会有什么危害了。

——第 1 章　医学理论（结束）

第 2 章　药物的类别

2.1：①山马蝗、黄细辛②、蓖麻、兔尾草③、ṛṣabhaka、耆婆草④；②蒺藜、芦笋、尖叶兔尾草、乳山药（洋芋）、掌叶铁线蕨；③颠茄、荨麻藤、两种鹰嘴豆（野生绿鹰嘴豆和黑鹰嘴豆）、发痒黧豆。④这一组药主治脱水、去肿瘤、风病、哮喘、止咳嗽、胆汁病。

2.2：①印度榕树（尼俱律树）⑤、乌昙跋罗树⑥、黄皮无花果树、甘草、圣无花果树（菩提树）、镇杜迦树⑦；②豆腐果⑧、跋达罗树（枣子树）⑨、阿周那榄仁树⑩、红椿树（红雪松）、杧果树（庵没罗果）⑪、省藤（柳树）⑫。③赤花

---

① bala-śālinaḥ 意为“有力量的、强壮的、精力旺盛的”。英译本中少了“śālinaḥ”一词，而将 bala 译为“脑的力量大”。

② punarnavā，即 hog-weed，学名 Boerhavia Procumbens。英译本为“aśvagandhā”（仙茅）。

③ jhaṣa，应为 jhaṣā，指一种植物，学名 Uraria Lagodioides。英译本为“sida”（黄花稔）。而据《医理精华词汇》SiN.7，“jhaṣā，应该知道是兔尾草（nāga-balā）”。

④ ṛṣabhaka 和 jīvaka，是两种未经确认的植物。见［aṣṭavarga：八品药物］条。

⑤ 见［nyagrodha：尼俱律树］条。

⑥ 见［udumbara：乌昙跋罗］条。

⑦ 见［tinduka：镇杜迦果］条。

⑧ piyāla，在孟加拉语中通常称作 piyal，豆腐果，学名 Buchanania Latifolia。英译本为“Buchangn mango”，指 Buchangn 地区的杧果树。

⑨ badarī，见［badara：跋达罗果］条。

⑩ 见［pārtha：阿周那榄仁树］条。

⑪ 见［āmra：庵没罗果］条。

⑫ vañjula，几种树名，Dalbergia 黄檀属 Ougeinensis、Joesia Asoka、Calamus 白藤属或省藤属 Rotang、Hibiscus Mutabilis 木芙蓉。英译本为“country willow”（柳树）。另见 SiN.19 条。

树（紫矿花）[①]、打印果、白色的珠仔树、瞻部树[②]；共三组。④（此三组药物）主治出血病、尿道病，又疗伤，退热，治妇科病。

2.3：①长胡椒、白花丹、菖蒲、止泻木、酸枣子、长胡椒根、香附子；②干姜、小豆蔻、印度乌头（白乌头）[③]、香胡椒、一种胡椒[④]、（黑）胡椒、独活草[⑤]；③长管大青、锡兰虎尾兰草、大无患子[⑥]、土茴香（小茴香）[⑦]、芥末子；④阿魏（兴渠）[⑧]、胡黄连、酸藤子。这一组药主驱风、祛痰。

2.4：①豆蔻[⑨]、印度缬草（零陵香）、香附子、香胡椒、桂皮、桂树叶、龙花鬚[⑩]、藏红花[⑪]、印度当归；②檀香、沉香、乳香、夫那伽[⑫]、天木香（雪松）[⑬]、sthauṇeyaka（guccha-rasa）、印度没药；③白胶香（娑罗树脂）、śukti、松脂、天竺葵草、熏陆香[⑭]、"虎爪香"[⑮]、甘松香、青木香；④豆蔻等药主治脓疱、止痒、解毒、祛风、祛痰。

2.5: ①山柑、沼泽刺葵、芦笋、印度枳（孟加拉苹果）[⑯]、ajāvi[⑰]、印度山

---

① 见［palāśa：赤花树］条。

② 见［jambū：瞻部树］条。

③ ativiṣā，《翻译名义大集》5821 条，"［汉］或云麦冬"。

④ cavya，一种胡椒，学名 Piper Chaba。英译本为"chaba pepper"。

⑤ yavānikā，学名 Ptychotis Ajowan。英译本为"bishop's weed"。今据《鲍威尔写本》（*The Bower Manuscript*），它同 yavānī，指一种独活草，学名 Carum Copticum。又见 SiN.37。

⑥ 即 neem 树，学名 Azadirachta Indica，它的果实是苦的，它的叶子常用于葬仪。

⑦ ajāji，学名 Cuminum Cyminum，伞形科芳香性草木植物，又作莳萝、土茴香。

⑧ 见［hiṅgu：兴渠］条。

⑨ 见［elā：豆蔻］条。

⑩ hema，原意"金色的"。据 SiN.44 条，它和 nāga-kesara（龙花鬚）、nāga 是同义词，学名 Mesua Roxburghii。而英译本对应为"hima"，即 white sandal，白檀香。

⑪ asra 原意为"眼泪、血液、头发"，此处指藏红花。据 SiN.45 条，它和 kuṅkuma 是同义词。

⑫ punnāga，《梵英词典》未收，英译本为"mastwood"。据《翻译名义大集》6173 条，［汉］夫那伽、［和］Calophyllum inophyllum. Linn。

⑬ dāru，即 devadāru，学名 Pinus Devadāru，指雪松、喜马拉雅雪杉。Devadāru 在佛经中意译为"天木、天木香"。

⑭ kunda 原意为一种茉莉（jasmine）、芳香的夹竹桃（oleander）、乳香（olibanum）。英译本为"white perfume"（白香）。据 SiN.53 条，kunda 与 kunduruka（熏陆香）是同义词。

⑮ vyāghra 原意为"虎"（tiger），又指一种红色的蓖麻油属植物。据 SiN.50 条，它的同义词为 vyāghra-nakha，虎爪，也指一种香料。故此处意译为"虎爪香"。

⑯ bilva，又同 vilva，学名 Aegle Marmelos，即 the wood-apple tree，通常叫 Bel；它的美味的果实在未成熟时，可作药用。它的叶子用于祭祀湿婆神的仪式。

⑰ ajāvi，词义不明。英译本还多出了两味药，即：viśva（姜）、ajājī（小茴香）。

芝麻；②假杜鹃、两种茄子、达哩薄草[①]、印度云实果（大托叶云实果）、辣根[②]；③诃子、臭黄荆、红葫芦、白花丹、印度山毛榉树、虎尾兰草；④这一组药主治内部脓疱、祛痰、减肥、消肿瘤、治头痛。

2.6：①阿勒勃（腊肠树）、白花丹、相思子、儿茶[③]、苦楝树（无患子）[④]、紫葳[⑤]；②虎尾兰草、槟榔树、心叶青牛胆、催吐果、绒毛叶、龙胆、野生的蛇甜瓜（野葫芦）；③印度山毛榉和娑罗树皮[⑥]、止泻木、假杜鹃、苦瓜、七叶树；④这一组药主治尿道病、皮肤病、清热退烧、止呕吐、解毒、祛痰。

2.7：①两种珠仔树、香附子（油莎草）、无忧树、香蕉树（芭蕉树）、木苹果；②一种叶子橙黄的香花（kadamba）、印度樗树、以及石梓（白柚木）和香木。③这一组药物叫作"以珠仔树为首的药"，能减少痰、减肥。④［这一组药还能］治妇科病、疗伤、中止清洗、解除诸毒。

2.8：①绒毛叶、陀得鸡花、珠仔树、含羞草[⑦]、莲花丝；②甘草、aralu树（Colosanthes Indica）、印度枳（孟加拉苹果、孟加拉温桲、温柏树）。这一组药可治慢性痢疾。

2.9：①阿摩落迦果（余甘子）[⑧]、诃梨勒果、长胡椒、白花丹；这一组药，②能驱除痰引起的热病所产生的一切危害，生精壮阳，促进消化。

2.10：①三种果子[⑨]：毗醯勒果、阿摩落迦果、诃梨勒果，能清退无规律的发烧。②［三果还能］明目、增加消食之火的热能，治疗尿道病、皮肤病、去胆汁和痰。

2.11：①印度茄子、兔尾草[⑩]、绒毛叶、甘草、止泻木；②"以印度茄子

---

① darbha，一种草，音译达哩薄草，学名 Sacchrum Cylindricum。达哩薄草亦多指吉祥草。在《妙闻本集》中，它不同于吉祥草（kuśa）和 kāśa 草。kuśa 和 kāśa 作拟人手法时，指阎摩王的两个随从。

② 其根、叶、花均可食用。

③ kaṇṭakī，几种植物，儿茶，学名 Acacia Catechu; Vvanguiera Spinosa; Ruellia 芦莉草属 Longifolia; 枣树，学名 Zizyphus Jujuba；竹子。英译本为"Kaṇṭakārī"（野生的茄子）。

④ 见［nimba：纴婆］条。

⑤ 一种开喇叭花的植物。

⑥ karañjau 是 karañji 的双数形式，作阴性时，指 Galedupa Piscidia；作阳性时，指药用的树 Pongamia Glabra。英译本对应为两种：印度山毛榉和（黄）娑罗树皮。

⑦ samaṅgā，指 Rubia Munjista and Cordifolia、含羞草 Mimosa Pudica、Aloe Indica 等几种植物。英译本仍为原词。据 SiN.78 条，它和 gaṇḍa-kālikā 同义，均指含羞草。

⑧ āmalakī，见［āmalaka：阿摩落迦果］条。

⑨ 见［tri-phalā：三种果子］条。

⑩ 英译本此处不是 dhāvanī，而是 dhātakī，即陀得鸡花树。

为首的”这一组药能化脓、并治疗由三种体液［被搅乱］所生的尿道病。

2.12：①野葫芦（野生的蛇甜瓜）、旃檀木、虎尾兰草（锡兰虎尾兰）、胡黄连、绒毛叶、心叶青牛胆，这一组药，②能去胆汁、祛痰、增食欲（改善胃口）、止呕吐、清热退烧、止痒、疗毒。

2.13：①心叶青牛胆、无患子、芫荽[①]、甘草、再加上旃檀；②这一组药能止渴、退热降温、改善胃口、止呕吐，以及治疗所有的热病。

2.14：①两种药用植物 kākolī、甘草、野漆树、两种 medā（medā 和 mahā-medā）、耆婆草、ṛṣabhaka；②白莲花根、红葡萄、药用植物 ṛddhi、vṛddhi、天竺黄（竹黄）、野生的绿鹰嘴豆和黑鹰嘴豆；③乳山药（乳白薯蓣）、稠李、心叶青牛胆；这一组药特别能增加脂肪（长肥）。④［这一组药还能］催乳、长寿、壮阳、治疗“胆汁血”病[②]和风病。

2.15：①印度菝葜[③]、稠李、香根草（茅根香）、末杜迦果[④]、两种檀香木（白檀和紫檀）；②石梓（白柚木）、甘草。这一组药叫作“以印度菝葜为首的”，③能立即止住“胆汁血”，且使难以忍受的渴病平息。④［这一组药还能］消除剧痛、去胆汁、清热、止呕吐、降高烧。

2.16：①伏牛花汁（小檗汁）[⑤]、香草[⑥]（看麦娘）、龙花鬓、莲花丝[⑦]；②［再加上］甘草；这一组药主治“胆汁血”、疗毒、降高烧。

2.17：①菖蒲、香附子、诃梨勒、雪松、干姜、白乌头；②姜黄、尖叶兔尾草、小檗、甘草、止泻木；③“以菖蒲和姜黄为首的”这两组药，能使［被搅乱的］体液归整。④［这两组药还能］使没被消化的［食物］排泄掉，并治疗胸部的病痛。

---

① 芫荽，也叫香菜、胡荽。一、二年生蔬菜作物，有特殊香味。果实可制芫荽油，叶供食用，全株可供药用。

② pittāsra，直译“胆汁血”，即出血症、多血病。

③ 菝葜，俗称金刚刺，落叶攀援状灌木。茎有刺和卷须。根茎可供药用。

④ 见［madhūka：末杜迦果］条。

⑤ tārkṣaja 是指从 tārkṣa 树所生的，是一种洗眼剂。tārkṣa 树具体所指不明。英译本指其为伏牛花的浆汁。伏牛花，一种小檗属植物，多刺、开黄花、结红色酸果。

⑥ śyāmā 是几种植物的专有名词，指香草、刺苹果、Artemissa Indica、Careya Arborea 等。英译本为“black grass”（看麦娘）。

⑦ 原词 paṅka-ja 是“从淤泥中而生的”意思，指一种莲花，学名 Nelumbium Speciosum，它的花在晚上闭合，也许就是睡莲。

2.18：①黑胡椒[1]、乌盐、两种矾（绿矾和硫酸盐）、阿魏、五灵脂；②胆矾（硫酸铜）———这一组药能减肥、排除尿道结石。

2.19：①姜根[2]、臭黄荆、茅草、一种印度千里光属树、吉祥草；②虎尾兰草、天门冬、田芥菜、木蝴蝶、蒺藜；③木田菁[3]、药用绿萝、达哩薄草、假杜鹃、五彩苏（彩叶草、紫锦苏）[4]；④这一组药能化除结石、治尿频、尿潴留（闭尿症）、以及止住风病所引起的疼痛。

2.20：①一种灰可用作腐蚀剂的树（parul tree）、三种果子（余甘子、诃梨勒、毗醯勒）、催吐果、白花丹、金刚纂、锥果木；②紫矿、印度黄檀木；这一组药能减肥、治痔疮、排除结石、治尿道病。

2.21：①娑罗树、syandana（chariot tree）、黑檀木（黄檀木）、锥果木、白胶香、阿周那榄仁树、香橼；②合欢树（尸利沙树）[5]、印度黄檀木、白桦、儿茶树[6]、两种旃檀（白檀木和红檀木）；③阿拉伯胶树、娑罗树、印度山毛榉、槟榔子[7]、沉香；④这一组药能祛痰、主治黄疸病、皮肤病、尿道病。

2.22：①青莲花、白睡莲、白莲花、白色的可食用的睡莲、红睡莲；②甘草；这一组药治“胆汁血”、止渴、解毒、止呕吐。

2.23：①锡、铜、铁、铅、金、银和它们的锈；②这一组药能治内部肿瘤（症瘕）、心脏病、黄疸病、尿道病，解除混合的毒。

2.24：①圣罗勒、山扁豆（番泻叶）、茉乔栾那、灌木罗勒（“香叶罗勒”）、天竺葵（老鹳草）；②开黑花的淡紫花牡荆、白色的淡紫花牡荆、长管

---

① ūṣa 意为“盐地”（salt ground）。据英文本此处对应的词应是 ūṣana，即黑胡椒。

② 原词 vīra-vṛkṣa，vīra 可指姜根、胡椒、米粥、闭鞘姜根、Andropogon 须芒草属 Muricatus 的根。vṛkṣa 指树或任何开花结果的树。

③ vasuka，指几种植物，牛角瓜 Calotropis Gigantea；木田菁 Agati Grandiflora；鸭嘴花 Adhatoda Vasika 等。而英译本译为 bakula tree。据 SiN.91 条，vasuka 与 buka 同义时，指木田菁。

④ 原词 aśma-bhedaka，aśma 即 aśman，意为石头、岩石。bhedaka 是一种薄荷科植物，学名 Coleus Scutellariorides，可用于排除膀胱中的结石。英译本为“root of Indian rockfoil”。据 SiN.94 条，aśma-bhedaka、aśma-bhid、pāṣāṇā-bhedaka 是同义词，指五彩苏（彩叶草、锦紫苏），学名 Coleus Scutellariosdes。

⑤ 见［śirīṣa：尸利沙树］条。

⑥ 儿茶，又称棕儿茶、黑儿茶、苍儿茶（从马来西亚黑儿茶的树叶中提取的淡黄色物质），用于制革、印染、医药等。参见陈高华：《孩儿茶小考》，《西北第二民族学院学报》1999 年第 2 期，第 37—38 页。李峻杰：《孩儿茶考辨》，《海交史研究》2010 年第 1 期，第 74—84 页。

⑦ 原词 khapura，意为 the betel-nut tree，即“槟榔子、槟榔果树、蒌子（旧名蒟酱）”，学名 Fata Morgana。藏文本此处对应的词是 kṣavaka，意为 black mustard tree。

大青、印度球蓟、黄荆；③黑芥菜、黑罗勒（零陵香）、一种药用灌木（大无患子）、锐棱玉蕊；④酸藤子、龙葵、茉乔栾那、圆叶牵牛；⑤以及石梓（白柚木）；这一组药能驱杀寄生虫、祛痰。⑥［这一组药还能］治咳嗽、开胃、主治黏膜炎、哮喘，消除伤口红肿。

2.25：① pharūṣa（Asiatic grewia）、石榴、葡萄、石梓（白柚木）；柚子；②铁线子、阿摩落迦果、与野茄子[①]合用；③这一组药叫作“以 pharūṣa 为首的”，能祛风。④还能健心（对心脏有好处）、开胃（增强食欲）、止渴和治疗尿道病。

2.26：①香附子、绒毛叶、两种姜黄（姜黄和小檗）、胡黄连、金色醉蝶花[②]、菖蒲；②小豆蔻、白乌头、闭鞘姜[③]（广木香）、打印果（肉托果）、三种果子；③以及相思子——这一组药主治痰病（痰过多症）。④还能净化清洁、促消化、催乳汁、治妇科病。

2.27：①米仔兰（腰骨藤）、野生巴豆根、番薯、金刚藤、看麦娘、心叶青牛胆、红根药喇叭；②金色醉蝶花属植物的种子、穿心草、苦黄瓜、牙皂树（“王树”）、珠仔树；③粗糠柴、印度山毛榉、金色醉蝶花[④]；这一组药，④主治便秘、水肿、胃胀，解毒，消除肿瘤。

2.28：①印度枳（孟加拉榅桲）、臭黄荆、木蝴蝶、白柚木、凌霄花（喇叭状花、贯叶忍冬）；②这一组叫作“五大根”，能助消化、祛痰、祛风。

2.29：①尖叶兔尾草、大叶山马蝗、蓖麻、两种茄子（刺天茄和黄果茄）；②这一组叫作“五小根”，可以增加脂肪（长胖）、祛风、去胆汁。

2.30：①乳山药、印度菝葜、野漆树、止泻木、姜黄；②这一组爬藤植物的五种根（药），能治闭尿症（能利尿）、去胆汁、祛风。

2.31：①刺山柑（马槟榔、槌果藤）、嘉兰、蒺藜、假杜鹃、孟加拉醋栗；②这五种带刺的［灌木］的根（药）能祛痰、祛风。

---

① kataka，指一种植物，学名 Strychnos Patatorum。据英译本为“kaṇṭakārī”（野茄子）。在 SiN.123 条中，kaṇṭakākhyā 意为菱角，学名 Trapa Bispinosa。

② haimavatī，原意为“长在喜马拉雅山的”。指开白花的菖蒲、亚麻 Linum Usitatissimum、Terminalia Chebula 等。英译本为“金色的醉蝶花”。

③ kuṣṭha，闭鞘姜，学名 Costus Speciosus。《翻译名义大集》5803 条，［汉］广木香。

④ hema-kṣīrī，指一种植物，具体所指不明。据英译本为“金色醉蝶花”。hema 是 heman 在复合词中的简省，意为：金箔、金制的装饰品，也指植物 Mesua Roxburghii 和 the thorn-apple。kṣīra，常指含乳汁的植物，如 Asclepia rosea、Mimosa Kauki、gigantic swalow-wort 等。

2.32：①吉祥草、两种茅草（甜根子草）、达哩薄草、芦苇；这些都叫作“草”。②这五种［草］的根，可去胆汁、利尿、清理膀胱。

2.33：①—②一个最好的医生在分析［病情和药草］之后，把这一组组的药物与［芝麻］油、酥同熬；根据规矩［适当地］外敷［在病人身上］，也可以［使之］内服（作汤药饮用）。

2.34—37：①为了熬药，须用四倍的水煮，［残留下的］应是四分之一的［药液］。②为了熬药酥，须用四倍的酥同煮；如果用清黄油去煮，还必须用同样多的牛奶。［最后］熬成的药粉含有四分之一的酥油。①

2.38：混合了草药的熬药，在作为下灌药（灌肠剂）和可喝的药（饮料）时，是相似的。②

2.39—41：熬透了的［药］可以涂身；熬软了的可以灌鼻。这就是一般的操作方法。

——第 2 章　药物的类别（结束）

第 3 章　食物与饮料的法则

3.0：因为除了食物（吃的）和饮料（喝的）③，人们没有其他的生存之道；故为了对其（指食物的）好与坏［进行］精确的分辨，这个法则有必要（好好）讲一讲。

3.1：稻米的种类有：红米（红壳米）、一种大稻米④、苇米⑤等。［稻米］味甜，生精，多油脂，产生少量的风和粪便。

3.2：红米（红壳米）能去三液⑥、止渴、防止肥胖症。大稻米更能壮阳；

① 印度常用油、酥、乳来配药，其方法较复杂。这几句是意译。

② 藏文译本此句的意思为：下灌药和所喝的药，两者在加了药草煎熬时，所必须达到的适当程度是相似的。

③ 见［pāna：饮料］条。

④ 见［mahā-śāli：大稻米］条。

⑤ kalama，一种稻米。它五、六月播种，十二月、一月收割。依英译本的 reed rice，意译为苇米。

⑥ 指去除人体内三种体液的多余部分，维持三者的自量，以保证其平衡。

苇米能驱痰和胆汁。

3.3：大约六十天成熟的白壳米，是甜的，性凉而轻[①]，可去三液。

3.4：黑壳米，比起前者，味道和消化都稍弱一些。

3.5：野生的小米[②]（wild willet）、性燥，导致干燥，增风，祛痰和胆汁。

3.6：野稷、野稻子、穷人吃的一种谷子[③]，（这三者）据说与此（指上一种）[性质]相同。

3.7：大麦，性凉、[产生]许多风和许多粪便，去胆汁和痰。

3.8：小麦，性凉、重、味甜，能壮阳，驱风。

3.9：绿豆，性涩、轻、味甜，祛痰和治多血症（即止血）。

3.10：大豆（黑豆）[④]，多油脂、性重、热，壮阳，多粪便残渣，驱风。

3.11：一种大豆（白豆），不能壮阳、能祛痰和胆汁，却因风而产生痛苦。

3.12：一种豆子（秦豆），主治哮喘、咳嗽、痔疮、祛痰、杀精子、驱风。

3.13：乌头叶菜豆，性凉，清退出血症所引发的高烧，造成便秘。

3.14：山藜豆，被认为会杀精[⑤]，主治出血症，祛痰和胆汁，但增风。

3.15：扁豆[⑥]、味甜、性凉、导致便秘，但祛痰和胆汁。

3.16—17：一种豌豆，据说与扁豆相似。香草豌豆[⑦]也如此，但增很多的风。

3.18：芝麻，含碱性、味甜，多油脂，能增力，增热，生胆汁。[⑧]

3.19：（总之），各种豆子性凉，减少体力，使（身体）减弱。[⑨]

---

① aguru，不重、轻。此处英文本为 guru，重。二者刚好相反。

② śyāmāka，指一种栽培的稷、粟、玉米之类，学名 Panicum Frumentaceum。

③ koradūṣa，指穷人吃的一种谷物，学名 Paspalum Scrobiculatum。此词同 kodrava。

④ māṣa，一种大豆，学名 Phaseolus Radiatus，表皮有黑、灰色的斑点。此外，它又指野生豆类。英译本为黑豆。

⑤ puṃstva-ghna，puṃs-tva 指精子，ghna 即驱除、减少、毁灭等意思。英译本为 make weak in intercourse，造成交媾时疲软。

⑥ masūra，即 masura，指一种扁豆或豆子。

⑦ kalāya，指一种豌豆或豆类，具体所指不明。英译本为“chickling vetch”（香草豌豆）。

⑧ 英译本此句把 uṣṇa（热的，指芝麻性热）译为“is very hot in the mouth”（在嘴里是很热的）；还掉了“snigdha”（多油脂、增加脂肪、肥胖的）一词。《四部医典》：“芝麻籽重暖而可强筋，食之还可使人息朗症。”（汉译本，第 47 页）

⑨ rūkṣaṇa，使减弱。作中性名词时，指使之减弱的行为，特别是指减肥的医疗方法。藏译本把此词译为 rough（粗的、燥的、味涩的，指豆类性燥）。此句对豆类的总概括与前文（3.9—3.18）有相矛盾的地方。比如：芝麻能增力和增加脂肪。

3.20.1：山羊肉，其性并非太凉、也非太重和太多油脂，不增加体液。[①]

3.20.2：绵羊肉，性凉和重、味甜，造成便秘、增加脂肪（使人吃后长肉）。[②]

3.20.3：牛肉，性黏重，能催眠，生精，增加脂肪。

3.20.4：猪肉，性重，能壮阳，驱风，发汗。[③]

3.20.5：野兔肉[④]，能增热，袪痰和胆汁，使风保持常态（既不增多也不减少）。

3.20.6：黑鹿肉[⑤]，性凉，去三液，阻塞大小便。

3.20.7：孔雀肉[⑥]，驱风，能使耳聪目明、肤色更好、声音更美妙，而且生精。

3.20.8：鸡肉，性热、多油脂、重，驱风，壮阳。

3.20.9：山鸡肉，其性不太重、不太热、味也不太甜，能去所有的体液。

3.20.10：普通的鹌鹑、雨鹌鹑、三趾鹑，其肉助消化、主治诸体液合和所生的疾病。

3.20.11：麻雀肉，主治诸体液和合所生的疾病、增加痰和精子。[⑦]

3.20.12：黑山鹑[⑧]肉，由于性凉和轻，去胆汁，主治出血症。

3.20.13：鸽子肉，被认为性凉、重，主治出血症。

3.20.14：一种带黄色的绿鸽[⑨]（蓝绿鸽）和一种铅灰色的小鸽子（带斑点的鸽子）的肉，它们的性能比那个性轻的（指山鹑）还轻一些。

3.20.15：诸水鸟的肉，多油脂，重，能壮阳，驱风。在它们之中，天鹅

---

① 《四部医典》："山羊肉重且凉引三病，能治梅毒恶疮火烫伤。"（宇妥·元丹贡布等著，李永年译，谢佐校：《四部医典》，第 48 页）

② 《四部医典》："绵羊肉温增力健体质。"（同上注）

③ vārāha，意为来自或属于一头公猪。与 māṃsa（肉）连用，即指猪肉。māṃsa 单用时，也常指猪肉。

④ śaśa，指野兔、兔子或者羚羊、麋鹿。

⑤ eṇā，指一种鹿或羚羊，常被描述为黑色、有漂亮的眼睛、短短的四肢。

⑥ 见［śikhī：孔雀］条。

⑦ 《四部医典》："家鸡麻雀增精益疮伤。"（宇妥·元丹贡布等著，李永年译，谢佐校：《四部医典》，第 48 页）

⑧ kapiñjala，指鹧鸪之类的猎鸟、山鹑、黑色的雄松鸡等。英译本为"黑山鹑"、"黑雉"。

⑨ dhārīta，实乃 hārīta，因受前面的词 kiñcid（kiñcit）的音变的影响，t → d，h → dh，其变化规则见《梵文基础读本》（季羡林译，北京大学出版社 1996 年版）第 12 页，第 36 条。hārīta，意指 the haritāla pigeon。haritāla，指一种带黄色的绿鸽，学名 Columba Hurriyala。英译本为"blue-green pigeon"（蓝绿鸽）。

肉更能壮阳，在更大程度上驱风[①]。

3.20.16：众鱼肉，多油脂，性热，重，驱风，增加胆汁和造成出血症。

3.20.17：海豚[②]、乌龟、螃蟹的肉，壮阳，驱风，去胆汁。

3.21.1—2：龙葵[③]去三液。沼泽卷心菜能催乳，壮阳。

3.21.3—4：酢浆草（黄色酢浆草、黄色小酸模），主祛痰和驱风。芥菜叶能生一切体液。

3.21.5：几种菠菜（vāstuka、potikā、cillī、pālaṅkyā）[④]、红色带刺的苋菜，这些菜能驱风、祛痰、利便、主治出血症。

3.21.6：生萝卜能增体液，但煮熟的（萝卜），驱风和祛痰。新鲜的（软脆的）萝卜能去诸液、健心、润喉。

3.21.7：丝瓜、印度茄子、野生的蛇甜瓜（菜瓜、蛇瓜、葫芦）、苦瓜，它们主治皮肤病、尿道病，退烧，治哮喘，止咳，去胆汁和痰。

3.21.8：番瓜（冬瓜）[⑤]，去三液，健心，且清洁膀胱。

3.21.9：羯陵伽地区的葫芦[⑥]和常见的葫芦，去胆汁但增加风。

3.21.10：黄瓜和甜瓜，增风和痰，但去胆汁。

3.21.11：竹笋[⑦]、芦笋（天门冬、龙须菜）、藤尖、甘蓝[⑧]，能祛痰和胆汁。

3.21.12：莲藕、莲茎[⑨]、印度荸荠、圣罗勒[⑩]、kaseruka[⑪]——其性凉且重，治出血症，能壮阳、催乳。

3.22.1：石榴与痰和胆汁相一致，但驱风，并导致闭尿症。

3.22.2：同样地，阿摩落迦果（余甘子），吃了之后有甜味，[去三液]，清洁、壮阳。

---

① 原词 timira-nāśana，作复合词时，即驱暗者、太阳。timira 原意为黑暗。英译本为“māruta-nāśsana”，（驱风）。根据药典的行文，英译本为是，故依之。

② bulūkī，英译本为“būlūkī”，谓指海豚。然而《梵英词典》未收这两个词。

③ kākamācī=kāka-mācika，指一种植物，学名 Solanum Indicum，英译本指龙葵。

④ 英译本对这几个词没有译，保持梵文原形，但用括号说明它们是几种菠菜。

⑤ kuṣmāṇḍa，即 a kind of pumpkin-gourd Beninkasa Cerifera。pumpkin，指西葫芦、番瓜、倭瓜、笋瓜。英译本为冬瓜。

⑥ kaliṅga，本为地名，此处指产于羯陵伽（kaliṅga）地区的一种葫芦。

⑦ karīra，指竹笋，此外，它作阳性名词还指无叶山柑，学名 Capparis Aphylla。

⑧ kembuka，指甘蓝（卷心菜）外，还指槟榔果仁。

⑨ śālūka，阳性名词，指青蛙，而 śāluka 指各种莲的可食用的藕根。故此处应以 śāluka 为是。

⑩ māluka，《梵英词典》未收此词，但有 mālūka 一词，其学名为 Ocimum Sanctum，英译本为“圣罗勒”。

⑪ kaseruka，《梵英词典》未收此词，但有 kaśeruka 一词，指 the root of Scirpus Kysoor。

3.22.3：柠檬[①]主治肿瘤，祛风、痰，治哮喘、咳嗽。

3.22.4：成熟的劫比他果[②]，性重，去诸液，闭尿，亦是杀毒剂（去诸毒）。

3.22.5：成熟的庵没罗果（杧果），祛风，增肉，生精，润肤，增力。

3.22.6：瞻部果[③]，增风，祛痰和胆汁，闭尿。

3.22.7—8：镇杜迦果（柿子），祛痰、胆汁。跋达罗果（酸枣子），祛风和胆汁。

3.22.9—10：印度枳，增风，阻塞大便。豆腐果（Buchanan 地区的杧果），祛风。

3.22.11：扇叶树头榈、铁线子、茂遮果（辣木果）[④]、那利蓟罗果[⑤]、椰子，人们说，（这些果子）味甜、性黏而重，能生精，增肉。

3.22.12—13：葡萄、末杜迦果、野生的枣椰、白柚木和 pharūṣaka 的果实，祛风和胆汁，主治出血病，利于排便。奢弥果（śamī 树[⑥]之果），［食之］则脱发。

3.22.14—15：野杧果、李子（里佛氏李）、酸果（柠檬）、孟加拉醋栗，应知这些果实增加出血病。pīluja（toothbrush tree）的果子，主治肿瘤。

3.23.1：干姜、黑胡椒、长胡椒，主祛痰和驱风。

3.23.2—3：应知黑胡椒不能壮阳，而其余二者却能壮阳。

3.23.4：阿魏主治肿瘤，止痛，治便秘，祛风和痰。

3.23.5：独活草、芫荽（香菜）、小茴香（土茴香），祛风和痰，是最好的。

3.24.1：乌盐，被认为能明目，壮阳，平衡三种体液。

3.24.2：青盐，性热，通便，主治心脏病。

3.24.3：黑盐，性热而燥，治疗心脏病，调和风。

3.24.4—5：种生盐（earth salt），与之（黑盐）相似，但力量稍弱。海盐，性重，使食物湿烂。[⑦]

---

① bījapūraka：香橼树、柑橘类，学名 Citrus Medica。英译本为“柠檬”。

② 见［kapittha：劫比他果］条。

③ jāmbava，来自瞻部树（Jambū tree）的。

④ 见［moca：茂遮果］条。

⑤ 见［nārikela：椰子］条。

⑥ śamī，the śamī tree，Prospois Spicigera；Mimosa Suma。

⑦ 五种盐，参见《根本说一切有部毗奈耶药事》卷一的五种盐药。

3.24.6：大麦灰碱，主治心脏病、黄疸、咽喉炎，增加消食之火。

3.24.7：牛膝草灰[①]，性酷而猛，使身体发热，增加胃热，灼伤皮肤。

3.25.1：天上下来的雨水，性轻，去诸液，健心，解毒。

3.25.2：由于雨水和不同的土壤、容器相混合，雨水的味道、[性能]也各不相同。

3.25.3—4：河水，性燥，增风。湖水，性轻，味甜。

3.25.5—6：池塘水，祛风和痰。坑水，增风。

3.25.7—8：泉水，性燥，增火。瀑布水，性轻，祛痰。

3.25.9—10：井水，增大消食之火，增风。喷泉水，去胆汁。

3.25.11：混浊的（泥浆）水、有虫和苦草的水、已不适宜的水、没见过太阳的水，是不能饮用的。没有这些缺点的（好）水，则可以喝。

3.25.12：开水，治发烧、哮喘，能减肥、祛风、祛痰。凉开水，去三种体液。同样的水，放置（一天后），却增体液。

3.26.1：牛奶，多油脂、性重，祛风和胆汁，且长寿。[②]

3.26.2：比起黄牛的奶，水牛的奶多油脂，且其性要重得多，主去消食之火。

3.26.3—4：羊奶，主治赤痢，止咳，止渴，清热退烧。若撒布于风湿症患者之身，能祛风湿。绵羊奶，增胆汁和痰。[③]

3.26.5：骆驼奶，消肿，去水肿，治胃胀，杀虫，治痔疮，祛痰和胆汁。

3.26.6：妇女的乳汁，能明目、长寿[④]，止住[鼻子]出血[⑤]。

3.26.7：奶酪，增力，驱风，壮阳，增胆汁和痰。

3.26.8—9：没有分离的奶酪，增三液。牛乳浆能清洁分泌腺。

3.26.10：黄油，主治胃病、痔疮和歪脖子病。

3.26.11：变质的牛奶和浓缩的（干酪似的）牛奶，性重，且是[造成]皮肤病的原因[之一]。

---

① svaji，指 natron（天然碳酸纳），nitrate（硝酸盐）of potash（碳酸钾）。

② 《四部医典》："黄牛之乳透肺益于痨，可治久疫便数养心荣。"（宇妥·元丹贡布等著，李永年译，谢佐校：《四部医典》，第 50 页）

③ 《四部医典》："山羊之乳常服平哮喘，绵羊之乳祛风害心经。"（宇妥·元丹贡布等著，李永年译，谢佐校：《四部医典》，第 50 页）

④ jīvana：增加寿命，长寿。英译本为"利于舌头的"，指味道好。

⑤ nāvana：使人打喷嚏的药。据英译本，此处应为"nāsana"（主治，驱除，治疗），与 rakta-pitte 连用，意为止住（鼻子）出血。

3.26.12：加了水的黄油奶（奶油之残渣）去三液，主治胃病，解含毒的饮料[①]，治痔疮、黄疸、赤痢、肿瘤。

3.26.13：黄牛的［净化的］酥油，在消化之后，呈甜味，祛风，去胆汁，解毒，且使思维敏捷和明目。但它和别的［药］合用时，也能去三种体液。

3.26.14：陈的、［澄清纯净的］奶油，主治癫痫病、疯病，解毒，治头昏。

3.26.15：根据各自的奶汁的特性，山羊等（动物）的酥油也应知晓。

3.26.16：所有的［动物[②]的］尿，能祛痰、驱风、杀虫、解毒；并治疗黄疸、水肿、皮肤病、痔疮、肿胀、内部肿瘤（症瘕）和尿道病。

3.27.1：芝麻油，能驱风、除痰、润肤、润发。[③]

3.27.2：芥子油，能杀虫、止痒、除痰、减肥、驱风。

3.27.3：亚麻仁油，不能利眼（对眼睛有害），生胆汁、驱风。

3.27.4：毗醯勒果油[④]，能祛痰和胆汁，润发，使视力和听力更好。

3.27.5：一般说来，蜜去三液，且止咳，治哮喘，杀虫，止呕吐，治尿道病，止渴，解毒。［但也］有人说，它能增风。

3.27.6：蔗糖，能治出血症，增力，壮阳，增痰。

3.27.7—8：用牙齿咬的[⑤]（甘蔗的）汁液是有益的。压榨的[⑥]糖汁，性重，止尿。

3.27.9：沙糖（糖团）能去少量的胆汁，壮阳，驱风，增加痰。

3.27.10：陈的沙糖，是有益的，且是最好的去胆汁之药，能使血变纯。

3.27.11：从沙糖中提炼的白糖，油性（多脂油腻），主治出血症，且壮阳。

3.27.12：由蜜所提炼的白糖，性燥，使人觉得新鲜（使人满足），能止呕吐，治疗痢疾。

3.28：所有的酒精类饮料，能增胆汁；由于是酸的，又能祛痰、驱风。适度地喝，能增消食之火，（使人）感到舒服、增添活力；否则，就是毒药。

3.28.1：米酒[⑦]，治痔疮、瘦弱（使瘦子长胖）、驱风。粗沙糖所酿的酒，

---

① gara：有毒的饮料。英译本此处为“gada”，与 grahanī 连用，指胃病。

② 藏文本列出了八种动物，即：大象、马、驴子、骆驼、水牛、黄牛、山羊、绵羊。

③《四部医典》：“芝麻油热锐利瘦生肌，胖者减肉变实风痰息。”（宇妥·元丹贡布等著，李永年译，谢佐校：《四部医典》，第 48 页）

④ ākṣaja，词源为 akṣa，毗醯勒，学名 Belleric Myrobalan。

⑤ dantaja，danta，牙齿；danta-ja，因牙而生的，意为“用牙齿所咬的”，指甘蔗。

⑥ yāntrika，与机器相关的，与制糖的器械有关的；从机械中生出来的。指经过机器压榨的糖汁。

⑦ 见［surā：酒］条。

利下泻、助消化。

3.28.2—3：蔗糖所酿的酒，祛痰，减肥。葡萄酒①，驱风，去胆汁。

3.28.4：末杜迦花所酿的酒，性燥，增风和胆汁。

3.28.5：酸果汁和酸粥之类［所酿的酒］，性烈，导致出血症。

3.29.1：炒米所熬的汤，利于消化，增热，是有益的。

3.29.2：米汤，性轻，调和风，清洁膀胱。

3.29.3：稠米汤，能感到舒服（能吃饱），津津有味②，健心，增力。

3.29.4—5：掺了米的奶汤，增痰，增力。［由米、芝麻、绿豆组成的］混合汤，能驱风。

3.30.1：用洗好了的米所煮的、［米汤］过滤了的、［吃时］微温的米饭，性轻。

3.30.2：用根、肉、果、油合煮的［米饭］，性重，增肥。

3.30.3：由刚去了壳③的谷物所熬的羹，［适当地完全］煮好之后，性轻。

3.30.4：洗干净的、煮好的蔬菜，加上（其他）佐料，是有益的。

3.31.1：由石榴和阿摩落迦果（余甘子）所配制的汤，增加［消食之］火、驱风、去胆汁。

3.31.2：［此汤中］再加上萝卜，则治疗哮喘、咳嗽、黏膜炎，祛痰。

3.31.3：大麦、枣子、秦豆所做的汤，可润喉、驱风。

3.31.4：由绿豆和阿摩落迦果（余甘子）所做的汤，中止清洗、去胆汁和痰。

3.31.5："红色的果酱汤"④，性轻，增肥、开胃、止呕吐。

3.31.6—7：奶酪中加蔗糖（rasālā ⑤），则增肥、壮阳。奶酪中加入粗沙糖，则驱风⑥。

---

① 见［madhu：葡萄酒］条。

② grāhiṇī，√grah，原意抓住，引伸义为吸引，迷人。grāhiṇī，一引伸义为津津有味的。英译本为"terminates cleansing"（终止清洁），其意不明。

③ tvakko，即 tvakkas，此是一俗语词，多了一个 k。原词为：tvac，意为皮肤，动物的皮，果实的壳。

④ rāga-ṣāḍava，也写作 rāga-khāḍava。rāga 意为红色的，ṣāḍava，果子酱、蜜饯、甜食。此指一种甜食或糖浆，由葡萄、石榴、杧果汁制成，或由半熟的杧果、生姜、豆蔻、植物油、奶油等制成。

⑤ rasālā，指杧果树、甘蔗。

⑥ 3.31.6 英译本为：掺入了奶酪和粗沙糖的调制品 rasālā，再配上"四种香料"——桂皮、小豆蔻、龙花鬓、肉桂叶，和其他的佐料，能增肥和壮阳。3.31.7 英译本为：奶酪中加粗沙糖，驱风。

3.31.8：麦子饭，性燥，能通便、增风、增力、[使人]感到舒服。

3.31.9：未熟的大麦和碾碎了的大麦的浆，以及大麦汁，主治尿道病和便秘。

3.31.10：消化中的食物，加上粗砂糖，性重、能增肥、驱风。

3.31.11：酥油饼[1]，增加消食之火的热量、祛风和胆汁、壮阳。

3.31.12：面食饼[2]，能长肉、增力、去胆汁和风。

3.31.13：用碎肉和佐料等作的[馅饼[3]]，性重，[使人]感到舒服（爽口）。

3.31.14：面粉饼食[4]，性重，生精壮阳、增热、增痰和胆汁。

3.31.15：应该知道，豆科蔬菜所做的[饼]，性重、增痰、通便。

3.31.16：用纯净的黄油所煎的饼，能驱风，去胆汁，润肤（使肤色好看），明目（使视力好）。

3.31.17：用芝麻油所煎的饼食，会使视力下降，驱风，使胆汁无序。

3.32.1：正餐后的饮料，使人愉快，利消化，健心，增力，开胃，增肥，使所吃的食物到达合适的位置。因此，它是有益的。

3.32.2—3：[作为饭后的饮料]，在有风病的时候，饮多油脂的、热的为宜。而在有胆汁病的时候，最好喝甜的、凉的。

3.32.4—5：在有痰病时，饭后的饮料[应是]燥的、热的。在患肺病[5]时，肉汤是很好的。

3.32.6：对于因女色、长途跋涉、斋戒断食、谈话过多和天气炎热而劳累疲倦的人们来说，[饭后喝]牛奶是最好的。

3.32.7—8：人太胖时，饭后的饮料[应是]用水冲调的蜜。太瘦弱时，[饭后可喝点]酒。

3.32.9：而对患肺管破裂、失音、哮喘、咳嗽、打嗝、唾液过多症和颈椎病的人们来说，饭后的饮料是不宜的。

3.33：若一个人懂得适时、消化之火的热量[适度]、[食物]适量的话，那么，性重的食物应吃少点；性轻的食物宜吃多点。知道了[混合食物的]

---

① ghṛta-pūra，一种甜食，由面粉、牛奶、可可豆、奶油制成。

② sāmitā、bhakṣyā，两词均为复数。前者意为用面粉所做的，后者指食物，所吃的东西，合译为面食。英译本为“由 peṃ-tam 加上肉所做的饼”，对应词为 sāmiṣā。

③ 英译本名为“Be-rag”。

④ paiṣṭikā、bhakṣyā，paiṣṭika，用面粉所做的；大量的饼。英译本为“Lce-khur”（饼）。

⑤ kṣaya，肺病、肺炎、肺痨。英译本为“体虚”、“内虚”。

组成种类、习性和热量之后，那么，食物可能是轻的或重的。①

3.34：如果哪位医生根据书本知识，正确地把食物和饮料调配好，那么，在病人们活得健康自在的时候，这位医生在世界上［将］获得更大的名声。

——第 3 章　食物与饮料的法则（结束）

第 4 章　死亡的预兆

4.1：出于误判，在一个人已死时②，［还要］进行的药物治疗纯粹是徒劳的。

4.2：因此，要通过使者、死亡前的预兆、已死亡的标志［这三种］，来确定［病人］其是否还有命。

4.3：那些将要死的人们的品性行为、身体颜色、感觉器官（诸根③）不可思议的畸形变化④，这些就叫作“死亡的预兆”⑤，一个好医生应该都知道这些［死亡的预兆］。

4.4：要是谁的诸根错误地抓住了它们的对象⑥，他就将死去。谁痛恨医生、朋友、老师而喜欢敌人，他也将完蛋。

4.5：要是谁在纯净的天空中，却看到了云、彩虹⑦和火光；或者［谁看见］遍布着宫殿、车辆的天空，那么他就活不了啦。

4.6：要是谁没有看见“Alcor 星”⑧、北极星、银河，那么他要完了。要

---

① 后一句，英译本为“知道了［混合食物的］组成种类、习性和消化之火的热量之后，如果一个人所做的是适宜的，那么，食物［之性］可能会变得重或者轻，尽管食物原是轻或者重的”。

② gatāyuṣi，是 gatāyus 的依格，该词由 gata 和 āyur 组成，指一个人的精气神已经耗尽、生命已经离去。

③ 见［indriya：诸根］条。

④ vikṛti，变化，常指不正常的变化、畸形一类。而 ākṛti 则指正常的变化。

⑤ 见［ariṣṭa：死亡的前兆］条。

⑥ 指一个人的感觉器官出了巨大差错。比如，他的眼睛本来看到的是一棵树，但在他的眼中却变成了一条狗。

⑦ indrāyudha，意为“因陀罗的武器”，指彩虹。因陀罗是印度神话中的天神之王。他原为雷雨之神，能降雨除灾，使大地丰产。他后成为战神，武器有金刚杵、弓箭、钩、罗网、彩虹等。

⑧ 原词 arundhatī，意为“一种超自然的能力；一种药用的爬藤植物；无所阻碍”。又指“小而平素难见的 Alcor 星”。《梵和大辞典》，arundhatī 指大熊星座中的一颗小星星，即 Alcor 星。Alcor 星是北斗七星中的第五颗星。英译本将 arundhatī 与 devī 合译为“一颗名叫‘the obstruction-free goddess’的星星”。

是他看见大地地平线只有八步［远］，亦如此。[①]

4.7：要是谁大白天看见星光闪耀，太阳完全变幻着各种不同的颜色，而且风有形状，可以说，他要完了。

4.8：要是谁看见冉冉升起的太阳有一个没有光[②]的洞窟（黑洞），或者没有嗅出刚熄灭的灯［散发出］的香气，他就要死了。

4.9：要是谁在镜子等物体中，看见自己的肢体残缺不全，或者什么也没看见，却看见了乱七八糟的［别的］东西，他［将］很快住进死者之屋。

4.10：要是谁的左眼下陷，舌头发黑，鼻子畸形，上下嘴唇发黑和挪位变歪，满嘴散发病气，那么常人应该避开他。

4.11：对于长期卧床不起（将要成为一具尸体）的人来说，他的双眼会发红、深陷进眼眶、流泪、呆滞不动、不平衡[③]，甚至眉毛脱落和双眉也不平衡。

4.12：要是谁被［旁人］看见他的脸色变成红色、黑色、黄色或者淡蓝色，而且他丧失了羞耻、肤色、记忆力[④]，人们就会说这个人性命难保。

4.13：要是谁的头上好像覆盖了厚厚的牛粪粉，［头发格外蓬乱］，指甲和牙齿的颜色令人恶心，而且［斑点］像花一样，那么他要完蛋了。

4.14：要是谁被人看见额头上的血管仿佛呈黄色、烟熏色、红色、淡蓝色、白色、黑色，那么，他要去见阎王了[⑤]。

4.15：要是虱子在谁的额头上蠕动，他的牲礼祭品连乌鸦都不喜欢；要是他睡得过多，或者根本不睡，他的命都不长了。

4.16：要是谁的踝骨、膝盖骨、额头、肩膀、脸颊、颚关节上的肌肉脱落或者垂浮，那么，他不久就要离开人世。

4.17：要是谁身体消瘦时，声音变大；而他有劲时，声音却消失了；以及他的头发大把脱落[⑥]，那么，他应该知道自己被死神套住了[⑦]。

4.18：对一个快要死的人来说，他可能吃了东西后力气减少；什么也没

① 地平线本来距离他很遥远，而他将距离看短了，这意味着他也要死了。

② vigata-prabham，指光线已经消失，没有光线的，黑暗的。英译本缺此词。

③ 指眼睛一只高、一只低。

④ 指这个人没有了羞耻感，肤色令人生厌恶心，记忆力完全消失。

⑤ 直译为“走进鬼域，进入阎王殿”。

⑥ 可能是指常说的“鬼剃头”现象。

⑦ 直译为“他的时间被套住了”。

吃，力气反倒增加；他的脸色油光发亮，或者完全畸变。

4.19：要是谁的气味突然变得芳香或者臭不可闻，而且他又被蓝色的蜜蜂所围绕①，那么他死到临头了。

4.20.1：要是谁在晚上梦见②自已浑身涂满了油，而且骑着野猪、水牛、鬣狮、驴子或骆驼往南方去，那么，这就不妙了。③

4.20.2：要是谁［梦见］一个人一边哭一边被引向南方，又被一个披头散发的④、穿黑衣或红衣的妇女缠住，那么，这是不妙的。⑤

4.20.3：要是谁［在梦中］遇见鬼魂、异教僧人同他一起喝着蜜和油，或者遇见一个浑身涂泥的跳舞的家伙，那就不吉祥了。⑥

4.20.4：要是谁［梦见］他从山岩等［高处］坠落，以及他被绑住并遭到［别人的］殴打，［又梦见他］被一群乌鸦啄食⑦，以及群星陨落，那就不好了。

4.20.5：要是谁［梦见］爬上了供养柱⑧、甄叔迦树⑨的树梢、蚂蚁山⑩、无患子树，还得到了油、棉花、榨油的残渣、铁，这是不幸的。

4.20.6：在梦中，戴着红色花环、穿红衣，举行婚礼；或者被水冲走，［吃着］煮过了的肉。这都不是人们所希望的。⑪

4.20.7：要是谁梦见了［上述的］东西，或者诸如此类的事情，那么，没病的人将受病的折磨，而有病的人将死去。

---

① “梦见蜜蜂、乌、鹊、雕、鹫，住其顶上。”（《大正藏》卷十五，第 183 页下）可见蜜蜂在人头顶是一个凶兆。

② 4.20.1—4.21.2，有关梦相与疾病的关系，均见［svapna：梦相］条。

③ “或以麻油及脂醍醐，自浇其身，又服食之，数数如是。”（《大正藏》卷十五，第 183 页下）“梦见乘虎而暴奔走，或乘驴狗而南游行。”（《大正藏》卷十五，第 184 页上）这些梦相都是凶兆。“亦狗、猴，亦驴，南方行入冢间。”（《大正藏》卷十五，第 133 页中）可见在梦相中，南方是不吉的。

④ 敦煌出土梦文书 P.3281：“梦见披发，为人所谋。”

⑤ “或见披发袒裸女人自身相牵。”（《大正藏》卷十五，第 133 页中）梦见披发女人是不吉的。

⑥ “梦与死人、屠魁、除溷者，共一器食而乘游观。”（《大正藏》卷十五，第 183 页下）梦见与死人同食是不吉的。

⑦ “梦见蜜蜂、乌、鹊、雕、鹫，住其顶上。”（《大正藏》卷十五，第 183 页下）可见乌鸦在人头顶是一个凶兆。

⑧ 原词 yūpa，意为“顶、尖、顶端、山峰”等。英译本为“the top of a sacred axe”。

⑨ 见［kiṃśuka：甄叔迦树］条。

⑩ valmīka，意为“蚂蚁堆成的”。《罗摩衍那》的作者蚁垤的名字就是这个词。

⑪ “或见娶妇，又祠家神”；“堕大河中为水所漂，梦倒堕水，五湖、九江不得其底”；“游丘冢间拾取华璎，及见赤莲华落在颈。”（《大正藏》卷十五，第 183 页下）这些梦相都是凶兆。

4.21.1：[若梦见] 天神、婆罗门、旗帜、雨伞、公牛、莲花、国王、白花、白衣、纯净的水、向上燃烧的火焰[①]、活着的朋友、好心人、受爱戴的人、盛装严饰的少女，[这些都是吉祥的]。

4.21.2：[若梦见] 骑着公牛，登上山峰；或 [自己] 在有乳汁或果子的树丛中漫步；发现镜子、新鲜的肉、花环；而且 [安然] 渡过大水；那么，没病的人会发现很健康，而有病的人也会很快康复。

4.22.1：使者[②]来自另一个 [下等的] 种姓，四肢不全，是个苦行者，拿着套索、棍棒、武器等，穿一件红色、黑色或破旧的衣服。据说这些都是不祥的。[③]

4.22.2：使者搓着手、流泪、用油涂抹身体、或者割草 [砍树]。要么，一个妇女或者阴阳人作使者；使者拿着妇女或者阴阳人的模型；使者手握阴茎；使者骑驴子、骆驼、水牛；令人惊骇地或悲哀地说话。以上种种情形极为不妙，其反面则是好的。

4.23：当 [医生] 出诊时，听见大象、打雷、击鼓的声音，或者看见宝石、花环、鲜肉、雨伞和满满的水罐；这是好的。[④]

4.24：当 [医生] 出发上路时，如果有着阳性名称的鸟儿 [如鸽子、天鹅] 出现在 [他的] 左边，有着阴性名称的鸟儿 [如寒鸦、山鸡] 出现在 [他的] 右边；若当他走进病人的屋子时，也遇到同类情形。这些都被认为是可以带来果报的。[⑤]

4.25：拱门、旗帜和饱含汁液的树、繁花盛果的树，以及所有从左边、右边飞来的或栖息在其上的鸟儿们，它们所发出的欢悦叫声，这些都是美妙的。

---

① 敦煌文书 P.3908："梦见燃火者，主大吉。"有关火的梦象，又见 S.620 中的"火篇第廿五"。

② 见 [dūta：使者] 条。

③ "己亲属昆弟见病剧，便遣使到医舍，呼使者行。"(《大正藏》卷十五，第 133 页中)"昆弟族亲见困如此，谴人呼医。所可遣人，体多垢秽，衣被弊坏，或手爪长戴裂澈盖，其足履决木跂屣破。"(《大正藏》卷十五，第 184 页上）遣使请医在印度是一种重要的行为，而这种不洁的请医使者，乃是一种不祥之兆。根据请医使者而进行的吉凶判断，是印度医学文化的特色之一。这是中医学所缺乏的。此观念并影响到藏医学。参见蔡景峰、洪武娌:《〈四部医典〉考源》，大象出版社 1998 年版，第 78—82 页。

④ "或时啄木声，或时瓦声，或时涩声，或时恶声，或时雁声，或时鼓声，或时马声，或时虎声，亦有说熟死相中。"(《大正藏》卷十五，第 133 页上）这些声音都是凶兆。

⑤ 这些都是好兆头。英译本为"应该知道这些行为能够达到它们的目的"。

4.26：如果狗或者狐狸来到右边，这是好的。任何时候都不希望看见大蜥蜴、蛇和蟒蛇。

4.27：不论任何医生，只要自我努力、[对病人]作全面的检查、[分析各种预兆]，就必然会完成他的[治疗]任务。那么，在有德行的人群中，他会获得像永不干枯的（圣洁的）花环一样的名声。

——第4章 死亡的预兆（结束）

第5章 热病（发烧）

5.1：由于达刹（Dakṣa）的不尊敬，导致天神鲁达楼（Rudra）愤怒，他所呼出的气体产生了热病。8种热病，即：三种体液各自单独[所生]的[热病]、三液中二者和合[所生]的[热病]、三液聚合共生的[热病]以及偶发性的[热病]。①

5.2：由于错误的食物或错误的姿式所引起，致病的因子进入到胃中，使得胃火外泄，随乳糜而流动，导致发烧。

5.3：由风引起的发烧，其症状为：体冷、颤抖、头晕、说话轻飘飘的、寒毛倒竖、打呵欠；头、腕、臀和两肋发痛，小腿痉挛、口渴；眼睛、皮肤、指甲和大小便变黑，嘴里有异味；嗓子痛、干咳。

5.4：由胆汁引起的发烧，其症状为：发高烧、内烧②、干渴、虚弱、出汗、嘴中有刺激性气味、头昏眩晕；说话轻飘飘的③，鼻子、喉咙、嘴唇起泡；像是没有耐心一样④；渴望凉爽，眼睛、指甲、皮肤和大小便呈黄色；打苦嗝，拉痢疾。

5.5：由痰引起的发烧，其症状为：哮喘、咳嗽、黏膜炎、多唾沫、反

---

① 在印度医学中，热病是诸病之王。《妙闻本集》中，热病也是分成8种，前7种与体液有关，最后一种是由受伤等其他原因引起的。见于 Su 6.39.15—18；Car 2.1.14；AS 3.2.260f；AHr3.2.3。（转引自 Julius Jolly, *Indian Medicine*, p.104。下同。）

② tīvroṣṇa 是指发高烧，dāha 是指身体内部的热度高。在印度医学中，根据身体内外的不同，热病被区分为“内热”（antravega）、“外热”（bahirvega）。而低烧则叫作“冷烧”（śītajvara）。（同上注）

③ pralāpa 与 ullāpa 是同义词，意为说话轻飘飘的，指在发烧的状态下说话容易。

④ 指易怒暴躁，发脾气时暴跳如雷。

胃、呕吐；睡眠少、身体发沉、心律悸动[①]、四肢发僵[②]、嘴巴很甜；发冷（出冷疱，冷丘疹）、头发异常微微振颤[③]、大小便、眼睛、指甲、皮肤发白；渴望热。

5.6：由风和胆汁共生的热病，[其特征] 应该说是：干渴、全身发烧，咽喉、嘴巴发干，寒毛倒竖、失眠；呕吐，四肢关节及头痛。

5.7：由风和痰共生的热病，特征为：懒散（懒洋洋）、发僵、高烧、关节痛、头痛、身体沉重；发冷、咳嗽、反胃、出汗。

5.8：因痰和胆汁共生的热病，其表现为：[身体] 一会儿冷、一会儿热，反胃、出汗、咳嗽、懒洋洋、嘴里发苦、昏晕、小腿发虚、干渴。

5.9：三液聚合性热病的症状是：关节、骨头和脑袋发痛、半边热半边冷、懒懒散散、反胃、头昏；喉咙嘶哑、耳内疼痛、眼睛发红、目光发直；[嘴里] 吐血和胆汁、呕吐、干渴、在晚上失眠；舌头好像烧过一样（呈黑色），摸上去很粗糙；肢体呈棕色，身上发红疹；[肛门中] 丘疹凸现、呕吐、哮喘。

5.10：如果拥有了所有这些情形，那就无法治愈了；反之，据说，治疗也有困难。

5.11—12：对偶发性的 [热病] 来说，[它产生于] 受伤、施了毒咒、强烈的附体和 [受到] 诅咒[④]。[由上述因素所导致的] 偶发性热病，由于体液的作用，其特征应该单个地 [按照各种因素的本性] 来指出[⑤]。

5.13：在刚发烧的时候，因为发烧而断食[⑥]已被表明不会危及 [患者的] 体力。

5.14：因风、虚弱、怒气、痛苦、咳嗽、肺痨所生的热病除外。[⑦]

5.15：在断食行之有效时，[病人会感到] 饿、渴，大小便 [能] 正常排

---

① hṛl-lāsa，指心律悸动。英译本为“食欲不振”。

② staimitya，僵硬、木呆呆的。英译本为“放松”。

③ romāñcatā，英译本缺此词。

④ abhicāra，指恶毒的咒语和魔法。abhiṣvaṅga，指妖魔鬼怪的附体或者折磨。śāpa，指圣人之口所说的咒语，比如修道士仙人的诅咒。

⑤ 这些偶然性因素在与体液综合作用的情况下，才能导致人体发烧。由于各种因素不同，所以发烧的症状特征也不一样。

⑥ 见 [laṅghana：断食] 条。

⑦ 这些病症不宜断食。

泄、身体［感到］轻快。

5.16：在断食过度时，［病人］可能会干燥、懒散、头昏脑胀、哮喘、极度虚弱。

5.17：在因痰和风所生的热病时，应给予［干渴的病人］喝热开水。

5.18：在因胆汁、酒精［中毒］、毒药所生的热病时，［应喝］带苦味的［药草］所熬的凉药液。

5.19：服用由生姜、芳香的锦葵、水线草（伞房花耳草）[①]、茅根香、香附子、旃檀所熬制的很凉的药液，主治干渴、呕吐，清热退烧、去内脏热。

5.20：在断食之后，［喝］各自利于消化的［药物］所熬制的汤是有益的。

5.21：或者［应喝］油炸大麦加生姜所做的［汤］。

5.22：或者，［喝］加了野味汤的米粥。

5.23：或者，在第七天[②]，应该［给病人］服用助消化［的药］或者服用镇静剂。

5.24：在新热刚起来时，服用这些［药液］可大大地增加体液。

5.25：在患风热时，［应服用］由印度枳等五种根所熬制的［药液］。

5.26：或者，［服用］由长胡椒根、心叶青牛胆、姜［所熬制的］助消化的［药液］。

5.27：在患风热时，［要喝］心叶青牛胆、香附子、骆驼刺、姜所熬制的药液。

5.28：［同样情况下］，由余甘子、香附子、五种根[③]，加上心叶青牛胆和芫荽籽［所熬的药液］，是很好的。

5.29：［应服用］由龙胆[④]、香附子、心叶青牛胆、芳香的锦葵、两种印度茄子[⑤]和蒺藜［所熬制的药液］。

5.30：由山马蝗、尖叶兔尾草、姜所熬的［药液］，可祛风热。

5.31：印度菝葜、长胡椒、葡萄、莳萝果和香胡椒；

---

① parpaṭa，即 parpaṭaka，伞房花耳草（水线草），学名 Oldenlandia Corymbosa，=Hedyotis Corymbosa。

② 印度断食一般不超过七天。

③ 见［pañca-mūla：五种根］条。

④ kirāta，即 kirāta-tikta。据 SiN.67 条，它和 bhū-nimba、kaṭu-tiktaka 都是同义词。

⑤ 指刺天茄和黄果茄两种。

5.32：雪松、一种印度千里光属树、脆兰、松树和木苹果；

5.33：心叶青牛胆、兔尾草、葡萄加上黄花稔；

5.34：脆兰、甘草、牙皂（腊肠树）、石梓（白柚木）、木棉树；

5.35：龙胆根、葡萄、白柚木、印度菝葜，心叶青牛胆；

5.36：[以上几个半颂①] 药物，（所熬的药液）再加粗糖，可祛风热。

5.37：在胆汁热时，[应服用] 由余甘子、葡萄、香附子、龙胆所熬的、助消化的 [药液]。

5.38：或者，由胡黄连、无患子、葡萄、甘草所熬得的药液②。

5.39：在胆汁热时，服用由香附子、骆驼刺、龙胆、水线草 [所熬的药液]。

5.40：此外，用止泻木、胡黄连、香附子，再加上蜜，熬取药液。

5.41：珠仔树、蓝莲花、心叶青牛胆、白莲花、印度菝葜，再加上白糖③熬取的药汁；或者水线草熬汁，主治胆汁热。

5.42：从龙胆根、水线草、香锦葵、胡黄连、龙胆、骆驼刺中所熬的药液，加上蜜、主治胆汁热。

5.44：在患与胆汁有关的热病时，应饮服胡黄连、kaṭpala④、止泻木、香附子所熬的药汁。

5.45：或者，前文所提及的印度菝葜和青莲花两组药⑤，加上白糖。

5.46：[让病人饮服] 由香附子、诃梨勒、葡萄、胡黄连、牙皂（腊肠树）、水线草所熬的药液。

5.47：一般认为，在患胆汁热时，[应服用] 胡黄连粉加白糖。

5.48：用胡黄连、骆驼刺、龙胆、看麦娘、水线草和驳骨草所煎熬的汁，再加白糖，可主治由出血和胆汁共生的热病。

5.49：在患痰热时，[应喝] 助消化的柠檬根、生姜、心叶青牛胆、长胡

---

① ślokārdhikā，几个半颂，指 5.31-5.35 共五句。śloka，输洛迦，是印度的一种诗体。它常被译为偈颂。

② paittike，由胆汁所引起的。它属于上一句，因此这两句是连在一起的。

③ śarkara，在佛经中也译为石蜜。

④ kaṭphala，是一种小树，被发现于印度西北。它的皮和籽能入药，其果能食，通常的名称为 Kāyaphal。英译本为：box myrtle。据 SiN.137 条，它与 soma-valka（阿拉伯相思树等几种植物）是同义词。《鲍威尔写本》中它的学名为：Myrica Sapida。而在《印度本土药物》中，它的学名为：Myrica Nagi。二者均指一种杨梅属植物。

⑤ 分别见 Si.2.15、2.22。

椒根加上大麦灰碱所熬的水。或者，［饮服］长胡椒等一组药[①]加上大麦灰碱所熬的药液。

5.50：［应服用］胡黄连、诃梨勒、一种胡椒（cavya）、天木香（雪松）和姜黄共熬的药液。

5.51：［应服用］绒毛叶、胡黄连、虎尾兰、印度山毛榉、无患子和野葫芦（野生的蛇甜瓜）所熬的药液。

5.52：［应服用］由干姜、乌头、闭鞘姜（青木香）、天木香（雪松）、骆驼刺、香附子（所熬的药液）。

5.53：三热药[②]、印度山毛榉和白柚木、松树[③]和心叶青牛胆；

5.54：龙花[④]、姜黄和小檗、三热药、胡黄连以及止泻木；

5.55：干姜、骆驼刺、驳骨草以及香附子；

5.56：腊肠树、止泻木的树皮、虎尾兰草、圣罗勒和甘蓝（卷心菜）。

5.57：上述［几个］半颂［药物的效能］是一样的，因为这七组药物（5.50—5.56）均可治痰热。

5.58：无患子、生姜、心叶青牛胆、雪松、莪术、龙胆、香菖蒲根（鸢尾草根）、长胡椒，再加上一种茄子，可治痰热。

5.59：用七叶树（糖胶树）[⑤]、心叶青牛胆、无患子和莽吉柿的药液，加上蜜，喝了能治痰热。

5.60：用野茄子、黄花稔、脆兰、龙胆根；连同看麦娘所熬的药液，能治风和胆汁共生的热病。

5.61：用三果[⑥]、木棉树、脆兰、牙皂树、鸭嘴花[⑦]所熬的药液，能很快地治疗由风和胆汁所共生的热病。

5.62：甘草、印度蒺藜、葡萄、末杜迦果、再加上旃檀和青莲花；白柚木、稠李、珠仔树和三果、莲花须、pharūṣaka（Asintic grewia）、莲藕，放

① 见 Si.2.3。

② 见［soṣaṇo：三热药］条。

③ sarala，一种松树，学名 Pinus Longifolia。

④ nāgapuṣpa，直译即“龙花”。

⑤ saptaparṇa，义净在《根本说一切有部毗奈耶药事》卷一中直译为“七叶”。其学名为 Alstonia Scholaris，即糖胶树（灯架树，鹰爪木，象皮木）。英译本为“dita”。

⑥ 见［triphalā：三果］条。

⑦ aṭarūṣaka，鸭嘴花，学名 Justica Adhatoda，就是英译本的“Malabarnut”。

进最好的水中［煎熬］；再加上蜜、去了壳的稻米和白糖。［这种药液］放置了一天后再喝，主治风和胆汁共生的热病，并治内热、干渴、昏眩、恶心、头晕以及出血症，它就像风驱散了乌云一样。

5.63：用长胡椒、葡萄，加上蜜所熬的药液，可主治因风和痰共生的热病。

5.64：或者，以牙皂（腊肠树）为首的那组药[①]；或者再加上土茴香、粗糖。

5.65：用雪松、水线草、长管大青、香附子、菖蒲、芫荽籽、kaṭpala；用诃梨勒、生姜、bhūtīka 草同煎，并加了过量的阿魏和蜜；在患痰和风共生的热病时，饮服［其药液］兼治打呃、哮喘、咽喉病、咳嗽、干渴和唾液过多，就像闪电摧毁一棵大树。

5.66：甘草、黄花稔、无患子、野生的蛇甜瓜、三果共煎；其药液能很快地治疗痰与胆汁共生的热病。

5.67：姜黄和小檗、香附子、茅根香、甘草、阿勒勃树（牙皂）；再加上蜜共煎的这种药液，能治痰和胆汁共生的热病。

5.68：由于一种［少的］体液的增长，或者是一种上升了的体液的平衡；或者使体液等各归各位，可治三液聚合性热病。[②]

5.69：在患三液聚合性热病时，［应饮服］用天竺葵（老鹳草）、三果、雪松、稠李、茅根香和檀香木、胡黄连、pharūṣaka 等共煎的药液。

5.70：用三热药、香附子、三果、胡黄连、野葫芦、无患子、止泻木，加上龙胆根、心叶青牛胆、绒毛叶所煎的药液，能治三液聚合性热病。

5.71：在它（三液聚合性热病）要结束时，［如果］在耳根部位［出现］肿胀，［那么］这是很难治愈的；必须用放血疗法和喝酥油、涂药等方法，它才能被治好。[③]

5.72：三种［聚合的］体液被整合［进入不能做出反应的人体内］，此人生命元气所驻的范围内[④]的语言、身体和思维的机能，就会导致产生一种重热

① 见 Si.2.6。

② 英译本此句较长，大意为：三液中哪种减少了就增加它、哪种增多了就减少它，总之要采取措施促使三液间的平衡。

③ 三液聚合性热病中，出现耳根肿胀将是致命的。

④ 即感觉器官范围内。

病（abhinyāsa[①]）；一个人受这种重热病的折磨，就会很快处于垂死状态。他生命还未结束时，就被［死神紧紧］抓住了，就像一只瓦罐沉入水中。

5.73：在神志不清的患者的嘴里，应该滴进加了阿魏、生姜和带有热味、辣味或者苦味药的柠檬汁[②]。

5.74：将等量的末杜迦果的香精、岩盐、菖蒲、黑胡椒和长胡椒，在水中轻轻研磨之后，滴进［患者的］鼻子里，使之神志清醒（恢复记忆）。

5.75：为了恢复记忆，应该用尸利沙树的果子、牛尿[③]、长胡椒、黑胡椒、乌盐，加上大蒜[④]、雄黄和菖蒲［捣碎］，涂［病人的］眼。

5.76：在采取了［以上］方法之后，若病人仍不能清醒过来，就在他的双脚或者前额上，用烙铁熨之。

5.77：为了平息由痰所引起的重热病（abhinyāsa），［应让病人］喝下用野茄子、雪松、骆驼刺、长管大青、莪术、野漆树、鸢尾草根所煮的药液。

5.78：来自柠檬、五彩苏、印度枳、野茄子、绒毛叶、蓖麻根所熬的药液，加入盐和牛尿，可治重热病（abhinyāsa）和慢性胃痛（疼痛）。

5.79：等量的土茴香、鸢尾草根、蓖麻根、龙胆根、驳骨草、心叶青牛胆、十种根[⑤]、莪术、野漆树、骆驼刺、长管大青和黄细辛，用牛尿同煎，饮之，很快恢复神志，并治愈急性的重热病（abhinyāsa）和极度的虚弱症。

5.80：印度山毛榉、白花丹、茜草、龙胆根、印度枳、野葫芦；两种印度茄子（刺天茄和黄果茄）、苦瓜、三热药同煎［的药液］，可以清爽润喉。

5.81：由于三种体液进入身体的七要素（界）所在的位置，不规则的热病就会产生；［不规则的热病］有五种：即：持续热、两日热、每日热、三日热、四日热。[⑥]

---

① abhinyāsa 即 abhinyāsa-jvara，它和三液聚合性热病一样都是非常严重的热病。据《印度医学》概括，它的症状有："眼睛和耳朵失去功能、嗅觉和触觉也失效、呻吟不止、说话很小声或者嘶哑、无能为力、多睡、躺着喘粗气、厌食、舌头发硬、喉咙发干、出汗、大小便闭塞、眼睛耷拉等等。与之相连的另一种重热病叫作 hataujas 或 hṛtaujas，其特征为体力全部消散。" 参见 Julius Jolly, *Indian Medicine*, p.106。

② mātuluṅga，《翻译名义大集》5810 条，［汉］磨独龙伽，或曰紫白冬青子。英译本为"柠檬"。

③ 英译本缺此词。

④ rasona，同义词有 laśuna、laśūna。《翻译名义大集》5731 条，［汉］蒜。

⑤ 十种根，指"五大根"和"五小根"之和。

⑥ 断断续续不规则的热病按时间的不同分为五种。saṃtata，持续热，是指连续不断的发烧，常拖延 7、10 或 12 天以上。satata，两日热，指每次发烧两天。anyedus，每日热，指每天发作的热病。tṛtīyaka，三日热，每三日热病，每三日疟，指每次第三天发烧。cāturthaka，四日热，每四日疟，指每次第四天发烧。

5.82：等量的无患子、心叶青牛胆、诃梨勒、香附子、野葫芦和止泻木果；加上龙胆根、胡黄连、绒毛叶、菝葜和毛叶腰骨藤；野葫芦、无患子和葡萄、腊肠树、三果和驳骨草；旃檀、茅根香、芫荽籽和香附子、心叶青牛胆和生姜；雪松、兔尾草和干姜、驳骨草、余甘子以及诃梨勒；这五组药加上蜜和糖，可以主治［上述的］五种［不规则的］热病。

5.83：因为在热病患者们的［胃中］，一种体液已经成熟而没有被排遣，所以就将产生更大的危害。因此，对于［体液］在胃中已经成熟或者还未成熟的［患者们］来说，应该适当地使用排空的方法。

5.84：用甘草、阿勒勃（腊肠树、牙皂树、波斯皂荚）、葡萄、胡黄连、绒毛叶和三果；加上诃子粉，投入到甘草、野葫芦所熬的水中，这种具有排空作用的药液能够退烧。

5.85：野葫芦、牙皂树、胡黄连、药西瓜、三果、红根药喇叭；加上大麦灰碱，这种具有排空作用的药液（驱散剂）可治一切热病。

5.86：来自胡黄连、诃子、药西瓜、巴豆树根、龙胆根和牙皂树所熬的药液，加上大麦灰碱、酥油和乌盐，能清热退烧。

5.87：用三果、长胡椒、药西瓜、看麦娘和蜜制成的药丸；主治三液聚合症性热病、水肿、出血症。

5.88：在热病拖延很久、痰消耗殆尽时，牛奶就会像甘露一样；而在新烧刚发时，饮服牛奶，就如毒药一样会危害病人。

5.89：牛奶与五种根药同煎，或者与四倍的水同煎，或者用黄檀木汁同煎，或者［喝］刚挤的温热牛奶，都可以退烧。

5.90：长胡椒、甘草、葡萄、黄花稔、旃檀、菝葜；与牛奶同煎，饮之，则很快清热退烧。

5.91：牛奶用印度枳的干皮，或者用蓖麻根同煮；饮之，很快治好发痛的热病。

5.92：应该饮服与粗糖、生姜、黄花稔、野茄子、蒺藜同煎的牛奶，能平息热胀、发烧和大小便秘结。

5.93：对于那些因为发烧而耗掉了精髓的人们来说，除了牛奶，还可用别的方法。根据其消食之火的力量，或者喝清淡的酥油，或者将酥与别的［药液］同煮［后喝］。

5.94：酥油与葡萄同煎，或者用黄花稔、甘草［同煎］；或者用三果［同煎］，或者用心叶青牛胆同煎，饮之，立即退烧清热。

5.95：用每份1两①的驳骨草、无患子、心叶青牛胆、长管大青、五种根、三果；再用每份1两的骆驼刺、甘草、葡萄、白柚木；1升的清黄油与之同煎，再适量地饮服；这种叫作"驳骨草大酥"的药液，可去诸热。

5.96：酥油与驳骨草所煮的药液和它的粉末，再加上蜜同煎；［这种叫作"驳骨草小酥"的药液］饮之，主治发烧、肺病、哮喘、咳嗽、黄疸病和出血症。

5.97：每份1两的闭鞘姜（青木香）、小豆蔻、印度缬草、浆果紫杉、雪松（喜马拉雅杉）、木苹果；旃檀、青莲花（蓝莲花）、茜草、药西瓜、两种印度茄子（刺天茄和黄果茄）；姜黄和小檗、印度菝契和毛叶腰骨藤、山马蝗和尖叶兔尾草、香胡椒、莲花须；白花酸藤果子、三果、看麦娘、白豆蔻和石榴；与4斛剂量（1升）的酥油，在四倍的水中同煎。这种药液叫作"善妙酥"②，能够增力、润肤、多子；主治热病、癫痫、尿道病、下痢、肿胀、疯病和解毒；又治风湿症、黄疸病、内肿、哮喘、打呃和严重的尿道秘结。

5.98：十种根加上"救生药"③，用新鲜牛奶共煎；正是这种所谓的"大妙酥"可去所有的痛。

5.99：止泻木、茅根香、山马蝗、胡黄连、旃檀、乌头、香附子；龙胆根、菝葜、印度枳、葡萄、刺篱木、长胡椒；余甘子、野茄子；酥油同这些药物同煎，可以清热退烧；并治疗肺病、内热、咳嗽、肺气肿和头痛。

5.100：用香附子、无患子、山马蝗、骆驼刺、黄花稔、水线草、蒺藜④；龙胆根、野茄子、虎爪香⑤和兔尾草在水中同煎；［并加入］鸢尾草根（香菖蒲根）、葡萄、medā、余甘子、刺篱木、乳山药⑥所研磨的药粉；酥油与它们同煎，可主治发烧，并且治肺病、咳嗽和头痛。

5.101：当热病拖延很久，体液存在于食物消化器官处［而没有驱散］时；应该适当地［根据药效］采用注油法和泻药。

---

① 药物的有关剂量单位，参看 SiN.181—191 条。

② kalyāṇaka，原意为"善、妙善、亲善的"等，此处意译为"善妙酥"。在佛经中，kalyāṇa-mitra 就译为"善知识、善友"。

③ 见［jīvanīya：救生药］条。

④ go-kṣura，即 go-kṣuraka，后者见于《翻译名义大集》5782 条，［汉］陵（菱）角。

⑤ 一为 dhāvanī，一为 vyāghrī。英译本将两者均译为野茄子。

⑥ 原词是 śaṭī，而英译本换为"dantī"（巴豆根）。

5.102：芝麻油同旃檀、青莲花、白柚木、甘草、沉香、野葫芦共煎，灌入胃中，退一切热。

5.103：芝麻油与野葫芦、催吐果、无患子、心叶青牛胆、甘草同煎；这种药油适当地灌洗，能去热病。

5.104：用每份1两的野茄子、驳骨草、雪松（喜马拉雅杉）、小豆蔻、绒毛叶、脆兰树、黄花稔、菖蒲；耆婆草、ṛṣabhaka、medā 和 mahāmedā、青木香（闭鞘姜）、菜豆、钩豆、长胡椒、心叶青牛胆；蒺藜、催吐果、野漆树、甘草、无患子和波斯骆驼刺；和仙茅（酸浆）与1钵（128婆罗）的油同煎；所熬的这种药油，用作灌肠剂，可退所有的热；而且还能消除所有严重的风痛。

5.105：野葫芦、催吐果、胡黄连、蒺藜、牙皂树、兔尾草；黄花稔、无患子、香附子和茅根香，在牛乳与一半的水中同煮。[剩下的] 纯乳药液再加上蜜和酥油，以及混合由催吐果、香附子、长胡椒、止泻木和甘草所研磨的药粉。为了清除所有的热病，若用这种药液灌肠，就能驱动体液，清洁身体，并立即退烧。

5.106：看麦娘、龙须菜根、香附子、甘草、催吐果所磨研的药粉，与催吐果、牙皂树、茅根香、甘草和"四种叶子（药）"[①]同煎；再加上蜜、酥油、粗糖，这是最好的灌肠剂；用它下灌，可以立即清退一切持久性热病。

5.107：用尖叶兔尾草、山马蝗、催吐果和黄花稔所煎的药液；加上长胡椒、催吐果、甘草、香附子所研磨的药粉，并混合酥油与蜜；加上好的肉汁，并适当加点盐；[把这种药液] 放入胃中，能清热退烧，增加食欲、发汗和增强体力。

*5.108[②]：本节涉及灌鼻药的方法，而没有讨论药物的实践，因此，关于药物的具体剂量等，它们将在后面的章节（第30章）有关五业治疗法中进一步处理。

5.109：长胡椒粉用牛奶专注地冲服，或者用长胡椒与牛奶变数地[③] [煮服]，[主治] 不规则的发烧所引起的病痛。

---

① 见 [parṇī-catuṣṭaya：四种叶子药] 条。

② 加 * 号者表示该句在梵本中缺，依英译本或于阗文本补。下同。

③ 指长胡椒的量每天递增10个，直到100个为止；然后再从100往下每天递减10个。

5.110：蜜、酥油、糖、长胡椒，在牛奶中共煎并搅拌；主治不规则的热病、心脏病、肺气肿、咳嗽、肺病。

5.111：饮服用万带兰和印度枳粉与酥油或奶油相配的［药液］；或者［饮服］用牛粪配制的乳，能主治不规则的热病。

5.112：一个人刚发烧时，酥喝得太多可能会导致再次呕吐。

5.113：喝了较多的甜酒或者吃饱了食物之后，可能会睡觉，［这样，烧就会退了］；或者把阿魏、乌盐和不新鲜的酥油混合（灌进）鼻子［中］，烧就可能退了。

5.114：在发烧时，雄黄与长胡椒、稻米、乌盐相配所制的油用来涂眼。

5.115：在患不规则的热病时，大麦、白芥末、闭鞘姜、无患子叶、印度没药、菖蒲、诃梨勒和酥［所配的药液］应用来熏鼻。

5.116：用黄花稔、菖蒲、香附子和一种印度千里光属树熏鼻；或者为了摆脱发烧，可用它们（上述药物）涂抹身体或者按摩身体。

5.117：用杧果树、木苹果树、阿周那榄仁树的树叶，与尸利沙树和印度枳研磨的粉末，再加上印度没药、伏牛花用来熏鼻，可治一切热病和驱魔。

5.118：用印度没药、天竺葵（老鹳草）、菖蒲、白胶香、无患子、阿罗歌花[①]、沉香和雪松［研磨，燃烧］熏鼻，可主治一切热病，而且这种疗法是无与伦比的。

5.119：1升的油和等量的紫矿汁，加上四倍的乳浆；与等量的仙茅、姜黄、雪松、香胡椒、广木香、香附子和旃檀；等量的虎尾兰、胡黄连、脆兰、莳萝和甘草；同熬，所得的药油叫作“紫矿酥”，用来涂抹身体等等；主治一切热病、肺病、疯病、哮喘、癫痫症和风病；并且驱逐夜叉鬼、罗刹和幽灵；对怀孕的妇女来说，它也是受欢迎的。

5.120：对于一个身体因为严重的胆汁热而发烧的病人来说，他应该坐在一个通风的地方，并采用［以下］这些制冷的措施（冷疗法）。

5.121—122：在酥中调炸的余甘子粉，加酸粥制成膏；涂在身体上，可清热退烧；（5.122）或者，用水的泡沫或者枣树叶的碎片[②]。

---

① 见［arka：阿罗歌花］条。

② 后一句与英译本大异。英译本为“或者，一个人应该拍打水沫或者枣树叶，将这些药物加上酸粥或者非常凉的珠贝、达哩薄草一同磨碎，再用这些加了酸粥或者冷泥浆的药物涂抹全身”。

5.123：用前面所提及的榕树或青莲花等[①]一组药物，来涂体降温清热。

5.124：或者，受热病所折磨的［病人］应浸泡在由上述两组药物所制成的冷却后的药液中。

5.125：用甘蔗酒、蜜酒（葡萄酒）、各种普通的酒类和各种发酸的黄酒[②]；或用牛奶，涂抹身体，有利于清热退烧。

5.126：用稠李、青莲花、白莲花和莲藕；用藏红花、茅根香、茜草、莲花、雄黄、kaṭphala；用印度菝葜和毛叶腰骨藤、珠仔树、香附子、葡萄、佉受罗树（竭树罗果）、旃檀；再加上余甘子和芦笋（所有这些药物的）粉末同煎；再加上紫矿汁、牛乳、酢[③]、清酒、黄酒和乳浆；所煮的这种药油，是最好的润肤、清热、解渴剂。

5.127：用乌檀木、枣核、印度菝葜、甘草、旃檀和黄酒；加上酥，将它们涂在头部，能止渴、退烧、止痛。

5.128：石榴、跋达罗果（酸枣子）、珠仔树、木苹果和枸橼（柠檬），研磨成粉之后，涂在头部，能止渴、退烧。

5.129：受热病之苦的病人，应该睡在莲叶和芭蕉叶所铺的床上，用浸泡过旃檀汁和长胡椒汁的棕榈叶所做的扇子扇风。

5.130：漂亮而凉爽的房子［面向］莲花盛开的池子，［或者］造水的机械；身上涂遍了旃檀的妇女们[④]，这些被认为能消退发烧所带来的痛苦。

5.131：当痰和风所导致的热病产生，并被冷所折磨时，应采用这种疗法：他应置身于一个闷热的房子里、出汗，并且［穿上］厚重的衣服等等。

5.132：圣罗勒、nākulī、胡黄连、没药[⑤]、印度当归，再加上黄花稔和菖蒲，在涂抹身体并［燃烧这些药物］熏身体时，可以驱冷散寒。

5.133：用这些药物［根茎］研磨的药粉，再加上盐、大麦灰碱以及酸果汁等，同煎所得的药油，涂体后，可驱冷散寒。

5.134：用适温的乳浆、牛尿和酢（醋），浇在身体上，可以去大寒；或

---

① 榕树，见 Si.2.2；青莲花，见 Si.2.22。

② sīdhu，śīdhu，后者见于《翻译名义大集》5721 条，［汉］甘蔗酒。kāñjika，《翻译名义大集》5722 条，［汉］黄酒，［和］酸粥。

③ śukta，在《梵语千字文》中译为“酢”。

④ 指站在凉爽的房子里，沐浴着微风吹来的阵阵莲花的清香，机器扬起丝丝的水气扑面而来，再与身上涂了旃檀香的漂亮的妇女欢爱享乐，种种美事当然使他解脱了病痛。

⑤ 英译本为“aguru”（沉香）。

者用圣罗勒、灌木罗勒、辣根、桂叶［等熬的药液］涂之。

5.135：对于一个患冷的病人来说，他应该用大麻［所泡的］热的、能祛风的［药液］洗浴。

5.136：用雪松和沉香熏之，或者用乳香木和龙脑香（羯布罗香）熏之，［可以散寒］。

5.137：乳房已经发育膨胀和凸起的、腰部有纤美的曲线，（全身）涂满了沉香、带着爱的激情的少女们，与之交合，能驱散强烈的寒颤。

5.138：红壳稻等稻米以及六十天内成熟的一种稻子；扁豆、鹰嘴豆、绿豆、马豆、乌头叶菜豆；野兔肉、黑鹿肉、普通的鹌鹑、雨鹌鹑、三趾鹑、雉（黑山鸡）；蛇甜瓜叶、印度茄子、丝瓜等等；在发烧时，它们是有益的［补品］。

5.139：正发烧的人和刚退烧的人，他的气力还没［恢复］强健，他就该谨慎地避免重性［和凉性］的食物、冷水、大白天睡觉以及疲劳。

5.140：由于附带的病症，如头晕、哮喘、干渴、呕吐出现了，那么病人应该用对症的药物来治疗它们。而其中每一种药物都要与热病相宜。

5.141：坚持使用重要的药物，洗浴并［使身心］安宁，向神祭祀、奉献和发愿；并大量的使用有效的曼陀罗咒语，严重的热病终将治愈。

5.142：［病人］退烧后的症状是：想进食、头部发痒、打喷嚏、身体轻爽、出汗和嘴里起泡。

——第 5 章 热病的治疗（结束）

第 6 章 痢疾

6.1：由于所吃喝的食物物性相冲、太重、太黏（油脂过多）、太燥、太热，［吃得太多或者太少］等等，使消化之火减灭之后，体液上升，因此产生了痢疾。

6.2：不过，应该知道［6 种］痢疾［的产生］，是由于三种体液各自单独的原因，或者三液和合的原因，也可能出于痛苦，或者出于害怕；6 种痢疾各自的特点要被解释。

6.3：因风而引起的痢疾，有红血丝，起泡沫，干燥、一点点的，而且来时突然；粪便成为滑溜溜的残渣，而且［拉稀时］带有咕咕的响声。

6.4：因胆汁而引起的痢疾，大便呈黄色、红色、黑色、青色或绿色，发出恶臭，下泻很快，而且［肛门］发烧、起疱和干燥。

6.5：因痰而引起的痢疾，大便发白，有霉臭味，发硬，黏乎乎的，又是冷的，且有一些痛感①，还伴有身体发重、反胃和心跳过速②［等现象］。

6.6：三液聚合性痢疾，大便形状像猪脂，或者像洗肉的水，或者像酥油③。一般认为，这种痢疾是很难治愈的。

6.7：大便像蜜、油，或者［拉出来］像一块肝、牛奶或者一种特殊的佐料④；又有多种颜色、臭味恶心、带有散乱的斑点，这种痢疾是不能治愈的。

6.8：还受着肛门边起疱、脱肛，疲惫（肌肉紧张）、发烧、哮喘等症状的折磨；消化之火减弱，经常腹胀和肚子痛，这种痢疾也无法治疗。

6.9：据认为，由于害怕和痛苦所产生的痢疾，其症状与风性痢疾相似。二者的治疗措施应该是采用快乐和精神放松［的疗法］，可以祛风。

6.10：据认为，所有的［6 种］痢疾被分成两类：慢性的和急性的⑤。据说急性痢疾的大便能沉于水中；而慢性的，［其大便则］漂浮在水面上。

6.11：在患急性痢疾时，应相继采取呕吐法和断食法，喝干姜和香锦葵所泡的水，吃轻性的食物，这些都是有益的。

6.12：如果急性痢疾一开始就被隔绝，它会引发内部肿瘤（症瘕）、皮肤病等疾病；因此，先用诃梨勒清洗，然后疏导大便，这是有益的。

6.13：［具体的疏导方法是］，应该将长胡椒一组药⑥［的药液］放进米汤、羹和清黄油中，［让病人服之］。

*6.14：至于清黄油的相关用法，将在下文（Si.21.16）中描述。

6.15：在治急性痢疾时，［应用］米汤［冲服］姜黄那一组药或者菖蒲那

---

① manda-vedana，导致有些痛。英译本为“没有咕噜噜的响声”。

② gaurava，身体发重，指胃、肛门、膀胱仿佛变重了。英译本缺此词。hṛl-lāsa，心脏的悸动，指心跳过速。英译本为“胸口发烧”。

③ 原词 sarva-rūpiṇam，所有的形状。而英译本为“sarpi-rūpiṇam”（酥油的形状）。从之。

④ vesavāra，一种特殊的调料，用葫芦籽、芥末、胡椒、生姜、芫荽籽等配成。

⑤ pakva，时机已成熟的，指慢性的（病）。āma，时机未成熟的，即急性的（病）。

⑥ 长胡椒一组药见 Si.2.3。

一组药[①] [的药液]。

6.16.1：生姜、乌头、阿魏、附子、止泻木、白花丹；

6.16.2：香附子、药用绿萝、绒毛叶、长胡椒加上止泻木；

6.16.3：乌盐、止泻木之果、菖蒲加上胡黄连；

6.16.4：黑盐、菖蒲、诃梨勒、绒毛叶、酸藤子（白花酸藤果子）、干姜；

6.16.5：小豆蔻、止泻木之果、珠仔树、姜黄和小檗（郁金与蓬莪术）；

6.16.6：止泻木皮、乌头、生姜、印度枳、阿魏、菖蒲、香附子；

6.16.7：[以上] 用半颂形式所表示的这六组药物被认为能促进成熟。[②]

6.17：或者，用开水、酒、酸粥冲服这些药细细 [研磨成的药粉]。

6.18：三热药、白乌头、阿魏、菖蒲、青盐、诃梨勒 [的散]，用热水冲服，能治急性痢疾。

6.19：菖蒲、印度枳、长胡椒、姜、闭鞘姜（广木香）、土茴香、野葫芦以及酸藤子，用热水冲服；据说，能治急性痢疾。

6.20：当慢性痢疾越来越轻微时，就要迅速采取 [服用] 收敛剂[③]的方法。

6.21：印度茜草、木棉树叶、珠仔树、绒毛叶、陀得鸡花；杧果核、米仔兰、莲花、珠仔树、印度枳的皮；喇叭花皮、生姜、甘草；止泻木皮、石榴、珠仔树、陀得鸡花、含羞草。[这些收敛剂] 四倍量的药液，加入蜜；用淘米水冲服，主治慢性痢疾。

6.22：在患慢性痢疾时，应饮服附子加蜜所熬的药液。

6.23：或者，饮服以“珠仔树”和“绒毛叶”为首的那两组药[④][的药液]，其效能是很大的。

6.24：白柚木、莲花叶尖与喇叭花皮 [的药液]，对上莲花鬓和蜜，能中止慢性痢疾。

6.25：将印度榕树一组药散[⑤]塞满鹌鹑 [腹内，置于] 盆中。所煎得的药液加上蜜和糖，饮之，能去痢疾。

6.26：在患风性痢疾时，应饮服由五根、黄花稔、生姜、芫荽、蓝莲花、

---

① 姜黄那一组药见 Si.2.17.2，菖蒲那一组药见 Si.2.17.1。

② 意思是能将急性痢疾变成慢性痢疾。

③ 原词 sāṅgrāhika，意为“有肢体的、身体”。此处疑有误，据上下文应为 saṅgrāhika，指收敛剂。

④ 分别见 Si.2.7、Si.2.8。

⑤ 见 Si.2.2。

印度枳［所熬的药液），或者饮服［加了石榴的］酸米汤或者［加了糖、蜜、葡萄的］甜米汤。

6.27：杨梅、乌头、香附子、止泻木加上生姜；煎之，加入蜜。应该喝此药液，可主治胆汁性痢疾。

6.28.1：莲花、陀得鸡花、生姜、石榴皮；

6.28.2：茜草、青莲花、白莲花、珠仔树、茂遮浆（芭蕉汁）、芝麻；

6.28.3：止泻木、附子、龙胆根、汁安膳那①；

6.28.4：莲藕、旃檀、珠仔树、青莲花、干姜；

6.28.5：绒毛叶、骆驼刺、生姜、杧果核、瞻部果核、杨梅；

6.28.6：印度枳皮、姜黄皮、骆驼刺、香锦葵；

6.28.7：陀得鸡花、乌头、生姜、止泻木的皮与果、小檗汁（一种洗眼剂）；

6.28.8：杨梅、甘草、珠仔树加上石榴皮；

6.28.9：杧果核、陀得鸡花、茜草、莲花；

6.28.10：止泻木树皮、姜黄、绒毛叶、长胡椒根、生姜；

6.28.11：［以上］用不同的半颂形式表达的十组药物，用淘米水研磨，加上蜜冲服之，可主治胆汁性痢疾。

6.29：胆汁性痢疾［患者］由于吃了［与胆汁］不相宜的食物；其胆汁就会搅乱妨碍血液，引起严重的出血性痢疾；因此，应该尽快地采取能主治出血症的疗法。

6.30：［要治疗出血症］必须在其饮料、食物和泻剂中，均加入山羊奶。

6.31：乳山药、印度菝葜、珠仔树、白糖和甘草，［其散］加上蜜，与凉的牛乳一起冲服，能治出血性痢疾。

6.32：香木（白香）、枣核、瞻部树皮、豆腐果、杧果树皮、阿周那榄仁树皮；［其散］用乳和蜜适量的冲服，主治出血性痢疾。

6.33：蓝莲花、茜草、茂遮果、莲花鬘；芝麻、珠仔树、甘草、茜草、白糖、青莲花；青莲花、木棉树皮、甘草、珠仔树、芝麻；这三组药，用山羊乳和蜜［冲服］，主治出血性痢疾。

6.34：旃檀或者米仔兰的散（药粉），用淘米水调配，再加蜜和糖冲服，

---

① rasāñjana，据《根本说一切有部毗奈耶药事》卷一直译为“汁安膳那”，实际上是一种洗眼剂。英译本为“小檗汁”。

主治出血性痢疾。

6.35：止泻木皮的粉末，用淘米水、蜜调和，再加入粗糖[①]，可治出血性痢疾。

6.36：或者，甘草、青莲花和贝壳[②]的粉末，加糖配制，[服之，可治出血性痢疾]。

6.37：用三果加入乳中，或者（饮服）即刻冲调的适宜的［乳］；能使交替泻出的血痢和粪便中止。

6.38：用印度云实果（大托叶云实果）、三热药、印度枳、白花丹、酪浆、石榴和阿魏［的散］，并与汤混合好，食之，可治痰性痢疾导致的病痛。

6.39：胡椒（Chaba pepper）、乌头、广木香、绒毛叶、胡黄连；诃梨勒、香附子、生姜，加上印度枳和胡瓜（黄瓜）；白花丹、长胡椒根、长胡椒、药用绿萝；酸藤子、菖蒲、雪松、芫荽、大藻（香草）；上述几个半颂所表示的四组药物，据说［药效］很好。为了［消除］痰性痢疾，服用这些药物能增消食之火、增力。

6.40：诃梨勒、白花丹、胡黄连、绒毛叶、菖蒲、长胡椒根、止泻木加上生姜，同煎之；或者服其粉末，可治痰性痢疾。

6.41：用1婆罗的阿月浑子树根和绒毛叶、姜黄，研成粉；用淘米水调制成骰子大小的药丸，可治所有的痢疾。

6.42：等量的印度枳、香附子、陀得鸡花、绒毛叶、生姜和茂遮果的［汁液］，加上粗糖和酪乳，饮服之，可止难以治愈的痢疾。

6.43：在血和大便已经形成时，粪便却被内风所阻塞，拉出来的东西就像泡沫渣子一样，因此它就叫作“滑渣型痢疾”。在患者消化之火较强的情况下，每天早晨，将白花丹、印度枳与乳同煎，加入粗糖、芝麻油；饮之，能使被阻塞的大便舒服地拉出。

6.44：长胡椒粉或者黑胡椒粉，用牛乳冲服；连服三天，主治拖延了许久的“滑渣型痢疾”。

6.45：油、酥、酪、蜜、糖、生姜和粗糖；所有这些东西混合之后，应该饮服，可立即治愈“滑渣型痢疾”。

---

① phāṇita，粗糖。佛经中有时指石蜜。《翻译名义大集》5837条，［汉］糖霜。

② śaṅkha，贝壳。英译本为“海怪的指甲”。

6.46：陀得鸡花、枣树叶、木苹果汁、硫化铁（一种像蜜一样的矿物质）与珠仔树，用同等的酪冲服，（消除）“滑渣型痢疾”的痛苦。

6.47：印度枳果肉、粗糖、珠仔树、芝麻油，加上黑胡椒。因“滑渣型痢疾”而疲惫的人，服用之，很快就获得舒服感。

6.48：为了体液的平衡和止息，在胃中应该加入这些药物。[①] 应该用甘草和芝麻油来作通便剂。[将] 木棉树叶整个的研磨，其粉末与残灰煎之；用1升的乳熬之，加入酥和甘草粉。这种“可口的、黏质的”药液，作为通便剂，可清热退烧和止住胆汁性痢疾；并治疗内肿、慢性痢疾，并兼疗胃病和肿胀。

胃泻[②]

6.49：当消食之火减弱，胃火被诸体液所搅乱时，由三液各自地以及聚合地引发了四种胃泻。胃泻的特点及治疗方法，与痢疾相似。

6.50：用独活草的种子、白花丹、胡椒（chapa pepper）、三热药、岩盐、二种灰碱（大麦灰和牛膝草灰）、长胡椒根、阿魏和柠檬果汁，做一个药丸 [服用]，可以增加消食之火。

6.51：三种盐[③] 与三果、打印果、三热药一起研磨，其药粉用酥油冲服，主治黄疸病、胃泻、内部肿瘤（症瘕）并止痛。

6.52：如果在正餐之前吃了用独活草、三热药、乌盐、两种小茴香、阿魏的粉，加上清黄油 [做成的食物]，就能祛风，增加消食之火。

6.53：用莳萝、芫荽、绒毛叶、印度枳、打印果、姜和独活草、长胡椒根、枣子 [这些药物的] 粉末与酥油同煎；再加4倍的奶酪，并加上酢浆草汁，服之，能治胃泻、痔疮、脱肛、闭尿症、胃胀和痢疾，并治哮喘、干渴、呕吐、咳嗽和黄疸病，以及开胃（增强食欲）。

6.54：在患痔疮和胃泻时，[用] 小檗汁、乌头、印度枳、一种小树

---

① 英译本中缺此句。英译本的句子为“如果采取上述（Si.6.47）方法还不能止住痢疾，那么就要用甘草……”（下同梵本）。

② grahaṇī：《翻译名义大集》译为：腹、脏。grahaṇī（又写作 grahaṇīroga、grahaṇīgada）指与痢疾密切相关的一种疾病。《印度医学》解释说：“这是一种痢疾或者慢性腹泻。grahaṇī 实际是指肚脐之上的一种器官，是消食之火运送未消化的食物并使之达到消化状态的所在地。如果 grahaṇī 被微弱的消食之火所搅乱，那么从它这里就会送出去没被消化过的食物。”（Julius Jolly, *Indian Medicine*, p.110）英译本为“胃病”，但这种胃病与现代医学上的胃病不同，姑且译成“胃泻”。

③ 三种盐，指岩盐、黑盐和青盐。

（vṛkṣaka）的皮和果、香附子；绒毛叶、陀得鸡花、胡黄连、生姜［这些药物］的粉末加上蜜，与“最好的水”（雨水）冲服；［主治］痔疮、痢疾、出血症、腹痛和肛病。

6.55：用等量的止泻木、三热药、香附子、龙胆根、胡黄连；2倍量的白花丹；16倍量的止泻木树皮［混合所研磨的］这种粉末与粗糖水冲服；主治胃泻、迦摩罗病（黄病）[①]、黄疸病，又治尿道病、厌食症、痢疾、内部肿瘤（症瘕）、干屑病、热病。

6.56：在患痰性胃泻时，应该［将］蓬莪术、三热药、诃梨勒、两种碱（大麦灰和牛膝草灰）、长胡椒根、柠檬果和岩盐［的散］，用热水冲服。

6.57：末杜迦花与四分之一量的蜜同煮，加入香附子；［其药液］置于一个涂满了莲藕、沉香和芝麻油[②]的盆中，［饮服之］则增火。

6.58：黄油倒进一个涂满了长胡椒根、白花丹、诃梨勒、长胡椒、酸藤子的罐子中，放置一个月，能治胃病、痔疮、咳嗽、内部肿瘤（症瘕）、寄生虫病。

6.59：在患胃泻时，细致地分析［病情］后，再根据实情，适当地服用那些增热的食品、饮料、药粉、药液和药油［等］。

虫病[③]

6.60：虫病发作的标志是：胃中生虫、发烧、肤色苍白、［脊柱］疼痛、心脏病、肢体麻木、头昏脑涨、无食欲且拉痢疾。

6.61：［将］酸藤子、乌盐、大麦灰碱、粗糠柴、诃梨勒研磨成散之后，用脱脂奶冲服，可治所有的虫病。

6.62：水与辣根、姜黄、圆叶牵牛花、香附子和三果同煮；加入长胡椒和酸藤果粉散，饮服之，主治虫病。

6.63：为了治疗虫病，应该吃用圆叶牵牛花研成的粉团、面粉糕饼和酥甜饼，应该在饭后喝点酸粥。

6.64：服食加了蜜的酸藤子粉，可治虫病。

① 见［kāmalā：迦摩罗病］条。

② 原词为 śītailā，即 śīta（白旃檀）+elā（小豆蔻）。而英译本为“taila”（芝麻油）。从之。

③ 印度人认为虫病是由痢疾和胃泻所引起的。

6.65：或者，饮服加了蜜的无患子树叶的汁液。

6.66：用等量的三果、菖蒲、巴豆根和粗糠柴（的散），与酥油和［酥油4倍量的］牛尿同煎，饮之，主治虫病。

——第6章　痢疾（结束）

第7章　出血症

7.1：由于胆汁被热能[①]、辣的、酸的和咸的（食物）、碱性的（药物）所搅乱，处于肝脏和脾脏中的血液就会向上和向下运动。[②]

7.2：由于风（而引起的出血症），其血液是暗棕色、红色、燥的、稀的，还有泡泡。

7.3：因胆汁（而引起的出血症），（其血）有点像是黑色的、袈裟色，外表像牛尿和小檗汁。

7.4：因痰（而引起的出血症），（其血）被认为是油性、苍白、黏乎乎的、稠的。

7.5—6：两种体液和合所导致的出血病，其特征是混合型的。而由三种体液聚合导致的出血病，其特征则包含了所有类型的特征。

7.7—8：那种由一种体液所引起血液向上运动的（出血症），容易治愈；由两种体液和合共生的、血液向下运动的出血症，（一定程度上）也能治愈。[③]

7.9：由三种体液聚合导致的出血症，血液有两条途径（指向上和向下流出），被认为是难以治愈的。

7.10：伴有呕吐、头晕、发烧、哮喘、咳嗽、失音和内热高烧（等症状）；（血的颜色）如瞻部果或彩虹[④]，而且（血的气味）如腐尸，这是无法治愈的。

---

① 比如太阳和火。

② 出血症，rakta-pitta 或 lohita-pitta，从词源上可以看出，出血症与胆汁有密切关系，它主要是由于胆汁被搅乱，从而引发出血。血的向上运动是指血液从鼻子、眼睛、耳朵和嘴里流出。血的向下运动是指血液从尿道、阴道和肛门中流出。此外，血还可从全身皮肤的所有毛孔中渗出。（Julius Jolly, *Indian Medicine*, p.129）这与中医所说的“七窍流血”类似。

③ 血液朝一个方向运动（向上或者向下流出），能够治疗。若血液朝两个方向同时运动（指上下都流血），则病情严重，难以治疗。

④ jāmbavaindrāstra 此词词形有误。因为拆开为 jāmbava+endrāstra/aidrāstra，而《梵英词典》中没有 endrāstra/aidrāstra，其意不明，所以应该为 jāmbava-indrāstra，jāmbava 指瞻部果，indrāstra，指彩虹，直译“因陀罗的武器”。

7.11：一个身强体壮又能吃的（病人的）体内的坏血，（如果）在一开始时就被阻止，（那么）它（就会）导致咽喉病、内部肿瘤、痔疮、发烧、皮肤病等（许多）疾病。因此，不能一开始就终止它。

7.12：在刚患上出血症时，应该尽可能地（立即）采取断食措施。

7.13：（应喝）由旃檀、茅根香（香根草）、水线草和香附子所熬的水。

7.14：在血液向上喷出时，首先，（病人）要强健并且（使用）泻药。

7.15：在血液向下流出时，根据（病人的）体力，首先喝米汤，然后采取呕吐疗法。

*7.16：至于要使（病人）身体强健，应将余甘子、石榴与酥、蜜、炒米的粉、糖混合，使之有酸味，让病人服用。

7.17：（至于泻药），应该服用由阿勒勃（腊肠树）果核、余甘子、红根药喇叭、诃梨勒（的散），加上最好的糖和蜜所制成的泻药。

7.18：（至于催吐药），冷却香附子、止泻木、甘草（的药液），加入催吐果、牛奶和蜜，这是最好的催吐药，应该饮服，可治出血病。

7.19：肌肉萎缩的人、力气衰竭的人，小孩、老人以及患干燥病的人，不宜用催吐药和泻药，但宜采取止血疗法。

7.20.1：野葫芦、肉豆蔻、无患子、两种檀木、稠李；

7.20.2：心叶栝楼（带刺的红苋）、驳骨草、珠仔树、黑土、茉莉；

7.20.3：药用植物（kākolī 和 kṣīra- kākolī）的根、两种拨葜、甘草、芦笋根；

7.20.4：香附子、阿摩落迦果（余甘子）、陀得鸡花、止泻木树皮以及水线草；

7.20.5：（上述）几个半颂所说的这四组药物，（其药液）加入糖和蜜同煎是最好的。饮服这些很凉的（药液），能很快地治好出血症。

7.21：米仔兰、小檗汁（安膳那）、土灰和珠仔树细细研磨的散，与驳骨草同煎；或者与驳骨草的汁液（混合），所得的药液加入糖和蜜，可治出血症。

7.22：贝壳、稠李、黑檀木①、米仔兰、珠仔树、红赭石；分别地加入糖、雨水②，冲服之，可止血。

---

① kālīya，=kāliya，一种黑色的檀木。英译本缺此味药。

② jyeṣṭha-vāriṇ，原意最好的水，即指雨水。

7.23：儿茶花、香橼、阿周那榄仁树、木棉树、红花羊蹄果，（它们）的花与散用蜜冲服，主治出血症。

7.24：斑点榕、乌昙跋罗果、柚子、诃梨勒、竭树罗果、红葡萄，这些果实分别地和蜜放在一起，逐一地食之，可治出血症。

7.25：100婆罗的冬瓜粉、粗糖，加入1升的酥；再加每份半婆罗的三种香料①、芫荽籽、胡椒的散；再加上每份2婆罗的长胡椒、生姜、小茴香；并混入酥量一半的蜜。食之，主治出血症。

7.26：（上述药物）还可治肺气肿、肺病、暗病（tamas）、哮喘、热病、干渴、咳嗽和呕吐；又健胸、增肥、壮阳、增力、润肤、悦音。

7.27：用葡萄、四种叶子药②、黄花稔和生姜③、蒺藜、芦笋根，与牛奶同煎，（饮服）可治出血症。

7.28：在山羊酥、酥量4倍的牛奶、雨水中，与（等量的）白糖、木苹果、dūrvā（durba草）、两种檀木、香附子、稠李、莲花蕊④、茜草、茅根香（香根草）（它们的散）同煎。（所剩下的纯酥药）用来饮服，作通便剂，涂抹身体和灌鼻，可治出血症。

7.29：（等量的）乳山药、甘草、medā和mahāmedā，罗望子加上石榴、芦笋根、kākolī、柠檬壳；细细研磨之后，（其散）在酥、酥量4倍的牛奶中同煎。（所剩下的纯酥药适量服用）可清热退烧；治闭尿症、胃胀、疼痛，并治咳嗽、出血症。

7.30：当鼻子出血时，将贝壳、红赭石、陀得鸡花、甘草的散，用女人的乳汁（调和），滴进鼻子中。

7.31：石榴花汁、dūrvā草汁、杧果核汁、洋葱汁⑤，用来灌鼻，可治鼻出血。

7.32：当血液向下流出时，应采取（上述的）止血疗法。⑥

7.33：当血液从阴茎中流出时，一个人应该采取像治疗胆汁性尿道病那

① 三种香料，即肉桂、桂叶和小豆蔻。

② parṇinī，叶药。见［parṇī-catuṣṭaya：四种叶子药］条。

③ 原词nāga-balena，即兔尾草。英译本为“nāgara”（生姜）。因为一个药方中不会出现相同的两种药，所以此处英译本更有道理，从之。

④ kiñjalka，指一种植物（特别是莲花）的细丝。《翻译名义大集》6237条，［汉］花蕊。

⑤ palāṇḍu，洋葱。《翻译名义大集》5734条，［汉］小根菜，［和］葱。

⑥ 见Si.7.20。

样的疗法。[①]

7.34：妇女们的阴道出血（时），应饮服加了糖和蜜的牛奶。（这是有益的）能使它正常。

7.35：或者，红赭石、瞻部树叶、莲藕（的散），用淘米水加蜜冲服，可治月经不调。

7.36：或者，印度莪蒾、米仔兰、旃檀、龙花鬓的散，用酒冲服，可止阴道出血。

7.37：心叶栝楼（带刺的红苋）根粉，加上蜜和小檗汁，用淘米水冲服，可治所有的阴道出血病。

7.38：或者，黄细辛、余甘子、莲藕、小扁豆[②]以及漏卢（烙成）一种饼，（将该饼的热量透入）阴道中，可止（阴部）疼痛。

7.39：（用）棉花醮上绿豆粉，与芝麻油（同煎），（然后放进阴道内）可止以血，且使阴部柔软和舒适。

7.40：对出血症患者们来说，冷水沐浴（洗冷水澡）、冷水擦身等方法是很有益的；大米饭、绿豆等食物，以及飞禽走兽的肉也是很妙的。

——第7章　出血症（结束）

第8章　肺病

8.1：由三种体液所引起的肺病[③]，其形成原因有4种：（1）剧烈运动；（2）消耗性疾病；（3）大小便受阻；（4）饮食没有规律。[④]

8.2：肺病的症候为（11种）：失音、咳嗽、哮喘、厌食、发烧、头痛、

① 见 Si.11.9。

② 原词 mayūraka，洋麻。英译本为“masūraka”（小扁豆）。从之。

③ yakṣman，肺病，在古代印度是人们健康的主要敌人之一。《吠陀》中已有记载，相关的同源词形有 rājayakṣma、ajñātayakṣma、pāpayakṣma。英译本为“肺病”。而《梵和大辞典》译为“肺结核”。

④ 据《印度医学》归纳，形成肺病的4种原因有：“体力活动过度；抑制自然排泄；身体的基本元素（精气神）下降衰减；吃喝了有害的东西。”（Julius Jolly, *Indian Medicine*, pp.131-132）与之相比，只有第4种原因稍有区别，其余相同。

肩痛、肋痛、肚子痛、吐血、吐痰。[①]

8.3：如果一个人受（以上）这些症状的折磨，那么，他的肌肉会耗尽，气力衰竭，（甚至）还会放弃（生命）。

8.4：（若病情）与（上述）情形不一样，一个有药物[②]的病人应该尽快加以治疗。

8.5：如果一个人吐出的（唾沫）像脓汁、（痰液）呈红色、暗棕色、绿色、蓝色、黄色，且受哮喘、咳嗽的折磨，又失音（嘶哑），那么他活不了啦。

8.6：因为一般来说，（一个人的）食物变成了大小便，如果谁的肌肉枯瘦，身体的几个要素又被耗竭，那么，他的粪便（被阻塞在体内仿佛成了）生命的力量，（不能排泄出来却）一直被保护起来。

8.7：一个有力气的人在得了肺病时，应该采取五业治疗法[③]。

8.8：一个身体熬干了的人，若采取（五业治疗法），那就可能像是毒药一样。

8.9：（对）肺病患者（而言），粳米（香秔）、六十天成熟的稻米、小麦、大麦和菜豆（绿鹰嘴豆）等等是有益的。喝点酒是好的。鸟肉和野兽肉也是很适合的。

8.10：长胡椒粉、葡萄粉、糖，再加上蜜和油，服食，主治肺病。或者，仙茅粉、长胡椒粉、糖、混合蜜和酥油，亦尔。

8.11：野漆树、葡萄、长胡椒、诃梨勒、竭树罗果、骆驼刺；白芥末、余甘子（阿摩落迦果）、炒米、白花丹、长胡椒、生姜；鸢尾草根、莪术、兔尾草（vīrā）、糖、圣罗勒；这些药（的散）加上蜜和酥，服食，可治咳嗽、哮喘和失音。

8.12：达子香叶、胡椒、干姜、长胡椒，以上（四味药）分量依次增加；以及肉桂和小豆蔻，每种分量为达子香叶的一半；加上分量为长胡椒八倍的糖，所制成的药粉；能止咳、治哮喘、治厌食、治脾脏疼痛、退烧、治皮肤干燥、清退胃热；这些药粉能健心、治痢疾、内部肿瘤（症瘕）、痔疮、

① 英译本多出一种：心痛。敦煌出土的医药文书《占五藏声色源候》（S.5614）云："肺有病，鼻不闻香，则咳逆及苦。"

② dravyavantam，即 dravya-vat，原意为富裕的、有钱的，引申为有药物的。

③ 五业治疗法即催吐法、催泻法、灌鼻药法、灌肠法、缓下法。

呕吐 。[1]

8.13：生姜、长胡椒、胡椒、龙花鬓、肉桂、豆蔻，剂量依次增加；这些药粉，再加上（与药粉总和）等量的糖，可治咽喉炎、心脏病、内瘤、痔疮。

8.14：肉桂、豆蔻、长胡椒、天竺黄和糖，分量依次递增，（其散）加上蜜和酥，主治肋痛、哮喘、咳嗽，开胃（增强食欲）。

8.15：芦笋、乳山药、仙茅、诃梨勒、黄细辛、三种黄花稔[2]、蒺藜，（其散）加上酥和蜜，食之，可治肺病。

8.16：肺病患者，服食五灵脂的粉末、蜜、三热药、硫磺铁矿粉以及铁粉，加上牛奶，可以很快地治疗肺病。

8.17：（对）吃了相宜（食物）的患者来说，服食蜜、硫磺铁、酸藤子、熔矿石和铁（的粉末）加上酥、诃梨勒，能主治难以忍受的肺痨。

8.18：肺病患者，应该食用加了糖和蜜的（新鲜）酥油，（或者）在分量不等的酥和蜜中加牛乳，食之，能强健筋骨。

8.19：黄荆（淡紫花牡荆）的汁液以及它的根、叶与酥同熬，身体衰弱的肺病患者喝下（这剂药），能强身健体，并去一切病。

8.20：等量的鸢尾根、莪术、葡萄、黄花稔、青莲花、长胡椒、刺篱木[3]、乳山药、甘草、野茄子、龙胆根、骆驼刺、止泻木皮和蒺藜，研磨成粉。（将这些药粉和其总量）4 倍的酥油同煮，饮服，可治具有 11 种症状的大肺病。

8.21：山羊酥、山羊奶、山羊酪、山羊尿、山羊粪同五种盐合煎，饮服（所熬下的这些药液），再喝牛奶，能治肺病。

8.22：吃大麦做的食物，躺在羊群的中间，喝着羊奶，并用山羊的大小便来按摩（和洗浴身体），一个人凭着这样的方法，可治肺病。

8.23：1 升的芝麻油在 4 倍的乳中，加 1 婆罗的甘草粉同煎，（剩下）纯的芝麻油。（循环反复）仔细地煎熬一百次。服用其药液以及用来灌鼻等，可治肺病、心脏病、风病、黄疸病，并治脖子上部的病、疯病、出血症、

---

① 这个药方又叫“达子香叶散”方，是一个在西域地区非常流行的国际性药方。具体考证参见本书上篇第一章第三节。另见陈明：《一件新发现的佉卢文药方考释》，《西域研究》2000 年第 1 期，第 12—22 页。

② 三种黄花稔，指心叶黄花稔（balā）、印度黄花稔（atibalā）、gingo（nāga-balā）。

③ ajjhaṭā，=ajaṭā、ajaḍā，刺篱木，学名 Flacourtia Cataphraacta。

丹毒。

8.24：以印度枳为首的五种根[①]、香附子、黄花稔、四种叶子药、ṛddhī、长胡椒、莪术、诃梨勒、耆婆草、ṛṣabhaka、心叶青牛胆、葡萄、黄细辛、medā、乳山药、火筒树、青莲花、豆蔻、刺篱木、野漆树、kākolī、骆驼刺、旃檀、洋芋（七爪龙）、蒺藜、野茄子、鸢尾根，（以上药物每份1婆罗）；加上500颗余甘子，在1斗水中同煎。（将所剩的药液）再次煮之，（直到在某种程度上）能舔了。煮完并冷却之后，再在其中加入：2婆罗的长胡椒粉、4婆罗的天竺黄、6婆罗的蜜；以及加起来共1婆罗的四种香料[②]。这种叫作"下生仙人方"（Cyavaṇa-praśa）[③]的药糖剂，主治心脏病、哮喘、渴病、咳嗽、风湿病、肺病、疼痛；它能使思想敏锐，声音悦耳、壮阳和长生不老。

8.25：每份15婆罗的木苹果、药西瓜（黄瓜）、1升的余甘子，以及半升的诃梨勒；以及每份2婆罗的长胡椒、木苹果、珠仔树、酸藤子和胡椒；在1斗水中同煎，熬剩下四分之一量的药液。使之冷却后；再放在酥油钵中，加入200颗粗糖，以及诃子汁，饮服之。（该药）主治痔疮、肺病、皮肤病；治肿胀、黄疸病、发烧、脾脏病、心脏病、腹痛和内肿；兼治胃病、黄病、麻疯病、寄生虫病以及食欲不振。

8.26：如果谁还有其他附带的、如发烧等类的病，那么他就应采取各自相应的疗法。肺病、干燥病患者，为了（强身健体），应采取涂身和按摩身体等方法。

——第8章 肺病（结束）

第9章 内部肿瘤（痞疾、症瘕）[④]

9.1：由于错误的食物和错误的位置[⑤]，风等（体液）被极大地搅乱。形状

---

① 指五大根，即印度枳、臭黄荆、木蝴蝶、白柚木、凌霄花。

② 四种香料指肉桂、桂叶、小豆蔻、龙花鬘。

③ "下生仙人方"还见于印度其他医典：《鲍威尔写本》、《遮罗迦本集》、《轮授》等。

④ 见［gulma：痞疾］条。

⑤ 指吃错了食物，以及坐卧时的方式不对。

像结瘤一样的肿块，以5种方式出现于人体的内脏。它的5种位置为：左肋、右肋、心脏、脐部、膀胱。①

9.2：此外，它的症状及其疗法也将被解说。在所有的内瘤中，其症状被认为有：厌食、大小便阻塞，风占大部分、肠子咕咕作响②、肚子胀大而且不停地打呃③。

9.3：由风所致的内瘤，其症状可以说是：疼痛、胃胀、大小便不通、肿块悸动作痛、在体内游动（和变化大小），以致后颈、头部、颚骨和四肢发痛。

9.4：胆汁性内瘤的症状被解释为：身体发烧、干渴、头昏、出汗、冒酸水、嘴里有苦味，且肿块不能去摸④。

9.5：因黏液而生的内瘤其特征为唾液过多、食欲不振、胸膛发热且水从嘴里冒出、哮喘、咳嗽、消化不良、瘤块变硬上升，而且呕吐。

9.6：三液聚合性内瘤，十分疼痛、身体发烧、肿块外凸硬得像一块石头，使精神萎靡、身体衰竭、消化之火减弱，它是难以治愈的。

9.7：在流产（堕胎）、生孩子或来月经时，妇女们因出血而导致的血肿是热的、痛的，被认为有些像怀孕。

9.8：（肿瘤）如乌龟一样外凸、静脉血管鼓突，还附带有许多其他的疾病，其心脏、肚脐和肢体均肿胀，且疼痛难忍，这样的肿瘤患者应避开。

9.9：风性肿瘤患者，首先该服酥，然后服食药粉，再用油涂体，用发汗剂，喝泻药和灌肠剂。

9.10：由酸藤子、三果、三热药、胡椒（chaba pepper）的叶子、芫荽籽和白花丹的散，用酥和牛奶同煎，饮之，可治风性肿瘤。

9.11：每份1两的青盐、大麦灰碱、菖蒲、胡黄连、诃梨勒、白花丹、酸藤子、三热药，在1升的酥和等量的牛奶中同煎。饮之，可治发痛的风性肿瘤；亦可治打嗝、哮喘、虫病、脾脏病及咳嗽。

---

① 《妙闻本集》中关于内部肿瘤的五种位置，与此不同。“人体内瘤的五种位置为：左右两肋、胸膛、上腹部和下腹部。”（*Suśruta*., U., ch.xlii, v.3）

② vātatāntra-vikūjanam，而英译本为“vātāt-antra-vikūjanam”，二者稍异。antra-vikūjanam 英译本为“杂乱不平静的肠子”。若直译应为“肠子咕咕作响”。

③ urdhva-vāta-tvaṃ，=urdhva-māruta，直译为“有向上的风”。

④ 意为“一摸就疼得难受”。

9.12：每份1婆罗的生姜、胡椒（Chaba pepper）、白花丹、长胡椒、大麦灰碱、乌盐（的散）同煎，加入水黄皮（印度云实果）汁液和1升的酥同煎。（这剂药）主治内部肿瘤（症瘕）、便秘、黄疸病、胃病、哮喘、咳嗽。它也是治疗发烧、严重的黏膜炎、脾脏病和痔疮的最佳药。

9.13：用阿魏、膀胱酸模、三热药、圣罗勒、小豆蔻、菖蒲、黑盐、芫荽、青盐、小茴香、大麦灰碱、石榴、鸢尾根、灌木罗勒、莪术、白花丹和独活草（的散），同酥和（酥量4倍的奶酪）一起煮。（这剂药）主治因风性内瘤、疼痛、胃胀等疾病。

9.14：用杜松子果、小豆蔻、白花丹、三热药、胡椒（Chaba pepper）、独活草和乌盐、小茴香、长胡椒根（的散），与枣子、萝卜（的汤液）同煎。直到药液变酸，再加入酥油、奶酪和牛奶。（这剂药）主治内部肿瘤（症瘕）、疼痛、大便秘结、子宫病、消化不良、痔疮、哮喘、心脏病、肋痛。

9.15：上述这一组药物研磨成的粉末，加入酥、开水、[奶酪]、酒和酸粥、[酸果汁]，冲服，可治肿瘤、疼痛。

9.16：菖蒲、黑盐、诃子、生姜、阿魏、广木香（闭鞘姜）、白花丹、独活草；根据先后顺序，其分量分别为：2、3、6、4、1、8、7、5分；其药粉与酒等[①]一同冲服，可主治内瘤、胃胀、水肿；疼痛、痔疮、哮喘、咳嗽，并被认为能增胃热。[②]

9.17：阿魏、香橼（柠檬）汁、[膀胱酸模]、黑盐、石榴、乌盐（的散），用谷酒冲服之，主治风性内瘤。

9.18：黑盐、膀胱酸模、大麦灰碱、阿魏、青盐（的散），与乳浆同饮。它能使受肿瘤、疼痛、便秘所折磨的人感到舒服。

9.19：用每份2婆罗的酸藤子、印度茄子、巴豆根、金刚纂、三果、乌盐等（的散），与1斛的酥油，在（酥油4倍量的）水中同煎。每天用半婆罗的这种（纯酥）药液（加上米汤）作为泻剂，并吃含肉的食物，主治内部肿瘤（症瘕）、便秘、皮肤病、痔疮、消食之火减弱、水肿。

---

① 指上一句中的酒、奶酪、酥油、酸粥、酸果汁等物。

② 英译本中药物的次序是阿魏、菖蒲、黑盐、生姜、独活草、诃子、白花丹、闭鞘姜，其剂量依次增加一分（1婆罗）。又，敦煌出土的吐蕃医书残卷《医疗术》（India office 56，57），其中一个药方云："2—3肿瘤药：将白杏子、干姜和诃子掺和服下有效。"（罗秉芬、黄布凡编译：《敦煌本吐蕃医学文献选编》，第93页）该方可资比较。

9.20：每份 1 婆罗的野生巴豆根、金刚纂、余甘子、香附子、粗糠柴；与半婆罗的岩盐、1 斛的酥，在（酥油 4 倍量的）水中同煎。这剂药叫作“点滴酥药”（Bindu），（每天）从中喝 1 两，并加入热开水作为缓下剂，主治所有的内部肿瘤（症瘕）、水肿。

9.21：胆汁性内瘤患者，（应服用）以 kākolī 为首的药酥、一种名叫“大苦”（Mahātikta）的药酥和以驳骨草为首的药酥。在他的胃被平和之后，他应该使用泻药。此后，他也可洗掉这种药液。

9.22：将［10 种］“救生药”[①]，与以印度榕树为首的那组药物，或者以吉祥草为首的那组药物，和前述的以青莲花为首的那组药物[②]，在酥中共煎。（服之），可治胆汁性血瘤。

9.23：酥与 4 倍分量的蔗糖、余甘子、诃梨勒的根汁同煎，饮服之，可以很快地消除胆汁性内瘤。

9.24：在患胆汁性内瘤时，（用）野生巴豆根粉与三果的果汁同饮；或者，再加上糖、粗糠柴、蜜，用作泻药。

9.25：痰性内瘤，应该使用发汗剂、贴膏药、饮药酥、烈性的下泻药、油性灌肠剂以及前文解释过的治疗风性内瘤的方法（见 9.9）。

9.26：1 升的酥和等量的乳，与每份 1 婆罗的生姜、长胡椒、长胡椒根、白花丹、胡椒（Chaba pepper）、大麦灰碱同煎。这剂药叫作“六婆罗酥药”，主治痰性内瘤、胃病、黄疸病、脾脏病、咳嗽和发烧；解除肺痨、便秘。

9.27：以阿勒勃为首的（一组药物的）药液与酥同煎，加入［6 种］“增热药”[③]的散，饮服；或者，加入长胡椒等饮服，可治痰性内瘤。

9.28：青盐、白花丹、阿魏的油汁，加上脱脂乳，饮之，可增热。

9.29：或者，黑盐和独活草（的散），加上脱脂乳。（这剂药）与风和痰相适宜。

9.30：妇女子宫内的血瘤已过了 10 个月，她应该喝酥药，用发汗剂，（在她的胃被平和之后），就要采取涂油和下泻（等方法）。

9.31：莳萝、水黄皮、雪松、长管大青、长胡椒的散，用煮好的芝麻油

---

① 见［jīvanīya：救生药］条。

② 印度榕树一组药见 Si.2.2，吉祥草一组药（英译本缺）见 Si.2.32，青莲花一组药见 Si.2.22。

③ 阿勒勃一组药见 Si.2.6。六种“增热药”见上句（Si.9.26），即生姜、长胡椒、长胡椒根、白花丹、胡椒（Chaba pepper）、大麦灰碱。

冲服之，可治出血性肿瘤。

9.32：在患血瘤时，应饮服用煮好了的芝麻油，加上粗糖、三热药、酥和长管大青（的散）。在妇女们的月经不调时，饮服由紫矿的灰碱和余甘子汁（所熬得的药液）；（或者），（将此药液）混合大麦灰碱、三热药（的散），（饮服），可主治出血性肿瘤。

9.33：在血瘤已经破裂引起子宫大出血时，必须采取治疗出血症的方法，以及治疗风病的方法[①]，来止血和止痛。

9.34：在因风等（体液）而生的病不能治愈时，一位熟悉手术操作的外科医生，必须打开（病人）手臂上的血管，并且在因痰和风所引起的肿瘤上，（用烙铁来）烧灼。

9.35：在肿瘤患者们那儿，性重的（食物）、增加痰的（食物）应避免；要经常保持消化之火的热量和体力，而且根据病情来决定吃喝（的数量）。

——第 9 章　内部肿瘤（症瘕）（结束）

第 10 章　水肿

10.1：如果（一个人的）诸体液被微弱的体火和（所吃的）性能相冲的食物所搅乱，身体出汗，又喝冷水，而分泌的毛孔却被阻塞，那么就会产生 8 种可怕的水肿病。

10.2：因风而生的水肿，（其症状）被解释为：伴随着刺痛和折断一般的疼痛、发出噪音，手、足和睾丸肿胀（疝气）；起黑色的皱纹和突起的血管。

10.3：因胆汁而生的水肿，被认为伴随有：（胃壁）柔软而能摸得着，发烧、出汗、干渴、内热、头昏，遍布着蓝色和黄色的血管。

10.4：应该知道，痰性水肿很硬、厚，遍布着白色的血管，又伴随着起泡沫、身体发沉、哮喘、失眠、肿胀、厌食、发烧。

10.5：应该知道，由三种体液聚合而生的水肿，也可能源于（吃了）所给予的头发、指甲等（使之具有女性力量的）毒药，导致身体不对劲，拥有

① 分别见于 Si.7.34—9、Si.9.9—20。

（上述的）所有症状。

10.6：右肋所生的，是肝脏的水肿；左肋所生的，是脾脏的水肿。由于痰和血液均被破坏，二者发展成为胆汁和痰共生的结果。

10.7：食物中混了羽毛和头发，使肠子阻塞，大小便不能排泄；生于心脏和肚脐的中间的水肿叫作“肛塞型水肿”①，很难治愈。

10.8：由于食物中含有尖尖的东西，刺破了肠子的内壁，食物的汁液渗漏出来，形成了水肿，在肚脐以下部位疼痛，叫作“肠漏型水肿”②。它的症状与（前文讨论过的）膀胱疼痛相似。③

10.9：对于喝了油质食物和服用了泻药的人来说，由于随后喝冷水，就会产生“水性水肿”④，肚脐部位变得又圆又大，表皮呈油性，（胃）就像一只（鼓鼓的）皮袋子。

10.10：在这些水肿病中，“肠漏型水肿”和“肛塞型水肿”两种被认为无法治愈，其余的几种据说也较难治疗。人们应该避开水肿病（流行地区）。

10.11：在患风性水肿时，应饮服以兔尾草为首的那一组药物⑤所熬的药酥、发汗剂和油性泻药，（使胃）平和；并（在胃部）裹上一块布，贴上一块膏药；再相继用白花丹、芝麻油（的药液）作为灌肠剂，用兔尾草等一组药物⑥所熬的药液作为下泻药；最后吃那些含有牛奶、羹和肉汤的食物。

10.12：在患胆汁性水肿时，应该服甜味的灌肠药、酥所共煎（的药液），在此之后，再服用药喇叭果、三果（的散）与酥煎制成的泻药。

10.13：（或者）用酥油与印度榕树等一组药物⑦（的药液）共煎，加入蜜和糖，所制成的泻药用来通便。此泻药也可与（上述的）油性灌肠剂共服。

*10.13A：至于灌肠剂，应该用芝麻油、印度榕树等一组药物的散以及该组药物的药液共煎，直到剩下纯芝麻油，过滤之后再服用。

10.14：应该用涩味的（收敛性的）酥粥作膏药（来发汗），而且应该

① baddhaguda，肛塞型水肿。食物中的石头也会导致这种病。

② chidrodara，同义词为 parisrāvyudara，肠漏型水肿。尖尖的东西是指鱼刺、骨头、木头、草等物体。

③ 见 Si.10.2。

④ dakodara，同义词为 udakodara、jalodara。直译为“水性水肿”。在吠陀神话中，这种病被水神伐楼那（Varuṇa）用来惩罚有罪者。

⑤ 见 Si.2.1。

⑥ 见 Si.2.1。

⑦ 见 Si.2.2。

吃含有纯乳汁的食物。这种纯乳汁是用乳与兔尾草等一组药物[①]共煎后所剩下的。

10.15：在患痰性水肿时，首先应该服用酥油加长胡椒等（药物）所制成的灌肠剂[②]，在已经发汗之后，还应该服用由酥油、金刚纂煎制的泻药。

10.16：（其次）应该服用由牧西迦迦树[③]等一组药物[④]的药液，加入芝麻油、牛尿和三热药（的散）所制成的泻药；（此外）也应该采用灌肠疗法。

*10.16A：至于灌肠剂，用芝麻油、三热药的散与上句中那组药物的药液同煎，直到剩下纯芝麻油，过滤之后再服用。

10.17：酵母、萝卜籽和白芥，制成膏药，（贴之，用来发汗）。

10.18：在食品方面，喝含有三热药的大豆汤或牛奶。

10.19：在患“聚合性水肿”时，应采用上述所有的这些疗法。[⑤]

10.20：在此种情况下，应（服用）酥与白香、穿心草煎制的泻药。

10.21：“脾脏水肿”患者应服用灌肠剂、发汗剂和泻药等；他也可以剖开位于左臂肘部里面的血管。

10.22：酸藤子、白花丹、岩盐以及菖蒲（打成碎片），涂上酥油，（放在一个闭口罐子里）炙烤之后，细细研磨，用牛奶冲服，可治内部肿瘤（症瘕）和“脾脏水肿”。

10.23：应饮服辣木加上岩盐、白花丹、长胡椒（的散）共煎（的药液）；或者饮服辣木、紫矿灰碱和大麦灰碱（共煎的药液）。

10.24：白雪松和诃子的散，浸泡在牛尿或水中，饮之，可治各种水肿、脾脏病、尿频症、痔疮、寄生虫病和内部种瘤。

10.25：应适量饮服由岩盐、珠贝的灰碱加入牛乳所得的药液。

10.26：治疗“脾脏水肿”时，应饮服加了长胡椒（粉）的牛奶。

10.27：也应该采取上述所有治疗“脾脏水肿”的疗法，来治疗“肝脏水肿”。

10.28：应该采取打开右臂上肘部内血管的方法。

---

① 见 Si.2.1。

② 见 Si.9.27。

③ muṣkaka，音译牧西迦迦，树名。这是一种特殊的树，其灰可以用作烧灼剂。英译本为“the drug parul tree”。

④ 见 Si.2.20。

⑤ 指 Si.10.12—10.18。

10.29：对诸水肿来说，如果杂质（在腹中）占大多数[①]，那么应该考虑多次（服用）泻药。

10.30：此后，数种基本的也是很有效的（水肿）疗法将被解说。（患水肿时）应该多次饮服加了乳或者牛尿的蓖麻油。

10.31：饮服加了阿魏和泡碱的芝麻油，或者饮服加了牛奶的jyotiṣka[②]粉。

10.32：在1升的酥，以及8倍酥量的牛奶中，煮以1婆罗的金刚纂和6婆罗的药喇叭粉，（饮服其药液）可治水肿和内部肿瘤（症瘕）。

10.33：三果、一种马利筋（golden cleome）、白香、蓼蓝、菖蒲、龙胆、刺柏果、胡黄连、药喇叭、乌盐和长胡椒，（它们的）散用牛尿、热水、肉汤共煎。饮服（其药液），可治各种内部肿瘤（症瘕）、水肿、脾脏病、皮肤病、痔疮和肿胀所引起的病痛。

10.34：应该用牛尿冲服药西瓜（黄瓜）、穿心草、巴豆根、药喇叭、蓼蓝、三果、姜黄、酸藤子和粗糠柴（的散），可治水肿。

10.35：七天内只喝水、牛尿和牛奶，（不吃喝）别的食物和饮料；或者一个月内，只饮服骆驼奶，可治肿胀、水肿。

10.36：水肿患者，应适度地饮服用金刚纂树汁所浸泡的长胡椒。

10.37：或者，为了使水肿平息，胡椒（chaba pepper）、野巴豆根、白花丹、酸藤子和三热药的散，加牛奶冲服；或者，（饮服）雪松和白花丹的药粉，配以牛奶和生姜汁；或者，饮服来自胡椒（chaba pepper）和生姜的散（加上牛奶和生姜汁）。

10.38：两种碱液、白花丹、三热药、蓼蓝和五种盐[③]；这些药的散，用酥冲服，可去一切内部肿瘤（症瘕）和水肿。

10.39：苦黄瓜、穿心草、野巴豆根、蓼蓝加上骆驼刺（的散）用牛尿冲服，可主治所有的水肿。

10.40：既然所有的水肿均源于诸体液的和合作用，那么所有的祛风（使风等体液平息的）等疗法都应采用。

10.41：一个深知疗法的、已发过誓的[④]外科医生，在（病人患）"肠漏型

---

① malāḍhya-tvād，指腹中塞满了杂质（比如粪便等排泄物）的状态。

② jyotiṣkaṃ，指两种植物，学名分别为Premna Spinosa、Plumbago Zeylanica。英译本为"heartpea"。

③ 五种盐，见Si.3.24.1—24.5。

④ labdhānujña，原意指一个获准休假的人。英译本为"已经发过誓的（人）"。指发誓去冒生死的危险。今从之。

水肿”、“水性水肿”和“肛塞型水肿”（的情况下），应该采取穿洞和刺胃疗法。

10.42：对受水肿折磨的病人们来说，根据各自的体力，以粳米、大麦、菜豆、牛奶、以及喝陆生动物的肉汤，作为他们的食物。

10.43：水肿患者应该避免喝（太多的）水，不在白天睡觉，不吃重性和增加痰的食物，不使用暴力，避免骑乘。

——第 10 章　水肿（结束）

第 11 章　尿道病①

11.1：据说，20 种尿道病②是（由于）不当的饮食和不正确的举止行为（所造成的）。被搅乱的尿液已过量，仙人们（牟尼们）称之为尿道病。

11.2：尿道病患者的初步特征是：牙齿等处非常脏，手足发烧；皮肤泛红，干渴，嘴里有甜味。

11.3：应该知道痰性尿道病，即：（1）像水的；（2）像甘蔗汁的；（3）像谷酒的；（4）像面粉的；（5）像沙石（粉）的；（6）收敛性的；（7）慢性的；（8）像盐的；（9）像泡沫的；（10）像精液的③。

11.4—5：胆汁性尿道病，即：（1）像姜黄的；（2）蓝色的；（3）像茜草汁的；（4）像碱液的；（5）像血的；（6）像酸奶的④。风性尿道病，即：（1）像酥油的；（2）像蜜的；（3）像大像（尿）的；（4）像肉脂的。⑤

11.6—7：所有这些尿道病的特点，如同各自的名字（所说的那样）。由痰而生的各种尿道病，据说（容易）治疗。

11.8—9：因风而生的尿道病，被看作是阿萨阇病⑥（不可治愈的）。因胆汁

① 见［prameha：遗尿］条。
② 20 种，即 10 种痰性尿道病、6 种胆汁性尿道病、4 种风性尿道病。
③ 10 种痰性尿道病，见［prameha：遗尿］条。
④ 6 种胆汁性尿道病，见［prameha：遗尿］条。
⑤ 4 种风性尿道病，见［prameha：遗尿］条。
⑥ 见［asādhya：阿萨阇］条。

而生的尿道病，在一定程度上能治疗。

11.10：①独活草、莲根、心叶青牛胆加上诃梨勒；②绒毛叶、小檗、酸藤子、阿周那榄仁树和骆驼刺[①]；③酸藤子、姜黄和小檗、诃梨勒加上格香（多劫罗香）[②]；④娑罗树、阿周那榄仁树、妙香树[③]、姜黄以及独活草；⑤旃檀、沉香、诃梨勒、广木香和雪松；⑥迦陀颇那树（一种小树）[④]、香附子、绒毛叶、珠仔树、诃梨勒；⑦绒毛叶、儿茶、姜黄、臭黄荆、三种果。用上述几个半颂所述及的七组药物，加上蜜共煎，服之，可治"痰性尿道病"。

11.11：①野葫芦、无患子叶、心叶青牛胆、阿摩落迦果（余甘子）、香附子；②诃梨勒、阿摩落迦果、茅根香、蓝莲花、香附子；③莲根、稠李、香附子、诃梨勒、止泻木；④香锦葵、陀得鸡花、珠仔树、黄檀木；⑤蓝莲花、茅根香、珠仔树、阿周那榄仁树、旃檀。这五组药分别加蜜共煎，（服之，主治）因胆汁而生的尿道病。

11.12：（如果）风（占支配地位），痰和胆汁中的一个（已成了风的）相随，那么必须考虑到（究竟哪一个相随）。对痰来说，要用芝麻油和与之相适应的那一组药物煎服；对胆汁来说，要用酥油和（与之相应的）那一组药物煎服。

11.13：心叶青牛胆的汁液，加蜜冲服，可治所有的尿道病。

11.14：①姜黄粉加上余甘子的汁液或者蜜同煎；②或者用蜜与三果、雪松、小檗、香附子（的药液）同煎；③或者（用蜜）与止泻木、阿娑那、小檗、白花丹、三果（的药粉）同煎；（服之）均可治尿道病。

11.15：每份 2 婆罗的娑罗树、牧西迦迦树和粗糠柴的散，用余甘子的汁液共煎之，并加蜜冲服。这是治疗所有尿道病最好的药。

11.16：为了治好尿道病，应该服用三果的散加蜜；或者五灵脂（沥青）（加蜜）；或者铁粉加蜜；或者诃梨勒散加蜜。

11.17：珠仔树、小豆蔻、白花丹、莪术[⑤]、绒毛叶、桂叶、龙花鬓、香附

---

① dhanvana，学名 Grewia Elastica，指一种扁担杆属植物。英译本为"dhanvayāsa"（波斯骆驼刺）。

② tagara，音译多劫罗，学名 Tabernaemontana Coronana。英译本为"印度缬草"。《翻译名义大集》，5791 条，[汉] 格香、条香。

③ kadamba，学名 Nauclea Cadamba，是一种乌檀属的树。它的花为橙黄色，散发香味。据 SiN.111 条，它的同义词有 su-gandhaka 等。su-gandhaka 就可直译为"妙香树"。

④ kaṭphala，一种小树，通称为 kāyaphala，英译本为"box myrtle"。

⑤ 英译本中此味药为"dantī"（巴豆根）。

子；鸢尾草根、三热药、龙胆、格香、雪松、止泻木的籽；药西瓜、乌头、长管大青、广木香（闭鞘姜）；虎尾兰草、米仔兰；酸藤子、三果、胡黄连、胡椒（Chaba pepper）、长胡椒根和独活草；[以上药物的散]每份1两，在1斛水中煮之，剩下四分之一的药液；再加入一半分量的蜜，倒进一个酥油钵中，放置半个月。这种“蜜酒”，每次饮服2婆罗，可治尿道病、胃病、黄疸病、痔疮、皮肤病、食欲不振。

11.18：对尿道病患者们来说，带苦味的蔬菜、陆生动物的肉、以及鹿肉、大麦做的食品、菜豆以及60天内成熟的粳米，是最好的。

11.19：患诸尿道病时，糖酒、葡萄酒、（儿茶等的）精髓、蜜酒、吉祥草汁或者三果的汁液是可以喝的。

11.20：对因尿道病而起疱疹的患者们来说，首先，要采取放血（疗法）。

11.21：对慢性的疱疹，还要刺穿（它），并采取治愈伤口的疗法。

——第11章 尿道病（结束）

第12章 皮肤病

12.1：对邪恶的[①]、吃了坏食物的人们来说，三种体液被搅乱，其皮肤、肌肉、血液和淋巴液都不再适宜，因此产生了18种皮肤病。即：(1) 像乌昙跋罗果的皮肤病；(2) 像贝壳颜色的白斑病（白癫风）；(3) 像相思子的成熟果实的皮肤病[②]；(4) 象皮病；(5) 如同其名的“红莲花型”皮肤病；(6) 人们称之为“羚羊舌头状”的皮肤病；(7) 有很多伤口的疔疮[③]；(8) 所谓“扩散和不出汗型”的鱼鳞癣；(9) 皮肤腐烂性的脓疱病；(10) 足部有裂缝的牛皮癣。(以上) 这10种是不能治愈的，其余的8种则适合治疗。(11) 像陶瓷碎片黑而粗糙的一种皮肤病；(12) 有大伤口的“丹毒性”疖子；(13) 有暗棕色硬皮的瘢痕瘤；(14) 表皮出疹的癣菌病；(15) 像葫芦花的“肉疱型”皮肤病；

---

① pāpātmanāṃ，见［pāpātman：邪恶的］条。

② kākaṇa，一种皮肤病，像相思子一样，四周是黑色的，中间是红色。

③ śatāru，英译本为“百个伤口的”。

（16）油污状的“斑点型”皮肤病；（17）有黑色、红色脓肿的湿疹；（18）流脓的疥癣[①]。

12.2：风性皮肤病，皮硬、呈暗棕色和红色、粗糙、疼痛难忍。

12.3：据说，从胆汁（而生的皮肤病），腐烂肮脏、四周发热，而且滴血。

12.4：从痰（而生的皮肤病），湿烂、很厚、表面呈油性、发痒、白色、很重。

12.5：要是谁有（上述的）全部症状，或者谁还有许多并发症，那么他就会被（生命）抛弃。

12.6：据说，所有的皮肤病都是三种体液和增加了的血液（所产生的），因此，涂过油的、有体力的皮肤病患者们，应该剖开血管（放血）。

12.7：在患轻微的皮肤病时，应使用牛角、葫芦或水蛭（吸出脓血）。（此外），应该根据体液的不同，服用催吐剂和泻药。

12.8：在皮肤病（不适合）放血以及丧失了感觉时，应使用碱灰。

12.9：在（皮肤病）失去知觉、非常坚硬而且难以清除时，应（在患处）涂抹箭毒[②]，并念曼陀罗咒语。

12.10：酥油与野葫芦、三果、无患子、心叶青牛胆、野茄子、驳骨草加上印度山毛榉 [的散] 同煎，[该药液] 被称作“持金刚”，主治皮肤病。[③]

12.11：龙胆、三果、香根草（茅根香）、桐叶千金藤（绒毛叶）、无患子、香附子、骆驼刺；甘草、毛叶腰骨藤、印度菝契、胡黄连、山榕、旃檀和心叶青牛胆；长胡椒、稠李、菖蒲、药西瓜、止泻木的籽和驳骨草；虎尾兰、野葫芦、腊肠树、合叶耳草（水线草）、印度乌头、姜黄和小檗、糖胶树和芦笋根；（以上）这些药物的散，分量相当于酥的四分之一，同酥在（相当于酥的）8 倍量的水中，并加入（相当于酥的）2 倍量的余甘子果汁，同煎。（此药液）被称作“大苦药”，主治由风和胆汁所引起的疾病、皮肤病、脓疱、黄疸病；兼治发烧、疯病和淋巴腺发炎。

12.12：在患以胆汁和血液占主导的皮肤病时，用野葫芦；或者姜黄；或者儿茶；或者无患子（的散），与酥同煎，应该饮服之。

---

① 这 18 种皮肤病的各自特征，请参看 Julius Jolly, *Indian Medicine*, pp.142-144.

② viṣa，毒药，毒。《翻译名义大集》5819 条，［汉］箭毒。

③ 此药方见于《鲍威尔写本》(*The Bower Manuscript*)，3.5-9a，第 185 页，注 6，印度的两种“持金刚油”。

12.13：8 婆罗的 āvartakī 散与 1 升的酥，用 1 秤[①] 的水同煎，再加入酸粥（醋）饮服。在消化之后，吃粟米饭。用这种疗法坚持七天，又在（不服药的）三天内吃兼容的食品，一个人就会从皮肤病、内部肿瘤（症瘕）、水肿和生殖器瘘管病中解脱。

12.14：用 heartpea 果、肉豆蔻花、三热药（的散）加上种子油涂抹；或者用雄黄、胡椒（的散）加上芝麻油、牛角瓜的汁液涂抹，主治一切皮肤病。

12.15：用诃梨勒、印度山毛榉、白芥、姜黄、驱肠虫斑鸠菊、乌盐、酸藤子研磨的散，和牛尿涂抹患处，主治皮肤病。

12.16：闭鞘姜、印度山毛榉加上决明（研磨成粉），涂抹患处，主治皮肤病。

12.17：据说，用珠仔树、小檗汁、岩盐，加上决明（研磨成粉，涂抹患处），亦然。

12.18：用等量的闭鞘姜、岩盐、白芥、酸藤子和决明（的散），加入醋浆，涂抹患处，主治癣菌病和"斑点型"皮肤病。

12.19：用硫磺、雌黄、雄黄、闭鞘姜、黄檀、茅根香、桂树叶以及肉桂研磨的散，和水涂抹，主治"肉疱型"皮肤病。

12.20：芝麻油与肉桂、胡椒、绿矾、闭鞘姜、雄黄（的散），在钵内放置七天后，（涂抹患处），主治"肉疱型"皮肤病和白斑病（白癞风）。

12.21：据说，芝麻油与硫磺、大麦灰碱；或者香蕉树灰；或者一种罗勒属植物的灰碱（sweet marjoram 花的灰碱），（涂抹患处），能主治"肉疱型"皮肤病。

12.22：雄黄加上孔雀胆汁；或者香锦葵的灰碱（加上孔雀胆汁）；或者肉豆蔻花的灰碱加上大象的汗液；涂抹，主治白斑病（白癞风）。

12.23：用金刚纂、夹竹桃、牛角瓜的皮、盐、茅根香、白花丹（的散）以及牛尿，与芝麻油共煎，（其药液用来）涂抹，主治皮肤病。

12.24：用闭鞘姜、夹竹桃、鳢肠、牛角瓜、乌盐（的散），与牛尿、milk hedge 树的汁液共煎，加入少量的箭毒，（涂抹患处），主治癣菌病和流脓的疥癣。

12.25：茜草、三果、紫矿、姜黄、雄黄、雌黄和硫磺所研磨的粉末，用

① tulā，《翻译名义大集》译为"秤"。据 SiN.189 条，1 tulā=100（婆罗）。

油在阳光下共煎，据说，（此药液）主治湿疹。

12.26：对生叶的无花果树、无患子、香附子、三热药和酸藤子的散，与无患子所煎的汁液冲服，能治所有的皮肤病。

12.27：用心叶青牛胆、三果、姜黄等所煎的汁液，与牛尿、热水共煎，又加入安息香①（印度没药），饮服一个月，主治皮肤病，并愈合伤口、消除肿胀。

12.28：五灵脂、姜黄；或者小檗汁；或者蜜与牛尿，冲服一个月，主治皮肤病和黄疸病。

12.29：坐在太阳下，饮服由烈性（酸辣）药物所煎的热药液，以及由驱肠虫斑鸠菊所煎的药液；并吃含乳的食物，连续三七二十一天，可从皮肤病中解脱出来。

12.30：驱肠虫斑鸠菊所煎的药液，混合新鲜的奶油和蜜，喝了之后，再饮服脱脂奶，这样就不会害怕皮肤病了。

12.31：等量的芝麻、奶油、三果、蜜、三热药、打印果和白糖（混合）。（该药叫作）“七等药”②，（服之）能壮阳，使思维敏锐，主治皮肤病，并使行动愉快，（没有哪一种治疗方法能与之相比）。

12.32：芝麻油与酸藤子、白花丹、糖、余甘子、铁锈和长胡椒（的散），食之，主治所有的皮肤病，乃至非常严重的皮肤病。把诃梨勒、芝麻、打印果（的散）和粗糖，捏揉成团，食之，亦治皮肤病。

12.33：打印果、酸藤子、驱肠虫斑鸠菊加上粗糖；或者酸藤子、三果、长胡椒（的散）加蜜；食之，主治皮肤病、寄生虫病、尿道病、脓疱（血管伤病）、生殖器疱疹。

12.34：在治疗皮肤病时，应该饮服止泻木的散与酥油（调和的药液）。

12.35：或者，用等量的芝麻粉和驱肠虫斑鸠菊混合，食用（一年），（可治皮肤病）。

12.36：儿茶、五灵脂、蜜、酥和酸藤子，食之，立即自然地治愈皮肤病和肿胀。

12.37：燃烧儿茶根所得的汁液滴进瓶中，加入奶油、余甘子汁和蜜，

① guggulu，安息香。《翻译名义大集》6257 条，［汉］安息香，又唵巴香。英译本为“印度没药”。

② 见［sapta-samas：七等药］条。

（服之），去皮肤病，并得长生。

12.38：儿茶所煎的（汁液），加上蜜和小檗汁；或者三果、酸藤子（的散）加上酥和蜜，食之，主治皮肤病。

12.39：儿茶的汁液，采用涂抹身体、按摩、沐浴、饮服和食用（这些方式），可去一切皮肤病。

12.40：印度黄檀、牙皂、无患子、雪松、白扁柏树、阿西那（的汁液），以儿茶一样的方法，应用于治疗皮肤病。

12.41：在患皮肤病时，粳米、粟米、小麦、大麦和绿豆等，加上老豆子、苦味的蔬菜以及野味肉，这些都是有益的。

——第 12 章　皮肤病（结束）

第 13 章　痔疮和瘘管

13.1：应该知道，6 种痔疮即：三液分别生成的、三液聚合生成的、因血液而生的、遗传性的。它们多发于肛门口的有三道褶的部位。

13.2：应该知道，由风生成的痔疮，是衰弱的①、干燥的、红色和暗棕色、粗糙的、凹凸不平的，而且还有全部的“风的形式”②。

13.3：由胆汁生成的痔疮，呈红、黄、黑色，触摸时很疼痛、柔软敏感、滴血和伴有浆汁，还有“胆汁的形式”③。

13.4：由痰生成的痔疮，呈白色、淡黄色、很坚固（难以清除）、油性、黏乎乎的，有大的脓疱，不会游移又没有知觉，而且拥有痰性疾病的特征。

13.5：人们说，三液聚合性痔疮和遗传性痔疮，具有痔疮的所有特征。

13.6：一般认为，因血而生的痔疮是红色的，并且滴着血。

13.7：存在于（肛门）内部褶皱处的痔疮、三液聚合性痔疮和遗传性痔疮，人们应该避免此三种患者。其余的痔疮，据说治疗起来也有困难。

① 英译本为“小而不扩散的肿疱”。

② 指由风造成的疼痛、闭尿等症状。

③ 指由胆汁造成的头晕、发烧等症状。

13.8：应该避免那些呕吐、昏眩、四肢发痛①、干渴发热、有心脏病、膀胱病、体内疼痛、肛门口有脓疱、肌肉萎缩的痔疮患者。

13.9：应该知道痔疮分两类：由痰和风所生成的干性（痔疮）；因血液和胆汁而生成流脓的湿性（痔疮）。干性痔疮的疗法解说如下：

13.10：为了消除痔疮，应该用牛粪团、热面或萝卜，或者莳萝作发汗剂；又用大麻汁液倾注（在痔疮上）；或者用烤黑蛇、猫、骆驼、猪、蝙蝠肉的烟来熏，以及涂抹（这些动物的油脂）。

13.11：金刚藆的汁液加入姜黄粉，涂抹（患处）；或者，长胡椒粉、姜黄粉加上牛胆汁，涂抹（患处）。

13.12：①用泡碱（svarjikā碱）、野巴豆根、嘉兰根②和白花丹（的散）加上牛尿；②用长胡椒、尸利沙树的种子、牛角瓜的汁液、闭鞘姜和乌盐；③用姜黄、雄鸡粪、相思子、长胡椒（的散）加上牛尿。用这三组用于涂抹的药物，（适当地）涂抹，必定主治痔疮。

13.13：用巴豆根、夹竹桃、绿矾、酸藤子、小豆蔻③、白花丹和乌盐（的散）与牛角瓜的汁液同煎，加入油，涂抹，主治痔疮。

13.14：应该服用诃梨勒和粗糖；或者在牛尿中浸泡的诃梨勒；或者（诃梨勒和）研磨的长胡椒放在酥中；或者（诃梨勒）混合药喇叭、野巴豆根。

13.15：应该小心地饮服用打印果（粉）冲泡的新鲜奶油；或者（打印果粉、奶油）混合白花丹、独活草（的散）；或者（打印果粉、奶油）混合姜、印度枳（的散）。

13.16：应该饮服盛在用白花丹涂抹过的罐子中的、已经发酵膨胀的奶油或者酪。

13.17：（奶油或者酪）这些东西放在长管大青、茉莉花④、心叶青牛胆（所涂抹过的罐子中），饮服之，亦是同样的疗法。

13.18：应该喝加了胡椒（Chaba pepper）和白花丹（的散）的谷酒，以

---

① 英译本为“脊柱疼痛”。

② lāṅgalī，几种植物的专名。Lāṅgalī-puṣpa，《翻译名义大集》6168条，[汉] 花绕、良伽利花。[和] Gloriosa superba. Linn。lāṅgalika 的学名也是 Gloriosa Superba。Linn，即嘉兰。英译本为“glory lily”。

③ 英译本为“雌黄”。

④ āsphotā，几种植物，茉莉花，学名 Jasminum Sambea；蓝花豆，学名 Clitoria Ternatea 等植物。

治痔疮。

13.19：应该喝加了谷酒的甘蔗酒，或者加了生姜和白花丹（的散）的甘蔗酒[①]。

13.20：痔疮患者应该吃由（等量的）野巴豆根、打印果、白花丹、三果以及2倍量的乌盐，放在一个半球形的罐子里所焙炒而成的食物。

13.21：每天早晨，吃1把用冷水泡的黑芝麻，痔疮就会平息，牙齿变得坚固，肌体强健。

13.22：酥与三热药的粉末，在3倍（酥）量的紫矿灰的碱液中共煎，饮服之，痔疮毫无疑问地痊愈。

13.23：每份1婆罗的三果、十种根、白花丹、巴豆根（的散），在1斗水中共煎。在只剩下1/4的药液时，加入1秤的粗糖，并放进一个酥油罐中，（保存一个月）。这种"巴豆根酒"，饮服之，主治痔疮、食欲不振、便秘、胃病和黄疸病。

13.24：每份2婆罗的药西瓜、木苹果、白花丹、绒毛叶（的散）；每份1升的诃梨勒和余甘子（的散）；在2斗水中共煎，（直到只剩下）四分之一的药液，并放进一个酥油罐中，加入1秤的粗糖，保存半个月。这种"果子酒"主治胃病、痔疮、疼痛、内部肿瘤（症瘕）。

13.25：在患痔疮时，应该像在患痢疾时治疗风性痢疾所采用的方法一样。[②]

13.26：（患痔疮而大便拉不出来时）应该多次采取治疗大便秘结的方法。[③]

13.27：用莳萝、印度枳、长胡椒、白花丹、菖蒲、甘草和雪松（的散）；以及鸢尾草根、莪术、闭鞘姜和催吐果研磨的散；加入牛奶，与油同煎。与风相宜（的这种药液）将它作为灌肠剂倾注入肠内，可主治痢疾、脱肛、肛痛和闭尿症。

13.28：胡黄连等药[④]，或者十种根用作泻药；或者用（它们的）果实的散，加上乳、盐、油，用作涂油剂。[⑤]

13.29：检查了滴血的情况后，采取（治疗）出血症（那样）的方法。首

① śīdhu，《翻译名义大集》5721条，［汉］甘蔗酒。

② 参见Si.6.43—8。

③ 参见Si.第19章。

④ 英译本为"胡黄连为首的一组药"。但查对《医理精华》第2章，没有发现有这样的一组药。

⑤ 英译本的这个药方中多出的药物有：催吐果、甘草、莳萝、闭鞘姜、米仔兰、香附子、乌盐。

先，服食苦味的（药与食物），以增加消食之火，使诸液变成慢性。

13.30：对于因出血病而生的痔疮来说，应该（饮服）茅根香、无患子和姜黄皮同煎（的药液）。或者（饮服）生姜、旃檀、龙胆、骆驼刺同煎（的药液）。

13.31：为了平息干渴和出血症，（应该将）无患子的皮、止泻木的籽、小檗汁、乌头（的散）和蜜，用淘米水冲服。

13.32：在患痔疮时，用含羞草[①]、青莲花、茂遮果、珠仔树、芝麻和旃檀（的散），与山羊乳冲服，可治痔疮出血。

13.33：吃含有山羊乳的食物，并服用止泻木、粗糖加上蜜；或者土牛膝的粉末加上淘米水；（或者）莲须、蜜和新鲜酥油；或者莲须加上糖；出血型痔疮患者就会非常舒服。

13.34：每份1婆罗的胡椒（chaba pepper）、达子香叶（银枞叶）和黑胡椒；每份2婆罗的长胡椒、萝卜根[②]；每份1两的“四种香料”[③]和茅根香；3婆罗的姜和（所有药物总量）3倍的糖，制成一个药丸，（服之），可增消食之火，主治所有的痔疮、呕吐、心脏病、咳嗽、内部肿瘤（症瘕）和发烧。

13.35：一个高明的、曾见过手术的外科医生，应该用（光滑的、中间空的）状如牛奶头的铁制器械或者兽角，（作为肛门器），（其尖头）四指大小，中间圆周部分五指粗细。由风和痰而生的痔疮，必须用这种尖尖的器械切割（其脓疱），（其余的部分则用烙铁）炙烙。而且，所有的痔疮亦同样可使用这种尖尖的器械[④]。

*13.36：在六种痔疮中任何一种的脓疱已经凸现出来时，应该用细软的丝棉布裹着牧西迦迦树的灰碱，涂在肛门上。

13.37：哪些食物、饮料（和药品）能增强人的消化和体力，而且与风相适应，那么根据病情，它就应该用于痔疮患者那儿。

13.38：痔疮患者应该避免吃那些被自己的体液所排斥的食物，不应坐在硬处，不要下蹲，不要长时间憋住大小便，也不要骑马。

① samaṅgā，含羞草、茜草、芦荟等几种植物。据SiN.78条，samaṅgā与gaṇḍa-kālikā同义，指含羞草，学名Mimosa Pudica。

② 英译本为“长胡椒根”。

③ 四种香料即：肉桂、桂叶、小豆蔻、龙花鬟。

④ 最后一句英译本缺。

生殖器的瘘管（胎漏）[①]

13.39：如果产生疼痛的丘疹[②]（出现）在距离肛门口两个手指节的一侧部位，那么这个坏处就叫作生殖器的瘘管。据说，它有5种。

13.40：由风所引起的丘疹（瘘管），叫作“百伤口型”，外表呈红色，而且疼痛难忍。

13.41：由胆汁而生的（瘘管），据说称为“骆驼颈型”，外表呈红色，（火辣辣的）。

13.42：由痰而生的（瘘管），据说称为“下滴型”，外表呈白色，且发痒。

13.43：由三液聚合而生的（瘘管），被称作“螺旋状贝壳型”，具备所有的特征。[③]

13.44：由于食物中所含的尖锐的东西刺破了丘疹，（引起尿液从中流出），第五种（瘘管）就叫作“非正道型”。

13.45：应该避免“因三液聚合而生的”以及“因硬物刺穿而生的”这两种，而其余的三种（瘘管）治疗起来亦有困难。

13.46：对于那些没有化脓的丘疹来说，首先应抽取（它的血），并应采取泻药疗法。瘘管的疗法解说（如下）。

13.47：先检查，再刺穿，用灰碱敷上，并采取烧灼等疗法；此后，根据其体液的类型，提供相应的药物，以治疗伤口。

13.48：牙皂、姜黄、长胡椒的散，混合酥与蜜，涂在尿滴出来的伤口上，阴囊的疝气（伤口）被清洗，而且不扩散（发炎）。

13.49：（用）药喇叭、heartpea、巴豆根、茜草、姜黄和小檗、小檗汁和无患子的叶子来涂抹，可治更漏（管状的伤口）[④]。

13.50：在患生殖器瘘管时，应服用夹竹桃、姜黄、巴豆根、嘉兰、盐、白花丹、枸橼（柠檬）、牛角瓜、止泻木与油共煎（的药液）。

① bhagandara，阴部或肛门边的瘘管。《翻译名义大集》9517条，[汉] 胎漏。
② piṭaka，丘疹，皮肤的小肿块，水泡。《翻译名义大集》9556条，[汉] 牛眼疮、[和] 溃疡。
③ 这种瘘管在直肠内。
④ nāḍī，管状的器官，脉管。《翻译名义大集》8239条，译为“更、漏”。更、漏是指时间，不是指疾病。

13.51：（生殖器瘘管）患者——甚至在伤口愈合一年之后——一定要小心避免骑在动物的背上、性交、武力打斗、体操活动，（以及不吃）性重的食物。

——第 13 章 痔疮和瘘管（结束）

第 14 章 黄疸病和迦摩罗病

黄疸病

14.1：由于吃了辣的、酸的、咸的、不健康的、含灰尘的等食物，就会有四种黄疸病。它们是由三液分别生成、三液聚合生成的。

14.2：风性黄疸病，外表呈黑色，它有（风病的）一些特征，以及（风病的）一些并发症。

14.3：胆汁性黄疸病，皮肤、眼睛、大小便呈黄色。

14.4：痰性黄疸病的特征是：外表呈白色，而且还有相关的（由痰所导致的）其他疾病。

14.5：应该知道，三液聚合性黄疸病具有（以上）全部的症状。

14.6：若黄疸病患者伴随着血液枯干、肌肉枯萎、呕吐和肿胀等并发症，而且他外表看起来全白了，那么他将要完蛋。

14.7：各种黄疸病（患者）首先要饮服药酥，使体内平滑；然后根据体液的不同，应该采用能够使其“上呕下泻”的烈性药剂。

14.8：用每份骰子大小的虎尾兰、胡黄连、姜黄、骆驼刺、长胡椒、旃檀和合叶耳草（水线草），以及山榕、止泻木、野生龙胆、野葫芦、香附子和雪松（的散）和 1 升的酥油，在（酥油的）4 倍量的乳中同煎，（饮服之），主治黄疸病、发烧、脓疱、肿胀、痔疮和出血症。

14.9：三果、心叶青牛胆、驳骨草、胡黄连、野生龙胆和无患子（的散），加蜜共煎，（饮服之），主治黄疸病和迦摩罗病。

14.10：黄疸病患者，应该服用牛尿冲泡的诃梨勒粉，吃含乳的食物；或者，服用牛乳和牛尿浸泡较久的铁粉。

14.11：用三果、白花丹、香附子、酸藤子和三热药（的散），与（它们的总量）相等的铁粉，同蜜和酥冲服，主治黄疸病、迦摩罗病、肿胀和尿道病。

14.12：用芝麻、三热药、枣子和硫化铁（的散），与（它们的总量）相等的铁粉，混入蜜，捏制（成丸），（服之），主治严重的黄疸病和肿胀。

迦摩罗病[①]

14.13：由于胆汁，迦摩罗病就会产生，其特征为：眼睛和身体呈黄色。而所谓的“大黄疸”[②]，则是由于胆汁增大而产生。此二者均应服用油性的泻药。

14.14：用等量的黄花稔、姜黄、无患子、三果和甘草所研磨的散，与乳和牛酥共煎，（饮服之），主治迦摩罗病。

14.15：心叶青牛胆的、三果的、姜黄的或者无患子的汁液，调和蜜，每天早晨饮服，主治迦摩罗病。

14.16：铁粉、姜黄、小檗、三果和胡黄连（的散），与蜜和酥冲服，迦摩罗病患者就会变得很舒服。

14.17：余甘子、铁粉、三热药、姜黄（的散）与蜜、酥和糖，共食之，很快治疗迦摩罗病。

14.18：每份 1 婆罗的长胡椒、大胡椒、长胡椒根、白花丹、独活草、胡椒、乌盐、以及酸藤子、三果、芫荽籽、枣子、小茴香、ajamodikā（nu-śiṅ 果），以及每份 8 婆罗的药喇叭的散和芝麻油、3 升的余甘子的汁液，加上 50 婆罗的粗糖，共煎。这种药液叫作“善妙的药糖剂”，主治黄疸病、迦摩罗病、痔疮、中毒；兼治尿道病、皮肤病、发烧、哮喘、胃病，并使人长寿。

14.19：对于受迦摩罗病折磨的人们来说，用半夜花（蜂窝草）的汁液所制成的眼药是极有益的。或者用姜黄、红赭石、余甘子的散，涂抹（身体）。

14.20：对迦摩罗病患者来说，应该用丝瓜根（的散），或者一种甜瓜

---

① 见［kāmalā：迦摩罗病］条。

② kumbhāhvā，即 kumbha-kāmalā，这是一种非常危险的黄疸病，其症状是关节部位肿胀和非常疼痛。参见 Julius Jolly, *Indian Medicine*, p.128。

（尖角的黄瓜）（的散），灌进鼻子；或者把蓖麻和长胡椒的散，灌进鼻子。

14.21：在黄疸病中，有一种特殊的由风和胆汁而生的黄疸病，（叫作“绿色病”[①]），其特征为：身体呈绿色、暗褐色、黄色，并且发烧、干渴、使内火减弱，而且小腿发沉、浑身懒散。

14.22：吃喝那些能发汗的食物，以及服用祛风和胆汁的药物，应能治好它（“绿色病”）；而且，在患此病时，应采取以上所教导过的那些根治迦摩罗病和黄疸病的疗法。

——第 14 章　黄疸病和迦摩罗病（结束）

第 15 章　打呃和哮喘

15.1：（由于）内风超出胆汁所处的位置，跟随在痰之后[②]，（因此）朝上的内风导致了打呃和哮喘。这二者又各有 5 种类型。

15.2：①“大呃”是：有大的噪音、大力的爆发性，而且致命处[③]疼痛。

15.3：②应该知道，所谓的“深呃”产生于脐部，就如同深沉的噪音迸发出来。

15.4：③“双呃”，两个两个的重复，重力迸发，剧痛，且使头部晃动。

15.5：④“小呃”，其特征为：用力较小，（气流）从锁骨处冲出来。

15.6：⑤“食物呃”，是由于吃喝得太多，（气流）从内风所处的狭小的地方迸出来。

15.7：在这 5 种打呃中，“小呃”和“食物呃”较容易处理。其余的几种被认为对生命有害。

15.8：（5 种哮喘有：）①所谓的“大喘”特征为：声音很大，（但呼吸温和稳健），心脏和视力都有偏斜。

---

① 见［halīmaka：绿色病］条。

② 据 Si.1.17—8：“内风处在肛门、［骶骨］和股间的部位。胆汁位于大肠内。”Si.1.17.9：“痰处在胃、喉咙、胸腔、头部和关节中。”内风本来在人体内所处的部位最低，它超过胆汁的话，就跑到了大肠以上的部位。

③ marman，骨节、死节、要处、气脉、心腑。音译为末摩。

15.9：②所谓的“上喘”，（其特征为）向上仰视，造成愚痴[①]，心脏和肋骨疼痛。

15.10：③那种喘息偶尔停止，并且费力进出的，就是所谓的“间歇喘”。

15.11：④所谓的“胸闷喘”[②]，有严重的黏膜，愚痴无明，且在黎明时加重。

15.12：⑤所谓的“小喘”，被认为是由忧郁不快乐所引起的，缓慢但没有什么伤害。

15.13：“小喘”易治，“胸闷喘”也能治疗。其余的（三种哮喘）致人于死地，常被迫放弃，（无药可治）。

15.14：在受打呃和哮喘折磨时，首先要涂油，再服用发汗剂，这是较好的。

15.15：在有体力[③]时，应用上呕下泻的方法来疏导；在体力不足时，应服用能导致平静的药。

15.16：①枣核、小檗汁、炒米[④]；②胡黄连、红赭石；③长胡椒、余甘子、糖、姜；④绿矾、酪（白香）[⑤]；⑤药喇叭的花与果；⑥长胡椒、野海枣树、棕榈树叶；这六组药物，分别加上四分之一的蜜，制成药糖剂，（服之），主治打呃。

15.17：①甘草加上蜜；②长胡椒加上石蜜；③干姜加上粗糖；这三组药物，用来灌鼻，主治打呃。

15.18：蜂蜡加上妇女的乳汁，或者加上红汁液（藏红花的汁液）；或者妇女的乳汁，加上旃檀粉；用作灌鼻药，主治打呃。

15.19：为了平息打呃，（应将）酥油加上雄黄、牛角、闭鞘姜、白胶香[⑥]、吉祥草（在一个罐子中所燃烧的）烟，吸进（鼻中和）嘴中。

15.20：1 婆罗的乌盐和 2 婆罗的酥；或者大麦灰碱倒进上好的酥油中；饮服，主治打呃。

15.21：骆驼刺、长胡椒、葡萄、野漆树和诃梨勒，研磨成粉，加入蜜和

① moha，神志不清，意思迟钝。佛经中常译为：愚痴、无明。

② tamaka，胸口压抑型哮喘，英译本为“导致黑暗型哮喘”。因为 tama 有黑暗的意思。

③ śakta，有力的、能够的。它的同源词 śakti，就是“性力派”的名称。

④ lājā，炒米。《翻译名义大集》5739 条，[汉] 炒粳米，香谷。

⑤ dadhi-nāma，《梵英词典》未收此复合词，而英译本为“白香”。dadhi，酪，酪浆。

⑥ sarja-rasa，《翻译名义大集》6261 条，[汉] 香栌、白胶香。

酥，涂抹，主治哮喘、咳嗽以及痉挛性收缩。

15.22：等量的粗糖、胡椒、姜黄、脆兰、葡萄、长胡椒所研磨的散，用油调和，服之，被认为能主治严重的哮喘。

15.23：蜜、酥与长管大青、甘草（的散）混合食之；或者诃梨勒、龙胆、长胡椒和波斯骆驼刺（的散），食之，主治哮喘。

15.24：芭蕉花、素馨（茉莉）和尸利沙花，加上长胡椒，研磨成粉，用淘米水冲服，主治哮喘。

15.25：打呃和哮喘患者，应该饮服用热水所煎的长管大青根粉，加上生姜；或者姜粉、糖和长管大青根粉。

15.26：每份等量的桂皮、小豆蔻、香锦葵、莪术、姜、乳山药、鸢尾草根、刺篱木、具角葫芦巴（印度当归）、沉香、长胡椒、香附子和圣罗勒（合研的）这种散应加入8倍量的糖，服用之，主治打呃和哮喘，并止咳、退烧、止心痛和肋痛。

15.27：燃烧孔雀的足或者它的羽毛（所得的灰），或者燃烧豪猪肉（所得的灰），加入酥和蜜冲服，主治打呃和哮喘。

15.28：受打呃和哮喘的折磨又干渴的病人，应该适度地饮服十种根或者雪松（天木香）所煎的（药液），或者喝酒。

15.29：对打呃和哮喘病人，一个外科医生根据病情，（仔细）分清各种病的（症状）之后，应该采取能祛痰和驱风的饮食疗法。

——第15章 打呃和哮喘（结束）

第16章 咳嗽

16.1：应该知道5种咳嗽：由三种体液分别地、由肺痨以及由肺炎所引起的。它们都是由于呼吸风、胜他风等［5种风］①被搅乱（的结果）。由于这种疾病咳嗽②，所以它就被称作“咳嗽病”。

① 内风分为五种，见［vāyu：内风］条。

② kasana，咳嗽。而英译本为“由于这种病在心脏、胸膛、肩膀、脖子等部位乱窜，所以它被称作‘咳嗽病’”。

16.2：风性咳嗽（的特征）被认为是：心、头和两肋疼痛、干咳、而且声音嘶哑。

16.3：胆汁性咳嗽的特征为：干渴、内烧，呕吐物是辣的、呈黄色且发热。

16.4：由痰所引起的咳嗽（的特征）：身体沉重、唾液多、黏膜炎、食欲不振。

16.5：由肺痨所引起的咳嗽（的特征）：咳嗽伴随着出血、（脊柱）发疼、哮喘、肺部流脓。

16.6：由肺炎所引起的咳嗽应该是由三种体液聚合而生的。（其特征为）咳嗽吐出脓和血来。

16.7：在这些咳嗽中，肺痨所引起的咳嗽（一定程度上）能治愈，而由肺炎所引起的咳嗽是无法治好的。

16.8：姜、波斯骆驼刺、野漆树、葡萄、莪术和糖所研磨的散，用油调服，主治难以忍受的风性咳嗽。

16.9：用莪术、野漆树、长胡椒、长管大青根、粗糖、香附子和骆驼刺[研磨的散]，加上油，所制成的这种练药（"药糖剂"），主治难以治疗的风性咳嗽。①

16.10：用雄黄、乌盐、三热药、酸藤子、闭鞘姜和阿魏（的散），加入酥和蜜，所制成的这种练药（"药糖剂"），应知能治咳嗽、打呃、哮喘。

16.11：①长胡椒、石蜜、天竺黄②、炒米、余甘子和葡萄③[的散]④；②甘草、长胡椒根、虎尾兰、葡萄和生姜⑤[的散]；③长胡椒、一种野生海枣树、天竺黄⑥加上蒺藜[的散]；用上述半颂形式所讲述的[三组]药物，[分别地]加入酥和蜜，所制成的练药（"药糖剂"），主治胆汁性咳嗽。

16.12：①苏子⑦、诃梨勒、余甘子、长胡椒以及刺篱木；②诃梨勒、长胡椒、香附子、雪松（天木香）和生姜；③白花丹、长胡椒根、长胡椒和药用

① 这个药方亦见于《鲍威尔写本》（*The Bower Manuscript*），第24页，（124）方。

② vāṃśī，《梵英词典》未收，而英译本为"天竺黄、竹黄"。

③ gostanā，于阗国的梵文名。也指于阗地区出产的一种红葡萄。

④ 这个药方亦见于《鲍威尔写本》（*The Bower Manuscript*），第120页，（451）方。

⑤ mahauṣadha，指很热性的药物，如干姜、大蒜、长胡椒等。此处指生姜。

⑥ tukā，《梵英词典》未收此词。据英译本为"tugā"（天竺黄、竹黄）。从之。

⑦ bhadra-mustaḥ，《翻译名义大集》5818条，[汉]苏子。

绿萝（大胡椒）；应该知道以上这些药物（的散）加入蜜（所制成的）三种练药（“药糖剂”），主治痰性咳嗽。

16.13：印度茜草、小檗汁、虎尾兰、白花丹、绒毛叶、长胡椒和姜黄的散，加入花蜜[①]，（服食），主治由肺痨和肺炎所引起的咳嗽。

16.14：用雪松（天木香）、黄花稔、脆兰、三果、三热药和稠李加上酸藤子（的散），以及（与散）等量的糖，（服食配成的）这种药粉，主治5种咳嗽。[②]

16.15：每份2婆罗的śaṅkha花、黧豆、白花丹、10种根、莪术和黄花稔；加上每份2婆罗的枣子、长管大青根、土牛膝（倒钩草）、长胡椒根和鸢尾草根；100粒诃梨勒果、1钵大麦；在（大麦的）5倍量的水中，共煎之后，在所剩的药液中，加入100婆罗粗糖，与那些诃梨勒和每份8婆罗的油、长胡椒粉和酥再次共煎。所得的药液再加进8婆罗的蜜，（最后制成）这种“长生药”。每天服用此药，并相应加服两颗诃梨勒，主治所有的咳嗽、哮喘和肺炎；并治胃病、食欲不振、打呃、痢疾、发烧、心脏病和肿胀。

16.16：在黄果茄所熬的汁液中，［将］脆兰、黄花稔、三热药、蒺藜的粉末和酥一同煎服，可治五种咳嗽。

16.17：雄黄、雌黄、榄仁树（iṅguda）、甘草、香附子和甘松（甘松香）所燃烧的烟，用来熏鼻，然后饮服加了粗糖的牛乳；如此连续三天，可治所有的咳嗽。

——第16章　咳嗽（结束）

第17章　呕吐和干渴

17.1：应该知道5种呕吐：由被搅乱的三种体液分别引起的、聚合生成的，以及由于看到（听到、嗅到、想起）某些恶心的东西所引起的。它们的特征解说如下。

---

① jyeṣṭha-puṣpa-rasa，最好的花之精髓，即花蜜。

② 这个药方亦见于《鲍威尔写本》（*The Bower Manuscript*），第124页，（476-477）方。

17.2：因风所引起的呕吐，（呕吐物）呈黑色，含有泡沫、涩味的、透明的、来势迅猛，而且疼痛。

17.3：胆汁性呕吐的特征为：（呕吐物）呈黄色、红色、暗褐色、热乎乎的，而且身体滚烫。

17.4：痰性呕吐是粘乎乎的、呈甜味、是冷的、涩的痰。

17.5：应该知道，三液聚合性呕吐具有（上述）全部的特征。

17.6：由令人恶心的东西所引起的呕吐，据说，那些东西都是些难闻的、讨厌的，以及造成心理上反感的。

17.7：（如果）呕吐时，还伴随着吐血、脂肪上有斑点、肌肉枯萎以及其他的并发症，（那么）这些病人要完蛋了。

17.8：所有的呕吐都是从胃中吐出来的。除了风性呕吐之外，其余的呕吐首先要断食，然后才使用泻药。

17.9：泻药即诃梨勒粉与蜜制成的药糖剂，或者一种开胃的（泻药）。有体力的病人应服用催吐剂和泻药；在病人体力不足时，则应服用“镇静剂”。

17.10：应该饮服加了乌盐的酥，或者（这些药）加上三种盐[①]和三热药（所制成的药液），主治风性呕吐。

17.11：为了治疗胆汁性呕吐，应（让病人）用淘米水冲服香锦葵、红赭石或者茅根香（的散）；或者茅根香粉混合冷却的余甘子的汁液。

17.12：痰性呕吐，应该用酸藤子、三果和干姜研磨的散，加蜜冲服；或者用酸藤子、香附子和生姜的粉末，加蜜（冲服）。

17.13：无花果[②]、心叶青牛胆和虎尾兰共煎的药液，冷却后，加入蜜，或者用淘米水冲服，可治三种呕吐[③]。

17.14：长胡椒、胡椒和雄黄的粉末，与等量的炒米，加上蜜，并混合由木苹果树、柠檬果所共煎的汁液，饮服之，可治呕吐。

17.15：等量的①枣核、长胡椒、余甘子；②炒米、生姜和三果；③看麦娘、小檗汁、香附子和枣核；④蜂蜡加上糖；⑤长胡椒、胡椒、木苹果、香

---

① 三种盐，指乌盐、黑盐、青盐。

② śrī-phala，无花果。可直译为“圣果”。

③ 三种呕吐指由风、痰和胆汁分别引起的呕吐。

锦葵；⑥桂皮、小豆蔻和肉桂叶；这六组药物（的散），分别地加上蜜制成的药糖剂，主治呕吐。

17.16：在长时间的呕吐时，应该采用能驱风的那些疗法，比如“善妙酥”[①]、乳、生精之药和肉汤等等。

干渴

17.17：干渴也有5种：由三种体液分别引起的、由消化不良引起的以及肺痨（导致的体内“体内干燥症”）所引起的。因为（干渴病的）根源是风和胆汁（二者占优势地位），所以首先应该驱除这二者[②]。

17.18：饮服加了雨水或者一般水的蜜，可治干渴。

17.19：或者，在水中放进烧过的黏土，并加入炒米、蜜和糖，饮服之。

17.20：糖、花须、长胡椒、只兰迦（小茴香）和石榴（的散）与蜜配制的药糖剂；或者长胡椒、含有乳汁的树芽（的散）与蜜配制的药糖剂；服食，主止渴。

17.21：用榕树枝鞘、闭鞘姜、炒米和青莲花（的散），加上蜜制成的药丸，放在嘴里，很快就可止渴。

17.22：将甘草、青莲花、雪松（的散）用葡萄汁、甘蔗汁、牛奶和蜜冲服，肯定能止渴。[③]

17.23：把乳、甘蔗汁、葡萄汁、蜜、甘蔗酒和粗糖酒，以及罗望子果汁（膀胱酸模汁）和酸粥（所调制的药液），含进嘴里，（保持较长时间后）再吐出来，主治腭部干裂。

——第17章 呕吐和干渴（结束）

① “善妙酥”的药方见Si.5.97。

② 指驱除风和胆汁的多余部分，使三液回归平衡状态。

③ 英译本中缺雪松一味药。另外，nasta-taḥ 一词英译本亦缺。该词意为“进入鼻子中或来自鼻子中”。从上下文来看，这剂药是用来喝的，不是灌鼻药，因此该词可能是衍词。

第18章　闭尿症[①]

18.1：闭尿症有8种，是由于烈性的食物[②]以及无节制的饮食引起的伤害所造成的。

18.2—3：①风性闭尿症，非常疼痛。②胆汁性闭尿症，好像在燃烧似的。

18.4—5：③由痰而生的闭尿症，（膀胱部位）很沉重，而且发胀。④三液聚合性闭尿症是非常可怕的。

18.6—7：⑤出血性闭尿症，会尿血。⑥精液性闭尿症，精液受到阻碍。

18.8：⑦结石性闭尿症，就像一块石头，是精液和痰被风塞满的结果。

18.9：⑧由尿道碎石所引起的闭尿症，据说，在膀胱的入口处非常疼痛，尿液被破碎的砂砾所阻塞。[③]

18.10：（对这8种闭尿症），应先采取涂油、喝油酥、服用发汗剂、泻药，然后服用灌肠剂。

18.11：在患风性闭尿症时，据说，要吃由吉祥草和以山马蝗为首的那一组药物[④]同煎的含肉汤的食物。

18.12：在患胆汁性和出血性闭尿症时，应该用余甘子汁冲服姜黄粉和蜜。或者饮服由木苹果[⑤]的种子、甘草和姜黄（的散）与淘米水（配制的药液）。

18.13：为了平息痰性闭尿症，应该将小豆蔻细细研末的散，用牛尿、酒精或者巴蕉树所榨的汁冲服。

18.14：在精液阻塞引起闭尿症时，应该饮服五灵脂加蜜所调制的药糖剂。

---

① mūtra-cchara，同义词为mūtra-doṣa，闭尿症。亦译为痛性尿淋沥。

② 指酸辣的食物和高浓度的烈性酒。

③ 在《阇罗迦本集》中，也是8种闭尿症，但后4种略有区别，即伤口性（śalyaja）、粪秽缺失性（purīṣaja）、结石性（aśmarīja）、砂砾性（śarkarāja）或精液性。参见Julius Jolly, *Indian Medicine*, p.126。

④ 见Si.2.1。

⑤ ervāru，一种瓜果，学名Cucumis Utilissimus。英译本为“elavāluka”（木苹果）。

18.15：对于身体的七要素[①]十分强健的人来说，服用生精壮阳之药，就应该获得无上的欢乐[②]。

18.16：在患各种闭尿症时，藏红花种子粉加蜜，用淘米水冲服；或者五灵脂、山马蝗、长胡椒、小豆蔻（的散），（用淘米水冲服）。

18.17：葡萄粉、糖、莲藕粉加上乳浆；或者热牛奶加上粗糖；根据各自的体力情况，饮服之，可治闭尿症。

18.18：糖加上大麦灰碱，服食，可治一切闭尿症。

18.19：饮服辣木根所煮的汁液，或者热的、味道刺激的药物，可治结石性闭尿症。

18.20：用蒺藜、蓖麻、香胡椒、小豆蔻、甘草、长胡椒和山马蝗所煎的汁液，加入五灵脂冲服，可以很快地治疗砂砾性和结石性闭尿症。

18.21：一种药用植物野芥末[③]的根粉，用酒等东西冲服，可治结石性闭尿症。

18.22：山柑的根皮所煎的（药汁），加入它的散；或者姜、大麦灰碱、诃梨勒和黄檀木的散，加上酪浆；冲服，可以很快地治好最严重的结石性闭尿症。

18.23：以上所有的疗法都可以与姜根（vīratara）为首的那一组药物[④]合起来用。

18.24：如果以上所有的疗法都不能治好闭尿症，那么就要冒险击碎结石，并排出它。

阴茎病

18.25：阴茎肿胀的那种性病（阴茎病），是由以下这些病因所引起的：

---

① 据 Si.1.12，身体的七要素（“七界”）即血液、肉、脂、骨、骨髓、精液和糜液。见［mahā-dhūta：四大］条。

② 指同一位漂亮的少女交合。

③ kapota-vaṅkā，一种药用植物，主要用来治疗结石。英译本为“野生的芥末”。另据 SiN.91 条，它和 sūrya-bhaktā 是同义词。

④ vīratara，=vīraṇa，是一种须芒草属植物，学名 Andropogon Muricatus。该组药物见 Si.2.19，其中所出现的词为 vīra-vṛkṣa，前文译为姜根。另据 SiN.89 条，vīra-vṛkṣa、vīra-taru 和 vīra-tara 均为同义词。

指甲抓伤、牙齿咬伤、外力弄伤，以及与低等的（不讲卫生的）女子性交等等。[①] 据说，它有 5 种。

18.26：①风性阴茎病（的特征为）：皮肤起皱、疼痛、发冷、表皮呈暗褐色，而且粗糙。

18.27—28：②因胆汁（而生的阴茎病）：发热，外表呈红色[②]。③因痰（而生的阴茎病），发痒，而且变得很硬。

18.29：④血液性阴茎病，滴出血来，有黑色的脓疱，并且非常热。

18.30：⑤三液（聚合性阴茎病）具有（上述）全部的特征。并且，寄生虫也会损害阴茎。

18.31：在患各种阴茎病时，首先要用酥涂之，服用发汗药，再在阴茎中部剖开其血管（放出污血）。

18.32：或者，放上水蛭去吸其（污）血，而且还要使用呕吐和导泻疗法。

18.33：在患风性阴茎病时，用白莲花的根、甘草、松树[③]、沉香、雪松以及脆兰、闭鞘姜、开白花的黄细辛（的散，和水），涂抹（在阴茎上），并且（把这些药所煮的热药液）喷洒（在阴茎上）。

18.34：在患胆汁性阴茎病时，用小檗汁、青莲花、茜草、旃檀、茅根香和红赭石，以及甘草和稠李（的散，和水），涂抹（在阴茎上）。或者，将牛奶（或者冷水）等东西喷洒（在阴茎上）。

18.35：在患痰性阴茎病时，要用 dhava 树、“马耳树”[④]、娑罗树和它们的树皮（的散，和水），涂抹（在阴茎上）。

18.36：最好是用阿勒勃（腊肠树、牙皂树）为首的那一组药物[⑤]所煮的药液，淋洒（在阴茎上）。

18.37：如果脓汁导致阴茎下垂，那么就必须仔细地检查，（并采取适当

---

① 据《印度医学》，阴茎的疾病的成因有：在性交时被手、指甲或者牙齿弄破的；同房之后没有清洗或者用脏水洗了；同来月经的妇女交合；同不干净或者有性病的妇女交合；强暴式的交合；使用过度的壮阳药等等。参见 Julius Jolly, *Indian Medicine*, pp.154-155。

② pāka，小孩；年轻的。而英译本为“rāga”（红色）。今依英译本。

③ sarala，一种松树，学名 Pinus Longifolia。

④ aśva-karṇa，一种青梅属植物，学名 Vatica Robusta。音译“阿输割那”。这种树的得名是因为它的叶子像马耳。aśva，马；karṇa，耳；因此直译为“马耳树”。英译本为“娑罗树”。

⑤ 见 Si.2.6。

的医疗手段)。

18.38：在脓汁进入阴茎时，应该立即采取外科手术（剖开血管），然后根据治愈伤口的疗法，用黄莲花[①]、青莲花、白莲花和睡莲的（散），喷洒（在伤口上）。

18.39：或者，将三果加上酥，放在一个闭口的罐子中，焙炒所残剩（的散，涂抹在阴茎上）。

18.40：用尸利沙（散）与汁安膳那（小檗汁）（混合）；或者用诃梨勒（散）加上蜜；涂抹在（阴茎上），可治一切阴茎病。

18.41：其余的（三液聚合性和血液性）两种阴茎病，必须发誓冒险[②]，并分析三液所占成分的大小，然后应该采取治疗措施，以平衡三液。

睾丸肿胀病（疝气）

18.42：7种睾丸肿胀（疝气），都是由于三种体液使睾丸和（阴囊的）表皮恶化而引起的。

18.43—4：①因风（而生的睾丸肿胀），就好像膀胱充满了（风）一样。②因胆汁（而生的睾丸肿胀），红得就像乌昙跋罗果一样。

18.45—6：③因痰（而生的睾丸肿胀），又圆又硬。④血液性（睾丸肿胀），其症状与胆汁性（睾丸肿胀）相似。

18.47—8：⑤因脂肪增多（而生的睾丸肿胀），又长又软。⑥因尿而生的（睾丸肿胀），人们认为，它就像一只皮袋子。

18.49：⑦由腹股沟的疝气而生的睾丸肿胀，（其特征为）：睾丸变长，像一只膨胀的皮袋子。它是由于风逐渐地从肠子移到睾丸部位而引起的。这种疝气性睾丸肿胀无法治愈。

18.50：在患风性睾丸肿胀时，一般认为应该采取服药酥、发汗剂和下泻药等疗法。

18.51：根据病人的体能，应该用牛乳冲服蓖麻油。

---

① kumuda，红香睡莲，学名 Nymphaea Rubra。或指可食用的白睡莲。《翻译名义大集》6146条，[汉]固目答，一云黄莲花、晚香玉类。

② 指这两种病非常严重，要冒着生死的危险，因此在治疗之前要起誓。这相当于现代医院作手术前要家属签字承担风险。

18.52：对因胆汁和血液而生的睾丸肿胀来说，应该用水蛭去吸（睾丸的）血。再用凉性的药涂抹睾丸，而且把它泡在冷却的药液中，可以消除胆汁性睾丸肿胀。

18.53：在患痰性睾丸肿胀时，应该用“大热药”[①]的散，加上牛尿涂抹（睾丸）；也应该饮服白花丹[②]的药液，加上牛尿。

18.54：在患脂肪增多性睾丸肿胀时，应使用发汗剂，以及用以圣罗勒为首的那一组药物[③]（的散，加上水），涂抹。

18.55：对因尿而生的（睾丸肿胀）[④]，首先用发汗剂，然后刺破睾丸底端的缝合线，使尿下滴。

18.56：在患疝气性（睾丸肿胀）时，如果它没有变得很大，那么就要用烧灼（腐蚀法）。

18.57：在一切烧灼之后，应该采用有关疗伤的方法。

——第18章 闭尿症（结束）

第19章 便秘

19.1：据说，因为阿波那风（驱除杂质的风）[⑤]在大肠（等消化器官）内占据优势，并且被搅乱，以致于大便干燥，向下排泄的路径受到阻塞，（风）变成了“上风”[⑥]，所以就产生了便秘。

19.2：（便秘）引发的众多病症有：心、腹和肋痛、膀胱肿胀、胃胀、咽喉紧缩症[⑦]、发烧、呕吐、失明、耳聋、干渴等等。

19.3：便秘患者，应该采取（用油）涂抹身体，并用发汗剂；然后，塞

① uṣṇa-vīrya，有大热能的，指植物时，学名 Delphinus Gangeticus。

② dāruṇa，猛烈的、苛性的。指植物白花丹，学名 Plumbago Zeylanica。

③ 见 Si.2.24。

④ 尿性睾丸肿胀，又称作阴囊积水、积水。

⑤ apāna，常译为“出息、出气、下息”，是五种风之一，在肛门中出入。即 Si.1.14 中的缩避风，在《金七十论》中音译为“阿波那风”。英译本为“驱除杂质的风”。

⑥ ūrdhva-go，向上行走的，与“下息、下风”相对应，故译为“上风、上息”。

⑦ gala-graha，一种疾病，指咽喉紧缩。英译本为“lha-gor”（病）。

入栓剂，并使用油性灌肠剂，以及服用下泻药的疗法。

19.4：催吐果、油烟[①]、黑盐、三热药和粗糖（的散），在牛尿中同煎，制成拇指一样大小的栓剂，用来通便，能（排出粪便），治疗胃胀和疼痛。

*19.5：用油烟、长胡椒、催吐果、白芥末和粗糖的散，在牛尿中同煎，熬干汁液之后制成上述大小的栓剂。它也是非常有效的。

19.6：阿魏、甜菖蒲、闭鞘姜、天然碳酸纳（泡碱）和黑盐，其分量依次为前者的2倍，用热水冲服（这些药物所研磨的）散，主治胃胀、疼痛、心脏病和内部肿瘤（症瘕）。

19.7：两分的药喇叭、四分的长胡椒、五分的诃梨勒（研磨的散），和（药散总量）相等的粗糖（加水同煎），制成的药丸主治大便秘结病。

19.8：（病人）应该喝掺杂了牛乳和肉汤的大麦粥，或者吃与之相宜的其他食物。

19.9：在患有胆汁和痰性的并发症时，还应该服用对这两种体液有益的药剂。

19.10—11：由风（引起的疝痛），会在膀胱处产生疼痛。而由胆汁（引起的疝痛），肚脐部位是热的。

19.12—13：由痰（引起的疝痛），会导致心脏病、心律悸动。由三液聚合（引起的疝痛），具有（上述）全部的症状，而且它没法治愈。

19.14：独活草、阿魏、乌盐、大麦灰碱、青盐和诃梨勒（的散），用谷酒（甜酒）冲服，主治由风所引起的疝痛[②]。

19.15：将青盐、菖蒲[③]、小茴香和胡椒，每种药分量为前者的2倍，用柠檬汁混合（同煎，制成的）药丸，主治由风所引起的疝痛。

19.16：将酸果汁、膀胱酸模、三热药、独活草和三种盐[④]（的散），与香橼的汁液相混合，（所制成的）药丸，主治因风而生的疝痛。

19.17：芫荽[⑤]、诃梨勒、阿魏、鸢尾草根和三种盐（的散），用煮好的大

① dhūma，烟，烟雾；作为一种使人打喷嚏药的烟。英译本为“屋烟”。它可能是指房屋墙壁上被油烟熏黑了的泥块，或者就是泥块上的那层油烟。

② śūla，绞痛、疝痛、疝气。参见 Julius Jolly, *Indian Medicine*, p.114。

③ amalaka，一种桂木属植物，学名 Artocarpus Lakuca。英译本此处为“vacā”（菖蒲）。从之。

④ 三种盐，指岩盐（sindhūttha）、黑盐（viḍa）、青盐（sauvarcala）。下句同。

⑤ tumburūṇi，芫荽或一种柿树属的果子。英译本为“se-yab”（蔬菜）。

麦汁冲服，主治风性疝痛、内部肿瘤（症瘕）以及“痉挛性收缩”[①]。

19.18：用余甘子的汁液，或者乳山药的汁液，或者龙胆的汁液，以及红葡萄汁，加糖冲服，可以立即消除由胆汁性疝痛。

19.19：应该饮服由余甘子散调制的蜜，并且喝由炒米的粉和糖所调制的蜜，主治胆汁型疝痛。

19.20：菖蒲、香附子、白花丹、诃梨勒和胡黄连的散，加牛尿冲服；或者用以印度枳为首的那一组药物[②]（的药液）冲服大麦灰碱；主治痰性疝痛。

心脏病

19.21—22：5种心脏病即：由风等体液单独地引起的、由三液聚合而生的，以及寄生虫病所引起的。（各种心脏病都会）绞痛。应该知道，寄生虫性（心脏病），心脏发痒、而且疼痛。

19.23：在患风性心脏病时，应该饮服用盐和含酸液的植物[③]所调制的芝麻油。

19.24：或者，用牛尿煮芝麻油，（服之），可治内部肿瘤（症瘕）、疝痛和胃胀。

19.25：50颗诃梨勒的散和2婆罗的青盐、1升的酥，在水中同煎，（服之），主治心脏病、哮喘和内部肿瘤（症瘕）。

19.26：生姜、青盐、阿魏、石榴和膀胱酸模的散，用热水冲服，主治哮喘和心脏病。

19.27：在患胆汁性心脏病时，应该用凉性的药喷洒在身上和涂抹，并且使用带甜味的下泻药。

19.28：或者，用糖水冲服胡黄连的散；或者用糖水冲服甘草粉。

19.29：以山马蝗为首的那一组药物[④]的散和酥，用牛乳、甘蔗汁或者葡萄汁共煎，（饮服之），主治胆汁性心脏病。

19.30：在患痰性心脏病时，（将）长胡椒、莪术、菖蒲、脆兰、生姜、

① apatantrakin，痉挛性收缩。英译本为“致暗的风病”。

② 见Si.2.28。

③ amla-yuta，含酸液的植物。英译本为“caṅ-śu”。

④ 见Si.2.28。

诃梨勒和鸢尾草的散，在牛尿中同煎，应该饮服之。

19.31：在患三液聚合性心脏病时，首先要断食，然后根据病人的体能，考虑（采取相应的）疗法。

19.32：在患寄生虫所引起的心脏病时，应饮服加了酸藤子和闭鞘姜（散）的牛尿。

——第 19 章 便秘（结束）

第 20 章 疯病和癫痫症

20.1：由于受坏人的影响，吃喝了不纯的食物，被希望、恐惧、悲伤等（情绪）所折磨，以至于思想、智力、记忆力都被搅乱，疯病就如此产生了。据说，疯病有 5 种。

20.2：应该知道因风而生的疯病（的特征为）：手舞足蹈（摇摆不定）、哭泣、又笑又唱。

20.3：胆汁性疯病（的特征为）：发怒、渴望冷和凉爽、颤抖、四处追逐等等。

20.4：因痰而生的疯病，（其特征）被认为是：失眠少睡、少言寡语、追逐女色、厌食。

20.5：三液聚合性疯病具有（上述）全部的特征，非常可怕，应该避开它。

20.6：第 5 种为突发性疯病，是由于天神等神灵（邪魔、鬼魅）所毁坏的。应该知道它还有着神灵[①] 的知识、智能、力量、语言和勇气等等。

20.7：在患风性疯病时，首先要喝酥。在患因胆汁而生的疯病时，应先服用泻药。

20.8：在患痰性疯病时，先服用催吐剂，然后连续采取服用下泻药等疗法。

20.9：用姜黄、小檗、三果、药喇叭、菖蒲、白芥、阿魏、尸利沙木、

① amartya，不死的，指神仙之类。

倒地铃、苦黄瓜、茜草、三热药和雪松，加上山毛榉（的散）和酥油，在牛尿中同煎，（服之），可治疯病。

20.10：（上述药物的散）和酥油，用山羊尿同煎，制成的药叫作“恶揭陀药”[①]，主治癫痫症和解毒。

20.11：用每份1婆罗的绒毛叶、诃梨勒、辣根、菖蒲、三热药、乌盐（的散）和1升的酥，在1斗[②]的山羊奶中，同煎。（所制成的）这种药液叫作“美味药”[③]，（服之），可以使记忆更清晰，使思维更敏锐。服食这种药散，主治耳聋、口吃和哑巴。

20.12：在患癫痫症和疯病时，应该将甘草、阿魏、菖蒲、印度缬草、尸利沙木、大蒜和闭鞘姜（的散），用羊尿调制，抹在眼睛上。

20.13：疯病患者（首先要用）捆绑、殴打、禁闭等各种恐吓的方法，然后应该用温柔的语言来安慰他。

20.14：清净纯洁的医生应根据病情，采取祭祀、礼拜供奉、奉献牲礼、奉赠、焚烧祭品以及念曼陀罗咒语、涂眼药等手段，来驱除突发性疯病。

癫痫症

20.15：由于体液被搅乱、记忆力受损伤，（思想）处于痴暗状态，变得暴怒。这样的病就叫作癫痫症。它是可怕的，共有4种。

20.16：由风、胆汁和痰分别所引起的癫痫症，其颜色依次是黑色、黄色和白色的；（甚至不管他们看到什么，在他们眼里都）变成了这些颜色。

20.17：由三液聚合所生的癫痫症，具有（上述）全部的特征，很难治疗。

20.18：对于这些癫痫症，应根据体液的不同，首先采取五业治疗法。

*20.19：在患风性癫痫症时，应采取下泻法和灌肠法。在患胆汁性癫痫症时，应采取缓下法。在患痰性癫痫症时，应采取催吐法。至于灌鼻药，在患各种癫痫症时，将它们与各自的药物配合使用，也是有益的。在患三液聚合性癫痫症时，应该根据占主导地位的体液的情况，采取上述的相应方法。

① agada，是解毒药的总称，音译“恶揭陀药”。

② āḍhaka，重量单位，即一斗，等于四升。具体的换算见 SiN.188—189 条。

③ sārasvataṃ，动人的，好味道的。英译本为“使舌头舒服的药”。

20.20：在用这些方法使身体各个部位都清洁了之后，还应采取（上述20.7—20.14条）治疯病的疗法。

20.21：用 śaṅkha 花、菖蒲、闭鞘姜（的散），与（保存了好几年的）陈酥油，在泡火桐的汁液中同煎。这是一种最好的药，主治癫痫症和疯病，并使思维敏锐。

20.22：1升的酥与等量的油，在1斗的乳中，与每份1婆罗的“救生药”① 同煎，饮服之，主治癫痫症。

20.23：辣根、闭鞘姜、雄黄、小茴香、大蒜、三热药和阿魏（的散），在山羊尿中同煎，所制成的这种药油，灌入鼻中，主治癫痫症。

20.24：癫痫症患者应避开水、火、树、岩石等坏地方，应勤勉地连续服用长生药，使其思维敏锐。

——第20章 疯病和癫痫症（结束）

第21章 风病和风湿症

21.1：由于风被搅乱，产生了80种风病。它们的特征为：痛、似乎骨折、尖锐疼痛、四肢蜷缩、肌肉枯干、如芒在背。

21.2—3：抽搐（“强烈的风病”）的特征为：身体摇晃（失去自我控制）。破伤风（“弯曲型风病”）的特征为：身体驼着，好像一把弯弓。

21.4：所谓的偏瘫（半身不遂 / “半边痛型风病”），使身体的两肋整个都发痛。

21.5：应该知道，胳膊僵痛型风病的特征为：风使肩膀上的血管扭曲。

21.6：坐骨神经痛的特征为：臀部疼得无收缩，疼痛从脚跟连着脚趾，（无法走动）。

21.7：面部麻痹（“歪嘴型风病”）被解释为：风使半边嘴巴歪斜了。

21.8：膝关节发炎（“膝肿型风病”）的特征为：风和血增多，使膝盖骨部位肿胀。

---

① 见［jīvanīya：“救生药”］条。

21.9：用药酥涂身、使用发汗剂、通便剂、灌鼻药和油性的下泻药；以及吃那些油性的、酸的、咸的、甜的和生精壮阳的食物。这些方法能够驱除风病。

21.10：用心叶黄花稔、假杜鹃所煮的药液，以及它们的散，和油同煎，并加入牛乳，可治一切种类的风病。

21.11：用水与半秤（50 婆罗）的仙茅（酸浆）、1 升的油和牛乳，以及每份 1 两的甘松香、桂皮、肉桂叶、茜草、甘薯、圣罗勒、心叶黄花稔、雪松、兔尾草、甘草、脆兰、小豆蔻、鸢尾草和菖蒲、蒺藜、闭鞘姜、云实果、莳萝、黄细辛，以及茄子、茅根香和乳山药所研磨的散，共煎。将其药液用 4 种方式使用[①]，可治所有的风病。

21.12：在 1 升的萝卜汁液中，加入 1 升的油，与 4 倍量的酪、酸粥和牛奶混合，并用菖蒲、心叶黄花稔、脆兰、鸢尾草、生姜、白花丹、辣根、乌盐、骆驼刺和长胡椒所研磨的散，同煎之，主治所有的风病之痛。

21.13：在 1 秤的 prasāraṇī[②]所煮的汁液中，加入 1 升的油与同样多的牛乳，以及耆婆草、ṛṣabhaka、medā、mahāmedā、kākolī、kṣīra-kākolī、闭鞘姜和两种檀木，还有莳萝、雪松、茜草和脆兰所研磨的散，一同煮之。用洗肠剂等和此药液合用，可治风病。

21.14：1 升的油、等量的牛奶，在 4 倍的蒺藜汁液中，和每份 8 婆罗的粗糖、生姜，同煎，适量地饮服这种药液和牛奶。此后，排泄出所有的药渣，而且吃粗糖和生姜。在上述所服的这些药物都消化之后，再吃加了牛奶的食物，能主治所有难以忍受的风病。

21.15：用 1 斗酥与 100 婆罗的大蒜所煮的药液，与每份 1 两的胡椒（chaba pepper）、白花丹、长胡椒；每份 1 婆罗的生姜、阿魏和五种盐；半婆罗的膀胱酸模（这些药物的）散同煎。[这剂药叫作“大蒜酥药”]，主治坐骨神经痛、风病、内部肿瘤（症瘕）、偏瘫等疾病。

21.16：用每份 1 两的胡椒（chaba pepper）、青盐、三热药、辣根、乌盐和芫荽果的散，1 升酥与每份 1 升的萝卜汁、生姜汁、肉汁、酸果汁、酸粥，加上乳浆、清黄油，同煎，（饮服），主治风病。

---

① 四种方式，指喝、涂身、灌鼻、洗肠。

② prasāraṇī，一种鸡矢藤属植物，学名 Paederia Foetida。

21.17：在患各种风病时，应该服食肉脂、骨髓、酥和油。在患由痰和胆汁所引起的（风病）并发症时，应该采用能使这些疾病平息的疗法。[在痰性情况下，应服用增热和烈性的药物。在胆汁性情况下，应服用甜味的和凉性的药物。]

21.18：在患坐骨神经痛和膝关节发炎时，应该先采用放血疗法；然后可采用能够驱除风病的所有疗法。

21.19：在大腿间有痰和脂肪的人，驱风之后，（由此所导致的疾病的）特征为：产生了严重的大腿麻痹症，（大腿）沉重、小腿衰弱无力。在此情况下，首先应采取用一切躁药来驱祛痰的疗法，然后必须采取能驱风的所有疗法。

风湿症①

21.20：对快乐的人们②来说，如果被衰弱等症状（所侵袭），风和血被搅乱，那么风湿症首先就会出现在手、足等处，然后侵入人体其他各个部位。

21.21：应该说，风性风湿症会疼痛、骨折、身体干燥、粗糙而且皮肤发黑。

21.22：因血和胆汁而生的风湿症，呈红色、肿胀、非常疼、身体发热而皮肤表面很光滑。

21.23：因痰而生的风湿症，微微发痛、身体发痒、僵硬、肿胀得很严重。

21.24：任何两种体液和合而生的和三液聚合而生的风湿症，其特征都可以用（上述的症状）来（联合）说明。

21.25—26：由一种体液而生的、初发的风湿症可以治愈。由两种体液和合共生的风湿症，已经持续了一年，在一定程度上也可以治愈。

21.27：三液聚合而生的风湿症，骨头开坼、伤口裂开、并且渗漏出（血液）。它是被抛弃的。

21.28：在治疗风湿症时，首先应该喝药酥。除了单独由风所引起的风湿

① vāta-rakta，同义词有 vāta-śoṇita、vātāsṛj 等。在印度医典中，它除了指风湿症外，主要用来指麻风、痛风等病症。参见 Julius Jolly, *Indian Medicine*, p.145。

② su-kumārāṇāṃ，是 su-kumāra 的复数属格形式。su-kumāra 在此句中引申为快乐的年轻人，并借指所有快乐的人们。见［su-kumāra：妙童子］条。

症，（在其他情况下），还应该采取放血疗法。

21.29：根据体液的不同，应该采取前文已经解释过了的五业治疗法。

*21.30：在患风性风湿症时，要用通便法。在患胆汁性风湿症时，要用下泻药。在患痰性风湿症时，要用催吐法。

21.31：用自面[1]、山羊奶和酥油涂抹身体，主治风湿症。

21.32：用炒过的芝麻粉加上牛奶；或者亚麻仁子的粉（加上牛奶）；或者莳萝粉加上牛奶；或者蓖麻子的散（加上牛奶，饮服之，主治风湿症）。

21.33：或者，用各种水生动物的肉，加上多种调味品煮好，（用其汤液）涂抹身体，（主治风湿症）。

21.34：在患胆汁和血液性风湿症时，应该用甘草粉、酥、牛奶和面[2]（所混合的药浆），涂抹（身体）。

21.35：或者，服用酥和［10种］“救生药”研磨的散。

21.36：在患痰性风湿症时，用来自仙茅（酸浆）和芝麻（所研磨的）散；或者用白芥末散；或者用黄细辛、辣根的散；（分别加上牛尿），涂抹身体。

21.37—38：在患各种风湿症时，应吃加了粗糖的诃梨勒散；或者，服食由心叶青牛胆所煮的药液。

21.39：或者，应很好地坚持饮服（前文叙述的）长胡椒（在牛乳中煎制的长生药）。

——第21章　风病和风湿症疗法（结束）

第22章　酒精中毒

22.1：那些毒药的性质据说［有十德[3]］，这些酒精也居于［同样的状态，有十德］。由于不适当地饮酒，就会产生严重的酒精中毒。

---

① kaṇika，用麦子所作的膳食。《翻译名义大集》5698条，［汉］自（白）面。

② saktu，《翻译名义大集》5697条，［汉］面。

③ guṇa，指事物的属性，常译为“德”。毒的十德，见Si.27.2。

*22.2：由风所引起的本能特征是，口吃、唠叨、说个没完、语言不坚定而混乱，身体粗糙、皮肤呈蓝色和红色，已经醉了。

*22.3：由胆汁所引起的本能特征是，颜色是红的、黄的，愤怒，好斗。

*22.4：由痰所引起的本能特征是，不爱说话，语言粘在一起，陷入反思，脸色苍白，性格是情感型的。

*22.5：由三液聚合所引起的本能特征是，拥有上述的所有症状。①

22.6：由风而引起的酒精中毒，（其特征为）心痛、头痛、肋痛、身体呆板、打呃、咳嗽。

22.7：由胆汁而引起的酒精中毒，（其特征）被认为有：干渴、身体发热、出汗、面呈黄色、神志不清醒。

22.8：由痰而引起的酒精中毒，（其特征为）心悸亢进、食欲不振②、呕吐、身体僵硬。

22.9：应该知道，三液聚合性酒精中毒具有（上述）全部的特征。

22.10：在酒喝下去并消化之后，在青盐、三热药（的散）中加入酒，并加入少量的水混合，饮服之，主治风性酒精中毒。

22.11：酸果汁、青盐、白花丹、胡椒、丁香罗勒和独活草（的散），用酒冲服，主治严重的风性酒精中毒。

22.12：枣子、石榴、罗望子果、独活草和岩盐（的散）以及放了油的面汤，用酒冲服，主治风性酒精中毒。

22.13：也可以饮服由香橼（紫白冬青子③）、杧果和石榴所榨出的果汁。

22.14：鸟兽的肉汤中加入油、三热药散和盐，喝之，也是有益的。

22.15：在患胆汁性酒精中毒时，应该饮服勾兑了蜜、糖以及一半水的酒。

22.16：在患胆汁性酒精中毒时，应该饮服加了糖的、甜味药所煎的药液；饮服加了糖的绿豆汤；或者（饮服）在甜味药的药液中所煮的肉汤；或者一并饮服已冷却的、所有的这些药液。

22.17：在患痰而生的酒精中毒时，一般认为，应该服用加了酒的催吐药，以造成呕吐。再根据（病人的）体能情况，采取断食疗法。

---

① 以上几句梵本原缺，据于阗文本和藏文本补入。

② arocaka，rocaka 意为愚蠢的、不省人事的；a 表示否定。而英译本此处为“aruci”，译为“厌食的、食欲不振的”。据文意看，英译本是，从之。

③ mātuluṅga，香橼，圆佛手柑。《翻译名义大集》5810 条，［汉］磨独龙伽，或曰紫白冬青子。

22.18：或者，应该饮服加了酒的那些（能产生热量、促进消化的）补药；或者，饮服加了三热药散的三种果子汁；并且坚持这些疗法。

22.19：应该吃由大麦做的、加了干萝卜汤、扁豆汤或者干姜汤的饭食；并且吃那些加了少量油的鸟兽肉。

22.20：在患三液聚合性酒精中毒时，应该采用所有的这些疗法。对患有脱水（干渴病）等并发症（的病人们），应该用相宜的种种药物来使之平息。

22.21：对于被酒精损害了身体的人来说，应该服用下泻药、灌肠剂，用油涂抹、按摩和洗浴身体，以及饮服酥和乳。

22.22：芦笋（天门冬）、黄细辛和甘草的散，与酥同煎，（制成药酥，服之）。

22.23：两种黄花稔与牛奶同煮，饮服，可治肺病。

22.24：对于一个喝酒过量而元气受损的人来说，应该喝由黄细辛、牛奶、酥以及甘草粉所煎的汁液，使自己强身健体。

——第 22 章　酒精中毒（结束）

第23章　丹毒

23.1：由于吃了咸的、酸的、辣的、热的等食物，体液被搅乱，就产生了丹毒。应该知道，丹毒有 7 种，扩散并进入整个身体。

23.2：由风所引起的丹毒，脓疱是黑色和柔软的、肿胀，并受到发烧和疼痛的折磨。

23.3：由胆汁而生的丹毒，脓疱是黄色或红色的，且伴随着身体发高烧。

23.4：据认为，由痰而生的丹毒，脓疱呈灰色或白色，且发痒，并伴随有痰性热病现象。

23.5：三液聚合而生的丹毒，有（以上的）全部特征。

23.6：由肺痨所引起的丹毒，亦由血液和胆汁共同导致，（其特征）一般认为是：脓疱是黑色、暗褐色、红色的，还肿胀、发脓并裂开，发热、高烧不止。

23.7：发炎性丹毒（“火红的丹毒”）是由风和胆汁共同引起的，应知

（其特征为）：脓疱的颜色就好像火烧过了一样，（脓疱四周）柔软呈红色，像木炭（的余烬）一样，并且伴随有身体发烧、干渴、（痢疾）等症状。

23.8：由痰和胆汁所生的"泥浆状丹毒"，（其特征为）：脓疱（顶端）呈白色，四周部位发红、黑色，被肮脏的东西所掩盖、发热，并有脓浆渗出，就像泥浆一样。

23.9：据说，由三种体液分别所引起的丹毒容易治疗，其余的则无法治愈。

23.10：在所有的丹毒中，发生于身体内部和外部的以及生于关节部位的丹毒，也是很难治愈的。

23.11：在患因风而生的丹毒时，应该服用4组"五根"①、但不包括"五草根"②在内的药物；并用（上述药液）涂体，又（将药液）倾注（在患处），以及服用药酥。

23.12：将甘草粉、大麦粉与酥、牛奶同煎，用其药液涂抹患处。

23.13—14：据说，在患风性丹毒时，或者将牛乳喷洒患处；或者将酥的精髓（醍醐）喷洒患处。

23.15：在患胆汁性丹毒时，用白莲花、茜草、稠李、茅根香、旃檀、甘草和蓝莲花的散，与牛奶（掺和），涂抹患处。

23.16：用以榕树为首的那一组药物③，加入酥，喷洒和涂抹（患处），这是有益的。

23.17：或者，搅混了上百次的酥，加上大剂量的甘草粉，用来涂抹（患处）。

23.18：用锑、茅根香、旃檀、香附子、珠贝、金绿玉④、红赭石所研磨的散，与酥、牛奶混合，涂抹患处，除祛风性丹毒。

23.19：在患因痰而生的丹毒时，应该用儿茶、"七叶树"（糖胶树）、香附子、dhava树、腊肠树、雪松和黄苋紫（的散），涂抹患处。

23.20：应该用甘草、三果、kākolī和尸利沙木（的散）所制成的软膏，涂抹患处。

23.21：在患痰性丹毒时，以山柑为首的那一组药物⑤，以各种方法来使用

① 5组"五根药"见Si.2.28—32。

② "5草根"见Si.2.32。

③ 见Si.2.2。

④ ambu-maṇi，直译"水中之宝"。英译本为"chrysoberyl"（金绿玉）。

⑤ 见Si.2.5。

时，都是有益的。

23.22：野葫芦、无患子、姜黄皮、胡黄连、龙胆根加上甘草同煎，饮服其药液，可治所有的丹毒。

23.23：香附子、无患子和野葫芦所煎的（药液），（饮服），主治一切丹毒。

23.24：或者，余甘子、野葫芦、绿豆加上酥（同煎的药液），亦尔。

23.25：在所有的丹毒中，还应采取（使用催吐剂和泻药的）疏导疗法以及放血疗法。

23.26：在（丹毒的）脓疱涨裂时，应采取已教导过的所有治伤疗法。

——第 23 章　丹毒（结束）

第 24 章　肿胀

24.1：由于肌肉衰弱的人吃了性重的、酸的、增加痰的食物，诸液（被搅乱，导致了）6 种可怕的肿胀。（其共同的）特征是容易治疗[①]。

24.2：由风所引起的肿胀（症状为）：（肿块）易移动，受压的地方会现出一个小窝，颜色为黑、红色，而且特别疼痛。

24.3：由胆汁所引起的肿胀，很快就会发脓、表面光滑，颜色为黄、红色；（肿块）是热的，而且使身体发烧。

24.4：由痰所引起的肿胀，表面呈油性和白色，（顶部）也发白，又硬又痒。

24.5—6：血液性和偶发性的肿胀，其特征如同胆汁性肿胀。三液聚合性肿胀具有（上述）全部的症状。

24.7：如果（被搅乱的）体液居于未消化食物的处所，那么上身（就会肿胀）；如果（被搅乱的）体液居于已消化食物的处所，那么下身（就会肿胀）；如果（被搅乱的）体液居中，那么身体中部就会肿胀；如果（被搅乱的）体液遍及全身，那么全身就会肿胀。

24.8：对于一个体能好的患者来说，由单种体液引起的、没有任何并发

① 原词 utsedha，意即“卓越的、优越的；厚的；高大的”。英译本为“sādhya”（可治疗的）。根据文意，从之。

症的肿胀是容易治疗的。那些遍及全身的和上下游移的肿胀则是可怕的。

24.9：在患各种肿胀病时，医生应根据体液的不同，（让病人）将与各体液相宜的一组组药酥和药油，用来涂抹、喷洒（身体）以及饮服。

24.10：根据病情（肿胀的大小）和手术的一致，应该采用五业治疗法。

24.11：此外，治疗肿胀的其他疗法将讲述（如下）。雪松、诃梨勒、姜和黄细辛的散，用热水冲服；或者酸藤子、白乌头、止泻木的皮、雪松和胡椒（的散，用热水冲服）；或者用三热药、铁粉、大麦灰碱（的散），（调服）三果所煎的汁液；均消除肿胀。

24.12：或者用胡黄连、铁粉、三热药和药喇叭（的散，调服三果所煮的汁液）；或者用牛尿冲服印度没药；或者长胡椒粉加上牛奶（饮服）；（均消除肿胀）。

24.13：肿胀病患者，食用粗糖加上等量的诃梨勒粉；或者食用粗糖加上等量的姜。

24.14—15：（肿胀病人）应该适量地吃粗糖和姜。（风性肿胀患者）应吃加肉汤的食物；（胆汁性肿胀患者）应吃加牛奶的食物；（痰性肿胀患者）应吃含有汤羹①的食物。

24.16：（上述疗法）能清除肿胀病、干燥病、水肿、疯病、内部肿瘤（症瘕）、痢疾和哮喘。

24.17：将雪松、黄细辛和姜（的散），用牛奶冲服；或者饮服白花丹、三热药、药喇叭、雪松（的散）共煎的药液；均消除肿胀。

象皮病（青腿）②

24.18：由脂肪和肌肉（的疾病引起的）两条腿的肿胀，应该称作象皮病（青腿）。它共有 3 种，是由于痰（在三液中）占了主导地位。根据体液的各自特征，它可以被描述。

24.19：象皮病在一直寒冷而不能保持干燥（水气很重）的地区，就会增加。超过一年的和像蚂蚁一样扩散的（象皮病）无法治愈。

---

① yūṣa，羹。指汤、肉汤、豌豆汤，以及各种豆子所熬的汤汤水水。

② 见［ślīpada：青腿］条。

24.20：适当地（治疗象皮病）的方法，被解说有（以下几种）：涂抹（身体）、发汗剂和放血疗法，以及所解说过的（治疗）肿胀的全部方法。

甲状腺肿（瘿瘤）[①]

24.21：甲状腺肿（瘿瘤）也有3种，是分别由风、脂肪、痰所引起的。由风所引起的（甲状腺肿），使皮肤发黑、发红，使嘴巴有难闻的气味，使上颚发干。由脂肪所引起的（甲状腺肿），是软的，呈油性。由痰所引起的（甲状腺肿），是大而硬的。

24.22：瘦弱的人所患的（甲状腺肿）和超过一年的（甲状腺肿），都是没治了。

瘘疬

24.23：在脖子上的淋巴结[②]，就像余甘子的果核一样，由痰和脂肪所引起，它就叫作瘘疬。它长时期内不能清洗。

24.24：医生应该使用发汗剂、贴膏药、涂抹与各自的体液相适宜的一组组药物、放血疗法、下泻药、清泻法、以及喝酥油（等办法），来治疗瘘疬。

24.25：油与 śākhoṭaka[③] 树皮（的散）同煎；或者，无患子、夹竹桃加上黄荆（的散，与油同煎）；用其药液灌进鼻子，主治瘘疬。

硬肿结[④]

24.26：没有化脓的（瘘疬），应该（破开），榨出硬肿结，并用火炙疗伤口。已经化脓的（瘘疬），用灰碱清洗伤口后，应依据处理伤口的方法进行治疗。

---

① gala-gaṇḍa，甲状腺肿，俗称"大脖子病"。《翻译名义大集》8788 条，[汉] 瘿者。

② gaṇḍa-mālā，瘘疬。这种枣子或余甘子核大小的淋巴结不仅发于颈部，而且发于腋窝、肩部、腹股沟的颈部等处，患处结硬块，溃烂后流脓，不易愈合。参见 Julius Jolly, *Indian Medicine*, p.151。

③ śākhoṭaka，一种弯曲的很丑的小树，学名 Trophis Aspera。

④ granthi，硬肿结，是一种较小的硬瘤子。

24.27：病人应该剖开脚踝上端12指长的小腿部位，从中抽取像鱼卵一样的肿瘤脂肪之后，再用火炙疗伤口。

肉瘤[①]

24.28：肉瘤是由于三种体液分别所引起的。它是由血、肉和脂肪所构成的。

24.29：（由三种体液分别引起的）肉瘤，带着各自的体液的特征。而由血和肉所生的肉瘤是不能治愈的。

24.30—31：肉瘤的疗法就如同（上述的）甲状腺肿（瘿瘤）的处理方法一样。根据治疗的法则，采取外科手术、火炙疗法和灰碱疗法之后，再用绷带或布片包扎好（伤口）。

——第24章　肿胀（结束）

第25章　伤口

25.1：应该知道，两种伤口即身体本身的和偶然性的。前者是由（身体的）诸体液所引起的；后者由武器等所致的创伤而形成。

25.2：由风所引起的伤口，周围粗糙，呈红色或暗褐色，有少量的清（血）流出，并不太痛。

25.3：由胆汁所引起的伤口，呈黄色、红色或深蓝色，有温热的（血）流出，而且身体滚烫。

25.4：由痰所引起的伤口，四周发硬，呈白色，流出的（血）发白、冷、黏。

25.5—6：由血液所引起的伤口，呈红色，且流血。由二液和合或三液聚合共生的伤口，混合了各体液所拥有的症状。

25.7：对没有化脓的（伤口），要涂药使之平息；对即将化脓的，要使之

① arbuda，肉瘤，比granthi要大一些。

化脓。对已经化脓的（伤口），要挑开（伤口），排出脓汁；对伤口的新肉，则要使之生长（愈合）。

25.8：芝麻、发酵粉、亚麻子、闭鞘姜、面（的散）加上盐，用奶酪捏制（而成的药丸），据说，它是用来化脓的最好的膏药。

25.9：应该指出，将要化脓的伤口有些温热、轻微痛感以及持久疼痛，颜色是红的，还有肿胀现象。

25.10：已经化脓的伤口，如同将要化脓的伤口一样起了皱纹，皱纹升高并且卷曲。

25.11：药喇叭、金刚藤的汁液、合叶耳草（印度虎耳草）、水黄皮（印度山毛榉）、白花丹等（药散），加上鸽子和公鸡的粪便或者灰碱，（所制成的药）是最好的破伤药。

25.12：用芝麻、乌盐、甘草、无患子树叶加上姜黄，以及药喇叭的散，与酥混合，用来涂抹，可以清洁伤口。

25.13：用无患子树叶和芝麻（的散），与蜜混合，涂抹患处，可以清洁伤口。

25.14：在大麦粉中，加上酥（和蜜，涂之），这种方法能使伤口愈合。

25.15：正愈合的伤口，据说（其特征为）：不肿胀、柔软、呈油性；颜色像舌头一样红；不痛，更没有流脓。

25.16—17：在因风引起受伤时，应服用2组的“五种根药”[①]。在因胆汁引起受伤时，应服用以印度榕树为首的那一组药[②]。

25.18：在因痰引起受伤时，应该用以腊肠树为首的那一组药物[③]，去采取各种方式治疗。

25.19：用芝麻、青莲花、黄花稔、姜黄、medā、甘草和旃檀以及茜草、陀得鸡花树（的散）与酥混合，涂抹，可使伤口愈合。

25.20：用含乳汁的树芽（的散），加上酥，涂之，可使伤口愈合。或者，用三果、斑点榕（无花果）树枝的叶梢、儿茶、珠仔树（的散），加上酥，涂之，亦尔。

---

① 即“五大根”与“五小根”。

② 见 Si.2.2。

③ 见 Si.2.6。

25.21：等量的阿周那榄仁树、乌昙跋罗果、圣无花果、珠仔树和瞻部树的皮；以及甘草、kaṭphala 树（box nyrtle）、紫矿[①]所研磨的药散，可以疗伤。

25.22：用胡黄连、蜂蜡、姜黄、甘草、印度山毛榉的果与叶以及野葫芦、肉豆蔻、无患子的叶子（研磨的药散），与酥同煎，（其药液益于）疗伤。

25.23：用白莲花、甘草、kākolī、kṣīra-kākolī 和旃檀（研磨的药散），与芝麻油和含乳汁树所熬的汁液，同煎，（此药液）主疗伤。

25.24：用水黄皮（印度山毛榉）、斑点榕（黄皮的无花果树）、瞻部树等的叶子敷（在伤口）上，并用布条、绷带等包扎好，这样对伤口的清洁和愈合均有好处。

25.25：为了治疗有寄生虫（细菌）进入的伤口，（使用）以圣罗勒为首的那一组药物[②]是有益的。

25.26：豌豆、绿豆的叶子，以及 kośa 果、杧果的果核（研磨的散，加水调和，涂在伤口愈合后的洞中），可使（伤口）重新长满。

25.27：对管状的伤口来说，精通医疗的人在检查了（伤口的创面）并用刀刺破它之后，应该使用所有的疗伤方法，比如清除脓血、使伤口愈合（长出新肉）等。

25.28：（对里面有异物的伤口），应该首先用钳子从伤口中夹出异物，然后适当地服用前文已讲述过的能疗伤的药物。

25.29：对于拖延已久肌肉变干的旧伤口来说，应该采用药物疗法，以使（伤口内）新生的肉强健一些。

25.30：在伤口已受感染时，要采用放血疗法、催吐疗法和下泻法。

25.31：偶然的受伤，应立即（涂上）酥和蜜的混合药物，（做好）包扎之后，再采取冷却疗法，以使胆汁和血液的热度降低。

25.32：对骨折和关节错位，（懂医疗的人应使其关节复位），涂上酥，再用布条包扎，并用含乳汁树的树皮和夹板托住，小心地保护它，以防流脓。

25.33：受伤者应经常吃粳米、绿豆、大麦，以及鸟兽的肉类。受伤者应

① lākṣā，树脂，一种红色的染料。佛经中常译为“紫矿、紫色、胭脂”，音译有：罗叉、罗差、洛沙、勒叉、勒荷。《翻译名义大集》5916 条，［汉］胭脂。

② 见 Si.2.24。

放弃吃奶酪、牛奶以及酸的、重的食品，并禁止性交。

——第 25 章 伤口（结束）

第 26 章 眼科[①]

眼病[②]

26.1：由“胜身王”[③]（Videhādhipa）所讲述的眼科的知识，其术语是 śālākya，有十分丰富的内容。不是他的全部教导，只是其中的一小部分，（在此）被解说。

26.2：应该说，眼珠是球状的，内分红、白、黑色。眼睛（有四大元素）：地、火、水、风，还具有自我通道的特性[④]，具有空[⑤]。

26.3：眼炎（“流泪型眼病”）[⑥]是由风、胆汁、痰和血液 4 种方式引起的。严重的眼炎是引发所有眼病的主要根源。

26.4：风性眼炎（的症状）据说是：冷的泪水、干燥的分泌物、发痒、像一根柱子。

26.5：胆汁性眼炎（的症状为）：热的泪水、黄色的分泌物、身体发热并有红色的血丝。

26.6：由痰而生的眼炎（的症状为）：蒙上了一层白色的（分泌物），泪水黏黏的，发痒而且发肿。

26.7：血液性眼炎（的症状为）：眼睛红红的，泪水中夹杂着红色的（血丝），而且眼睛有红色的斑纹。

26.8：（由于）吃了不适宜的食物以及不适当的时候进食，这种眼炎就会

① 见［śālākya：眼科］条。
② netre-roga，=akṣi-roga，眼病。
③ 见［Videhādhipa：胜身王］条。
④ sva-mārga-guṇam，自己体内通道的特性。mārga 意为“道路；体内的通道”。
⑤ 此处可以对照（唐）王焘《外台秘要》卷二十一“天竺经论眼序一首”中所记载的眼科理论。
⑥ abhiṣyanda，眼炎，分泌。英译本为“流泪型眼病”。

加重，可能发展成为“严重的眼炎”①。眼睛和额头部位（大脑中部）剧烈疼痛，而且“严重的眼炎”带有上述体液的各自特征。

26.9：在患风性眼炎时②，将糖、珠仔树、乌盐的散，用温水混合（搅拌，将药液）滴进眼里；或者将糖、姜、珠仔树（的散），以同样的方式滴进眼中。

26.10：将黄色苋菜（黄色假杜鹃）的花、甘草、糖、姜（的散），用酸乳脂混合（搅拌，滴进眼中）。（或者）用姜、乌盐、甘草、珠仔树研磨（的散）加上酥，（滴进眼中）。③

26.11：将甘草、旃檀、茜草、珠仔树、红赭石（的散）用温水混合，（搅拌，滴进眼中）。或者，用以印度枳为首的那一组药物④同样地（搅拌，滴进眼中），可以止住疼痛难忍的（眼炎）。

26.12：用蓖麻根同煎的山羊乳，是最好的洗眼水。

26.13：或者，在山羊乳中混合长胡椒、香锦葵、甘草、乌盐（同煎，其药液）能止眼痛。

26.14：在铁钵或铜钵中，混合乌盐和酪；或者用钟铜⑤制的（钵槌），（在铁钵或铜钵中）研磨长胡椒和姜黄，（所制成的）涂眼剂可止眼痛。

26.15：用白莲花⑥的根、甘草、姜黄、余甘子、稠李（的散），加上蜜和糖共煎，（其药液）滴注入眼，主治胆汁性眼病。

26.16：在患胆汁性眼病时，旃檀、无患子的叶子、甘草、姜黄加上乌盐，研磨之后（的散）用水混合，并加入蜜和糖。应该（用此药液）滴眼。

26.17：每份 2 分的姜黄和小檗、每份 1 分的油烟和白芥末，研磨之后（的散）用水同煎。用这种洗眼水，能治痰性眼炎。

26.18：患痰性眼病时，4 分的珠仔树、各 1 分的油烟和白芥，放在用无

---

① adhimantha，=abhimantha，眼睛的巨大刺激，指严重的眼炎。英译本为“跳动型眼病”。其病情的危害超过 abhiṣyanda。它伴随着剧痛，眼珠好像要迸出来，半边头部似乎碎裂。若医治不当，就有可能在 5 至 7 天内失明。参见 Julius Jolly, *Indian Medicine*, P. 166。

② vātika，在患风性（眼炎）的时候。-ika，-ka，用在词尾表示“在……的时候”，此用法见于《波你尼语法》中的 5.1.90 条。

③ 用盐治疗眼病的方法，亦见于佛教医学。《曼殊室利菩萨咒藏中一字咒王经》云：“若患眼时，取先陀婆盐研之为末，咒七遍已少置眼中，其痛便止。”（《大正藏》卷二十，第 781 页中）

④ 见 Si.2.28。

⑤ kāṃsa，=kāṃsya，铜，锺铜；是铜与锡的合金，用以铸钟。

⑥ prapauṇḍarīka，白莲花的根。puṇḍarīkam，《翻译名义大集》6147 条，［汉］白莲花。

患子涂抹过的罐子内煎炸，（研磨的散）再用温水调和。（此药液）可用来涂眼。

26.19：将珠仔树、三果、甘草、糖和苏子的散，用冷水（调和，此药液）滴进眼中，主治因血液性眼炎。

26.20：用珠仔树、甘草、姜黄、小檗、一种洗眼剂（伏牛花汁）（的散）与山羊奶混合；或者用小檗所煎的（药液）与蜜混合；涂眼，主治各种眼炎。

26.21：研磨在酥中煎炸的珠仔树和余甘子之后，混合雄黄，再（用水）捏制成丸状。受眼病折磨的人应（将它）涂在眼皮的外侧。

26.22：用布包着野生的秦豆在牛粪水中熬（脱了壳，熬好后再榨干），并研磨成散。在晚上，立即（将药散）倒进（病人的）眼中，很快治好眼病。

26.23：严重的眼病患者，应将 1 分的辣根种子、8 分的珠仔树和 3 分的雄黄，研磨成散后，用一块干净的布包起来，敷着眼睛。

26.24：用汁安膳那、诃梨勒、姜黄、红赭石加上乌盐的散，用水调和，涂在（眼皮）外侧，主治所有的眼病。

26.25：在患各种“严重的眼炎”时，应该在额头上剖开血管（放血），然后使用适当的疗法，就像前文所说的眼炎（的疗法）一样。

26.26：应该知道，在眼睛中的虹膜部位，因痰而生的白色斑点就是“角膜炎”[①]。

26.27：在眼睛中白色的那部分（所出现的）红色，就叫作“轻微的结膜发炎”[②]。它是由血液而生的。

26.28：为了平息角膜炎，把蜜与硫化铁、末杜迦树汁、毗梨勒的果核、乌盐（的散）混和，应该用来涂眼。

26.29：用樟脑[③]、胡椒、甘草、海螺壳、牛牙齿、乌盐、加上雄黄和旃檀（的散），与辣根汁混合，制成眼膏，涂眼，主治角膜炎。

26.30：用海的泡沫、鸡蛋壳、岩盐和海螺壳（的散），与辣根的果核混

① śukra，白，指角膜或者眼白部位的疾病。英译本作“white liṅ-tog”。

② arjuna，指轻微的结膜或者眼白部位的发炎。英译本作“red liṅ-tog”。它是单个的斑点，颜色就像野兔子的血。它可能即常说的“红眼病”。

③ sphaṭika、sphāṭikā，樟脑。也指水精、水晶、琉璃。音译“颇黎、玻璃”等。

合，制成眼膏，（涂眼），能速治角膜炎等眼病，就像用刀砍去的一样。

26.31：用等量的鸡蛋壳、雄黄、海螺壳、琉璃、旃檀和乌盐（的散），（制成的）涂眼药主治“花膜病”① 和“眼胬肉”②。

26.32：旃檀、乌盐、诃梨勒和紫矿，每种药的分量依次增加。这种药粉（涂眼），主治角膜炎和“眼胬肉”等眼病。

26.33：用等量的肉豆蔻的花蕾、紫矿、红赭石和旃檀，（制成的）这种眼膏（涂眼），主治眼伤和角膜炎，而且清淤血。

26.34：在结膜发炎时，用蜜混合海螺壳散；或者用乌盐混合坚果树③散；或者用糖混合海泡沫；分别地涂眼。

26.35：用肉豆蔻叶子的汁液、蜜、姜黄和小檗、汁安膳那（配制的眼药）；或者长胡椒与牛粪（加水）煎制的眼药；主治夜盲症。

26.36：用雄黄、汁安膳那、三热药和牛胆汁，（制成的）眼膏，涂眼；或者用山羊尿浸泡雪松（天木香），（其药液）涂眼，主治睑缘炎。

26.37：雌黄、雪松和菖蒲研磨成散后，用一种素馨（圣罗勒）叶子的汁液混合，在阴处晾干，制成眼膏，（涂眼），主治“慢性流泪症”④。

26.38：铜、与（总量为铜）2 倍的雌黄和锑，细细研磨的散，用来涂眼。或者，三热药和汁安膳那（的散），（用来涂眼），主治睑缘炎。

26.39：应该知道各种失明症⑤的共同特征为：看东西时非常模糊。其各种症状继续（讲述如下）。

26.40：因风而生的（失明症），所看的物体表面是红色的，好像在移动、朦朦胧胧。

26.41：因胆汁而生的（失明症），所看的物体是蓝色、黄色的，看起来好像火焰、萤火虫一样发光。

26.42：痰性失明症，（所看的）物体是光滑的、发白的，而且是坚固的。

26.43—44：因血液而生的失明症，（所看的物体）全是非常红的。因三

① puṣpa，花。也指一种特殊的眼病，英译为“albugo”。英译本作“liṅ-tog”。此处姑且译作“花膜病”。

② arman，翼状胬肉，一种眼病，属于眼白部位的疾病。它指一种伸长的、厚的、颜色像猪肝的新生胬肉。英译本译作“mig-hjer”。

③ kataka，坚果树；马钱子，学名 Strychnos Potatorum。

④ klinna-vartman，泪腺流出过度。英译本为“chronic eye-trickle”。

⑤ timira，失明症。指第四层视网膜出了毛病，完全阻碍了视线。这是瞳孔方面的严重疾病之一。它的同义词为 liṅganāśa（失明）。英译本译为“rab-rib”。

液聚合而生的（失明症），看见的物体（具有上述的全部特征）。

26.45：应该知道，白内障[①]（相应）具有（各种）失明症的特征，而且比它还要严重一些，（有可能完全失明）。

26.46：在那些眼病中，由痰所生的白内障较容易处理。刺破病人的血管，（采取放血疗法）是有益的。

26.47：用毗醯勒的果核、甘草、余甘子、胡椒和蓝矾，在水中研磨，制成的眼膏主治失明症。

26.48：三热药、铁粉、岩盐、三果和锑混合好（的药粉），在水中研磨，（制成的）药丸叫作“小黑丸”，主治失明症。

26.49：用姜黄、余甘子、长胡椒、坚果树和白芥（的散），与雨水混合，制成的眼膏主治所有的眼病。

26.50：用野茄子、附子[②]、杧果、甘草、长胡椒和乌盐（的散），与羊奶一同泡在铜钵中，制成的眼膏主治所有的眼病。

26.51：用等量的四足动物[③]的牙齿、紫矿、印度山毛榉的籽和茄子的籽、香附子、骆驼骨头、鱼骨头、酸藤子、三热药和闭鞘姜，在水中研磨，所制成的药叫作“牙眼膏”。它主治失明症、肿疱、白内障、“眼胬肉”，治眼伤，以及角膜炎等等。

26.52：雄黄、乌盐、绿矾、海螺壳、三热药和汁安膳那（的散）加上蜜，（所制成的）药汁，涂眼，主治白内障、“眼胬肉”、失明症。

26.53：劫比他果[④]的汁液、加上2倍量的硫磺的液体；或者汁安膳那、锑、加上4倍量的香附子（的汁液），（所制成的）涂眼药，主治失明症。

26.54：用来自1分的丁香、2分的铜、3分的锑、5分的硫磺、（30分的）龙花鬓（所研的散），（在一个有盖的钵中）焙炒，（其药散）可以常用来涂抹眼睛。

26.55：锑和余甘子（的散）混合着酥、蜜，放在一个空心的诃梨勒中，用枣木烧的火焙炒。这是治疗失明症的最佳（药物）。

26.56：姜黄、小檗、诃梨勒、甘松香、闭鞘姜、长胡椒所研磨的散，

① kāca，一种眼病，特别是视神经或者瞳孔上的毛病，即白内障。英译本为“覆盖着乳状物的眼病”。
② yukta，和，加上，连上。而英译本此处为“musta”（香附子）。
③ 以骆驼牙齿为佳。
④ kapittha，劫比他（果）。英译本为“木苹果”。见［kapittha，劫比他果］条。

（制成的）这种“众妙眼药”，涂眼，主治一切眼病。

26.57：锑、甘松香和莳萝（的散），混合着酥，放在一条（死）黑蛇的嘴中，烧之，再将其中的药物研磨，（此药粉涂眼），主治失明症。

26.58：止泻木种子加上酥，应该用榕树叶子包起来共煎，（冷却的）药液（涂眼）；同样地，（用）生活在干燥地区的鸟的蛋清（涂眼），眼睛将会复明。

26.59：三果、铁粉、甘草（的散）混合酥和蜜，在晚上服食，生精壮阳，主治一切眼病。

26.60：牛奶和酥，用三果的散和汁液同煎。在晚上适当地饮服之，很快治好失明症。

26.61：将［10种］“救生药”的散，在脆兰、三果、十种根所煎的汁液中，和酥一起同煎，（饮服其药液）主治失明症。

耳病[①]

26.62：由风而生的耳病，双耳疼痛、耳聋、耳鸣、流脓血。

26.63—64：应该知道，胆汁性耳病，（耳内）微微暖热；痰性耳病，（耳内）干燥，而且有（难闻的）耳垢。

26.65：乌盐与分别从黑辣木、芭蕉树、白辣木、萝卜、生姜中所得的汁液（混合），将其温热的（药液）灌进耳朵，（摇动，使药深入，然后再倒出来），可止耳痛。

26.66：用大牛角瓜的黄色叶子，裹着盐，外面再包7层（牛角瓜）叶子，（放进余烬中去）煨烤，（外层的叶子烧脱了），扔掉盐之后，（最底层的那张叶子上所留下的）这种（水蒸汽）汁液，可治耳痛。

26.67：用布分别裹着以印度枳为首的那一组植物[②]的树枝，或者雪松枝，或者松树枝，滴上芝麻油，燃烧后所滴的汁液，主治耳痛。

26.68：用闭鞘姜、干姜[③]、菖蒲、雪松、莳萝、阿魏和乌盐（的散），加

① 在《鲍威尔写本》中，第130页，（532—534）条，有治耳病的药方。

② 见Si.2.28。

③ 英译本此处为“野漆树”。

上芝麻油，在山羊尿中同煎，（其药液）灌进耳中，主治耳痛。[①]

26.69：将甘草、一种药用植物（kākolī）、绿豆、芫荽加上猪脂，用闭鞘姜的汁液同煎后，（其药液）灌进耳中，主治耳痛和耳鸣。

26.70：在耳痛难忍、耳鸣严重和耳朵流脓时，应灌进那微热的、加了乌盐的山羊尿。

26.71：山柑、劫比他树（木苹果树）、杧果树、瞻部树的叶子，加油同煎，其药液（灌进耳中）；或者，肉豆蔻叶子所熬的汁液，（滴进耳中），可消除耳中流脓。

26.72：（为了）驱出耳中污垢，油性药物（灌耳）、热气（熏蒸）、再用弯曲的探针掏出耳垢。

鼻子病

26.73—74：所谓的黏膜炎（有4种）：由风所生的，流细细的鼻涕；由胆汁所生的，流黄色的鼻涕；由痰所生的，流厚而浓的鼻涕；三液聚合性黏膜炎则具有（以上）所有的症状。

26.75：医生应该采用（这些疗法）：在头部涂油，（使用）发汗剂、灌鼻药，吃辣的、酸的食物，服用催吐药和饮服药酥。

26.76：黏膜炎患者应该吸进各种香（焚烧时）所散发的烟。

26.77：或者（用鼻子）嗅4种香[②]的散；或者嗅小茴香。

26.78：用莪术、刺篱木、三热药的散，加上酥、粗糖同煎，饮服，主治胸口痛（肺痨）、黏膜炎、肋痛、心脏痛和胃痛。

26.79：用野茄子、巴豆根、菖蒲、辣木、圣罗勒、三热药和乌盐，与油同煎。其药液灌进鼻中，主治鼻中的臭脓。

舌病

26.80：由风所造成的舌病，舌头开裂、了无生气、（舌头颜色）就像无

① 用盐治疗耳病的方法，亦见于佛教医学。《曼殊室利菩萨咒藏中一字咒王经》云："若患耳者，取像马粪聚上地菌，并巨胜油、先陀婆盐，各取少许，咒之七遍，一处研使碎，绞取汁暖之，滴耳孔中，其痛便止。"（《大正藏》卷二十，第781页中）

② 4种香，即桂皮、肉桂叶、小豆蔻、龙花鬓。

忧树的叶子。

26.81—82：由胆汁所造成的舌病，舌头发烫，舌上起刺。由痰所生的舌病，舌上有一层厚厚的舌苔。

26.83：舌病患者应刮去舌上的苔刺，放出其中的污血；然后根据（形成舌病的）各种体液的不同，将与之适宜的那一组药物，灌进鼻中，吸进嘴里，涂在舌头上。

牙齿病[①]

26.84：牙齿病有两种：牙痛和牙齿战栗，均由风所引起。用温热的油、酥以及（其他）驱风的药，共煎，（其药液）吸进口中，再吐出来。或者，应该用来自胡黄连、香附子、胡椒（chaba pepper）、绒毛叶、姜黄、小檗、珠仔树、闭鞘姜，加上印度茜草（的散），洗刷牙齿，主治牙龈炎、牙出血和牙痛。

口腔病

26.85：口腔发炎是由血液和胆汁所引起的，因此，应该采取放血疗法和下泻法，并将酥、油、蜜、牛奶和牛尿（混合的药液），（在嘴里含吮后）吐出来。

26.86：用肉豆蔻的叶子、心叶青牛胆、葡萄、姜黄和三果共煎，冷却后的药液，加入蜜，（在嘴里含吮后）吐出来，主治口腔炎。

26.87：在上颚根部的小舌肿胀是由痰和血液所引起的。刺破它[②]之后，应该采用三热药、乌盐、菖蒲（的散）和蜜，（含在嘴里，以驱除痰）。

26.88：在喉咙里，由痰所引起的喉咙肿瘤[③]，就像枣子一样。这种病的疗法，应该用食指夹着柳叶小刀，（刺穿肿瘤），然后像前文的疗法一样，排出痰。

---

① 在《鲍威尔写本》（*The Bower Manuscript*）中，第129—130页，有治齿病的药方。

② 指小舌的肿胀。

③ kaṇṭha-śālūka，喉咙中因痰而生的一种硬硬的瘤子，平时像刺或者针扎那么痛。

26.89：由三液分别生成、三液聚合生成以及血液所引起的咽喉炎①，带着各自体液的特征。它在喉咙里肿胀得很大，就像肉发芽一样。

26.90：对各种咽喉炎来说，先采用放血疗法，然后根据各种体液的不同，（将与之相适应的药物含在嘴里），排出痰。

26.91：对风性咽喉炎来说，应该将盐和蜜放进嘴里，排出痰。

26.92：应该服用糖、苏木（的散）加上蜜，主治胆汁性和血液性咽喉炎。

26.93：服用油烟、三热药（的散）加上蜜，也可治疗痰性咽喉炎。

26.94：用脆兰、青盐、三热药、油烟、附子和大麦灰碱（研磨）的散，加上蜜，（含进嘴里），可以清除所有的咽喉病。

26.95：在患各种咽喉病与口腔病时，乌盐、雄黄、灰碱、姜黄的散，加上蜜，是最好的驱除（这些病的药物）。

26.96：用三种药物②、胡椒、大麦灰、榕树灰、吉祥树灰③以及5种热药④，与粗糖共煎，用其滴液制成药丸，（服之），主治咽喉病。

26.97：用印度小檗的根皮、胡椒（chaba pepper）、长胡椒、亚洲小檗的汁液和粗糖煎制成药丸，（服之），主治咽喉病和口腔脓肿。⑤

26.98：用牛尿与等量的止泻木、白乌头、雪松、绒毛叶、胡黄连、香附子同煎，并加入蜜。在患咽喉病时，应该饮服此药液。

头部疾病

26.99：因为风，头部仿佛空荡荡的，而且疼痛。因为胆汁，头部发热。因为痰，头显得沉重。因为三液聚合作用，头部具有（上述的）所有症状。因为有虫，头部发痒、剧痛。

26.100：应该知道，"日转性头痛"⑥和偏头痛，是由风和胆汁和合引起的。

---

① rohiṇī，咽喉的肿胀，即咽喉炎。在 18 种咽喉病中，有 5 种咽喉炎。

② 指桂皮、小豆蔻、肉桂叶。

③ ghaṇṭā-kiṃśuka，ghaṇṭā，钟、铃。又指几种植物。kiṃśuka，见［kiṃśuka：甄叔迦］条。而英译本中此处对应的两种植物为"榕树"和"吉祥树"。

④ 5 种热药指：长胡椒、长胡椒根、胡椒（chaba pepper）、姜、白花丹。

⑤ 在《鲍威尔写本》（*The Bower Manuscript*）中，第 83 页，（41—42a）条药方与此相似。

⑥ 见［sūryāvarta：日转性头痛］条。

26.101：太阳穴剧痛[①]，是由风、血液和痰和合而引起的。这种病（难以治疗）必须放弃。

26.102：在患风性头痛症时，应该采用治疗风病的那些方法。

26.103：应该服用“混合汤”[②]，或者（服用牛奶加上）稻米等能驱风的那类药物，使头部发汗。

26.104：用长胡椒、闭鞘姜、莳萝、青莲花、旃檀（的散）加上油，在丝瓜的汁液中共煎。其药液加入酥，用来灌鼻，或者涂抹（头部，主治头痛）。

26.105：甘草、黄花稔、脆兰、10种根所熬的药液，用“甜味药”[③]（的散）以及酥（一同共煎）。（其药液适量饮服），主治脖子上半部的各种疾病。

26.106：在患由风和胆汁所引起的头痛症时，应该用耆婆草、ṛṣabhaka、葡萄、糖、甘草、黄花稔、青莲花（的散），与油和牛奶共煎（的药液用作）灌鼻药。

26.107：在患胆汁性头痛症时，应该将黄花稔、“虎爪香”、茅根香、甘草、青莲花和旃檀，与牛奶一同研磨，涂抹头部。或者将牛奶（和上述冷却的药液）等浇灌（到头上）。

26.108：桂皮、肉桂叶和糖，研磨成粉之后，用淘米水调和，用作灌鼻药；或者糖、葡萄、甘草在牛奶和酥中共煎，（亦用作灌鼻药）。

26.109：在受痰性头痛症折磨时，首先应该用末杜迦树的精髓同煎，带着热气，涂抹头部。或者用雪松、老鹳草、相思豆、岩盐和松木（共煎的药液），涂抹头部。

26.110：用莳萝、蓖麻根、菖蒲、零陵香、印度枳的果实（的散）与油共煎。（其药液）用来灌鼻，主治由风和痰所引发的失明症和脖子上半部的病痛。

26.111：在患三液聚合性头痛症时，饮服陈酥是有益的疗法。

26.112：在患因虫而生的头痛症时，用三热药、零陵香、辣木种子（所熬的药液），作为灌鼻药。

---

① śaṅkhaka，太阳穴部位的剧痛。

② 混合汤，由稻米、芝麻、绿豆所熬的。

③ 比如10种“救生药”。

26.113：用土牛膝的种子、三热药、姜黄、黑芥、阿魏和酸藤子，在牛尿中同煎，再加入油，用来灌鼻，可杀死脑中的寄生虫。

26.114：对“太阳性头痛”和偏头痛来说，应该用印度拔葜、甘草、闭鞘姜（所熬的药液），加上酸果汁，来涂抹头部，而且吃酥饼等食物。

26.115：用肉豆蔻、附子、桂皮、木棉树的籽核所得的灰碱，在水中共煎；或者，甘草粉加上酥共煎；其药液用来灌鼻，主治所有的头痛症。

26.116：用生姜、酸藤子、甘草（的散），在鳢肠的汁液和酥中共煎。用其6滴药液灌鼻，可治所有的头痛症。

26.117：用白莲花、甘草、长胡椒、青莲花、旃檀和余甘子的汁液，与酥油共煎，其药液灌鼻，主治白发等疾病。

26.118：rāmā、洋李、芝麻和毗醯勒（所榨的油），以及鳢肠、木蓝、黄色假杜鹃和尸利沙（共煎），（其药液）滴进鼻中，使人没有白发。

26.119：用等量的孔雀的胆汁、莲藕、杧果的果核、素馨、锑和青莲花，以及木蓝、鳢肠、绿矾（的散），与毗醯勒的油共煎。（其药液）在铁钵中放置一个月后，涂在头上，灌进鼻中，立即（使头上）没有非时而生的白发[①]和应时而生的白发。

26.120：用铁粉、酸粥、岩盐、稻米同煎，（其药液）在晚上涂抹头部，第二天早晨再用三果的汁液洗之，可使头发变黑。

26.121：印度茄子的汁液，加上蜜，涂抹头部，可治秃顶。

26.122：或者用印度甘草的根和籽的汁液，（涂抹头部）；或者用打印果的汁液，亦如此。

26.123：将榕树芽和鳢肠的散，加上油，在心叶青牛胆的汁液中调和，用阳光晒热，涂在头部，头发会再生。

26.124：对眼病患者来说，经常地饮服酥、（使用）三果制成的药物、（采取）放血疗法、发汗，以及吃米饭、鸟兽的肉、绿豆和大麦，这些都是有益的。

——第26章　眼科（结束）

① 指少年白头的现象。

第 27 章　毒药

27.1：据说，两种毒[①]即植物性（固定的）和动物性（移动的）毒。前者有根等（东西）的特性；后者是由蛇等产生的。

27.2：据说，毒有十德：轻、感觉不到其味道、细微、燥、热、快捷、穿透的、分解扩散的、明亮的、烈性的。

27.3：据说，毒蛇分三大类型[②]，即大头蛇、环形蛇[③]、条纹蛇，分别带着风、胆汁、痰的特性。由两种（蛇毒）混合，分别具有（体液）两个两个地（相连的）特性。

27.4：被大头蛇所咬，其伤口是黑色的，它会引发风病的所有症状。

27.5：环形蛇，所咬的伤口较大，呈黄色，肿胀，症状如同胆汁性疾病一样。

27.6：被条纹蛇所咬的伤口发白，不会很快肿胀，还黏乎乎的、呈油性，滴着浓浓的血，能引发痰性疾病的全部症状。

27.7：在星宿、昴宿、柳宿、胃宿以及翼宿、箕宿、室宿[④]对应的那些日子，一些被蛇所咬的人，经过努力抢救，也许能活下来。

27.8：据说，（在）一个月的第四、第五、第六、第九、第二十九日（黑半月的第十四天）以及早晨和晚上，对被蛇所咬的人们来说，是难以忍受的。

27.9：一个人被蛇咬了，如果他的头发脱落，棍棒（敲打时）无痕迹，他的头发不会竖起颤抖，也不会因为冷而（发颤），那么他将被迫放弃。

27.10：据教导，一个人被蛇咬了，应立即喝酥，以防止蛇毒攻心，然后绑住（受伤部位，用牛角）吸出毒水，割掉烂肉，并炙烧伤口[⑤]，挤出（带毒

① 见［viṣa：毒］条。

② 《妙闻本集》中毒蛇分为三大类型：rājimān，darvi-kara，mandali。

③ 这种蛇长着圆斑点，常卷成一个圈。

④ 见［maghā：星宿］条。

⑤ 《四部医典》中治行走毒的方法："咬伤即刻口或嘣角吸，/ 伤口四指以上布紧缠，一昼夜后其伤用火炙"。（宇妥・元丹贡布等著，李永年译，谢佐校：《四部医典》，第 391—392 页）

的）血水。

27.11：饮服白花荆（淡紫花牡荆）和苦黄瓜的汁液，可解大头蛇毒。

27.12：或者用白花荆（淡紫花牡荆）的汁液与它的根粉调和，（饮服之），亦如此。

27.13：在被环形蛇咬了之后，同样，应该饮服榕树的叶鞘、茜草、耆婆草、ṛṣabhaka、糖、白柚木、甘草（的散，加水共煎的药液）。

27.14：香胡椒、闭鞘姜、红月桂、三热药、胡黄连、白乌头、蜜、油烟，（加水所共煎的药液），饮服之，可解条纹蛇毒。

27.15：用甘松香、旃檀、岩盐、长胡椒、甘草、胡椒、青莲花加上牛胆汁，制成眼药（涂眼），一个中蛇毒昏迷的人又可醒来了。

27.16：印度山毛榉、催吐果、三热药、印度枳的根、姜黄、小檗、圣罗勒的花，以及山羊尿（制成的药液）涂眼，可使（中蛇毒昏迷的人）神志清醒。

27.17：土牛膝（粗糠树）籽、尸利沙木籽、岩盐（的散）；或者大麦种子、催吐果种子和绒毛叶的散；（加水）用来灌鼻，可使（被蛇咬而昏迷的人）神志清醒。

27.18：一种特殊的香料（药物 karkoṭa）的根（散），与山羊尿同煎多次，研磨之后，加入醋浆，用来灌鼻，神智受到毒素侵害（的人将清醒过来）。

27.19：将尸利沙木、无患子、印度山毛榉、黄花稔、尖角胡瓜的籽，用牛尿磨碎，（所制成的药）是最好的解毒药，能快速去毒。

27.20：用阿月浑子、无患子、曼陀罗属[①]、金刚纂、印度山毛榉、夹竹桃、以及黄细辛、白花丹、米仔兰、肉豆蔻、止泻木的皮、牛角瓜（制成的药）即"大恶揭陀药"[②]。

27.21：用红月桂、胡椒、雄黄、喜马拉雅杉、印度白桦、牛角瓜和姜黄，加上尸利沙木和长胡椒，（所制成的）这种恶揭陀（阿揭陀）药可以解毒。

27.22：用牛胆汁，将苦味的葫芦籽磨碎，这就是（所谓的）"婆罗门的

---

① dhattūra，学名 Datura Alba。

② agada，恶揭陀、阿揭陀。《妙闻本集》中也有一个"大恶揭陀药"方，但药剂的组成与此有异。参见《妙闻本集》（英译本）第 2 册，第 724 页。

解毒药”，服用它及其他（药物），可除去一切毒。

27.23：尸利沙木的根、皮、叶、花和种子，用牛尿磨碎之后，（服用），这种药可以解毒。

27.24：印度茜草、小豆蔻、姜黄、紫矿、甘松香、甘草、香胡椒（的散）与蜜调和。这种解毒药，具有各种功效，可以解诸毒。

27.25：五种盐、药喇叭、甘草、心叶青牛胆、三热药、姜黄、小檗、印度茜草（的散）与蜜调和，放在一个（牛）角内。这种解毒药也具有各种功效。

27.26：旃檀、雌黄、雄黄、闭鞘姜、桂皮、肉桂叶、小豆蔻、香附子、白芥、甘松香、稠李、印度缬草、藏红花、圣罗勒、etāhva（木苹果）、天竺黄、具角葫芦巴（印度当归）、阿魏、香锦葵、茅根香、莳萝和栀子[①]所磨碎的散，这种解毒药就叫作“月出”，主治一切毒。

27.27：药喇叭、那伽花、长胡椒、印度茜草、土牛膝、雄黄、羊蹄甲（乌檀）、胡椒、印度缬草、姜黄和小檗、奶酪、阿波罗至多（aparājitā）、印度茄子和甘草（的散），同样应该用牛尿研磨，这种解毒药叫作“日出”，主治诸毒和驱除恶魔。

27.28：īśvarī、香蕉、几种植物（nāgī）、小豆蔻、苦黄瓜、心叶栝楼，以及白花荆相混合，或者单独适量地（服用），是最好的解毒药。

27.29：（用河水）将紫矿灰碱过滤后，与以下这些药物共煎：香胡椒、闭鞘姜、红月桂、三热药、圣罗勒、印度拔葜、坚果、甘松香、阿魏、姜黄、甘草、酸藤子和乌盐，用杓子（将这些药液）倒进牛角内。（每天早晨）喝枣子大小的药量，能消除很烈性的诸毒，并治疗肺痨、肿瘤、皮肤病、痢疾、尿道病、消化不良和发烧。

27.30：对喝了毒药的人来说，应该饮服由牛粪汁加上蜜所制的催吐药。

27.31：而且，应立即喝酥，并服用解毒药，以阻止毒气攻心。

27.32：对受根毒折磨的人和受毒箭伤害的人来说，饮服姜黄、乌盐、蜜，加上酥，是有益的。

27.33：白糖、蜜加上硫化铁粉，制成药糖剂，服用之，能使各种剧烈的混合毒药驱除平息。

---

① priyaṅga，《翻译名义大集》6172条，[汉] 卮（栀）子。

27.34：对一个被蝎子螯伤的人来说，（应该用）多罗树叶、无患子树叶、头发、旧布片、大麦与酥混合后所燃烧的烟来熏他。或者用孔雀羽毛所燃烧的烟来熏他。

27.35：对一个被蝎子螯伤的人来说，用牛角瓜的汁液，将紫矿树的种子磨碎，制成软膏，涂在伤口上。或者用长胡椒和尸利沙果所制成的软膏，（涂在伤口上）。

27.36：雄黄、乌盐、阿魏、肉豆蔻的叶子，加上生姜，用牛粪汁磨碎，制成药丸，（服之），可除蝎子之毒。

27.37：珠仔树、八角枫和胡瓜的根、芝麻，加上糖、蜜、酥，饮服之，可治鼠毒。

27.38：对一个被老鼠所咬的人来说，sāhacara（nail-dye）的根、加上蜜，用淘米水冲服。或者用牛奶将珠仔树的叶和花研碎，饮服之。

27.39：喝猫肉或大猎鼬肉所熬的汤，可以很快消除老鼠所产生的毒及其并发症。

27.40：八角枫树梢和树根的尖所煎的 3 婆罗药液，加入 1 婆罗的酥，饮服之，可治疯狗之毒。

27.41：同量的牛角瓜汁液、芝麻油、芝麻和粗糖，饮服之，很快消除那些难以治疗的狗毒。

27.42：大麦灰碱、三热药、菖蒲、阿魏、酸藤子、乌盐、红月桂、绒毛叶、白乌头、和闭鞘姜，制成的阿揭陀药主治虫毒。

27.43：等量的药喇叭根、心叶栝楼（的散），用酥冲服，可以立即消除所有的虫毒。

27.44：鸽粪、野巴豆的根、牛牙齿、乌盐、药喇叭、藏红花的种子、金刚纂、白花丹以及 karṇikā，（制成）解虫毒的最好药物。

27.45：旃檀、稠李、闭鞘姜、红月桂、香附子、喇叭花、黄荆、印度拔葜、洋李（制成的）这种解毒药，能消除蚊子[①]的毒。

27.46：劫比他树（木苹果树）、喇叭花、洋李、尸利沙木、两种黄细辛和两种苦黄瓜，（制成的）这种解毒药，能消除蚊子的毒。

27.47：除了蝎子毒之外，在受到毒物伤害时，应采取冷疗法。

① 英译本为“有嘴的所有小动物”。

27.48：在中毒时，发怒、坐在阳光下、白天睡觉以及性交都是应该禁止的。

27.49：（中毒后）产生发烧等并发症时，应立即用与各自的（病情相适应的）药物进行治疗。

27.50：对于中毒者来说，应该吃喝那些不增加热量的食物。

——第 27 章　中毒（结束）

第 28 章　长生药和春药

28.1：那种使人没有白发和疾病的药，就是长生药。

28.2：在老年、青年或中年时，应该［采用催吐药、下泻药和沐浴等方法］使身体洁净。

28.3：酥与蜜、铁粉、余甘子果（的散）混装在一个钵子里，放置半年后，经常服食，可治疗白发病。

28.4：诃梨勒、长胡椒、酸藤子、铁粉、余甘子（的散）加上糖，与酥、芝麻油混合，服食之，能抗衰老 。[①]

28.5：酸藤子、阿西那（阿娑那）[②]、余甘子的散和铁粉，加入蜜、酥、芝麻油，一个人服食之后，如果变得更加年轻，这不必大惊小怪。

28.6：酸藤子、三果、长胡椒[③]的散和铁粉、以及酥和石蜜，加入蜜服食，能抗衰老并消除老年性白发。

28.7：铁粉与糖、生姜、长胡椒、芝麻油、酥混合，同三果的汁液共煎，所熬的药液分量刚好倒满一勺子。这就是长生药。

28.8：（煅烧的）铁浸入三果所煎的汁液中，（再拿出来冷却后），把它磨出一些铁粉，如此重复多次。这种铁粉加入蜜和酥，（服之），可以长寿。

28.9：每次 100 婆罗总量的余甘子、酥和蜜的药液，与 200 婆罗的铁粉

① 《四部医典》有一个相似的药方："诃子毛诃余甘药酥丸，/ 官能明晰生力祛聚病，/ 永葆青春此方为圣药。"（宇妥・元丹贡布等著，李永年译，谢佐校：《四部医典》，第 394 页）

② 见［asana：阿西那］条。

③ 在《鲍威尔写本》（*The Bower Manuscript*）中，有几个药方专门提到了长胡椒的"长生"药效。见第 145 页，（745—748）以及（749—752）两条。

混合，装在一个铁罐中，（放在大麦堆中保存）。这是最好的长生药。

28.10：硫化铁和三果的散，与酥、蜜混合，服食之，使人无白发和阎摩的预兆[①]。

28.11：等量的铁粉和酸藤子、酥、蜜、油，装置（在一个铁罐里），放在绿豆中（保存），（适量）服食，使人白发如木蓝色，并重获力量。

28.12：100婆罗白柚木（的散），用100婆罗的酥和蜜浸泡，在一个罐中放置一个月，服食之后，再吃含乳的食品，能使人没有白发，并且面如满月[②]，明艳照人。

28.13：100婆罗薯芋的根粉，加入蜜，逐渐服食，再用牛奶冲服，并吃含奶和酥的食物。仔细地（坚持）这样做，可永葆青春。

28.14：用酥和蜜与细细研磨的薯芋粉（混合），再与牛奶同煎，饮服一个月，可得长寿。

28.15：半婆罗的细细研磨的黄细辛的根粉，用牛奶冲服。连续服用半个月、两个月或者一年，可抗衰老。

28.16：天门冬、阿西那、茅根香、绒毛叶、黄花稔、心叶黄花稔、乳山药、印度菝葜和野茄子，根据上述的黄细辛的方法，分别地服用，（亦可长寿）。

28.17：希望长胖的人应该在半个月内，服用油、酥、牛奶或者开水冲泡的仙茅散，并吃相宜的食物。

28.18：渴望长寿的人应该连续吃用牛奶、绿豆汤或者鸟兽的肉汤来煮的60天成熟粳米的饭。

春药

28.19：1两的甘草粉与酥、蜜混合，连续地服食之，然后喝牛奶，这甚至使老年人也可壮阳。或者同时服用1婆罗的绿豆，亦如此。

28.20：黧豆种子粉和蒺藜根粉，加上糖，用牛奶冲服；或者用牛奶加

① vaivasvata-vadhūr，英译本为“阎摩的预兆”。vaivasvata，《翻译名义大集》4336条，[汉]日南。vadhū，意为“新娘、妻子、妇女”。

② 在印度人的观念中，面如满月是一种福相。参见段晴：《面如满月》，《北京大学学报》“东方文化研究专刊”，1996年，第25—31页。

糖，冲服相思豆粉；可以壮阳。

28.21：用乳山药的汁液去研磨它的粉，重复多次。再加入蜜、酥，制成一种药糖剂，据说，很能壮阳。

28.22：公山羊的睾丸在牛奶中煮好后，（加入）芝麻多次研磨，谁服食之后，再喝牛奶，就能使他的阴茎坚挺①。

28.23：绿豆粉与牛奶、酥同煎，冷却后，加入蜜，制成印度枳果实大小的药丸，服食后，能使阴茎坚挺。

28.24：芝麻、黧豆粉、绿豆粉、粳米粉与牛奶调和，在酥中共煎。据说，这种饼子吃了很能壮阳。

28.25：各种不同的食物和饮料、令人愉快的（音乐、声音和）语言，以及各种甜味的香料（和药膏）、（漂亮的花朵）、花环、（衣服、首饰等），都是使男人兴奋壮阳的原因。

——第 28 章　长生药和春药（结束）

第 29 章　童子方

29.1：一个快乐的淑女，是（君子）好逑的对象②，也是无价宝儿的生育者。如果她的女根受疾病的折磨，那么她就没有儿女和幸福。

29.2：因风而引起的（女根病），阴部疼痛、表皮粗糙而且卷曲，阴部不柔软，还阵阵刺痛。

29.3：被搅乱的胆汁（所引起的女根病），阴道内滚烫、出脓、滴血，而且全身发烧。

29.4：被搅乱的痰（所引起的女根病），阴道发痒、发冷、没有生气，而且滴出一种黏性的白色分泌物，就像米汤一样。

29.5：对风性女根病患者来说，用乳糜做的麦饼来作发汗剂；或者用一块敷了油的软布来发汗。总之，服用药酥、发汗剂、下泻药，是有益的。

---

① 《四部医典》："公羊睾丸入药可壮阳。"又，"另外公山羊睾牛奶煮，/ 白糖芝麻调服功亦同。"（宇妥·元丹贡布等著，李永年译，谢佐校：《四部医典》，第 80 页、第 397 页）

② dhāma paraṃ，直译为"美妙的住所，最好的住处"。

29.6：在阴道疼痛时，（将）长胡椒根和灌木罗勒根（的散），用酒冲服。或者，（将）长胡椒、upakuñcika 籽、青盐（的散），用酒冲服。

29.7：假杜鹃、三果、长管大青、脆兰、心叶青牛胆、芦笋、姜黄和小檗、两种黄细辛、两种 medā，（这些药散）每份 1 两，与 1 升的酥，用牛奶同煎，适量饮服之，主治风性女根病。它也是有利于怀孕的好药，并对胆汁性女根病有好处。

29.8：对因胆汁被搅乱而导致的女根病来说，应该采用治疗出血症的方法。[①]

29.9：对因痰而生的女根病来说，应该将以阿勒勃（腊肠树）为首的那一组药物[②]，以各种方法使用[③]。

29.10：在女方月经过后四天，一个健康的男性应该跟女方交合（以便怀孕）。

*29.11：如果在女方月经过后的四、六、八、十、十二天交合，就会生男孩。如果在女方月经过后的五、七、九、十一天交合，就会生女孩。如果在女方月经过后十三天交合，就不会怀上孩子。[④]

29.12：如果男人的精子多（而女人的血少），就会生男孩。而在（男人的精子少）女人的血多时，就会生女孩。[⑤]

---

① 见 Si. 第 7 章。

② 见 Si.2.6。

③ 各种方法指饮服、清洗、喷洒和涂抹全身。

④ 《四部医典》"开始三天十一不怀胎，/ 若逢一三五七九是男，/ 二四六八女婴保膝前，/ 十二昼夜既过胎不结，/ 犹如日落莲花闭蕊般"（宇妥·元丹贡布等著，李永年译，谢佐校：《四部医典》，第 18 页）。《摩奴法论》中也有关于选择怀孕日期的一些规定。第 3 章 45 颂，"他应该遵守关于佳期的同房规则，始终热爱自己的妻子，除非逢节，他可以为了她而怀着求欢的愿望去亲近她。"46 颂，"妇女的佳期相传为十六天，包括被善人谴责的那四天。" 47 颂，"其中头四夜是受指摘的，还有第十一夜和第十三夜，其余十夜则是受赞许的。" 又，48 颂，"双日夜里生儿子，单日夜里生女儿；因此，求子者应该在佳期的双日亲近妻子。"（蒋忠新译：《摩奴法论》，中国社会科学出版社 1986 年版，第 44 页）

⑤ 《四部医典》"男子精液多时将生男，/ 女子月华多时将生女。/ 精血相等交配为中性，中性一分为二将孪生"（宇妥·元丹贡布等著，李永年译，谢佐校：《四部医典》，第 18 页）。《摩奴法论》第 3 章 49 颂，"男子的种子强，得男；女子的种子强，得女；两者相等，得一阴阳人或者一男一女；两者皆弱而少，得灾难。"（蒋忠新译：《摩奴法论》，第 44 页）。而根据希腊医学文化的观点，胎儿的性别同样决定于男女"种子"的强弱，男种强，则为男，否则为女；如一样强，则决定于数量的多寡。Cf. Chen Ming, "Zhuan Nṃ Wei Nan, Turning Female to Male: An Indian Influence on Chinese Gynaecology?", *Asian Medicine: Tradition and Modernity*, vol.1-No.2, 2005, Netherlands: E.J.Brill. pp.315-334.

29.13：对一个想生儿子的妇女来说，（在交合之前），要用牛奶将岩盐[①]或者榕树叶梢的散研磨，再将4滴这样的药液滴进左边的鼻孔中。

29.14：在来月经时，一个妇女将柠檬粉或者那伽花粉，用酥冲服，（然后）与男人同房，就可能怀孕。

29.15：如果一位女性乳头呈暗褐色，就应该知道她怀孕了。应避免房事和精神苦恼，满足她的愿望。

29.16：由于怀孕的妇女（精神）感到恐惧、（身体）受到伤害，而且吃喝了辛辣的、过热的食物和饮料，那么胎儿就可能流产，并伴随着出血和疼痛的症状。

29.17：在这种情况下，（孕妇）用凉性的药液浇在身上、洗浴和涂抹，这些疗法是有益的。

29.18：（流产的妇女要恢复身体，应该）用牛奶与10种"救生药"同煎，加入白糖，饮服之。

29.19：①白旃檀、kākolī、葡萄、茅根香、白糖；②甘草、青莲花[②]、印度茜草、陀得鸡树的花和白糖；③白糖、青莲花、甘草、珠仔树、旃檀、印度菝葜；（孕妇）在堕胎时，应该用淘米水冲服这三组药物（的散）。

29.20：（或者），以青莲花为首的那一组药物[③]所研磨的散，加入白糖，用牛奶冲服。

29.21：在流产时，（用糖和牛奶）冲服以榕树为首的那一组药物[④]的新叶（的散），或者它们的树皮（的散）。

29.22：在堕胎时，应该饮服用青莲花的藕根汤，加入粳米粉和糖所调制的药液。或者将这些药散用牛奶煎服。

29.23：孕妇在怀孕后的一、二、三个月内，应该吃甜味的和凉性的食品。[⑤]在第四个月内，应吃含酥的食物。

29.24：在第五个月内，应吃含酥、牛奶的食物。在第六、七个月内，应

---

① lakṣmaṇa，一种植物，学名 Ardea Sibirica。英译本此处为"岩盐"。

② 英译本中没用青莲花，而用枣子和小豆蔻。

③ 见 Si.2.22。

④ 见 Si.2.2。

⑤ 《迦叶仙人说医女人经》（法贤译）要求怀孕的妇女在第一个月，应该服用旃檀香、莲华、优钵罗花、乳汁、乳糖等。（《大正藏》卷三十二，787页中）

服食用天门冬（蒺藜）作的美味的汤和酥药。

29.25：在第八个月内，应吃含牛奶的食物；并且用甘草、牛奶、芝麻油同煎的药液来洗浴身体。

29.26：在此之后，吃喝鸟兽的肉汤、肉汁和肉脂是有益的。

29.27：一个小孩生下来后，留下八节指长的脐带，剪断脐带，用温水洗浴之后，还应该在他的嘴里，涂一点酥和蜜①。

29.28：（将）金粉、菖蒲、印度石莲花、诃梨勒、闭鞘姜（的散），用酥和蜜调和；或者将金粉用印度石莲花的汁液调和；涂抹婴儿，可使其聪明漂亮。

29.29：以前没生过小孩的产妇，在孩子生下来的 3 天或 5 天内，应该适量地饮服油和酥，并吃含丰富脂肪的食物。

29.30：以长胡椒为首的那一组药物②的散，用酒精冲服；或者 1 两粳米根的粉，用牛尿或酸粥混合，适量饮服，可以使胎盘出来。

29.31：在月份已足而胎儿难产时，要用 pharūṣaka（Asiatic grewia）根、良伽利花或者驳骨草的散，（与酥调和），涂在阴部和肚脐上，可以使难产变顺利。③

29.32：所谓的“褥子疮”是指妇女生了孩子后（坐月子时所患的），（其特征为）：心脏、头部、臀部疼痛。在这种情况下，应该用酥或者热水冲泡大麦灰碱，趁热服下。

29.33：或者，将长胡椒那一组药物所熬的汁液，加盐饮服。或者将胡荽的汁液与粗糖、三热药、三种香料（肉桂、小豆蔻、桂树叶）混合，饮服之。

29.34：把红烙铁放进 5 种根所煮的汁液中，（重复多次）；或者将如同往常一样加热的（烙铁），放进酒中；饮服其汁液，可使产妇的病平息。

29.35：由于产妇吃了数量不一的、性重的食物而使三液被搅乱，乳汁变得不适宜了，新生婴儿的各种各样的病就会产生。

---

① 见［madhu：蜜］条。

② 见 Si.2.3。

③ 义净译《曼殊室利菩萨咒藏中一字咒王经》云：“若有女人，将产之时，被胎所恼，腹中结痛，不能疾出，取阿吒留洒根或牛膝根，取无虫水磨捣令碎，咒之七遍，涂在脐下，即能易出。”（《大正藏》卷二十，第 781 页中）

29.36：由于风而使乳汁不适宜，乳汁是涩味的，（滴进水中）会浮在水面上。

29.37：由于胆汁而使乳汁不适宜，乳汁是辣的、酸的，（滴进水中，会在水面上）形成条条黄线。

29.38：由于痰而使乳汁不适宜，乳汁是重的、黏的，在水中很快下沉。

29.39：没有受到影响的乳汁，呈白色，滴进水中会水乳交融。

29.40：为了使不适宜的乳汁变纯，（产妇）首先要喝酥，然后服用长胡椒、蜜和无患子的汁液，导致呕吐后，再吃绿豆汤和肉汤所煮的食物。

29.41：为了使母乳变纯，应该饮服长管大青、雪松、菖蒲、绒毛叶和白乌头共煎的药液。或者饮服腊肠树的那一组药物的药液；或者饮服香附子的那一组药物的药液 。①

29.42：用等量的炒粳米、小檗汁、糖、天竺黄、甘草的散，与蜜混合，涂抹小孩，消除一切热病。

29.43：用长胡椒、白乌头、野漆树的散，加上蜜，涂之；或者单独用白乌头的散，加上蜜，涂抹小孩；主治发烧、咳嗽和呕吐。

29.44：用炒粳米、乌盐、杧果核和蜜所制成的药糖剂，主治呕吐。

29.45：天竺黄加上蜜，小孩服之，主治咳嗽和哮喘。

29.46：炒米、柠檬果汁和乌盐所制成的药糖剂；或者用炒米、蜜、糖、酥和乌盐（所制成的药糖剂），小孩服之，主治呕吐和打呃。

29.47：用大胡椒、陀得鸡花、珠仔树、印度枳、香锦葵，加上蜜（制成）药糖剂；或者，将这些药物（与蜜）共煎，主治小孩的皮肤病和水肿。

29.48：印度茜草、陀得鸡花、印度蒺藜加上珠仔树所煎的药液，与蜜混合，小孩服之，主治皮肤病。

29.49：在小孩们患眼病（kukūṇa）和眼皮溃疡时，应该使用酸藤子、雌黄、雄黄、姜黄、紫矿和红赭石的散所制成的眼药。

29.50：用山羊奶混合雪松、红赭石、香附子的散，涂在眼睛外面。此法可治眼病。

29.51：当小孩嘴里起泡时，用菩提树皮、闭鞘姜（的散）和蜜混合，涂抹患处。或者用姜黄、甘草、诃梨勒、肉豆蔻叶（的散）和蜜，（涂抹患

① 分别见 Si.2.6 和 Si.2.26。

处），亦如此。[1]

29.52：姜黄、甘草、芦笋根、珠仔树、车轴草和尖叶兔尾草、铁线子树、糖、稠李、旃檀、葡萄、莲花、白色百合花、青莲花、耆婆草、ṛṣabhaka、medā、kākolī、kṣīra-kākolī、印度蒺藜和毛叶腰骨藤、五种树皮、十种根，（这些药的散）用水、牛乳以及一升的酥同煎。这种药叫作“以姜黄为首的药”，在小孩们患 jyotika 病、胆汁性丹毒、嘴里起泡、被邪魔所蛊时，它可治孩子们的一切病。

29.53：小孩由于邪魔缠身，就可能引发（以下症状）：晚上不睡觉，也不会吸奶，身上气味难闻，四肢乱颤，咬指甲和磨牙。

29.54：①大蒜、无患子的叶子、紫矿、竹子的皮；②白芥、无患子的叶子、竹子的皮和紫矿；③蛇蜕、头发、供奉过神的旧花和白芥；以上这三组药物，加上酥，用来熏烟，可以驱除一切邪魔。

29.55：七叶树的皮研磨之后，与虎尾兰和胡黄连（的散）混合，用它来给小孩按摩身体，可以驱除一切邪魔。

29.56：用末杜迦树、菩提树、洋李以及七叶树的叶子，与水同煎，药液冷却后，用它来给小孩洗澡，也可以驱除邪魔。

29.57：为了使邪魔平息，要（诵）具备各种功能的曼陀罗咒语，要供奉祭品，并烧掉这些能带来安宁的祭品，还应该系上一根施过咒语的圣线等等。

29.58：（曼陀罗咒语即）：噢！向薄伽梵（bhagavate）、迦楼罗（garuḍa，金翅鸟）致敬！向三眼神（tryambaka，风神 Rudra）致敬！萨底也（satya）、萨底也（satya）、怛怛莎（tatas）、怛怛诃（tataḥ）、莎诃（svāhā）！

——第 29 章　童子方（结束）

---

① 可参见《鲍威尔写本》（*The Bower Manuscript*）中治小孩嘴里起泡的两个药方，即第 175 页，（1070b—1073a）条；第 177 页，（1096b—1097a）条。

第 30 章　五业治疗法[①]

30.1：应该知道，五业治疗法即催吐法、催泄法、灌鼻药、缓下法[②]、灌肠法。它们的具体操作解说如下。

30.2：医生先让病人服下带油性的发汗剂[③]；又让病人臀部所坐的地方高及膝盖；然后用柔软的蓖麻秆（或者羽毛）去刺激病人的喉咙，以便使他呕吐。

30.3：长胡椒、催吐果和岩盐的散，加上蜜，与甘草同煎，这种药液是最好的催吐剂，应该饮服。

30.4："混合汤"[④]与催吐果共煮；或者用催吐果的种子加牛奶同煮；或者用长胡椒等（药散）[⑤]与 5 个催吐果所煮的药液混合；饮服这些药液，就足以呕吐了。

30.5：苦瓜、雪松、止泻木、棱角丝瓜和大尖角黄瓜，在作催吐剂的时候，应分别像催吐果那样服用。

30.6：好的催吐剂，在呕吐之后，胆汁（翻涌），胃、心脏和头都轻松了。如果不是这样的话，据说那就是较差的催吐剂。

30.7：胸口疼痛、喉咙受伤、神志不清、身体颤抖、呕出血来，这些被认为是过分呕吐的症状。

30.8：在患痰性疾病、严重的黏膜炎、尿道病、皮肤病、咽喉病、喝了毒药以及患霍乱时，应根据病人的体能情况，来服用催吐剂。

30.9：失明症、水肿、内部肿瘤（症瘕）、受干渴和大便秘结的折磨、怀孕、风性疾病以及黄疸病，（这些病人）不能服用催吐剂。

---

① 见［pañca-karma：五业治疗法］条。《四部医典》第四卷"后续医典"的第十四—十八章，分别阐述了五业催吐法、催泻法、鼻药、缓下法和灌肠法的具体操作步骤。

② nirūha，非油性的灌肠剂，指清肠通便的方法。ānuvāsana，指油性的灌肠剂。两种方法有所区别。对应于《四部医典》中的译法，前者为缓下法、后者为灌肠法。

③ 英译本中此处提到了 5 种发汗的方法：（1）在热房子中烤火；（2）用蒸汽熏身体；（3）晒太阳；（4）将热烘烘的发汗药裹在身上；（5）用暖和的衣服、被子来发汗。

④ 用米、芝麻和绿豆熬制的。

⑤ 见上一句。

30.10：（若要服用泻药），先喝适量的油性灌肠剂，再服用发汗剂温暖身体，然后服用催吐药，最后才服用泻药。如果反其道而行之，据说就会得胃病。

30.11：由于胆汁质的特性，他的腹部就是柔软的；由于风质和痰质的特性，他的腹部就是硬的。由于三液是平衡的，（他的腹部力量）就是适中的。所以要根据其状况，准确地服用适量的药物。

30.12：受风病折磨的人，为了服用泻药，应该喝药喇叭、乌盐、生姜的散与酸粥（混合后的药液）；或者吃鸟兽的肉。

30.13：胆汁病患者，应喝用甜味药液等与药喇叭的散（共同制成的泻药）。

30.14：受痰性疾病折磨的人，（应喝）用三果的汁液混合牛尿、三热药（共同制成的泻药）。

30.15：用蜜和长胡椒、生姜、药喇叭、灰碱的散所调制的药物，是最好的下泻药。各种痰性疾病患者应该服食之。

30.16：诃梨勒、乌盐、长胡椒的散，用热开水冲服。这种“铁箭”泻药是最好的，可去一切病。

30.17：由1婆罗的粗糖、等量的药喇叭粉、1两的长胡椒粉，加蜜所制成的这种泻药，适量饮服，主治一切病。

30.18：三热药、巴豆根、药喇叭树、诃梨勒、杧果和粗糖（所研磨的）散，以及三种香料①，制成一种药丸。这种下泻药主治一切病。

30.19：在患水肿时，金刚纂树和牛奶多次研成的散，以及药喇叭、杧果的散，再加上粗糖、酥，并与三种香料混合，所制成的这种药糖剂可以作下泻药来服用。

30.20：下泻之后，使痰驱除出来，病人感到饿，身体轻松、心地明澈，这就是好的下泻药。

30.21：如果下泻之后，伴随着身体发痒、身上生疮疱、身体沉重，那么就应该知道它是不好的泻药。

30.22：头痛、晕眩、脱肛、风进入体内、神智不清、泻出来的东西像洗肉水一般，这些就是泻药过度的症状。

① 指桂皮、小豆蔻、桂树叶。

30.23：皮肤病、痔疮、寄生虫病、丹毒、风湿症、黄疸病（患者）能够服用下泻药。而孕妇、肺病患者和过度瘦弱的人，禁服泻药。

30.24：在病人呕吐不停时，应采取服用开胃的泻药（这类）疗法。

30.25：在下泻过度不能停止时，医生应给病人服用催吐药。

30.26：在服用泻药过度时，应该用稠李、茅根香、那伽花和旃檀所熬的药液，洗浴身体，以及饮服（这些药液）。

30.27：应该知道，灌鼻药（有 5 种）：①（将酥、油）灌进鼻中；②清洁头脑的药（灌药入鼻，并从鼻中吸出痰和浆液）；③催嚏剂（涂油性散于鼻上）；④将药物喷入鼻孔；⑤散置于舌头，并吹进鼻子。鼻药可以用涂抹或者用药丸的方式。

30.28：使用灌鼻药的患者，应该禁止洗头、发怒、（性交和白天睡觉这些不适当的行为）。

30.29：因为鼻药的量是一次滴进 8 滴酥和油，相当于 2 指节深，所以（一次最多的药量）可达半婆罗。

30.30：根据病人的体能，也可以滴 4 滴、6 滴或 8 滴。

30.31：对于脖子以上的部位发生的病变来说，可以采取灌药入鼻，并从鼻中抽取黏汁和浆液的方法。

30.32：用铁或铜等所制成的管子，长约 20 个指节，形状如牛尾一样小而圆。管子下端有拇指大小的中空；管子尖端要有豌豆大小的中空，而且要光滑；管子的（中间如纺锤）鼓起，（距尖端）3 个指节长。在（管子下端的）开口处，要牢牢系住一个好的牛膀胱，（以利于灌药）。

30.33：病人已经吃了饭、左侧躺下后，用莳萝和岩盐的散与酥（调和），应该趁热适量地（用管子）灌入这种药液。

*30.34：灌药之后，让病人仰卧，四肢向上伸展三次，然后转过身来，脸部朝下，用脚后跟敲二、三次脊背。另一个人用拳头捶打病人的脚板二、三次，并使病人下肢微曲着躺下。

30.35：（所灌的）药油若经过一天一夜还没有出来，那么它就被阻塞了。

30.36：要用多种清洁方式，将很久还没有出来的药油尽快清除掉。

*30.37：即使药油没有排出，如果病人感到舒泰，也没有（身体）沉重的趋势而是保持正常，那么就用不着服用下泻药等，而只要喝点热开水，药

油就会排出。

30.38：能将粪便和酥油一同排泄出来，这是好的（下灌）药物的特点。

30.39：在（下灌）药物不好时，（粪便和酥油）排不出来，而且还互相排斥（不能融合）、身体内部滚烫。

*30.40：酥油排不出而粪便能正常排泄时，如果肠胃没有不适的感觉，药物被病人体内消食之火的热能消化掉，那么就可放心了。

*30.41：灌药之后，如果病人在夜里感到饿，那么他应该吃那些性轻而适宜的食物。

*30.42：如果药物在灌进去不久还没有起作用就流出来的话，那么必须根据前述的方法再重灌一次。

30.43：在患风病时，既要服用灌肠的油性药酥，也要服用缓下药。

30.44：在患消瘦症、皮肤病、痔疮、呕吐、尿道病和水肿等病时，不宜服用（灌肠药和缓下药）。

30.45：先服用通便剂，又用药油涂抹身体，再用发汗剂热身，最后不吃不喝[①]，就该服用缓下药了。

30.46：（在服用缓下药时，应让病人仰卧，根据酥药的方法准备好导管和膀胱，酥药温度适中不要太热或太冷，用右手）压榨膀胱，（让酥药完全流进去），不要太急速也不太缓慢，（保持中速但不中止流程）。

*30.47：病人的前额应当靠近导管，以便药酥中的杂质能流出来。不要使病人思想开小差，而要专注于在肠胃中进出的药酥。

30.48：当病人蹲坐的时候，（以平常的速度）数完30个字母，药酥就能（正常地）流出来。

30.49：一个有忍耐力的人也可以给予2次或者3次的（灌肠）。服用泻药，在痰性污垢脱落的时候，应该洗澡，并吃带有肉汤的食物。为了驱除体内的风，应该按照前面已经讲过的方法服用缓下药。

*30.50：如果病人不怕风自己进入体内，他就必须中断（治疗）二、三天，然后使用油酥的通便剂。

30.51：因为下泻药在体内不能出来，所以就会引发闭尿症、疼痛、腹胀等多种疾病。在这种情况下，（让病人）服烈性的灌肠药，并服泻药等疗法

① a-bhuktaṃ，没有进食。这个词本来放在下一颂的开头，根据上下文意，应挪到此处。

是有益的。

*30.52：至于下泻药的治疗方法，它们有较大的优点但也有大的危险，因此不应该草率从事，必须在有经验的医生检查之后，再采取这种方法。

30.53：在服用下泻药时，这些基本的疗法是：4两的药液、1两的酥、3两的散，以及（加入）适量的盐和蜜。

30.54：在服用泻药以及驱除风病时，应将“驱风类药物”所煎的药液，趁热与药喇叭、乌盐以及酸粥混合，（饮服之）。

30.55：每份2婆罗的枣子等药物①、十种根、大豆、干萝卜，在1斗的水中同煎。煮剩下八分之一的药液，再与菖蒲、黑香菜、长胡椒、莳萝、乌盐和香附子的散混合。最后加入蜜、酸粥和牛尿，所制成的泻药主治风病。

30.56：以榕树为首的那一组药物所煎的药液，和以 kākolī 为首的那一组药物的散②，同酪、蜜、糖相混合，所制成的这种缓下药，主治胆汁病。

30.57：以阿勒勃为首的那一组药物所煎的药液，和以长胡椒为首的那一组药物③（的散），再用牛尿、蜜去混合，制成的泻药能驱痰。

30.58：每份1婆罗的胡黄连、附子、茅根香、茜草、黄花稔、脆兰、黄细辛、印度茄子、心叶青牛胆、车轴草和尖叶的兔尾草、“王树”（腊肠树）、蒺藜以及催吐果，在1斗的水中同煎。用其煮剩的1/8的药液，再与半钵的牛奶同煎；然后与每份1两的米仔兰、甘草、莳萝、止泻木的皮和一种洗眼剂（的散）混合；又加入乌盐、蜜、酥，并与鸟兽的肉汤混合。所制成的这种泻药，祛风和胆汁，并能壮阳、增加消食之火，还主治疼痛、内部肿瘤（症瘕）、肺痨、消瘦症、闭尿症和水肿。

30.59：等量的蜜、油以及（与二者之和）等量的白花丹的汁液、半婆罗的莳萝粉、1两的乌盐，所研制成的这种泻药，不能放弃。它能壮阳、增火、增加脂肪，主治便秘、寄生虫病、内部肿瘤（症瘕）。它是好的药物，并且没有副作用。

30.60：每份1两的蜜、酥、牛奶、油、与每份1两的杜松子果、乌盐，所制成的这种泻药经过验证，是最好的。

---

① 见 Si.2.3。

② 两组药物分别见 Si.2.2 和 Si.2.14。

③ 两组药物分别见 Si.2.6 和 Si.2.3。

*30.61：至于油性灌肠剂的药量，它必须制作 8 婆罗。

*30.62：至于烈性催泻药的药量，它也须制作 8 婆罗。

*30.63：至于化脓药和下泻药，患者必须服用那些药物 1 婆罗的药散。

*30.64：所用药物的剂量应该由病人的体能情况来决定。

30.65：就像将水浇在根上而树叶长得绿油油的那样，服用泻药，一个人能增加优雅的魅力和力量。

——第 30 章　五业治疗法（结束）

第 31 章　医疗细则

31.1：除了酸味，还有 5 种味道[①]存在于大蒜[②]中。

31.2：大蒜驱风和痰。它与（别的）药相混合，去三种体液。

31.3：一个健康的人，希望自己更加身强力壮，就应该在春季的第二个月内吃大蒜。

31.4—5：有病的人则要经常吃大蒜，还要喝已经成熟的、拥有效力的大蒜的纯汁；并根据治疗法则，每天增加 1 两的剂量。

31.6：据说，最低、中等、最高的剂量分别为 2、4、6 婆罗[③]。

31.7：在多痰和风时，（患者）应该服食酸粥、酒等东西。

31.8：在多胆汁时，医生应（让患者）服食牛乳和甜味的饮料。

31.9：他们还应该吃小麦芽和鸟兽的汤所做的食品，但不宜发怒、性交、精神苦恼，以及消化不良等。

31.10：应该知道，这种治疗方法最少要 1 个星期，中等的要 2 个星期，最长的要 3 个星期。[④]

---

① 五种味道即：甜、苦、辣、咸、涩。

② 诚如季羡林先生所指出的，《鲍威尔写本》中把大蒜的药用价值吹得很厉害。大蒜的梵文名有 raśūna、laśuna，季羡林先生认为后者可能是东部摩揭陀方言。（参见季羡林：《新疆的甘蔗种植和沙糖应用》，《文物》1998 年第 2 期，第 39—45、63 页）

③ 药物的剂量要根据病人的体能情况，体能最好的服药最少；体能差的服药量最大。

④ 与 Si.3.16 的原则相同。

31.11：（大蒜汁）加上酥，去胆汁。（大蒜汁）加上芝麻油，祛痰和祛风。

31.12：已经发现，（大蒜汁）与脂或者骨髓相加，可以使肺痨和消瘦病患者身体强壮。

31.13：敲碎的（大蒜）用牛奶去煮，再加糖饮服。在药已经消化之后，再吃含牛奶或者肉汤的食物，可以治疗出血症、消瘦病，而且对风病、中毒、发疯、哮喘、丹毒、咳嗽，以及骨折、疼痛、寄生虫病、胃胀和女性不孕症，都有好处。

31.14：受痔疮和下痢所折磨的人、瘘疬患者、身体极度衰弱无力的人、孕妇以及哺乳期间的妇女，禁止服用大蒜汁。

31.15：洋葱的效力比大蒜稍微要次一些。根据医疗的法则，也可以使病人食葱。

31.16：根据体能情况，风病患者应该适量饮服用蓖麻油与酒、酸粥、五种根的汁液和鸟兽的汤（所制成的药液）。

31.17：（蓖麻油）与三果的汁液混合，驱除痰和胆汁。

31.18：（蓖麻油）与十种根的汁液混合，主治风病和痰病。

31.19：（蓖麻油）与山羊奶或者葡萄酒混合，饮服之，主治尿结石和闭尿症。用牛奶（与蓖麻油混合饮服），主治由风性内部肿瘤（症瘕）。

31.20：受迦摩罗病、黄疸病、下痢、呕吐、皮肤病、发烧、自动性痰病和自动出血所折磨的病人，禁止服用（蓖麻油）。

31.21：根据医疗的法则，5 颗打印果（婆罗得）的果实研碎之后，放在水中共煎。用酥涂抹过嘴唇和上腭之后，再饮服这种冷却的药液。（按照同样的方法），每天递增 5 颗打印果，直到增至 70 颗；然后，每天递减 5 颗，（直到减至 5 颗）。如此反复增加和减少。

31.22：在病人（所服的打印果药）已经消化时，应该让他吃加酥和牛奶的、凉了的大米饭。（坚持）这种长寿药的疗法，能使人思维敏锐、没有皱纹和白发，并且主治皮肤病、痔疮、寄生虫病，也可以净化病态的精液。

31.23：或者，一个人根据体能的情况，一个月内适量地饮服打印果的油，那么，他就会从所有的病痛中解脱出来，身体强健，可能活过 100 岁。

31.24：（饮服打印果油的）病人应避免火、太阳（的热量）、白天睡觉、种子油、性重和酸的（食物），以及性交。

31.25：在服药到尾声时，（最好）还应坚持这种疗法两次。

31.26：对于一个胆汁占优势的人来说，他（服药时）可能产生嘴里起泡、身体发肿、发烧等症状。在此情况下，（他应该用）凉性的（药）来饮服、涂抹身体或者喷洒在身上。

31.27：增加长胡椒的治疗法：5颗长胡椒研磨的粉，用牛奶冲服，还要坚持吃加了牛奶的食物。在10天内，每天增加5颗长胡椒；然后，再每天递减5颗；如此反复几次。（此疗法）主治风湿症、黄疸病、内部肿瘤（症瘕）、痔疮、哮喘、肿胀和水肿，还（使人）不患那种无规律的发烧，而且能壮阳。

31.28：五灵脂产生于金、铁等，具有它们的功效和颜色，而气味如同牛尿。它是油性的、性重、没有石头，也是有益的。用那一组组治疗体液的药液，来研磨五灵脂，重复多次。（晒干后），再用与各自的体液相应的药液与五灵脂散混合，服食之，包治百病。

31.29：硫化铁的疗法亦如此，饮服之，包治百病。

31.30：服用了这些药散之后，就不宜吃鸽子肉和大豆。

31.31：诃梨勒[①]粉加上盐，主驱风。诃梨勒粉与酥混合，主去胆汁。

31.32：（诃梨勒粉）加上姜，主祛痰。（诃梨勒粉）与粗糖混合，主治一切病。

31.33：压榨出1钵的余甘子汁，放在用蜜涂过的（密封的）罐子里，（让病人）在冬季，或在晚冬，或在雨季饮服。

31.34：（余甘子汁）与伏牛花汁、牛奶混合，可止向上喷射的出血症。（余甘子汁）与糖混合，可治黄疸病，并止子宫大出血。

31.35：（余甘子汁）加蜜，主治痰病。（余甘子汁）加三热药，（在人体热量低时），增加热量。

31.36：（余甘子汁）与驱肠虫斑鸠菊相混合，主治皮肤病。（余甘子汁）加止泻木的树皮，主治痔疮。

---

① 诃梨勒是印度最常用果药之一。义净在《南海寄归内法传》中说："又诃梨勒若能每日嚼一颗咽汁，亦终身无病。"（王邦维校注：《南海寄归内法传校注》，第160页）

31.37：在查看了大仙人 Dhavantari 和大仙人阿提耶（Atreya）的作品之后，散发在《生命吠陀》（Āyurveda）之海中的这些“医疗的水珠”，被我串连在这本共分 31 章的医典中。它们不包括《八首赞歌》（aṣṭa-cchandas），共有 1300 颂。由于兄长天护（Devagupta）患了黄疸病，拉维笈多（Ravigupta）被天护所说服后，为此而写下了这部医典。

——第 31 章　医疗细则（结束）

《医理精华本集》是西方兽医[①]杜尔伽笈多（Durgagupta）的儿子拉维笈多（Ravigupta）所完成的。

——《医理精华》一书到此结束！

① aśva-vaidya，直译为“马医”。英译本为“兽医”。

《医理精华词汇》翻译

1—2：为了清楚的词意，这个包括了药物、隐含的术语和《医理精华》中所提及的［事物］的名词总汇①，通过相关的［同义词］方式将被阐述。

3：大叶山马蝗，sthirā 和 vidāri-gandhā，是 śāla-parṇī，又是 aṃśumatī。［学名 Hedysarum Gangeticum］。

4：尖叶的兔尾草，lāṅgulī 和 kalaśī，就是 pṛṣṭa-parṇī 的意思，也被当作 guhā。［学名 Uraria Lagopogioides］。

5：黄细辛，punarnavā、varṣāhū②、vṛścīva（开白花的黄细辛）和 *kaṭhilyaka③［是同义词］。［学名 Boerhavia Procumbens］。

6：eraṇḍa，意即蓖麻（citra），它即是 āmaṇḍa、vardhamānaka④。

7：jhaṣā，应该知道是兔尾草（nāga-balā）。śva-daṃṣṭrā，被认为是蒺藜（go-kṣura）。

8：天门冬（śatāvarī）即是 abhīru、pīvarī、indīvarī、varī。［学名 Asparagus Racemosus］。

---

① nighaṇṭu，相当于现代的同义词汇集合。慧琳《一切经音义》卷二十三所收玄应音释《摄大乘论》第五卷的“尼揵荼书”条，云:“尼揵荼书:梵语。此集异名书也，如一物有多名等也。”(《大正藏》卷五十，第 641 页）又,《方广大庄严经》卷四,“佛告诸比丘……种种杂艺，无不通达。善鸡吒论、尼建图论、布罗那论、伊致诃娑论、韦陀论、尼卢致论、式义论。”(《大正藏》卷三，第 564 页）尼揵荼、尼建图，均是 nighaṇṭu 的音译。又，《一切经音义》卷十三，提到尼揵荼书、计罗婆论，释为“外道世俗智论”。参见饶宗颐《尼卢致论（Nirukta）与刘熙的释名》,《中国语言学报》第 2 期，第 49—54 页。后收入氏著《梵学集》，上海古籍出版社 1993 年版，第 17—26 页。此外，《善见律毗婆沙》卷一《阿育王品第三》中有“乾书（汉言一切物名）”的解说，《佛本行集经》卷四十七《舍利目连因缘品第四十九》中有“尼揵陀”的译名，而“乾书”是“尼乾陀书”的缩略，“尼乾陀”与“尼揵陀”一样，也是 nighaṇṭu 的音译。

② varṣāhur，原作 varṣābhūr，误。

③ kaṭhilyaka，《梵英词典》未收此词。

④ vardhamānaka，原意“生长旺盛”。

9：vyāghrī，被看作是印度茄子（bṛhatī，刺天茄）。掌叶铁线蕨（haṃsa-pādī）即 madhu-sravā。

10：茄子（dhāvanī）即是黄果茄（kaṇṭkārī）和 kṣudrā，亦同 nidigdhikā。［学名 Solanum Jacquini］。

11：荨麻藤（vṛścikālī），被当成是解毒的 kālī，又是 sarpa-daṃṣṭrikā。［学名 Tragia Involucrata］。

12：黧豆（磨竭豆 markatī）、ātma-guptā 和 ārṣabhī，应该是黧豆（kapi-kacchukā）。

13—14：绿豆（mudga-parṇī）、鹰嘴豆（sahā）、kṣudrā、钩豆（黑鹰嘴豆 māṣa-parṇī）和大鹰嘴豆（mahā-sahā），应该知道以上这些都是鹰嘴豆（sahā），又叫作 daṇḍotpalaka。

15：尼俱律树（nyagrodha），应该知道是榕树（vaṭa）。阿说他树（aśvattha）就是无花果树（菩提树，pippala）。

16：黄皮无花果树（plakṣa），应该即斑点榕（gardabhāṇḍa），而且它又被看作是 kapītana 树。

17：阿周那榄仁树（pārtha），被看作意同 kakubha，以“阿周那”为名。［学名 Terminalia Arjuna］。

18：红椿树（nandī-vṛkṣa），应该即 prarohī，而且经常被叫作 kṣīrī。

19：省藤（vañjula）①，被看作是 vetasa。打印果（bhallāta，婆罗得），也被看作是 aruṣkara。

20：珠仔树（lodhra），应该知道是 śābaraka；据说，它还被称作 tirīṭa。

21—22：应该知道，大果实的是“大瞻部树（mahā-jambū）”；小果实的是另一种；第三种即“水瞻部树”（jala-jambū），据说它也称作 * 河树（nādeyī）。

23—24：kaṇā、kṛṣṇā、upakulyā 和 śauṇḍī，被叫作 māgadhikā，应该知道亦即长胡椒（pippalī）。它的根叫作长胡椒根（granthika）。

25—26：胡椒（ūṣaṇa）应该知道是“昧履支”（marica）；干姜（śuṇṭhī）即干姜（viśva）；均是［药力］强劲的药物（mahauṣadha）。［以上］三热药（vyoṣa）应该知道即长胡椒、胡椒、干姜这三种热药（kaṭu-traya），它亦称作

① vañjula，英译本为“柳树”。

三辛药（try-ūṣaṇa）。

27：nākulī，加上 kākolī，指藤芋属植物 śreyasī 和 gaja-pippalī。［学名 Scindapsus Officinalis］。

28：trāyantī，应该即山榕（trāyamāṇā，龙胆根）。脆兰（rāsnā）被认为是 vasu-vahā①。

29：白花丹②（citraka）据说即 jvalana、vahni，均以“火”为名。

30：ṣaḍ-granthā、ugrā，应该知道是菖蒲（vacā），它就是开白花的菖蒲③。

31—32：倒吊笔属植物 kuṭaja，被看作是一种小树（vṛkṣaka）、vatsaka、giri-mallikā。［学名 Wrightia Antidysenterica］。应该知道，它的种子叫作 kaliṅga、indra-yava④。

33：香附子（mustaka），应该知道它以“云”为名，是一种香料。

34：hareṇukā 和豆蔻（elā）、sthūlā、bahulā 是大豆蔻；pṛthīkā 是大豆蔻或小豆蔻；drāmiḍī 和 truṭi 是小豆蔻。

35：长管大青 padmā，如同长管大青（bhārgī）、phañjī，应该知道亦即大青属植物（brāhmaṇa-yaṣṭikā）。［学名 Clerodendrum Siphonantus］。

36：印度虎尾兰（mūrvā），据说即 madhu-rasā、tejanī、tikta-valkalā⑤。［学名 Sanseviera Roxburghiana］。

37：大苦楝树（mahā-nimba），应该即 bṛhan-nimba。［学名 Melia Bukajun］。dīpyaka，应该即独活草（yavānikā）。［学名 Pthychotis Ajowan］。

38：酸藤子（viḍaṅga）应该说是白花酸藤果子（krimi-śatru）。［学名 Embelia Ribes］。rāmaṭha，应该说是阿魏（hiṅgu）。［学名 Ferula Asa Foetida］。

39：小茴香（ajājī），应该知道是只兰迦（土茴香，jīraka）。但是要知道黑种草属植物（kāravī）即 upakuñcikā。［学名 Nigella Indica］。

40：应该知道，胡黄连（kaṭukā）即 tiktā，亦同 kaṭuka-rohiṇī。

41：红月桂属植物木香树（零陵香、格香、多揭罗香 tagara），即弯曲的

① vasu-vahā，《梵英词典》未收此词。

② 白花丹，又叫作白雪花、白皂药、照药根子。

③ 开白花的菖蒲，*hemavatī，似为 haimavatī。

④ indra-yava，直译为“因陀罗的麦子”。

⑤ tikta-valkalā，应为 tikta-vallī。

红月桂（nata）。[学名 Tabernaemontana Coronaria]。[①]不过，肉桂（tvac）据说即肉桂（varaṅgaka）。

42：叫作芳香的锦葵（bālaka）的这种香就是 hrīvera，以“水”为名。

43：pattraka 和 dala，意即“桂叶”。coraka，意即印度当归（印度羌活树），以“贼”为名。

44：龙花鬓（nāga-kesara）据说有金色的那伽的意思。[学名 Mesua Roxburghii]。

45：藏红花（asra），又叫郁金（kuṅkuma）。须芒草（caṇḍā），被认为是 śaṅkhinikā。[学名 Andropogon Aciculatus]。

46：沉香，被解释为 ayas、aguru、jauṅgaka[②]，以“铁”为名。

47：cala 据说即乳香（turuṣka）。雪松（dāru）应该就是喜马拉雅雪松（天木，devadāru）。

48：应该知道 guccha 即一种香料 sthauneyaka[③]。一种香草（bhūtīka）即天竺葵草（dhyāma）、kattṛṇa。

49：青木香（kuṣṭha）[④]名叫 āmaya。甘松香（māṃsī）应该就是匙叶甘松、甘松香（nalada、jaṭā）。[学名 Nardostachys Jatamansi]。

50：印度没药，śukti 和 śukti-nakha，亦即 śaṅkha；“虎爪香”（vyāghra）即一种香料（vyāghra-nakha）。[学名 Unguis Odoratus]。

51：树脂（pura），即 palaṅkaṣa。māhiṣākṣa，据说亦即安息香（guggulu）。

52：树脂（rasa），被认为即香料没药（gandha-rasa）、bola、白胶香（sarja）和萨折罗娑香（sarja-rasa）。

53：乳香（kunda）被看作薰陆香（kunduruka）。松脂（dadhi）被认为即 śrī-vāsaka[⑤]。

54：米仔兰（priyaṅgu）据说即 phalinī、śyāmā、gaurī 和 kāntā。

55：沼泽刺葵（bahu-kaṇṭaka），应该是 bhīṣaṇā，亦名 ārta-gala。

56：假杜鹃，分为两种：假杜鹃（sairīyaka）和黄花假杜鹃（sahacara），

---

① 或译为“tagara”（红月桂），即 nata、vakra、copaya。

② jauṅgaka，《梵英词典》未收此词。

③ sthauneyaka，《梵英词典》未收此词。而 stauṇeyaka，指一种香料；胡萝卜。

④ kuṣṭha，又被称作广木香、闭鞘姜。

⑤ śrī-veṣṭaka，亦是松脂。

意思是假杜鹃花（bāṇa）。

57：水黄皮（karañja）应该是 nakta-māla、pūtīka、ciri-bilvaka（ciri-bilva）[①]。[学名 Pongamia Glabra]。

58：辣木属植物 śigrū 应该知道即 śobhāñjana。[学名 Moringa Ptergosperma]。tarkārī，被认为即 jayā。[学名 Premna Spinosa]。

59：moraṭa，应该是苦瓜属植物 pīlu-parṇī。bimbī 应该是 tuṇḍikerikā。

60：madana，应该说叫作 rāmaṭha、rāṭha；ghoṇṭhā 即 ghoṇṭhī。

61—62：婆罗门皂荚，4 指宽、36 指长，以"疾病的毁灭者"（vyādhi-ghāta）为名；应该知道它即阿勒勃（āragvadha）[②]、"王树"（皂荚，rāja-vṛkṣā），还有 revata 的意思。[学名 Cathartocarpus Fistula]。

63：śārṅgaṣṭā，应该是相思子（kāka-tiktā）。kaṇṭakī 应该是 vikaṅkata。

64：纴婆（nimba）应该说即无患子（ariṣṭa）。野生的蛇瓜（paṭola）应该说即栝楼属植物 kulaka。[学名 Trichosanthos Direca]。

65—66：木防己属植物 vayasthā[③]、viśalyā 和 chinnā，被认为即 chinna-ruhā。[这几个词和] vatsādanī 以及心叶青牛胆（amṛtā），都是心叶青牛胆（guḍūcī）的同名词汇。[学名 Cocculus Cordifolius]。

67：龙胆属植物 kirāta-tiktaka，应该知道即龙胆（bhū-nimba）、龙胆（kaṭu-tiktaka）。[学名 Gentiana Chirata]。

68：绒毛叶，被认为即 pāṭhā、ambuṣṭhā、prācīnā 和 elikā。[学名 Clypea Hernandifolia]。

69：苦瓜（suṣavī）应该是 toya-vallī。[学名 Momordica Charantia]。大蕉（rambhā）被认为即 kadalī。[学名 Musa Sapientum]。

70：香附子，应该知道即 plava、kuṭannaṭa、vanya 和 paripelava。[学名 Cyperus Rotundus]。

71：石梓（kāśmarī）[④] 应该知道即白柚木（kaṭphalā），又称作"圣叶"（śrī-parṇī）。[学名 Gmelina Arborea]。

72：香木，应该知道即吡脂（śallakī）、乳香属植物 gaja-bhakṣyā 和 vasu-

---

① nakta-māla、pūtīka、ciri-bilvaka，这三个词不知指何植物。ciri-bilvaka，而 ciri-bilva 是指水黄皮。

② āragvadha 的另几种写法为 aragbadha、aragvadha、ārgvadha。

③ vayasthā，《梵英词典》未收此词，只有 vayaḥ-sthā 一词，表示几种植物。

④ 又称作云南石梓、酸树。

sravā。[学名 Boswellia Thurifera]。

73：应该知道，余甘子（dhātrī）即阿摩落迦果（āmalakī）。[学名 Emblica Myrobalan]。akṣa，即毗醯勒（vibhītaka）。[学名 Bellerica Myrobalan]。

74：应该知道，诃黎勒即 pathyā、abhayā、pūtanā 和诃子（harītakī）。[学名 Chebula Myrobalan]。

75：三果（tri-phalā）说的是［上述三种］果子，应该知道它亦称为三种果子（phala-traya）。

76：喇叭花 aralu 和 dīrgha-vṛnta①，也被叫作 kaṭvaṅga。[学名 Colosanthes Indica ？]。

77：甘草，被叫作 yaṣṭī、yaṣṭy-āhva、madhuka、madhu-yaṣṭika。

78：dhātakī，应该是 tāmra-puṣpī。[学名 Grislea Toolentosa ？]。含羞草，samaṅgā 应该是 gaṇḍa-kālikā。[学名 Mimosa Pudica]。

79：白色的旃檀木（malaya-ja），即 śīta、牛头旃檀（go-śīrṣa）和白色旃檀（śveta-candana）。

80：应该知道，二种紫檀木（ku-candana）即红檀木（rakta-candana）。

81：kākolī，被认为即 dhīrā（kākolī 等几种药用植物）、payasyā（白花菜；kākolī 等植物）和 arka-puṣpikā（白花菜，学名 Gynandropsis Pentaphylla）。

82：野漆树，叫作 śṛṅgī、karkaṭa-śṛṅgī 和 mahā-ghoṣā。[学名 Rhus Succedana]。

83：天竺黄，应该知道即竹黄 vāṃśī、tugā、tukā-kṣīrī 和 vaṃśa-rocanā。

84：葡萄（mṛdvīkā）被认为即葡萄（drākṣā），亦即“于阗所产”的一种红葡萄（gostanaka）。

85：香草根（茅根香，uśīra）应该就是 mṛnāla 和 sevya，亦同 lāmajjaka，[Andropogon Muricatus 的根]。

86：毛叶腰骨藤（śārivā）就叫作 gopa-vallī、bhadrā 和 gopī。[学名 Ichnocarpus Frutescens]。

87—88：姜黄，应该知道即 dārvī②、kaṭaṅkaṭerī 和 dāru-niśā，也叫作姜黄 haridrā、rajanī、piṇḍā、varṇavatī 和 niśā。

89：须芒草属植物 vīra-vṛkṣa，如同 vīra-taru，被认为即 vīra-tara。[学名

① dīrgha-vṛnta，原意“长茎的”。

② dārvī，当它和 haridrā 等词连用时，指小檗。

Andropogon Muricatus]。

90：万带兰属植物 vṛkṣādanī，它被认为即 taru-ruhā 和 nīla-vallī。[学名 Vanda Roxburghii]。

91：应该知道，一种药用植物（sūrya-bhaktā）有 kapota-vaṅkā 的意思。

92：据说，木蝴蝶（ṭunṭuka）即 bhallaka 和 śyonāka。

93：应该知道，木田菁（vasuka）即 buka。[学名 Agati Grandiflora]。药用绿萝（vasira）即 kapi-pippalī。[学名 Scindapus Officinalis]。

94：五彩苏（彩叶草、锦紫苏），被认为即 pāṣāṇa-bhedaka、aśma-bhid 和 aśma-bhedaka。[学名 Coleus Scutellariosdes]。

95：一种灰可以作腐蚀剂的树（muṣkaka）被看作紫葳属植物（ghaṇṭāka），亦即 dhava 和 śvetaka。

96：金刚纂，名叫金刚树（vajra-vṛkṣa）、大金刚树（mahā-vṛkṣa）、snuh 和 snuhī。[学名 Euphorbia Antiquorum]。

97：娑罗树（śāla）应该即青梅属龙脑香科植物 śaṅku-vṛkṣa。[学名 Vatica Robusta]。黄檀属植物 syandana 被认为即 tiniśa。[学名 Dalbergia Ougeinensis]。

98：香橼，名叫 aśana、bījaka 和 pīta-sāra。[学名 Citrus Medica]。

99：黑檀木（kālīya）应该即 pīta-kāṣṭha。一种香料（kavuka）被认为即羯布罗香（khapura）。

100：儿茶，应该知道即 gāyatrī、khadira，它的变体被认为即 kadara。

101：青莲花（蓝睡莲），据说即 indīvara、kuvalaya、nīlotpala。

102：白莲花，被说成即 saugandhika、kahlāra、abja、kamala。

103：榄仁树属植物（aja-karṇa）应该即 sarja；[学名 Terminalia Alata Tomentosa]。或者，青梅属植物 aji-karṇa 即“马耳树”（aśva-karṇaka）。[学名 Vatica Robusta]。

104：破布木属紫草科植物（śleṣmāntaka[①]），如同 śelu，也叫作 bahu-vāra。[学名 Cordia Latifolia]。

105：圣罗勒，被命名为 surasā、tulasī、kṛṣṇā 和 kayasthā。

106：而且，依据上述的顺序，据说，sitā 依次与之组成两个部分。

① śleṣmāntaka，原意“驱除黏液的、祛痰的”。

107：一种罗勒，据说即 kuṭheraka、arjaka、parṇāsa 和“香叶树”（gandha-pattraka）。

108：黄荆（su-gandhikā）叫作 nīla、sindhu-vāra 和 nirguṇḍī。［学名 Vitex Negundo］。

109：不过，应该知道，劫比他叶（kapittha-pattrī）叫作 surasī 和 kulajā。

110：据认为，琴叶毛蕊花叫作 alambusa、go-cchāla 和 kulāhala。［学名 Coryza Terebinthina］。

111：“妙香树”（su-gandhaka）即 kadamba、chattra、aticchattra。

112：kṣavaka 被看作是 kṣuvaka，亦同黑芥末（kṣud-vibodhanaka）。

113：灌木罗勒，叫作 kṛṣṇārjaka、karāla 和罗勒属植物 kāla-māla。［学名 Ocimum Gratissimum］。

114：锐棱玉蕊，认为即 pracībala、nadī-kānta、nicula、hijjala。［学名 Barringtonia Acutangula］。

115：火筒树属植物（vāyasī）被认为如同 kāka-nāsā 和 kāka-jaṅghā。［学名 Leea Hirta］。

116：应该知道，槐叶苹属植物（mūṣika-parṇī）不是花篱属百合科植物 dravantī，而是 ākhu-parṇikā。［学名 Salvinia Cucullata］。

117：据说，大无患子（viṣa-muṣṭi）和 keśa-muṣṭi，有着理论上的同义。

118：土牛膝（kiṇihī）被看作 kaṭabhī。［学名 Achyranthes Aspera］。一种酸模 āmlaka 被看作膀胱酸模（amla-vetasa）。［学名 Rumex Vesiricus］。

119：应该知道，刺篱木属植物 ajhaṭā ①、“多叶花”（bahu-pattrā ②），亦即 tāmalakī。［学名 Flacourtia Cataphracta］。

120：pharūṣa，被看作 pharūṣaka③。kṣīrī，即铁线子（rājādana）。

121：“大叶树”（mahā-pattra），被认为即柚木（śāka）。cakṣuṣya，叫作马钱子（坚果树，kataka）。［学名 Strychros Potatorum］。

122：腰骨藤（羊角藤，masūra-vidalā）被叫作 śyāmā 和 pālindī。［学名 Ichnocarpus Frutescens］。

---

① ajhaṭā，应为 ajjhaṭā。

② bahu-pattrā，原意“多叶的”，指一种特殊的香花。此处似应为 bahu-pattrikā。

③ pharūṣa、pharūṣaka，《梵英词典》均未收。

123：据说，kaṇṭakākhyā[①]、mahā-śyāmā（大腰骨藤；印度黄檀），叫作 vṛkṣa-bhāryā。

124：应该知道，野生巴豆根（dantī）就是 nikumbha 的意思。[学名 Croton Polyandrum]，它共分为三种（tri-bhaṇḍī、tri-puṭī、trivṛt）[②]。

125：应该知道，含羞草属植物（saptalā）叫作 yava-tiktā、carma-kaṣā。[学名 Mimosa Concinna]。

126：穿心草（śaṅkhinī），名叫 sukumārā、tikta-vīryākṣi-pīluka[③]。

127：gavākṣī，被认为即苦黄瓜（śvetā）。蓝花豆（giri-karṇī）被认为即蓝花豆（gavādīnī）[④]。[学名 Clitoria Ternatea]。

128：应该知道，珠仔树（榄仁树，tilvaka）和珠仔树（khara-lodhra），如同 bhillaka[⑤]。[学名 Symplocos Racemosa]。

129：应该知道，一种药物 kampillaka[⑥] 叫作一种香料 guṇḍā-rocanikā[⑦]。[学名 Sunda Racanī]。

130：金色醉蝶花（hema-kṣīrī）被认为即 pītā、kṣīrī 和一种马利筋属萝摩科植物（kāñcana-dugdhikā）。[学名 Asclepias Rosea]。

131：药西瓜（gaja-cirbhiṭaka）被看作香瓜属植物 viśālā 和 indra-vāruṇī。[学名 Cucumis Colocynth；Cucumis Maderaspatanus]。

132：眼药水（洗眼剂），名叫 tārkṣaja、tārkṣa-śaila[⑧]、汁安膳那（rasāñjana）。

133：丝棉树（śālmali）的汁液（树脂、树胶、树汁，niryāsa），就与 moca-rasa（莫遮浆）同义。

134：土牛膝（倒钩草，倒梗草），即 pratyak-puṣpī、kharāhvā、apāmārga 和 mayūraka。[学名 Achyranthes Aspera]。

---

① kaṇṭakākhyā，应为“kaṇṭakākhya”（菱角），学名 Trapa Bispinosa。

② 此处似可译为“它与 tri-bhaṇḍī、tri-puṭī 合为三种”。

③ tikta-vīryākṣi-pīluka，其义不明。

④ gavādīnī，《梵英词典》未收，而 gavādanī 指蓝花豆、蝴蝶花豆。

⑤ bhillaka，《梵英词典》未收，而 bhillī 指珠仔树。

⑥ kampillaka，《梵英词典》未收，kāmpillaka 指一种药物。

⑦ guṇḍā-rocanikā，=kāmpilya，通常指 Sunda Racanī。

⑧ tārkṣa-śaila，=tārkṣya-śaila。

135：驳骨草（小驳骨，裹篱樵，siṃhāsya[①]），应叫作 vṛṣa、驳骨草（vāsa）、āṭarūṣaka。[学名 Gendarussa Vulgaris]。

136：众所周知，一种马齿苋属植物（jīva-śāka）即 jīvantī、karcūra 和莪术（śaṭī）。

137：一种小树迦陀颇那树（kaṭphala），即阿拉伯相思树等几种植物（soma-valka）。sapti-gandhā 即仙茅（aśva-gandhikā）。

138：天门冬（śatāhvā）被认为即“百花树”（śata-puṣpā）、miśī 和 madhurikā。[学名 Anethum Sowa]。

139：应该知道，闭鞘姜的根（puṣkara-mūla）名叫 puṣkara 和 puṣkarāhvaya。[学名 Costus Speciosus 或 Arabicus]。

140：波斯骆驼刺（yāsa）名叫 dhanva-yāsa、duḥsparśā 和 durālabhā。[学名 Alhagi Maurorum]。

141：据说，驱肠虫斑鸠菊（vākucī）名叫 soma-rājī 和 avalguja。[学名 Vernonia Anthelmintica]。

142：鳢肠（mārkava）应该叫作 keśā-rāja 和 bhṛṅga-rāja。[学名 Eclipta Prostrata]。

143：决明，应知 eḍa-gaja 和 cakra-mardaka 有同样的意思。[学名 Cassia Tora 决明；Cassia Alata 有翅决明]。

144：muruṅgī、taskara-snāyu、kāka-nāsā 和 vāyasī，[都是同义词]。

145：心叶栝楼，被认为即 mahā-kāla、vega、taṇḍulīya、ghana-svena。[学名 Trichosanthes Palmata]。

146：苦葫芦，据说应是 ikṣvāku，tikta-tumbī，tiktālābu。

147：应该知道，dhāmārgava 即丝瓜（kośātakī，学名 Luffa Acutangula），亦即一种有网状皮的甜瓜（jālinī）。

148—149：应该知道，丝瓜（kośātakī）的变体（kośatakī-bheda），意同 kṛta-vedhana[②]。而且，据说，它如同 jīmūtaka 和 devatāḍaka。[学名 Lipeocercis Serrata]。

---

① siṃhāsya，原意“铁面的”。

② kṛta-vedhana，一种开白花的 ghoṣā。

150：gṛdhra-phalā，被认为即 gṛdhra-nakhī[①]、hiṃsrā 和 kakādanī。

151：夹竹桃，据说即 aśvāri、karavīra 和 aśva-māraka。［学名 Nerium Odorum］。

152：岩盐，名叫 sindhu、乌盐（saindhava）、sindhūttha、māṇi-mantha。［rock salt］。

153：盐，即 rucaka（sochal salt）、黑盐（kṛṣṇa-lavaṇa）、青盐（sauvarcala）。

154：灰药（kṣāra）即大麦灰碱（yavāgraja）和大麦灰（yava-kṣāra）。

155：天然碳酸纳，据说有 svarjikā、svarjikā-kṣāra 两种。［natron，nitrate of potash］。

156：不过应该指出，盐碱地（ūṣa-kṣāra）即 niḥsāra、ūṣa 和 ūṣaka。

157：铜矾（蓝矾、五水硫酸铜），叫作 tutthaka、śikhi-kaṇṭha 和 vitunnaka。［blue vitriol］。

158：绿矾，叫作 kāsīsa、dhātu-kāsīsa 和 khe-cara，［green vitriol］。

159：眼药分为两种：puṣpa-kāsīsa（black sulphate of iron 黑矾）和 śītala（green sulphate of iron）。

160：一种香土，叫作 saurāṣṭrī、mṛttikā、kākṣī、tubarī。［a sort of fragrant earth］。

161：硫化铁，应该知道即 mākṣika-dhātu、tāpya、tāpī-samutthita[②]。［pyrites］。

162—163：雄黄（śilā）应该知道叫作 manaḥ-śilā、nepālī、kunaṭī，［red arsenic］。据说，它有雄黄（tālaka）和雌黄（hari-tāla）［两种］。

164：硫黄（gandhaka）据说即 gandha-pāṣāna。［sulphur］。水银（rasa）即 pārada。［quicksilver］。

165：锑（sauvīra）应知即安膳那（añjana）。［antimony］。红土子（giri-mṛd）被认为即 gairika。［red chalk］。

166：金（suvarṇa）被当作 hema。银（rūpya）被说成 rajata[③]。

---

① gṛdhra-nakhī，原意"似鹰爪的"。

② tāpī-samutthita，似应为 tāpī-samudbhaba。

③ 湛如指出，佛典中关于"金"的种类大致有三：1.hiraṇya，指由山河等自然界所产出的"自然状态的金"。佛陀入灭时的熙连禅河，亦译为"有金河"。2.jātarūpa，生色，即未加工之前的金块或者未成金。rajata，似色，即银。suvarṇa/suvaṇṇa，胜色或妙色，指已经加工过的有色金。参见湛如：《净法与佛塔：印度早期佛教史研究》，中华书局 2006 年版，第 69 页。

167：锡（raṅga）应知即 vaṅga、trapu。铅（nāga）即指 sīsaka。

168：铜（tāmra）应知就是 audumbara、śulba、mleccha-mukha。

169：铁（adri-sāra）被说成即 ayas、tīkṣṇa、含铁的（lohaka）。

170：酥油（sarpi）据说即 ājya、ghṛta、payas、kṣīra。

171：蜜（mākṣika）就是 madhu、kṣaudra。它也称作“花之汁”（“花之甘露”，puṣpa-rasa）。

172：米汤（淘米水，米浆，jyeṣṭhāmbu）就是米汤（粥，taṇḍulāmbu）。醋浆（kāñjika）就是 suvīraka[①]。

173：白糖（sitā）即 sitopalā，亦当作蔗糖（matsyaṇḍī）、石蜜（白糖，śarkarā）。

174—175：三种香料（tri-sugandha、tri-jātaka），等于肉桂（tvac）、小豆蔻（elā）、桂叶（pattraka）。[上述三种] 加上“龙须”（龙花鬓，nāga-kesara，学名 Mesua Roxburghii），合称为四种 [香料]（cātur-jātaka）。

176—177：长胡椒（pippalī）、胡椒根（pippalī-mūla）、胡椒（cavya，学名 Piper Chaba）、白花丹（citraka，学名 Plumbago Zeylanica）、干姜（nāgara），根据药理的依次顺序（tantra-kuśalaiḥ），合称为“五辛”（pañca-kolaka）。

178：稻米，被认为是 bhatṛlāga[②]、一种大米（mahā-śāli）、野生的稻米（nīvāra）以及 vālikā。

179：粟（小米，黍），应知即小米（priyaṅgu）、小米（kaṅgukā）、穷人吃的一种谷子（圆果雀稗，koradūṣa）和圆果雀稗（kodrava，学名 Puspalum Scrobiculatum）。

180：豌豆，被认为有三种（tri-puṭa），即 puṭa、kalāya 和 laṅgaka。

181：豆子，据说即紫花豌豆（satīna，学名 Pisum Arvense）、一种豆子（vartula）和豆子（hareṇu）。

182：[计量单位] picu 与 pāṇi-tala、akṣa、biḍāla-padaka 是等量的。[等于 1 两（karṣa）]。

183：应该知道，1 两（karṣa）与 suvarṇa、kavaḍa-graha 是相等的。

---

① suvīraka，《梵英词典》未收。

② bhatṛlāga，《梵英词典》未收。

184：人们认为，śukti 亦叫作 aṣṭamikā，它等于半婆罗（palārdha）。

185：1 婆罗（pala）与 bilva、muṣṭi 是相等的。1 撮（prasṛta）等于 2 婆罗（dve pale）。

186：应知，1 掬（añjali）等于 1 斛（kuḍava），等于 4 婆罗（pala-catuṣṭaya）。

187：据说，1 mānī 等于 8 婆罗（palāny aṣṭau），也等于 8 māna（aṣṭa-māna）。

188：1 升（prastha，钵悉他）等于 4 斛（kuḍava）。1 斗（āḍhaka）等于 4 升。

189：据说，1 斗（kāṃsa）和 1“钵”（pātra，=1 āḍhaka）是相等的。1“秤”（tulā）等于 100（śatam）[婆罗]。①

190—191：据智者看来，在干燥的地区［可使用以上］这种度量的标准。而在物体是液态或潮湿时，据说，要［秤出］它的两倍［的量］。

192：由于在不同的地方，事物的名称不一致，因此，要完全弄清事物是很困难的。

193：所以，我也就大胆地做了以上的这番解说。

——《医理精华本集词汇》（结束）

① 吴天竺三藏竺律炎共支谦译《摩登伽经》卷下“明时分别品第七”云：“我今复说斤两轻重。十二麦名一大豆。十六大豆，名修跋那，重十二铢。二十四铢，名为一两。十六两，名为一斤。二两名一婆罗。二婆罗名一撮。二撮名一掬。六掬名钵悉他。二十四婆罗，名摩伽陀钵悉他。如是广说斤两数法。”（《大正藏》卷二十一，第 409 页上至中）

部分翻译名词详注

［añjana：安膳那］

añjana，眼药。佛经中的音译法有：

《大毗卢遮那成佛神变加持经》卷三：安膳那。(《大正藏》卷十八，19 页中)

《帝释巖秘密成就仪轨》：安缮那。(《大正藏》卷十九，96 页上)

《大力金刚经》：安鄯那。

南本《大般涅槃经》卷三十四："如世间安阇陀药善疗眼病。"(《大正藏》卷十二，834 页上)。"安阇陀"应是"安阇那"之误。

《萨婆多部毗尼摩得勒伽》卷六：安禅那。(《大正藏》卷二十三，600 页下)

《一切经音义》卷十二："安膳那：梵语眼药名也，此药石类也。深青色兼有紫绀之色，亦似金精。"(《大正藏》卷五十四，380 页下)同书，卷三十六："安膳那：音善，唐云眼药，似矿石，青黑色，亦似金精石药也。"(《大正藏》卷五十四，546 页下)同书，卷四十："安鄯那：音善，梵语，青色矿石，眼药也。"(《大正藏》卷五十四，572 页中)同书，卷四十八："安缮那：市战反，旧言安禅那，此云眼药也。"(《大正藏》卷五十四，631 页上)

《翻梵语》卷十："安禅那，译曰眼药。"(《大正藏》卷五十四，1052 页下)

［asādhya：阿萨阇］

asādhya，意为无法治愈的，指那些严重的不可治疗的疾病，即必死之病。《胜天王般若波罗蜜经》卷七，音译为阿萨阇，"若人中得阿萨阇病"。

（《大正藏》卷八，722页上）

北凉昙无谶所译的《大般涅槃经》卷九："譬如良医解八种药，灭一切病，唯除必死。"（《大正藏》卷十二，419页中）东晋法显译的《大般泥洹经》卷六："譬如良医解八种术，一切诸病皆悉能治，唯除阿萨阇病。"（《大正藏》卷十二，893页上）这两句一对照，就能看出"必死"与"阿萨阇病"译的是同一个词。

《翻译名义集》卷七："阿萨阇：此云不可治病。《弘明集》云：必死之病，虽圣莫蠲；可疗之疾，待医方愈。故《涅槃》明三种病，一易治，二难治，三不可治。"（《大正藏》卷五十四，1165页下）

《一切经音义》卷十："阿萨阇病：谓不可治。"（《大正藏》卷五十四，363页下）

［ariṣṭa：死亡的前兆］

在印度的轮回观念中，凡夫俗子有生死轮回，死前有种种预兆；连天神们也有生死，而且死前也有预兆。《根本说一切有部毗奈耶药事》卷六："诸天常法，有欲死者，五衰相现。云何为五？一者衣裳垢腻，二者头上花萎，三者口出恶气，四者肋下汗流，五者不乐本座。"（《大正藏》卷二十四，24页上）又，《旧杂譬喻经》卷二云："时有一天寿命垂尽，有七事为应。一者项中光灭。二者头上傅饰华萎。三者面色变。四者衣上有尘。五者腋下汗出。六者身形瘦。七者离本坐。"（《大正藏》卷四，521页下—522页上）这两部经文中分别提到了诸天去世前的五种和七种预兆。

［arka：阿罗歌花］

arka-puṣpa，《翻译名义大集》6217条，［汉］阿罗歌花、又云白花。arka，一种树，学名为Calotropis Gigantea，是萝藦科牛角瓜属植物。佛经中的音译法有：

《持地论》卷七、《菩萨戒经》卷五：阿迦花。

《五佛顶三昧陀罗尼经》卷二：遏迦花。（《大正藏》卷十九，272页上）

《大孔雀王咒经》卷下：白遏迦花。"以白遏迦花，此方所无，可以梨奈花等替之。"（《大正藏》卷十九，476页上）

《一切经音义》卷四十五："阿迦花：应云阿罗歌花，此云白花。"（《大正藏》卷五十四，606页上）

《翻梵语》卷十："阿迦花，应云阿罗歌，译曰日也。"（《大正藏》卷五十四，1050页中）arka本意为太阳、日光。

《翻译名义集》卷三："何罗歌，或阿迦，此云白华。"（《大正藏》卷五十四，1104页中）"何罗歌"中的"何"字，应是"阿"字形误。

［aṣṭa-varga：八品药物］

在《遮罗迦本集》和其他药典中，提到了八种主药，称之为八品药物（aṣṭa-varga）。它们是jīvaka、ṛṣabha/ṛṣabhaka、medā、mahāmedā、kākolī、kṣīra-kākolī、ṛddhi和vṛddhi八种。这几种药物至今还难以确定具体所指。Jīvaka是印度古代医王耆婆的名字，此处姑且译为"耆婆草"。medā和mahāmedā合称为mede。kākolī和kṣīra-kākolī合称为kākolyau，据《医理精华词汇》第81条，"kākolī，被认为即dhīrā（kākolī等几种药用植物）、payasyā（白花菜，kākolī等药用植物）、arka-puṣpika（白花菜）"。因此，kākolī可能与白花菜有关。vṛddhi，其性温而凉，可祛痰、治黏液、麻风病、虫病。

在另一些医典中，这八品药物的替代药物是：山药的根代替前两种；天门冬的根代替第三、四种；仙茅根代替第五、六种；莎草代替最后两种。

［aṣṭāṅga：八支］

aṅgāni是aṅga的复数形式，有"节、肢、枝、分节、分支、部分"等意思。aṅgāni在医书中通常即aṣṭāṅgāni，aṣṭa指数字八，aṣṭāṅgāni是一种叫作"双牛释"的依主释复合词，意为"八支"，表示印度古代传统医术"生命吠陀体系"的八个组成部分。在汉译佛典中，这种分类法曾被译为八分医方、八种术、八术、八医等。

南北朝时陈朝天竺三藏真谛所译的数论派哲学经典《金七十论》卷上："一者八分医方所说能除身苦。"（《大正藏》卷五十四，1245页中）从现存梵本《数论颂》（*Sāṃkhya-kārikā*，一译《僧佉颂》）来看，与《金七十论》所对应的词为"āyurveda-śāstra"，意即生命吠陀论。虽然《金七十论》早于

《数论颂》，但八分医方即生命吠陀论是毫无疑义的。

北凉昙无谶所译的《大般涅槃经》卷九："譬如良医解八种药，灭一切病，唯除必死。"（《大正藏》卷十二，419页中）又，卷二十五："譬如良医善八种术，先观病相，相有三种。"（《大正藏》卷十二，511页中）此经有两种译法：八种药与八种术。

东晋法显译的《大般泥洹经》卷六，译为"八种术"。（《大正藏》卷十二，893页上）

隋代章安（灌顶）法师撰写的、唐代天台沙门湛然再治的《大般涅槃经疏》卷六，对八种术做了注释，云："初文明医晓八术，一治身、二治眼、三治胎、四治小儿、五治创、六治毒、七治邪、八知星，内合佛知八正道能治八倒病。"（《大正藏》卷三十八，72页下—73页上）"知星"之说，不知从何而来。这一条解释后被《一切经音义》卷二十五引用。此外，所谓"内合佛知八正道能治八倒病"，将八种医术比附为八正道，可能是灌顶法师的独家发挥，因为在佛教医学中，特别是从反映早期佛教医学面貌的律藏资料来看，并没有像生命吠陀那样的体系划分。

唐代高僧义净的《南海寄归内法传》卷三"先体病源"条，称之为"八医"，并有更详细的说明。"然西方五明论中，其医明曰：先当察声色，然后行八医，如不解斯妙，求顺反成违。言八医者，一论所有诸疮，二论针刺首疾，三论身患，四论鬼瘴，五论恶揭陀药，六论童子病，七论长年方，八论足身力。言疮事兼内外。首疾但自在头。齐咽已下，名为身患。鬼瘴谓是邪魅。恶揭陀遍治诸毒。童子始自胎内至年十六。长年则延身久存。足力乃身体强健。斯之八术，先为八部，近日有人略为一夹。"[①] 义净在天竺求法多年，故能明确指出，八医属于医方明的范畴。

义净所译的《金光明最胜王经》卷九"除病品第二十四"中云，"善解医明、妙通八术"；"虽善医方，妙通八术"（《大正藏》卷十六，447页下）。八术一词在现存的梵文《金光明经》（*Suvarṇaprabhāsa-sūtram*）辑校本中，对应词为aṣṭāṅga-āyurvaidya-śāstra，意即生命吠陀医论八术。义净该经译本中还有，"复应知八术，总摄诸医方，於此若明闲，可疗众生病。谓针刺伤破，身疾并鬼神，恶毒及孩童，延年增力气"。（《大正藏》卷十六，448页中）

① 王邦维校注：《南海寄归内法传校注》，第151页。

后四句就是对八术的简明解释。

唐代翻经沙门慧沼撰写的《金光明最胜王经疏》卷六，云："八术者，一疗被针刺法、二疗破伤法、三疗身疾、即前四病，四鬼损、五中毒药、六疗孩童、七延寿、八养身。"（《大正藏》卷三十九，325页下）慧沼的解释与义净的译文基本一致。

唐代慧琳的《一切经音义》卷二十五："八种术：一治身、二治眼、三治疮、四治小儿、五治鬼、六治毒、七治胎、八占星，见注涅槃经。"（《大正藏》卷五十四，466页下）与上引《大般涅槃经疏》卷六相比，顺序有所差异。又，《一切经音义》同卷："解八种药：一治身、二治眼、三治疮、四治小儿、五治邪鬼、六治毒、七治胎病、八占星，如下耆婆所说。"（《大正藏》卷五十四，471页中）

笔者在翻译Si.1.1时，考虑到时代相近，因此采用了义净《南海寄归内法传》中的译法。但其排列次序与《金光明最胜王经》、《南海寄归内法传》并不完全一致。为了便于理解，八个词的具体译法依次如下：

（1）śālākya，原意作为外科手术的一个分支而使用锋利的医疗器械、针等；相当于"针刺首疾、针刺、被针刺法"。根据藏文本，恩默瑞克教授此处译为眼科（eye-medicines）。《大般涅槃经疏》卷六、《一切经音义》卷二十五，此两处也明确将śālākya释为治眼。不过，它的范围比现代医学意义上的眼科宽泛。根据义净的注释，可以知道它指代咽喉以上部位的所有头部疾病的治疗方法。《医理精华》的第26章标题即为śālākya，包括治疗眼病（netra-roga）、耳病、鼻子病、舌病、牙齿病、口腔病、脑袋病。值得注意的是，此处的"针刺、针刺首疾"的"针"，实际上代表了一类的外科器械，与古代中医"针灸"的"针"，意义并不等同。

（2）kāya，身体，kāya-cikitsita即治疗身体，相当于"治身、身患、身疾"。指咽喉以下身体部位疾病的治疗。

（3）bhūta，有鬼神、妖魔、精灵、非人、邪魅等意思，bhūta-cikitsita即驱邪除魔，相当于"治邪、鬼瘴、鬼神、鬼损、治鬼"。指治疗邪魔侵袭所造成的疾病。

（4）śalya，指身体内外的无关却能造成痛苦的任何东西，相当于"治创、所有诸疮、伤破、疗破伤法、治疮"。指治疗身体内外的创伤等疾病。

（5）agada 指一切解毒药，音译“恶揭陀、阿伽陀”等，agada-rakṣā 即解毒，相当于“治毒、恶揭陀药、恶毒、中毒药”。指治疗所有毒害的方法。

（6）vayas，年齿、青春、精力，vayo-rakṣā，意为使人长生不老，相当于“长年方、延年、延寿”。指延年益寿的养生之道。

（7）bāla，婴儿、童子、幼儿，bāla-rakṣā 即保护儿童。相当于“治小儿、童子病、孩童、疗孩童”。据义净的解释，从胎儿一直到 16 岁，都算作儿童。《医理精华》第 1 章第 37 条也说，“从吃奶为生到随后吃食物，一直到十六岁，被称作童年。”因此，它指治疗各种儿科疾病的方法。应该注意，《大般涅槃经疏》卷六、《一切经音义》卷二十五中的“治胎病”，实际上包含在童子方之中，而不应分开。

（8）bīja 有精子、种子等意思，bīja-vivardhana 即生精壮阳，相当于“足身力、增力气、养身”。主要指壮阳的方法。

此外，《大般涅槃经疏》卷六、《一切经音义》卷二十五，没有“足身力”，而有“占星”。“占星”恐怕有误，因为占星不属于八分医方的范畴。

印度古代对八医的内容也有不同的说法。“印度传统对医学领域的研究广泛地分为八个部分：a. 疾病诊断和治疗；b. 与整个人体有关的治疗法方法，哲学的和伦理的方法。因此 a 项计有：需外科治疗的疾病；产科学；眼、耳、鼻、喉的疾病；因涉及整个机体治疗的体液失调而生的疾病；心理失调和源出于恶魔而生的失调；儿科学即由恶魔而引发的儿童的疾病；最后还有《生命吠陀》的三个方面——药用毒品和解毒药、长生不老药和治疗男性生殖机能的药。b 项更广泛，计有：机体的心理和肉体的健康；疾病的起源；在体液平衡方面的疼痛和疾病的性质；治疗或作用；治疗结果；关于病人的年龄或季节的时间的影响；最后，从业者即医生的职业行为、诊断、方法和器械。它强调的是预防和早期治疗。”[①] 另据《南亚大辞典》“八支”条，“一种认为指一般医学、小儿科学、精神疾病、眼耳鼻喉疾病、外科、毒理学、返老还童养生术及壮阳术等；另一种认为是指拔除医方（清除体内异物等）、利器医方（以利器疗治五官及头部病症）、身病医方（疗治一般病症）、鬼病医方（疗治鬼邪所致病症）、小儿医方（包括妇产儿诸科）、解毒剂论、长寿药

① A.L. 巴沙姆主编，闵光沛等译：《印度文化史》，第 12 章“科学”，商务印书馆 1997 年版，第 220 页。

科、强精药科等”。[1]

特别值得注意的是，除了汉译佛典以及汉僧撰写的经疏之外，在敦煌出土文书中也提到了“八术”。上海图书馆所藏敦煌文书《温室经疏一卷》（上图068号），慧净法师制，为唐写卷子。其中云：“祇域者，指名字也。祇域梵音，此云能活。散解四病之元，妙通八术之要，下针定差，投药必治，治有此能，故称能活也。”祇域，梵音为Jīvaka，即与佛陀同时代的医王耆婆。“妙通八术之要”，就是说他精通医术的各个方面。更重要的文书是悟真撰写的《索法律邈真赞》（伯4660号，全称《金光明寺故索法律邈真赞并序》）记载，索法律“练心八解，洞晓三空。平治心地，克意真风。灯传北秀，导引南宗。神农本草，八术皆通”[2]。“八术”无疑即上述印度古典生命吠陀医学体系的八个分支，亦成为印度古典医学的代称。此处说明索法律不仅通晓中医，而且对印度古典医学也有造诣。可见敦煌作为丝绸之路上一个地位突出的文化交流据点，也接纳了印度古典医学的因素。[3]

此外，在道教典籍中也有“八术”的说法。比如，《太上灵宝元阳妙经》卷十，“复有明医晓八种术，善疗众病，知诸方药。”[4]此处的“八种术”必指印度“生命吠陀”医学无疑。又，《上清丹景道精隐地八术经》中的“八术”是指八种“隐地之术”[5]，与印度“生命吠陀”医学则没有关系。

［asana：阿西那］

asana，一种树，学名Terminalia Tomentosa，是使君子科榄仁树属乔木。《翻译名义大集》6171条，［汉］阿西那。《方广大庄严经》（Lalitavistaro nāma mahāpurāṇaṃ）卷一中译为“阿娑那花”。（《大正藏》卷三，540页下）佛经中的其它译法有：

《蕤呬耶经》卷中：阿输那华。（《大正藏》卷十八，767页中）

---

① 黄心川主编：《南亚大辞典》，四川人民出版社1997年版，第34页。对“医方八术”的解说，另参见陈明：《古印度佛教医学教育略论》，《法音》2000年第4期，第22—24页。

② 饶宗颐主编：《敦煌邈真赞校录并研究》，香港敦煌吐鲁番研究中心丛刊之三，新文丰出版公司1994年版，第198页。

③ 对“八术”的更详细解释，参见陈明《“八术”与“三俱”：敦煌吐鲁番文书中的印度“生命吠陀”医学理论》，《自然科学史研究》2003年第1期，第26—41页。

④ 《正统道藏》，第十册，新文丰出版公司1985年版，第225页下。

⑤ 《正统道藏》，第五十六册，第789—798页。

《五佛顶三昧陀罗尼经》卷三：阿縒那木。（《大正藏》卷十九，272 页下）

［āmalakī：阿摩落迦果］

āmalakī，=āmalaka，树名及果名。学名 Emblica Myrobalan，即余甘子。《翻译名义大集》5799 条，［汉］山查。佛典中的译法及解释有：

《根本说一切有部毗奈耶药药事》卷一：菴摩勒。（《大正藏》卷二十四，1 页中）

《大佛顶广聚陀罗尼经》卷四：阿摩勒。（《大正藏》卷十九，165 页上）

《根本萨婆多部律摄》卷八：菴摩洛迦。（《大正藏》卷二十四，569 页下）

《佛说守护大千国土经》卷下：阿摩罗果树。（《大正藏》卷十九，588 页下）

《一切如来大秘密王未曾有最上微妙大曼陀罗经》卷四：阿末罗木。（《大正藏》卷十八，552 页上）

《金光明最胜王经疏》卷六："三果者，一诃梨勒迦，二阿摩洛迦，亦名阿无罗迦，及旧云菴摩罗果者，讹。三仳仳得迦，似阿无罗而稍大也。"（《大正藏》卷三十九，326 页上）

《翻梵语》卷十："阿摩勒果：译曰无垢。"（《大正藏》卷五十四，1051 页上）

《翻译名义集》卷三："阿摩落迦，《西域记》云，印度药果名也"。（《大正藏》卷五十四，1103 页上）

《一切经音义》卷二十五："阿摩勒：此云无垢。南本经作诃梨勒，误也。此方其识，净三藏云：菴摩勒迦，此云苦涩药，形如小柰。若云菴摩罗、菴没罗，状如木瓜，大如鹅子，甘美或生如熟，或熟如生，故经云：生熟难分者也。鞞醯勒者，状如甘子，味酸，并无正翻也。"（《大正藏》卷五十四，468 页中）阿摩勒，梵名 āmalaka；菴摩罗 / 菴没罗，梵名 āmra。二者不同，须加区别。

［āmra：菴没罗果］

āmra，杧果树，杧果。学名 Mangitera Indica，是漆树科杧果属乔木。

《大唐西域记》卷二，音译为菴没罗。佛典中的其他译法有：

《五分律》卷二十三：菴罗。(《大正藏》卷二十二，153 页上)

《过去现在因果经》卷四：菴摩罗。(《大正藏》卷三，153 页上)

《陀罗尼集经》卷一：菴末罗。(《大正藏》卷十八，785 页中)

《帝释巖秘密成就仪轨》：菴没罗。(《大正藏》卷十九，96 页上)

《佛本行集经》卷四十九：菴婆罗。(《大正藏》卷三，675 页中)

《大宝积经》卷四十九：阿末罗。(《大正藏》卷十九，548 页上)

《守护国界陀罗尼经》卷五：阿摩勒。(《大正藏》卷十一，291 页上)

对该词的解释有：

《翻译名义集》卷三："阿摩勒，树叶似枣，花白而小，果如胡桃，味酸甜可入药。"(《大正藏》卷五十四，1103 页上)

《一切经音义》卷十一："菴摩罗树：梵语果树名也，此国无。古译或云菴婆罗，或曰菴罗树，皆一也。《涅槃经》云，如菴罗树一年三变，有时生花，光色敷荣；有时生叶，滋茂蓊郁；有时凋落，状如枯树。又云，如菴罗树花多果少。"(《大正藏》卷五十四，371 页上—中)

又，卷十三："阿末罗果：满钵反，旧云菴磨罗果，亦名阿摩勒果，其叶似枣，其花白小，果如胡桃，其味酸而且甜，可入药用。经中言如观掌中菴摩勒果是。"(《大正藏》卷五十四，386 页下)

又，卷二十五："菴罗果：此无正翻，状如木瓜，其味香甘，经取生熟难分者也。"(《大正藏》卷五十四，471 页中)

又，卷二十六："菴罗果：此果形如梨，味极甘美。"(《大正藏》卷五十四，477 页下)

又，卷二十八："阿摩勒果：正言菴摩罗果，其叶似小枣，果如胡桃，味酸而且甜，可入药分也。"(《大正藏》卷五十四，496 页下)

又，卷五十一："菴罗果：上暗含反，案菴罗者，天竺国果名也。此国亦有，似梨小于彼国者，为譽梵语，不求字义。"(《大正藏》卷五十四，647 页下)

［Āyurveda：生命吠陀］

Āyurveda，生命吠陀，亦译为寿命吠陀，即关于生命健康的科学知识。它是四种"副吠陀"(upaveda)之一，一般认为从属于《梨俱吠陀》。但《妙闻本集》中认为它是《阿闼婆吠陀》的附属吠陀支之一。

《翻译名义大集》5053 条，[汉] 作明寿、方命智论。隋代吉藏《百论疏》卷上："外道十八大经，亦云十八明处。……八阿输论，释医方。"(《大正藏》卷四十二，251 页上—中)"阿输论"就是指 Āyurveda，阿输是 Āyur 的音译。

据印度的神话传说，生命吠陀医学知识最早是由大梵天所传授的。《妙闻本集》中记载的印度医学神话传承为：大梵天（Brahmā）→生主（Prajāpati）→双马童（Aśvins）→因陀罗（Indra）→ Dhanvantari →妙闻（Suśruta）等世人。(Su.Sū.1.16)《遮罗迦本集》中一则为：大梵天→生主→双马童→因陀罗→婆罗堕（Bharadvāja）→阿提耶（Ātreya）→如火（Agniveśa）、贝拉（Bhala）等六个徒弟→……（Car.Sū.1.4—27）另一则为：大梵天→生主→双马童→因陀罗→ Atri →阿提耶（Ātreya）等世人→……（Car.Ci.1.4.3）

[indriya：诸根]

indriya，诸根，常指感觉器官、机能、能力。佛教中常说的六根清净，是指眼耳鼻舌身意六根。数论派有十一根之说。《金七十论》卷中，第 26 颂："耳皮眼舌鼻，此五名知根；舌手足人根，大遗五作根。"知根，Buddhīndriya；作根，Karmendriya。五知根、五作根、意根合起来共十一根。吠檀多派则有十四根之说。

[udumbara：乌昙跋罗]

udumbara，树名，学名 Ficus Glomerata，属桑科榕属乔木。《大唐西域记》卷二，译为乌昙跋罗。佛典中的其他译法有：

《摩诃僧祇律》卷二：优昙钵。(《大正藏》卷二十二，238 页中)

《摩诃僧祇律》卷十四：优昙钵罗。(《大正藏》卷二十二，339 页上)

《长阿含经》卷一《大本经》：乌暂婆罗。(《大正藏》卷一，2 页中)

《根本说一切有部毗奈耶杂事》卷三十八：乌昙花。(《大正藏》卷二十四，396 页中)

《根本说一切有部毗奈耶破僧事》卷五：乌昙钵罗。(《大正藏》卷二十四，124 页中)

《根本说一切有部毗奈耶颂》卷中：乌昙跋。(《大正藏》卷二十四，637页中)

《根本说一切有部目得迦》卷七：邬昙跋罗。(《大正藏》卷二十四，441页中)

《十诵律》卷六十：乌头婆罗。(《大正藏》卷二十三，451页上)

《如幻三昧经》卷上：灵瑞花。(《大正藏》卷十二，137页下)

《佛名经》卷九：优头跋树。(《大正藏》卷二十四，162页上)

对该词的解释有：

《翻译名义集》卷三："优昙钵罗，此云瑞应。《般泥洹经》云：阎浮提内，有尊树王，名优昙钵，有实无华。优昙钵树，有金华者，世乃有佛。……新云乌昙钵罗。"(《大正藏》卷五十四，1103页下)

《翻梵语》卷九："欝昙钵林：亦云优昙婆罗，亦云优昙钵。译曰：优者，起也；昙婆罗者，空。"(《大正藏》卷五十四，1046页下)又，同卷，"忧昙钵树：应云忧昙婆罗。译曰：优者，起也；昙婆罗者，空也。"(《大正藏》卷五十四，1046页下)

《一切经音义》卷八："优昙花：梵语古译讹略也。梵语正云乌昙跋罗，此云祥瑞云异天花也。世间无此花，若如来下生，金轮王出现，世间以大福德力故，感得此花出现。"(《大正藏》卷五十四，351页下)又，卷十二，"优昙钵罗：或云乌昙跋罗，或但云优昙，皆梵语讹略也。"(《大正藏》卷五十四，379页中)又，卷十三："乌昙跋罗：梵语花名，旧云优昙波罗花，或云优昙婆罗花，叶似梨，果大如拳，其味甘。无花而结子，亦有花而难值，故经中以喻稀有者也。"(《大正藏》卷五十四，385页下)

[ṛtavas：季节]

关于月份的分类，可参看《大唐西域记》卷二"印度总述"条。根据各地不同的方俗，印度一年分三时，即热时、雨时、寒时。分四时为春夏秋冬。分六时是：渐热、盛热、雨时、茂时、渐寒、盛寒。[1]又，佛教律文中又将一年分为五时，即冬时、春时、雨时、终时、长时。具见《南海寄归内法

① 季羡林等校注：《大唐西域记校注》，第169、173页。

传》“五时之分”。[①] 另外，义净在译《金光明最胜王经》时，对一年“六时”又有不同的译法。其卷九“除病品第二十四”：“三月是春时，三月名为夏，三月名秋分，三月谓冬时。此据一年中，三三而别说，二二为一节，便成岁六时。初二是花时，三四名热际，五六名雨际，七八谓秋时，九十是寒时，后二名冰雪。”（《大正藏》卷十六，448 页上）“花时、热际、雨际、秋时、寒时、冰雪”这些译法估计是为了适应偈颂翻译时要押韵的需要。

《医理精华》此处月份的音译名均从玄奘《大唐西域记》。雨季两个月（nabho-nabhasyau）：室罗伐拏月（śrāvaṇa）、婆达罗钵陀月（bhādra-pada）。秋季两个月（iṣorjau）：頞湿缚庾阇月（āśviṇa/āśvayuja）、迦剌底迦月（kārttika）。冷季两个月（mārga-pauṣau）：末迦始罗月（mārgaśīra）、报沙月（pauśa）。寒季两个月：磨祛月（māgha）、颇勒窭拏月（phālguna）。春季两个月：制呾罗月（caitra）、吠舍佉月（vaiśākha）。热季两个月（śuci-śukra）：逝瑟吒月（jyeṣṭha）、頞沙荼月（āṣāḍha）。

［elā：豆蔻］

elā，豆蔻。《一切经音义》卷三十八：“豆蔻：吼搆反。《本草》云，味辛，无毒，能治心腹痛，亦疗口臭。生南海交趾，苗似姜花，白苗，根及子亦似杜若。此即是木上者，子如弹丸。别有草豆蔻出外国，子小，白色，如小酸枣也。味辛甚香，每食含嚼令人口香，治胸鬲气。”（《大正藏》卷五十四，558 页中）又，卷六十八：“豆蔻：呼候反。《本草》云，豆蔻生南海，味温，涩，无毒。止腹痛、呕吐，去口臭气也。《异物志》云，豆蔻生交阯，如姜，子从根中生，形似救智，皮小，厚如石榴，辛且香也。《古今正字》从草，寇声。”（《大正藏》卷五十四，734b）

［kapittha：劫比他果］

kapittha，树名及果名。学名 Feronia Elephantum，其果似苹果，属于芸香科植物。《大唐西域记》卷二，译为劫比他。佛典中的译法还有：

《十诵律》卷六十一：劫必陀。（《大正藏》卷二十三，462 页上）

《根本说一切有部毗奈耶》卷十四：劫毕他。（《大正藏》卷二十三，700

① 王邦维校注：《南海寄归内法传校注》，第 128 页。

页中）

《蕤泗耶经》卷中：迦比他果。（《大正藏》卷十八，768页下）

《翻梵语》卷十："劫必他浆，译曰劫必他者，梨。"（《大正藏》卷五十四，1052页下）

［kāmalā：迦摩罗］

kāmalā，黄疸病的一种。可意译为：黄病、恶垢、癞病。佛典中的音译有：

《大般涅槃经》卷十九：迦摩罗病。

《成唯识论述记》卷五：迦末罗病。（《大正藏》卷四十三，416页上）

《广清凉传》卷上：伽摩罗疾。（《大正藏》卷五十一，1108页中）

《翻译名义集》卷六，云："迦摩罗，或迦末罗，此云黄病，又云恶垢，亦云癞病。《智论》云：一者外因缘病，寒热饥渴，兵刃刀杖，坠落推压，如是等重重外患为恼。二者内因缘病，饮食不节，卧起无常，四百四病，名为内病。"（《大正藏》卷五十四，1165页下）

《一切经音义》卷四十七，云："迦末罗病：梵语，旧云迦摩罗病，此云黄病，或云恶垢，言腹中有恶垢，即不可治也。"（《大正藏》卷五十四，620页上）《一切经音义》卷二十六，又云："迦摩罗病：此云大风病。"（《大正藏》卷五十四，475页中）迦摩罗病被理解为"癞病、大风病"，即麻风病。这种理解见于中医典籍，孙思邈的《千金翼方》卷二十一"万病"之"耆婆治恶病第三"云："……名曰癞风。是故论曰：若欲疗之，先服阿魏雷丸散出虫，看其形状青黄赤白黑，然后与药疗，千万无有不差。胡云迦摩罗病，世医拱手，无方对治，名曰正报，非也。得此病者，多致神仙。往往人得此疾，弃家室财物入山，遂得疾愈，而为神仙。今人患者，但离妻妾，无有不瘥。"①

［kāśi：迦西王］

迦西王（kāśi）指医仙Dhanvantari。《翻译名义大集》3452条，将Dhanvantari译为"川焰"或"川中焰"。他从因陀罗那儿学来了生命吠陀知

① （唐）孙思邈著、朱邦贤等校注：《千金翼方校注》，上海古籍出版社1999年版，第593页。

识，并将它传播给人类。（Su.Sū.1.1）在许多文本中，Dhanvantari 被描述为内科医生和外科医生的保护神，他是在众神搅乳海的时候，带着甘露出现的。他也被认为是毗湿奴的小化身。16 世纪成书的医典《有光》（Bhāva-prakāsa）把他描写成天神们的医生。根据这部书，他受众神之首因陀罗的派遣，下凡巡视人间，作为一名医生来解除众生的病苦。

［kiṃśuka：甄叔迦树］

kiṃśuka，树名及花名。学名 Butea Frondosa，是豆科紫铆属植物。此树开花很美丽，常被诗人吟咏。《翻译名义大集》6211 条，［汉］肉色花。

《阿毗昙心论经》卷一：紧叔迦。（《大正藏》卷二十八，834 页中）

《大宝积经》卷一：甄叔迦。（《大正藏》卷十一，2 页中）

《罗摩衍那》"阿逾陀篇"，季羡林中译本为：金输迦。"悉多，你看呀！四面八方，/ 开满繁花的树火一般灿烂，/ 金输迦树驮着自己的花朵，/ 在这春天里象是戴上花环。"（2.50.6）

《一切经音义》卷十一："甄叔迦树：上经延反，下姜佉反。梵语，不求字义，西国花树名也。此方无此树，《大唐西域记》云：印度多有甄叔迦树，其花赤色，形如人手。一说云，亦云阿叔迦，亦名无忧树，其花亦赤色，此说正也。"（《大正藏》卷五十四，371 页中）实际上，后一说不对。因为阿叔迦树、无忧树，梵名 aśoka，与 kiṃśuka 全然不同。二者不能混为一谈。又，卷十二："甄叔迦，上音坚，梵语，西方花树名也。《大唐西域记》云：印度多有甄叔迦树，其花赤色，形如人手。前音义云或名阿叔迦，此名无忧树，其花亦赤色，此说未详。"（《大正藏》卷五十四，379 页中）此处对阿叔迦一说则有所质疑。

［kulattha：秦豆］

kulattha，豆类的一种，大豆、豌豆。

《翻译名义大集》5652 条，［汉］秦豆。

《梵语杂名》："大豆，矩攞他，kulattha。"（《大正藏》卷五十四，1232 页上）

《唐梵两语对对集》："大豆，矩攞他。"（《大正藏》卷五十四，1242 页上）

［gulma：痞疾］

gulma，英译为：internal tumours（内部肿瘤）。《翻译名义大集》9511条：［汉］痞。痞本是病名，指胸中懑闷结块。在中医体系中，与痞有关的疾病有：痞利（指痞结又下痢）、痞气（脾脏郁结成块的病）、痞疾（腹内郁结成块的病）、痞硬（中医谓郁结成硬块）、痞胀（郁结胀闷）、痞结（腹内郁结成块，喻阻塞不通）、痞塞（郁结，阻滞不通）、痞满（郁结懑闷）。据《印度医学》（*Indian Medicine*），体内的肿瘤有很多种，共同症状是腹部或者胃部整个的或者一部分的肿胀，可分为gulma、udara等病症。gulma指在心脏和肚脐之间圆圆的、硬硬的肿块。它既可固定，也可移动。它基本上分为5种。udara则指腹内水肿。[①] 由此看来，把gulma对译成中医的痞疾是比较适当的。也有学者建议将该词译作中医的症瘕。因此，本书暂列出了三种译法，即内部肿瘤（痞疾，症瘕）。

［jambū：瞻部树］

jambū，=jambu，一种树，学名Fugenia Jambolana。佛典中的译法有：

《过去现在因果经》卷四：阎浮［树］果。（《大正藏》卷三，647页中）

《根本萨婆多部律摄》卷八：瞻部。（《大正藏》卷二十四，570页上）

《根本说一切有部毗奈耶药事》卷一：赡部树。（《大正藏》卷二十四，1页中）

《一切经音义》云："赡部：时焰反，树名也。旧经中或作剡浮，或作阎浮，皆讹也。"

［jīvanīya：救生药］

jīvanīya，救生药，又称为"给予生命的药"，可见它们的药性非常有效。救生药共有10种，这些药与"八品药物"的前六种完全重复。它们包括：耆婆草（jīvaka）、ṛsabhaka、medā、mahāmedā、kākolī、kṣīra-kākolī、绿豆（野生绿鹰嘴豆、菜豆，mudga-parnī）、钩豆（黑鹰嘴豆，māṣa-parnī）、乳山药（薯芋，jīvantī）、甘草（madhuka）。

---

① Julius Jolly, *Indian Medicine,* pp.116-118.

绿豆（mudga）曾在中印物质文化交流史中曾留下了痕迹。宋代文莹的笔记《湘山野录》卷下，“真宗求占城稻种”条有记载。云：“真宗深念稼穑，闻占城稻耐旱，西天绿豆子多而粒大，各遣使以珍货求其种。占城得种二十石，至今在处播之。西天中印土得绿豆种二石，不知今之绿豆是否？始植于后苑，秋成日宣近臣尝之，仍赐占稻及西天绿豆御诗。”①

[jvara：热病]

《妙闻本集》中，热病也是分成八种，前七种与体液有关，最后一种是由受伤等其他原因引起的。见于 Su 6.39.15—18；Car 2.1.14；AS 3.2.260f；AHr3.2.3。②

与热病相关的词汇中，tīvroṣṇa 是指发高烧，dāha 是指身体内部的热度高。在印度医学中，根据身体内外的不同，热病被区分为“内热”（antravega）、“外热”（bahirvega）。而低烧则叫作“冷烧”（śītajvara）。③

[tinduka：镇杜迦果]

tinduka，一种柿木及柿子，学名 Diospyros Embryopteris，属柿科柿属乔木或灌木。《翻译名义大集》6210 条，[汉] 丁土迦，[和] 镇头迦迦木、柿木。

《大唐西域记》卷二，译为镇杜迦。它与我国常见的柿树肯定有异，因为玄奘在该书中还说：“至于枣、栗、椑、柿，印度无闻。”④

《方广大庄严经》卷一：镇头迦花。（《大正藏》卷三，540 页下）

《牟梨曼陀罗咒经》：“镇头迦木，云柿木。”（《大正藏》卷十九，665 页中）

《唐梵两语对对集》：“柿：底朵都娑。”（《大正藏》卷五十四，1243 页上）

《翻译名义集》卷三，“镇头迦，此云柿。”（《大正藏》卷五十四，1103 页上）

《一切经音义》卷二十五：“镇头迦果：古译云，状同此方柿子之类也”。（《大正藏》卷五十四，469 页上）

① （宋）文莹著，郑世刚、杨立扬点校：《湘山野录》，中华书局 1997 年版，第 57 页。

② Julius Jolly，*Indian Medicine*, p.104.

③ Julius Jolly，*Indian Medicine*, p.104.

④ 季羡林等校注：《大唐西域记校注》，第 211 页。

［tri-doṣa：三种体液］

风（nabhas-vat、vāyu、vāta、māruta、anila、samīraṇa）、胆汁（pitta）、痰（śleṣma、kapha），指人体内循环的三种体液。如果没有这三种体液，人就无法活下去。与《医理精华》不同，《妙闻本集》将血液作为人体的第四种体液。

义净《南海寄归内法传》卷三“进药方法”条云：“夫四大违和，生灵共有，八节交竞，发动无恒。凡是病生，即须将息。故世尊亲说《医方经》曰：四大不调者，一窭噜，二燮跛，三畢哆，四婆哆。初则地大增，令身沉重。二则水大积，涕唾乖常。三则火大盛，头胸壮热。四则风大动，气息击冲。即当神州沉重、痰癊、热黄、气发之异名也。若依俗论，病乃有其三种，谓风、热、癊，重则与癊体同，不别彰其地大。”[①] 此处将三液与窭噜（guru），合为人体内的“四大”。三液译名为：燮跛（kapha）、畢哆（pitta）、婆哆（vāta），它们与中医所说的痰癊、热黄、气发三个概念有些相似。燮跛 kapha，相当于痰液或淋巴液，《医理精华》统一译为“痰”。畢哆 pitta，相当于胆汁；婆哆 vāta，意为风，特指人体内产生并循环不已的一种风，相当于中医的“气”。

风、胆汁、痰是印度医学最基本的概念。在佛经中，三液常被分别译为“风、热、痰癊/痰”。人体内的这三种体液，如果互相平衡，维持一定的“自量”（svamāna），人体就平安正常。而只要某一种增多或减少，人体就会生病。所以，doṣa 除指体液外，还有“疾病”的意思。一般地，由失衡的体液所造成的疾病一共有七种。即：风性、胆汁性、痰性、风与胆汁和合性、风与痰和合性、痰与胆汁和合性、三液聚合性。在佛经中，风性、胆汁性、痰性所对应的病也常称为风病、热病和水病。而三液聚合性的病称为“总集病”。《金光明最胜王经》卷九，云：“病有四种别，谓风热痰癊，及以总集病”。（《大正藏》卷十六，448 页上）由于三液失衡能导致疾病，所以它们又被称为“三毒”（three poisons）。藏文本《医理精华》结束颂诗就是如此称呼的。

三种体液与五大元素的对应关系为：风（vāta）⟶空、风；胆汁⟶

① 王邦维校注：《南海寄归内法传校注》，第 157 页。

火、水；痰──→水、地。人体内总共有五种风：波那风（prāṇa）、阿波那风（apāna）、娑摩那风（samāna）、优陀那风（udāna）、婆那风（vyāna）。五种胆汁：消化汁（pācaka、paktikṛt）、染欲汁（rañjaka、rāgakṛt）、心智汁（sādhaka）、眼汁 / 阿罗伽汁（ālocaka）、润肤汁（bhrājaka）。五种痰：胃液（kledaka）、心液（avalambaka）、味觉液（rasana、bodhaka）、脑液（snehana、tarpaka）、关节液（śleṣaṇa）。

［tri-phalā：三果］

tri-phalā，=phala-trayas，指三种 myrobalans，即 āmalakī（余甘子）、vibhītaka（毗醯勒、川练）、harītakī（诃梨勒、诃子）。它们的拉丁文学名中均有 myrobalan 一词。参见 SiN.73、74、75 条。用这三种果子酿的酒又叫三勒浆。

三果是印度常用的果药。《金光明最胜王经》卷九："又三果三辛，诸药中易得，沙糖蜜酥乳，此能疗众病。"（《大正藏》卷十六，448 页上）

《翻梵语》卷十："诃梨勒，译曰天主持来。阿摩勒，译曰无垢。鞞醯勒，译曰无畏。"（《大正藏》卷五十四，1048 页上）

［try-uṣaṇa：三热药］

try-uṣaṇa，三热药。即胡椒（黑胡椒）、长胡椒、生姜 / 干姜。

《金光明最胜王经》卷九，译为"三辛药"，云"又三果三辛，诸药中易得，沙糖蜜酥乳，此能疗众病。"（《大正藏》卷十六，448 页下）

《金光明最胜王经疏》卷六："三辛，一干姜、二胡椒、三毕钵。"（《大正藏》卷三十九，326 页上）毕钵即长胡椒。

六种增热药，则指生姜、长胡椒、长胡椒根、白花丹、胡椒（chaba pepper）、大麦灰碱。

［dūta：使者］

dūta，使者，信使。指替病人去请医生的使者。《医理精华》第 4 章中有关疾病的梦象、去请医生的信使、医生路上所见的预兆等观念，在一部道教经典《太上灵宝元阳妙经》中竟然发现有非常相似的东西，这无疑是中印文化交流中的一个有趣的例子。现将二者相同的成分列举如下：

（1）：在梦中和鬼魂一起吃东西。（Si.4.20.3）

（2）：请医生的使者是个残疾人。（Si.4.22.1）

（3）：医生在路上听到各种怪声音。（Si.4.23—25）

《太上灵宝元阳妙经》卷之七“观行品下”云：“譬如有人身遇重病，是人夜梦齿发堕落，裸形露体，卧粪秽中；复与亡者行住坐起，携手食噉，毒蛇满路而从中过。是人梦觉，心生烦恼。以烦恼故，身病转增。以病增故，家人遣使迎医，贫乏无可遣使，形体短缺，六根不具，语其良医：速随我去。尔时良医，即自思维：今见是使，相貌不吉，当知病者难可疗治。于是占日候星，皆非吉祥，如是病人，亦难可治。复作是念：占日候星，虽复不吉，应当观时，秋时、冬时、日入、夜半时，又不吉，当知是病，亦难可治。复作念已：众相不吉，虽复众相不吉，或定不定，当观病人。若有福德，皆可疗治。若无福德，虽吉则不可治。思维事已，寻与使俱。在路复念：若彼病者，有长寿相，则可疗之，如无长寿相，则不可治。作是念亦，即于路中，逢二童儿，斗争骂詈，头面流血；或见人持大炬火，忽然自灭；或见有人斫伐树木；或见虎狼恶兽，见如事已，复作是念：所见诸相，皆非吉祥，当知病者，难可救济。复作是念：我若不往，则非良师，如其往者，不可救治。复更念言：如是众相，虽复不详，我今既为良医，当往救济。思维事已，复于前路，闻有哭声，号天叩地；复闻犬鸣、鸟噪恶兽之声；种种声音，喧动土境。闻是事已，复作是念：当知病者，难可疗治，既至病家，即观是病。……”[①] 此段经文实乃抄自佛典北凉昙无谶译《大般涅槃经》卷二十“梵行品”。

［nārikera：椰子］

nārikera，= nārikela，椰子树，椰子。学名 Cocus Nucifera，是棕榈科椰子属乔木。

《大唐西域记》卷二：那利蓟罗。又，卷十：那罗鸡罗。“迦莫缕波国……那罗鸡罗果，其树虽多，弥复珍贵。”又，卷十一：那罗稽罗。“那罗

① 〔日〕镰田茂雄编著：《道藏内佛教思想资料集成》，大藏出版株式会社 1986 年初版。该书摘录了这段资料。

稽罗洲，……唯食椰子。”

佛典中的其他音译及解释有：

《十诵律》卷二十六：那梨耆罗果。

《正法念处经》卷六十七：那梨歧树。（《大正藏》卷十七，400 页中）又，卷六十八：那梨歧罗。（《大正藏》卷十七，403 页上）

《一切经音义》云：“椰子果：上椰遮反，木果名也。广州多有，叶堪为席，甚软，皮堪为索，敷舡舶耐烂。其果甚美，兼有浆，甜如蜜。果有皮，堪为酒杓。《经》从草作□，非也。”（《大正藏》卷五十四 543a）又，卷六十五，“椰子：声类作邪，同以车反。《异物志》云，椰高十寻，叶居其末，果名也。子及［叶］久席遍中国。”（《大正藏》卷五十四，739 页中）

《续一切经音义》卷八：“椰子：上以遮反。《韵集》云，椰子，果木名也。其叶背面相类，出交趾及海岛，子大者可为器，从木耶声。”（《大正藏》卷五十四，967 页上）

［nimba：纴婆］

nimba，即 neem 树，苦楝树，学名 Azadirachta Indica。佛典中的其他音译及解释有：

《根本说一切有部毗奈耶药事》卷一：纴婆。（《大正藏》卷二十四，1 页中）

《大庄严论经》卷四：任婆叶。（《大正藏》卷四，278 页上）

《唐梵两语对对集》：“苦练：溺缚。”（《大正藏》卷五十四，1243 页上）

《俱舍论疏》卷十八：“赁婆，大小如苦练子。二果此土无，故不译。”（《大正藏》卷四十一，685 页上）

《俱舍论记》卷十八：“赁波，大（太）小如苦练子。”（《大正藏》卷四十一，286 页下）

《一切经音义》卷十四：“枸奢得子及纴婆子：此等皆梵语树名也。其叶苦可煮为饮，治头痛疾，即此国苦楝，是苦檀之类也。絍（纴），女林反；楝，音练也。”（《大正藏》卷五十四，393 页上）

《续一切经音义》卷八：“纴婆，上又作□，音女林反，梵语果木名也。”（《大正藏》卷五十四，967 页中）

［nyagrodha：尼拘律树］

nyagrodha，榕树的一种。佛典中的音译及解释有：

《五分律》卷十七：尼拘律树。（《大正藏》卷二十二，121页上）

《毗尼母经》卷三：尼拘陀树。（《大正藏》卷二十四，816页中）又，卷五：尼屈陀树。（《大正藏》卷二十四，829页下）

《摩诃僧祇律》卷二十七：尼拘类树。（《大正藏》卷二十二，446页上）

《善见律毗婆沙》卷三：尼俱陀树。（《大正藏》卷二十四，693页上）

《摩诃般若波罗蜜经》卷二十四：尼俱卢树。（《大正藏》卷八，395页下）

《根本说一切有部毗奈耶破僧事》卷三：尼瞿陀树。（《大正藏》卷二十四，109页上）

《根本说一切有部比丘尼毗奈耶》卷十三：溺屈路陀树。（《大正藏》卷二十三，974页中）

《阿毗达磨俱舍论》卷六：诺瞿陀。

《翻译名义集》卷三："尼拘律陀，又云尼拘卢陀，此云无节，又云纵广。叶如此方柿叶，其果名多勒，如五升瓶大，食除热痰。《摭华》云：义翻杨柳，以树大子小似此方扬柳，故以此翻之。《宋僧传》云：译之言易也。谓以所有，译其所无。如拘律陀树，即东夏杨柳，名虽不同，树体是一。"（《大正藏》卷五十四，1102页上）

《一切经音义》卷十："尼拘陀：应云尼拘卢陀，此译云无节，亦云纵广树。"（《大正藏》卷五十四，363页下）

又，卷十二："拘律陀，应云尼俱律陀，经为勒颂，省去尼字。或云尼俱类，或云尼俱陀，皆梵语讹略也。此译云无节树，似梧桐皮青无皱，七旬反，圆满端直也。"（《大正藏》卷五十四，379页中）又，卷二十三："尼拘律树：其树叶如柿叶，子似枇杷子，子下承蒂如柿。然此种类耐老，于诸树木最能高大也。"（《大正藏》卷五十四，452页上）又，卷七十："诺瞿陀：旧言尼俱陁树，或作尼俱律，或云尼俱类陁，亦言尼拘屡陁，亦言尼拘卢陁，皆一也。旧译云无节，一云纵广树。"（《大正藏》卷五十四，764页上）

［pañca-karma：五业治疗法］

pañca-karma，五业治疗法。即催吐法、催泻法、灌鼻药法、灌肠法、缓下法。

《四部医典》第四卷“后续医典”的第 14—18 章，分别阐述了五业催吐法、催泻法、鼻药、缓下法和灌肠法的具体操作步骤。

nirūha，非油性的灌肠剂，指清肠通便的方法。ānuvāsana，指油性的灌肠剂。两种方法有所区别。对应《四部医典》中的译法，前者为缓下法、后者为灌肠法。

［pañca-mūla：五种根］

pañca-mūla，五种根。又分为两类，即五大根和五小根，合称十种根。五大根即：印度枳、臭黄荆、木蝴蝶、白柚木、凌霄花。五小根即：尖叶兔尾草、大叶山马蝗、蓖麻、刺天茄和黄果茄。

［pañca-lavaṇa：五种盐］

pañca-lavaṇa，五种盐，即乌盐（saindhava）、青盐（sauvarcala）、黑盐（viḍa）、种生盐（romaka）、海盐（sāmudra）。

《根本说一切有部毗奈耶药事》（义净译）卷一，云：“五种盐者，谓乌盐（saindhava）、赤盐（viḍa）、白石盐（sauvarcala）、种生盐（romaka）、海盐（sāmudra）。”（《大正藏》卷二十四，1 页中）

［palāśa：赤花树］

palāśa，一种树，学名 Butea Frondosa。它的树汁制成紫矿。佛典中的音译有：

《一字奇特佛顶经》卷上：波罗奢。（《大正藏》卷十九，292 页下）

《大孔雀王咒经》卷下：钵罗奢。（《大正藏》卷十九，476 页下）

《十一面观自在菩萨心密言念诵仪轨经》卷下：波啰捨木。（《大正藏》卷二十，146 页中）

《苏悉地羯罗经》（别本二）卷下：钵逻输木。（《大正藏》卷十八，688 页下）

《大摩里支菩萨经》卷二：波罗阇木。（《大正藏》卷二十一，266 页下）

《阿唎多罗陀罗尼阿噜力经》：波罗赊木。（《大正藏》卷二十，25 页下）

《大般涅槃经》卷九：婆罗奢树。（《大正藏》卷十二，421 页下）

对该词的解释有：

《翻梵语》卷九："波罗奢树，译曰赤花。"（《大正藏》卷五十四，1047 页下）

《翻译名义集》卷三："波罗奢华，章安云：此是树名。其叶青色，华有三色。日未出则黑色，日正照时华赤色，日没时华黄色。今取赤色，如血义耳。《经音义》云：此华树汁其色甚赤，用染皮氎，名曰紫矿。古猛切。"（《大正藏》卷五十四，1104 页上）

《一切经音义》卷二十五："紫铆：虢猛反，案紫铆，外国药名也。紫赤色，出外国，煎波罗奢树皮汁兼食此木虫粪成胶，堪黏宝钿作用。"（《大正藏》卷五十四，539 页中）紫铆即紫矿。又，同卷，"婆罗奢树：此云赤花树也。"（《大正藏》卷五十四，471 页中）

又，卷四十一："紫矿：虢猛反，谓是食苏方木叶虫粪并树皮煎鍊而作之汁，赤如苏方汁，染胡燕支，滓为紫矿，火烧如蜜蜡。其肥腻亦堪为胶，胶黏宝钿作。五天紫矿与此有别，乃取波罗奢树皮并嫩枝，熟捣煎煮押取汁，将染皮氎，甚赤鲜明。滓为紫矿，胜前说者。亦名甄书迦树。胶音交，滓音缁史反，嫩音奴钝反，黏音尼廉反。"（《大正藏》卷五十四，577 页下）此处"亦名甄书迦树"，有误，因为甄书迦树的梵名为 kiṃśuka。它与波罗奢树是两回事。

又，卷四十七："紫矿：古猛反，谓波罗奢树汁也，其色甚赤，用染皮氎等是也。"（《大正藏》卷五十四，623 页下）

又，卷四十九："波罗奢树，此云赤花树。树汁极赤，用染，今紫矿是也。"（《大正藏》卷五十四，633 页下）

又，卷五十："紫矿：古猛反，波罗奢树汁也。其色甚赤，用染皮氎等也。"（《大正藏》卷五十四，642 页下）

又，卷六十："紫矿，下虢猛反，西国药名也。练木皮及胶煎成，堪胶黏宝钿作，皆从外国来。"（《大正藏》卷五十四，710 页中）

又，卷七十："紫矿：古猛反，谓波罗奢树汁也。其色甚赤，用染皮氎也。其树至大，名甄叔迦，一花大如斗，极赤，叶至坚肕，贾人缝以为衾者。肕音刃。"（《大正藏》卷五十四，768 页上）此处亦将波罗奢树与甄叔迦混同。

［parṇī-catuṣṭaya：四种叶子药］

parṇī-catuṣṭaya，有时候用 parṇinī 表示，即所谓的四种叶子药。是指四种植物，其词汇均以“parṇī”（叶子）为结尾。它们是：山马蝗（śāla-parṇī）、尖叶兔尾草（pṛśni-parṇī）、绿豆（菜豆，mudga-parṇī）、钩豆（māṣa-parṇī）。

［pāna：饮料］

pāna，所喝的东西，凡是所喝的都可称之为饮料，包括酒、浆、果汁等。《大唐西域记》“印度总述”中指出，在古代印度不同的社会阶层喝不同的饮料。“若其酒体之差，滋味流别。蒲萄、甘蔗，刹帝利饮也。麴糵醇醪，吠奢等饮也。沙门、婆罗门，饮蒲萄甘蔗浆，非酒醴之谓也。杂姓卑族，无所流别。”①

［pārtha：阿周那榄仁树］

pārtha，原意为婆罗多的子孙。在大史诗《摩诃婆罗多》中指班度五子之一，可指坚战、怖军或阿周那。它的另一个名称为 arjuna，指植物时，学名 Terminalia Arjuna。据 SiN.17，“阿周那榄仁树（pārtha），被看作意同 kakubha，以‘阿周那’为名。”

［pāpātman：邪恶的］

pāpātman，邪恶的，指心地不好的人。根据印度圣典的观念，凡是罪行最深重的人都会在来世受到皮肤病的报应。伤害婆罗门、导师或其他人，以及前生曾犯下罪孽，这样的人都是邪恶的人。

［prameha：尿道病］

prameha，指泌尿器官的疾病，简称为尿道病。《翻译名义大集》9539 条，［汉］遗尿。它是尿的病态分泌的总称，根据尿的性质不同共分为 20 种。即 10 种痰性尿道病、6 种胆汁性尿道病、4 种风性尿道病。

① 季羡林等校注：《大唐西域记校注》，第 215 页。

10种痰性尿道病：（1）udaka-meha，水尿（多尿症）。特征为：尿是白色的、清的、冷的、无味无痛，量多，像水一样。（2）ikṣu-meha，亦即ikṣurasa-meha、kāṇḍekṣu-meha，蔗汁尿，特征为：尿是甜的、冷的，有些黏、混浊的，像甘蔗汁一样。（3）surā-meha，亦即sāndraprasāda-meha，穀酒尿，特征为：尿就像白兰地或者熬出的药汁。它很像穀酒，上头清而下面黏滞。（4）piṣṭa-meha，亦即śukla-meha，面粉尿，特征为：尿量大，像加了面粉的水一样白，拉尿时有些痛。（5）sikata-meha，沙石尿，特征为：尿中夹带着沙石等细微的杂质，拉尿时发痛。（6）sāndra-meha，粘滞尿，（英译为收敛性尿），特征为：这种尿如果放在罐子里，它就会黏滞。（7）śanair-meha，慢性尿，（英译为中等尿），特征为：拉尿时很慢。（8）lavaṇa，盐尿，特征为：尿是白色的，像盐水。（9）phenāhva-meha，亦即lālā-meha、phena-meha，泡沫尿，特征为：尿是冷淡的、多泡的，含着涎液或者细丝，拉尿时量很小。它类似于现代医学中的蛋白尿。（10）śukra-meha，精液尿，特征为：尿就像精液，或者尿与精液混在一起。

6种胆汁性尿道病：（1）haridrā-meha，姜黄汁尿，特征为：尿呈黄色，就像加了姜黄的水，气味很坏。（2）nīla-meha，蓝色尿，特征为：尿呈蓝色、清的、酸的。（3）mañjiṣṭhā-meha，茜草汁尿，特征为：尿呈鲜红色，就像加了茜草的水，有强烈的气味。（4）kṣāra-meha，碱液尿，特征为：尿的气味、味道、颜色和触觉上都像碱液（加了苛性钠的水）。（5）rakta-meha，亦即lohita-meha、śoṇita-meha，血尿，特征为：尿的气味很坏，很热，有咸味，像血一样。（6）amla-meha，酸奶尿，特征为：尿的气味和味道都像酸奶。

4种风性尿道病：（1）sarpir-meha，酥油尿，特征为：尿像酥油或者加了酥油似的。（2）madhu-meha，亦即kṣaudra-meha，蜜尿，特征为：尿是白色的、甜的、收敛性的。它和蔗汁尿都属于糖尿病。（3）hasti-meha，大象尿，特征为：病人的尿就像一头大象的尿一样多而混浊。（4）vasā-meha，肉脂尿，特征为：尿混进了肉脂，或者看起来像肉脂[①]。

[pradoṣa：亥时]

佛教将一日一夜分为六时，而印度世俗则将一天分成八时，即昼夜各四

① Julius Jolly，*Indian Medicine*, p.122.

时。pradoṣa 指晚上的第一个时间段，相当于我国古代时刻的“亥时”，即现代的 22—23 点。参看《大唐西域记》卷二。[①]

［badarī：跋达罗果］

badarī，即 badara，树名及果名。玄奘在《大唐西域记》卷二译为跋达罗果。学名 Zizyphus Jujuba，是一种酸枣树，不同于我国常见的枣子。它又称滇刺枣，鼠李科，枣属落叶乔木。果体较小，其杈枝花及叶的背后均覆有绢状的绒毛。《大唐西域记》卷二：“至于枣、栗、椑、柿，印度无闻”。[②]

［maghā：星宿］

印度天文学中有二十八宿之称。在 Si.27.7 中出现的专名有：maghā 星宿、ārdrā 参宿、kṛttikā 昴宿、āśleṣā 柳宿、bharaṇī 胃宿。pūrvāsu，指 pūrva-phalgunī 翼宿、pūrvaṣaḍhā 箕宿、pūrva-proṣṭhā-padā。后者不知指哪一种星宿。相似的一个词是 pūrva-bhadra-padā 室宿。印度与我国古代天文中均有二十八宿，两者之间的关系有学者认为：“二十八宿起源于中国，然后传入印度，时间大约在周初。”[③] Maghā，在汉译佛经中，译作“摩伽”、“莫伽”等。有关汉译佛经中的天文学知识，参见钮卫星《西望梵天——汉译佛经中的天文学源流》一书。[④]

［madhu：末陀酒］

madhu，本意是蜜。作酒时指葡萄酒。《佛本生经》（*Jātaka*）第 183 节里提到了能醉人的葡萄汁（muddikāpānam）。《一切经音义》卷四十七，提到了三种酒类：“窣罗酒，此云米酒也。迷丽耶酒，谓根、茎、花、果等杂酒也。末陀酒，谓蒲桃酒也。”（《大正藏》卷五十四，620 页下）末陀酒，梵名 madhu。迷丽耶酒，梵名 maireya。巴利文律典中的“波逸提法”第五十一条，提到了一些酒名。如，surā（由米、麦、饼及其它谷物制成的酒）、meraya（由花、果实、蜜饯及甘蔗等果树酿成的酒）、majja（酒）。在《梵文

① 季羡林等校注：《大唐西域记校注》，第 168—172 页。

② 季羡林等校注：《大唐西域记校注》，第 211 页。

③ 季羡林：《中印文化交流史》，新华出版社 1991 年版，第 8—10 页。

④ 钮卫星：《西望梵天——汉译佛经中的天文学源流》，上海交通大学出版社 2004 年版。

戒经》中，madya 是指含有麻醉成分的液体。

在迦梨陀娑的长诗《罗怙世系》（*Raghuvaṃśa*）第 4 章第 65 颂中，madhu 也指葡萄酒。因为罗怙王征服了耶槃那国，他的兵士在耶槃那产葡萄地区畅饮之，以减轻疲劳。

《释氏六帖》卷十八，“葡萄为酒”条：“《俱舍》云：西方俗有葡萄浆如酒，亦微有昏醉也。道人许饮酒，非也。”（385 页）

《摩奴法论》第 11 章第 94 颂，提到了酒。“须知酒有三种：原糖酿的、粮食酿的和葡萄酿的。对于婆罗门来说，所有的酒都同样喝不得。”①

［madhu：蜜］

《摩奴法论》第 2 章第 29 颂：“男儿的诞生礼规定在割断脐带以前举行；诵着经文用金匙喂以蜜和酥油。”②

在新生婴儿嘴里放一点甜食，这种习俗在粟特人那里也是很流行的。《新唐书》卷二百二十一下“西域列传·康（国）”云：“生儿以石蜜啖之，置胶于掌，欲长而甘言。”《旧唐书》卷一百九十八“西戎列传·康国”云：“生子必以石蜜内口中，明胶置掌内，欲其成长，口常甘言，掌持钱，如胶之黏物。”石蜜就是糖。《四部医典》亦云：“香茅草水浑身温洗洁，……麝香水加蜂蜜令饮服。”③

［madhūka：末杜迦果］

madhūka，树名及果名，学名 Bassia Latifolia。其种子与花可作制酒和榨油的原料。玄奘在《大唐西域记》卷二译为末杜迦果。《阿毗达磨俱舍论》卷十八译为末度迦。

《善见律毗婆沙》卷十八：摩头花汁。（《大正藏》卷五十四，795 页中）此处对应的巴利文词汇是：madhuka-puppha-rasa。

《俱舍论记》卷十八：“末度迦，是果名，其形如枣，树似皂荚树。”（《大正藏》卷四十一，286 页下）

① 蒋忠新译：《摩奴法论》，中国社会科学出版社 1986 年版，第 224 页。
② 蒋忠新译：《摩奴法论》，第 224 页。
③ 宇妥·元丹贡布等著，李永年译，谢佐校：《四部医典》，第 270 页。

《俱舍论疏》卷十八："末度迦，是果名，其形如枣，树似皂荚树。"（《大正藏》卷四十一，684 页下）

《一切经音义》卷七十："末度迦果，谟钵反，旧云摩头，此言美果也。"（《大正藏》卷五十四，767 页上）

［mantra：咒语］

mantra，咒语。音译为曼陀罗。咒语的运用始于吠陀圣典之中。有善咒、恶咒的区别。在《翻译名义大集》中，4239 条，dhārāṇī（陀罗尼）译为总持咒；4238 条，vidyā 译作明咒；4237 条，mantra 译作密咒。

另外的几个词汇：abhicāra，指恶毒的咒语和魔法。abhiṣvaṅga，指妖魔鬼怪的附体或者折磨。śāpa，指圣人之口所说的咒语，比如修道士仙人的诅咒。

［mahā-dhātu：大元素］

印度哲学认为人是由地、水、火、风、空五大元素和合而成的。dhātu，元素、要素。常译成"大"、"界"。如：五大即地、火、水、风、空。《四部医典》中比《医理精华》多出了一种人身元素，"糜液、血、肉和脂肪，骨骼再加髓和精，人身物质七要素。秽物计有粪尿汗"[①]。

《金光明最胜王经》卷九"除病品第二十四"："明闲身七界，食药使无差，谓味界血肉，膏骨及髓脑"。七界指的就是：糜液、血、肉、脂肪，骨骼、骨髓和精液。而《金光明经》卷四"除病品第十五"中，说法稍有不同，"调和六大，随病饮食"。（《大正藏》卷十六，352a）此处的"六大"与《医理精华》刚好吻合，比"七界"少一种"糜液"。由此可见，在印度医学中，"七界"与"六大"两种说法是并存的。

［mahā-śāli：稻米］

śāli，粳米。mahā-śāli，一种大稻米。

《唐梵两语对对集》："稻：舍（引）理。"舍理，即 śāli。

《大唐西域记》卷八，摩揭陀国："有异种稻，其粒粗大，香味殊越，光

① 宇妥·元丹贡布等著，李永年译，谢佐校：《四部医典》，第 8 页。

色特甚，彼俗谓之供大人米”。[1]

又，《大慈恩寺三藏法师传》卷三："其米大于乌豆，做饭香鲜，余米不及。唯摩揭陀国有此粳米，余处更无，独供国王及多闻大德，故号为供大人米。"《医理精华》中的"大稻米"是否即所谓的"供大人米"，待考。

《释氏六帖》卷十九："供大人米"条，"《释迦方志》云：巴连域有异种稻，粒大而味美，光色奇异，名供大人米，王食。"[2]

[moca：茂遮果]

moca，树名，即辣木，学名 Musa Sapientum，辣木科辣木属乔木。在佛教医学中，它的果浆用作更药。

《大唐西域记》卷二：茂遮。又，卷七：吠舍釐国，"花果茂盛，菴没罗果、茂遮果，既多且贵"。

《十诵律》卷六十一：牟梨浆。(《大正藏》卷二十三，462 页上)

义净在《根本说一切有部毗奈耶药事》卷一中，译为毛者浆。并注释为："毛者浆，即芭蕉子，以少胡椒粖安在果上，手极挼之，皆变成水。"(《大正藏》卷二十四，1 页上)

《翻梵语》卷十："毛梨浆，应云光遮，译曰毛遮者，酢甘蕉。"(《大正藏》卷五十四，1052 页下)

[rakta-pitta：出血症]

rakta-pitta，=lohita-pitta，出血症。从词源上可以看出，出血症与胆汁有密切关系，它主要是由于胆汁被搅乱，从而引发出血。血的向上运动是指血液从鼻子、眼睛、耳朵和嘴里流出。血的向下运动是指血液从尿道、阴道和肛门中流出。[3] 此外，血还可从全身皮肤的所有毛孔中渗出。这与中医所说的"七窍流血"类似。

---

① 季羡林等校注：《大唐西域记校注》，第 619 页。

② （五代）义楚：《释氏六帖》（普慧大藏经版），浙江古籍出版社 1990 年版，第 398 页。

③ Julius Jolly，*Indian Medicine*, p.129.

［ravi-vartma-dvaya：太阳之路的两分］

太阳之路的两分即太阳的北行和南行。《大唐西域记》卷二“印度总述”条：“六月合为一行。日游在内，北行也；日游在外，南行也。总此二行，合为一岁；又分一岁，以为六时。”[①] 北行指太阳从夏至到冬至这段时间内的运行；南行指从冬至到第二年夏至这段时间内的运行。有关印度历法及太阳运行的种种描述，可参看《宿曜经》。

［laṅghana：断食疗法］

laṅghana，原意为跳、跳跃。Si.5.31 中指断食、绝食。遇病绝食也是印度古代民间医疗手法之一。在医王耆婆的故事中，大目连上忉利天请耆婆为弟子治病，耆婆告诉他使用断食疗法。

《大唐西域记》卷二“印度总述”记载：“凡遭疾病，绝粒七日，期限之中，多有痊愈。必未疗差，方乃饵药”。[②]

《南海寄归内法传》卷三“进药方法”云：“凡候病源，旦朝自察，若觉四候乖舛，即以绝粒为先……”“……如此之流，绝食便差。”“……片有病起，咸须断食。”“此等医明传乎帝释，五明一数，五天共遵。其中要者绝食为最。旧人传云：若其七日断食不差，后乃方可求观世音。”[③] 可见断食是一种常用而重要的方法。而断食一般不超过七天。断食并不是什么都不吃，只是不吃饭食而已，水果类的果浆、果汁还是缺不了的。

［vayas：年龄的分段］

佛典中“胎内五位”与“胎外五位”的说法，将人的一生分为十个阶段。“胎外五位”就是将人出生后的年龄分为五个阶段。《俱舍论》卷十五中，将人自出生后的一生分为五个阶段，即：婴孩（1—6 岁）、童子（7—15 岁）、少年（16—30 岁）、中年（31—41 岁）、41 岁之后为老年。弥勒菩萨说、玄奘译《瑜伽师地论》卷二“本地分中意地第二之二”云：“云何八位？谓处胎位、出生位、婴孩位、童子位、少年位、中年位、老年位、耄熟

---

① 季羡林等校注：《大唐西域记校注》，第 168 页。

② 季羡林等校注：《大唐西域记校注》，第 207 页。

③ 王邦维校注：《南海寄归内法传校注》，第 157—160 页。

位。处胎位者，谓羯罗蓝等。出生位者，谓从此后乃至耄熟。婴孩位者，谓乃至未能游行嬉戏。童子位者，谓能为彼事。少年位者，谓能受用欲尘，乃至三十。中年位者，谓从此位乃至五十。老年位者，谓从此位乃至七十。从此以上名耄熟位。"（《大正藏》卷三十，289页上）这是将人从胚胎到老死的过程，分为八个阶段。其划分时段与《俱舍论》不同。

《四部医典》中年龄的分段与《医理精华》相同："年华十六之间为童年，从是体质官能容光焕，长到七十仍可算壮年，此后衰竭只可称老年。"[①] 在不同的年龄段，三体液的比例也不相同。在童年时，痰占主导；中年时，胆汁为主；老年时则内风占优。

[vāyu：内风]

风的另一个梵文词为vāta，它是人体内的三种体液之一。

《修行道地经》卷四："何谓为风？风有二事，内风、外风。何谓内风？身所受气上下外来，横风肋间脊背腰风，通诸百脉骨间之风，掣缩其筋力风，急暴诸风兴作动发，则断人命，此谓内风。于是颂曰：载身诸风犹机关，其断人命众风动，喘息动摇掣缩体，是则名曰为内风。"（T15/207b）

沈曾植《海日楼札丛》卷六"释家丹田"条："道家说丹田，释家亦言之。《翻译名义集》：'优陀那，《天台禅门》云：此云丹田，去脐下二寸半。《大论》云：如人语时，口中风出，名优陀那。此风出已，还入至脐。偈云：风名优陀那，触脐而上去，是风触七处，顶及龂齿唇，舌喉及以胸，是中语言生。'……"[②]

饶宗颐先生在《安荼论（aṇḍa）与吴晋间之宇宙观》一文中，指出了风与气的关系。"风即气，印度四大之风，梵文为vāyu。Vedānta-sāra中所谓人体之五风，其首即prāṇa，实即气也。风之为气，中印之说悉同。《齐物论》云：'大块噫气，其名曰风。'是矣。"[③]

内风的五种变化，实际是指存在于人体内的五种气息。五种风prāṇa、apāna、samāna、udāna、vyāna的音译分别为：波那风、阿波那风、娑摩那

---

① 宇妥·元丹贡布等著，李永年译，谢佐校：《四部医典》，第27页、第3页。

② 沈曾植：《海日楼札丛》，辽宁教育出版社1998年版，第231页。

③ 饶宗颐:《安荼论（aṇḍa）与吴晋间之宇宙观》，见《梵学集》，上海古籍出版社1993年版，第73页。

风、优陀那风、婆那风。《金七十论》卷中第29颂，“诸根共同事，波那等五风”，其解释为：“……何者共事。若五种风。一者波那、二者阿波那、三者优陀那、四者婆那、五者娑摩那。是五风，一切根同一事。波那风者，口鼻是其路，取外尘是其事。谓我止我行，是其作事。外曰：是波那何根能作？答曰：是十三根共一事。譬如笼中鸟，鸟动故笼动，诸根亦尔。以波那风动故，十三根皆动，是故十三根同其事。阿波那风者，见可畏事即缩避之，是风若多，令人怯弱。优陀那风者，我欲上山，我胜他不如，我能作此。是风若多，令人自高。谓我胜我富等，是优陀那事。婆那风者，遍满于身，亦极离身。是风若多，令人离他不得安乐。是风若稍稍离，分分如死离尽便卒。娑摩那风者，住在心处，能摄持是其事。是风若多，令人悭惜觅财觅伴。”（《大正藏》卷五十四，1252页下）因此从意义上来说，它们依次可以称为：呼吸风、缩避风、胜他风、遍满风、摄持风。从功能上看，此五风之消长，能够左右人之行动作为乃至一生之荣枯。

五种风在人体内的具体分布位置、运动方向以及对身体的影响情况如下：（1）优陀那风，在咽喉间；它向上运动，促成说话、唱歌等活动。该种风如果被扰乱，那么会在锁骨以上部位产生疾病。（2）波那风，在心脏间；引起从嘴向外呼气，以及向内吸气。该种风如果被扰乱，就会导致打呃、哮喘以及类似的疾病。（3）娑摩那风，在胃和肠子间；此风用消食之火消化食物，并使之分解成乳糜、大小便等。该种风如果被扰乱，就会导致消化不良、腹泻和身体的肿胀。（4）阿波那风，在下腹部；向下驱动大便、尿、津液、月经、胎儿。该种风如果被扰乱，就会导致膀胱、肛门、精子以及多尿症等严重疾病。（5）婆那风，遍布整个身体；负责流体的分配，引起流汗、出血，以及眼睛的开合等运动。身体的整个运动功能都依赖于该种风。该种风如果被扰乱，就会导致影响整个身体的疾病。

［Videhādhipa：胜身王］

Videhādhipa，是一位医学者的名字。该名字亦见于《遮罗迦本集》。videha，意为“无形的；已故的、死的”。有的佛经中译为“胜身”或“非正身”。adhipa，意为“君主，支配者”。所以，此处Videhādhipa意译为“胜身王”。

《妙闻本集》之六“补遗部”（uttara-tantra，无上医术），指明眼科知识是由胜身王所讲述的。在它的12世纪达拉那注本中说：“迦西（kāśi）国王Dhanvantari将外科学传授给十二个弟子。其中，妙闻等七人得授治诸疮的外科学（śalya）。其余五人（Bhoja、Nimi、Kanakyama、Gargaya、Galava）得授眼科（śālākya）。当是时，胜身（videha）、Satyaki、Shaunaka、Karala-bhatta、Chakahushyena及Krisṇātreya等所著六种《眼科论》盛行于世。”①

在《耆婆书》中，第十一个药方叫作“大胜身王酥”（JP [11]：Mahā-Vaideha）。Vaideha即指Videhādhipa。又，在梵本《沙门果经》（*Śrāmaṇyaphalasūtra*）中，有一个同源词Vaidehī，指阿阇世王（Ajātaśatru）的母亲，对应的汉译名为“苇提希”。

［viṣa：毒］

viṣa，毒。毒分为两种的说法亦见于印度医典Mādhava，一种叫作植物性毒（sthāvara），它来自静止不动的植物，比如植物的根茎叶花果；另一种叫作动物性毒（jaṅgama），它来自四处移动的动物，比如毒蛇、蜈蚣等。印度古代的疗毒学比较发达，agada是医学八支之一。吠陀时代对箭毒、蛇毒、虫毒等颇有研究。在印度圣典《毗湿奴传承书》（*Viṣṇusmṛti*）中第3.38条规定，食物必须经过检测确定不含毒素之后，国王才能食用。《妙闻本集》中还有用动物来进行中毒和解毒实践的临床记载。《鲍威尔写本》中有一部经，叙述佛陀为一位被黑蛇咬了的比丘诵“孔雀神咒”解毒的故事。在我国古代最有名的故事则是华佗为关公“割骨疗毒”。此外，西藏医学将毒分为三大类：和合毒、转化毒和自性毒，而自性毒又分“行与不行”两种。自性毒的分法可能受到了印度的影响。

《四部医典》中说：“自性毒分行与不行二，……/不行草乌乌头与狼毒，/赤芍商陆达布山枸奈。/行走毒有疯狗蛇蝎子，/虫类毒蜂皆为行走毒。”②《妙闻本集》中毒蛇分为三大类型：rājimān，darvi-kara，mandali。《四部医典》中治行走毒的方法：“咬伤即刻口或嘣角吸，/伤口四指以上布紧缠，一昼夜

① 廖育群：《古代印度眼科概要及其对中国影响之研究》，《自然科学史研究》1998年第1期。

② 宇妥·元丹贡布等著，李永年译，谢佐校：《四部医典》，第391页。

后其伤用火炙。”[①]

［śālākya：眼科］

śālākya，眼科。义净在《南海寄归内法传》中称之为“针刺首疾”。它的原意是“作为外科手术的一个分支而使用锋利的医疗器械”，包括两方面，一者指使用外科手术器械；二者治疗范围在锁骨以上部位，实际上治疗整个头部的疾病。Si.26 下列了耳病、鼻子病、舌病、牙齿病、口腔病、头痛症，但以眼病为主。可见它比现代医学中的眼科范围要广得多。印度古代眼科比较发达，在《鲍威尔写本》中提到了白内障等其他眼病。《妙闻本集》中有 76 种眼病：风性 10 种、胆汁性 10 种、痰性 13 种、血液性 16 种、三液聚合性 25 种、外部眼病 2 种。《遮罗迦本集》中眼病数目相同，而《有光》（Bhāva-prakāśa）中多出了 2 种。[②]

印度眼科知识传入我国，对中医有较大影响，特别是“金篦术”。学者亦多有所论。[③]

［śikhī：孔雀］

《四部医典》：“孔雀肉治眼病音哑老”、“孔雀肉可解毒治赤症。”[④]《艺文类聚》卷九十一“鸟部”中“孔雀”条云：“《西域记》曰罽宾国出孔雀。晋公卿赞曰，世祖时，西域献孔雀，解人语，驯指，应节而舞。”

在佛典中，孔雀的梵名为 mayūra。如：《梵语杂名》：“孔雀，么庾囉，mayūra。”（《大正藏》卷五十四，1237 页上）《翻译名义集》卷二，“么由逻，此云孔雀。”（《大正藏》卷五十四，1091 页上）

---

① 宇妥·元丹贡布等著，李永年译，谢佐校：《四部医典》，第 391—392 页。

② Julius Jolly，*Indian Medicine*, pp.166-169.

③ 周济：《我国传来印度眼科术之史的考察》，《中华医学杂志》第 22 卷 11、12 期，1936 年，第 54—58 页。季羡林：《印度眼科医术传入中国考》，《国学研究》第二卷，北京大学出版社 1994 年版，第 555—560 页。Vijaya Deshpande，“Indian Influence on Early Chinese Ophthalmology: Glaucoma as a Case Study”，*BSOAS*, 62:3, 1999, pp.306-322. Idem.,“Ophthalmic surgery: a chapter in the history of Sino-Indian medical contacts”，*BSOAS*, 63:3, 2000, pp.370-388.

④ 宇妥·元丹贡布等著，李永年译，谢佐校：《四部医典》，第 48、60 页。

[śīriṣa：尸利沙树]

śīriṣa，即合欢树，学名 Acacia Sirissa，是金合欢属乔木。佛典中的译法及解释有：

《根本说一切有部毗奈耶》卷四十七：尸利沙。（《大正藏》卷二十三，888 页中）

《孔雀王咒经》卷上：尸梨沙。（《大正藏》卷十九，449 页上）

《一切如来大秘密未曾有最上微妙大曼陀罗经》卷一：室利沙木。（《大正藏》卷十八，543 页上）又，卷三：尸里沙。（《大正藏》卷十八，551 页中）

《一切经音义》卷八："尸利沙：梵语也。此翻为吉祥，即合昏树也，俗名为夜合树也。"（《大正藏》卷五十四，351 页下）又，卷十："尸利沙：即是此间合昏树也。其树种类有二，若名尸利沙者，叶果则大；若名尸利驶者，叶果则小。此树时生人间关东下里家，误名娑（婆）罗树是也。"（《大正藏》卷五十四，363 页下）又，卷十二："尸利沙：此云吉祥，即是合昏树，俗云夜合，其花甚香。"（《大正藏》卷五十四，379 页中）

《翻译名义集》卷三："尸利沙，或云尸利洒，即此间合昏树。有二种，名尸利沙者，叶实俱大；名尸利驶者，叶实俱小。又舍离沙，此云合欢。"（《大正藏》卷五十四，1102 页中）

《翻梵语》卷九："尸利沙树，亦云师利沙，译曰尸利沙，有须也。"（《大正藏》卷五十四，1047 页中）又，卷十："尸利沙果，译曰尸利者，头；沙者，似也。"（《大正藏》卷五十四，1051 页上）又，同卷："金利沙，亦云尸利沙，译曰：沙者似头。"（《大正藏》卷五十四，1052 页下）

[ślīpada：青腿]

ślīpada，英译 elephantiasis，象皮病。从词源上看，该病主要是指发生在腿足部位的一种特殊的皮肤肿胀。《翻译名义大集》9521 条，将 ślīpada 译为"足乏、足病"。另，8792 条将同源词 ślīpadin 译为"青腿"。在《毗湿奴往世书》中，该病是对前生违背了贞洁誓言的人的一种惩罚和报应。

又，在 Si.12.1 的 18 种皮肤病中，第四种 carmākhya，指像大象的皮肤的一种特殊的皮肤病，也可译为象皮病。但应注意二者是有区别的。

[ṣaḍ-rasa：六味]

ṣaḍ-rasa，六味，指甘/甜、酸、苦、辛/辣、咸、涩六种味道。在印医理论中，药物的六味来自于五大（地火水风空）的不同结合。地与水结合生出甘味、地与火结合生出酸味、火与水结合生出咸味、风与水结合生出苦味、火与风结合生出甘味、地与风结合生出涩味。

在印度药物中，大蒜和诃梨勒有时候被称为“具足六味”。《金光明最胜王经》卷九：“诃梨勒一种，具足有六味，能除一切病，无忌药中王。”（《大正藏》卷十六，448页中）。

《金光明最胜王经疏》卷六：“《涅槃经》第四云，六味，一苦、二醋、三甘、四辛、五咸、六淡。”（《大正藏》卷三十九，326页上）

另外还有八味之说。《一切经音义》卷二十五：“甜蘇八味：一苦、二醋、三甘、四辛、五咸、六淡。甜中又二，一者不苦，故甜；二者不醋，故甜；合成八也。”（《大正藏》卷五十四，467页中）

[sapta-samas：七等药]

sapta-samas，七等药，指这个药方中的七味药剂量相等。

在《陀罗尼集经》卷八中，亦记载了一个“七味等分药”方，即“若人不能食，萎黄眼黄，腹中气块大，喘息不得，咽喉大痛，取石盐、阿魏药、诃梨勒、茴香子、干姜、荜钵、胡椒，七味等分，各取半两，共捣为末，用沙糖和以为丸。丸如枣大，空腹一服，服别一丸，无所禁忌。大肥好颜色，丰足气力。”（《大正藏》卷十八，854页中）

《南海寄归内法传》卷三“进药方法”条，记载了一个“三等丸”。云：“又三等丸能疗众病，复非难得。取诃黎勒皮、干姜、沙糖，三事等分，捣前二令碎，以冰片许，和沙糖融之，并捣为丸，旦服十丸许，以知为度，诸无所忌。若患痢者，不过三两服即差。能破胘气，除风消食，为益处广，故此言之。若无沙糖者，饴蜜亦得。”[①] 该方的三种药物均包括在Si.12.31“七等药”方之内。

① 王邦维校注：《南海寄归内法传校注》，第160页。

[*Siddhasāra*：《医理精华》]

梵文题名为“Siddhasāra”，音译悉檀娑罗。siddha 源于 √ sidh，是其过去被动分词形式，意为“成立、成功、得成、成就”。sāra 意即“精华”。季羡林主编的《敦煌学大辞典》第 503 页，译为“[药学] 成就精要”。黄心川主编的《南亚大辞典》第 454 页中，《医门成就精华》即该书的译名，不过将梵名写为 vaidyaka-siddhasāra，多出了 vaidyaka 一词。笔者将 *Siddhasāra* 意译为《医理精华》，系采纳了蔡景峰教授的意见。因为它是一部主要讲述医药理论和临床知识的经典著作，故此译不误。其藏文本的题名为 *Sman-dpyad gaces-pa grub-pa zes bya-ba*，即《医书：完美的选择》。

[su-kumāra：妙童子]

su-kumārāṇāṃ，是 su-kumāra 的复数属格形式，意为“妙童子”。Kumāra 常用于人名，比如大翻译家鸠摩罗什，名字即 Kumāra-jīva。印度医王耆婆，全名 Jīvaka-kumāra-bhūta，又译作“活童子”。su-kumāra 在此句中引申为快乐的年轻人，并借指所有快乐的人们。

[surā：酒]

surā，酒，谷酒、米酒。指用稻米酿成的酒。《显扬圣教论》卷十七，音译为窣罗。《一切经音义》卷四十七：“窣罗酒：此云米酒也。”（《大正藏》卷五十四，620 页下）

[sūryāvarta：日转性头痛]

sūryāvarta，一种头痛病。sūrya，太阳。āvarta，转动。《方广大庄严经》卷八：“北方有国名日转。”（《大正藏》卷三，588 页中）日转所对应的梵文为：sūryāvartā。又，《正法华经》卷九，有一种禅定的名称叫作“日转三昧”（《大正藏》卷九，127 页中），日转对应的梵文为：sūryāvarta。所以，我们此处将 sūryāvarta 意译为日转性头痛。它是由太阳所造成的。每当出太阳的时候，眼中或者眉毛部位就会格外地疼痛；而到晚上疼痛就会减轻或者消失。故称之为“日转性头痛”。ardha-bhedaka，偏瘫、偏头痛。①

① Julius Jolly，*Indian Medicine*, p.174.

［soṣaṇa：三热药］

soṣaṇa，即 sa+uṣaṇa，译为带热的。uṣaṇa 代表 try-uṣaṇa，三种热的东西，即三热药、三辛药。常指姜、长胡椒/荜茇、胡椒。参见 SiN.25—26 的解释。又见［try-uṣaṇa：三热药］条。

［svapna：梦象］

印度医典中认为，病人所做的梦是其疾病状况的预兆。《医理精华》第4章中的这些梦象都是凶兆。一般而言，病人的梦兆多回应在做梦者自己身上。但在印度文学作品中，类似的梦象有的却回应在与做梦者相关的人身上。大史诗《罗摩衍那》"阿逾陀篇"中，十车王临死时，他在远方的儿子婆罗多做了一些恶梦，那些梦象都是十车王的死亡凶兆。与《医理精华》相同的梦象有："他浑身都涂满了油，/好像是在油里沉没。"（2.63.10）"匆忙地乘着驴拉的车，/面向南方奔向前。"（2.63.14）。"因为谁要在梦里，/乘着驴拉的车奔向前，/为他焚尸的木堆上的烟，/不久一定就会出现。"（2.63.16）[①]《摩诃婆罗多》中班度族和俱卢族大战之前，有人梦见俱卢人则戴着红头巾，坐在一辆骆驼拉的马车上，向南行驶。后来俱卢族果然失败。可见，在印度人的观念中，驴拉的车、骆驼拉的车、南方均象征着凶险和死亡，是非常不妙的。

《罗摩衍那》"阿逾陀篇"，婆罗多梦见父亲十车王，"那位高贵尊严的人，/戴着红色的花环"。（2.63.14）可见，红色的花环是死亡之兆。

《摩诃婆罗多》中班度族和俱卢族大战之前，有人梦见班度族站在男人的身上，穿着白色长袍，戴着白色头巾，拿着白色的雨伞。最终班度族果然胜利。可见，白色象征着吉祥。[②]

"夜晚将尽之时，波罗索罗摩做了个从未想过见过的甜蜜的梦。他看见自己爬上一头象、一匹马、一座山，爬上阳台、公牛和一棵繁花正盛的树。"这些梦象都是吉祥的。

敦煌出土梦文书中也有几个类似的梦象。比如 P.3281 号文书："梦见披

① 季羡林译：《罗摩衍那》"阿逾陀篇"，人民文学出版社 1981 年版，第 392—393 页。

② 转引自〔美〕温蒂·朵妮吉·奥弗莱厄蒂著，吴康译：《印度梦幻世界》，陕西人民出版社 1992 年版，第 26 页。

发，为人所谋”。披发是恶兆。P.3908 号文书："梦见燃火者，主大吉。"有关火的梦象，又见 S.620 号文书中的"火篇第廿五"。又，P.3685 号文书："梦见渡桥梁，大吉。"

以上的梦象均与病人的吉凶相关。佛经中也有与吉凶无关，而与病人的气质本性相关的梦象。比如，《金光明最胜王经》卷九："先观彼形色，语言及性行，然后问其梦，知风热癊殊。干瘦少头发，其心无定住，多语梦飞行，斯人是风性。少年生白发，多汗及多瞋，聪明梦见火，斯人是热性。心定身平整，虑审头津腻，梦见水白物，是癊性应知。"（《大正藏》卷十六，448 页中）这一段可与 Si.1.44、45、46 相对应。

有关一般梦象的观念，可看《翻译名义集》卷五的简要叙述："列子分六梦，一正梦平居自梦，二愕梦惊愕而梦，三思梦思念而梦，四寤梦觉而道之而梦，五惧梦思惧而梦，六喜梦善悦而梦。周礼占六梦之吉凶。《善见律》明四种梦，一四大不和梦，梦见山崩飞腾虚空，或见虎狼师子贼逐；二先见故梦，昼见白黑及男女相，夜剋梦见；三天人与梦，若善知识天人示善得善，若恶知识示恶得恶；四想心故梦，前身修福，今感吉梦，先世造罪，今感凶梦。"（《大正藏》卷五十四，1142 页下）《善见律毗婆沙》中指出了四种类型的梦的不同来源。

《遮罗迦本集》除指出疾病梦象的象征意义之外，还指出了梦象的七种类型。"众所周知，梦有七类，建立在如下的基础上：（1）视觉经验（2）听觉经验（3）其他经验（4）强烈的欲望（5）想象（6）未来的结果（7）三体液。"（Car.In.5.41—42）

《妙闻本集》第一部分《绪论部》（Sūtra-sthāna）第 29 章，对疾病梦象有较详细的说明。为了读者有一个整体的印象，现将有关内容翻译如下：

"现在我要描述梦象，这些梦既有病人做的，也有病人的亲人们做的，它们预示着疾病的致命死亡或者痊愈。如果病人在梦中骑着大象或者任何肉食性动物向南走去，或者骑着公猪或水牛，或者看见自己被一个披头散发的黑衣妇女或者穿红色外套的妇女缠住，又笑又跳地，那么他很快就会死去。要是一个病人梦见自己被低等的贱民拉向南方，或者被面目凶恶可憎的猛兽一直嗅着他的头，那么就预示着他的有生之日屈指可数了，而健康的人做这种梦，就表示快要得病了。（Su.Sū.29.23）

同样地，如果梦见喝油、蜜，或者钻进腐臭而潮湿的床上去，或者浑身泥浆又笑又跳，那么该病人就死到临头了。如果梦见脖子上挂着花环而裸露着身子，或者看见他的胸膛上长出了芦苇、竹子或者棕榈树，那么预示该病人要完蛋了。另一方面，这些梦发生在健康人的身上，预示着他也要患病了。此外，如果病人梦见被鱼吃了，或者奇想自己再次进入了母亲的子宫，或者梦想正从山顶上掉下来，或者掉进了一个黑暗、阴森的洞穴，或者被一群乌鸦所进攻击倒，那么就厄运到了。如果梦见头发剃得溜光，或者星星坠落，或者将灭的灯发出光芒，或者自己的双眼挤出，或者神像摇晃，或者地震、下泻、呕吐、自己的牙齿脱落，那么就要命了。如果梦见爬上了木棉树、金输迦树（kiṃśuka）或者刺桐树（pāri-bhadra），或者攀上蚂蚁山、火葬的柴堆，或者发现自己绑在祭祀用的木桩上，或者得到了棉花，或者吃棉花、研磨芝麻酱、铁、芝麻、米饭，或者喝油、饮酒，那么病人就会死了。而这些梦发生在健康人的身上，就表明他快要受到疾病的攻击了。（Su. Sū.29.24）

与做梦者的身体气质完全一致的梦，应该视为无效的。（比如，风性气质的人梦见在天上飞。胆汁质的人梦见燃烧的火焰、闪亮的灯光或者流星。黏液质的人梦见水池子。）已经忘记了的梦，或者被另一个吉祥的梦境所取代的梦，或者是自己预先想象的结果，像白日梦那样的梦，也是无效的。（Su.Sū.29.25）

发烧的病人梦见与一条狗成了朋友；虚劳患者梦见与一只猴子或者怪兽交上了朋友；歇斯里底症患者梦见与鬼魂交上了朋友；遗尿症或者痢疾病人梦见喝水；麻风病人梦见喝油；肿瘤患者梦见肚子上长出了一棵树；这些都预示着他们来日无多了。头部疾病患者梦见头上长了一棵树；或者呕吐患者梦见吃芝麻饼；或者干渴患者梦见长途跋涉；或者黄疸病人梦见吃加了姜黄的食物；或者咯血病人梦见喝血；这些都预示着他们的生命就要离去。在这样的情况下，病人不管是做了上述的哪一种梦，都应该清早起床，向婆罗门献上磨沙豆、芝麻、铁和金子，而且反复念诵曼陀罗咒语。（Su.Sū.29.26）

在夜晚的第一时已经做了一个坏梦的话，一个人应该想起高贵或者吉祥的东西，然后控制诸根，再次躺下去睡觉，向任何一个天神反复念诵曼陀罗咒语。恶梦不应该对别人说。做了恶梦的人应该连续在神庙中睡三个晚上，

用最大的虔诚崇拜神灵，因此恶梦的坏影响就会消失。（Su.Sū.29.27）

现在我们讲述具有吉祥性质的梦象。二生者、天神、母牛、阉牛、国王、自己活着的朋友和亲戚、燃烧的火焰、婆罗门、一汪清水，若这些东西出现在梦中，则预示着健康的人在将来获得金钱，而病人则从所受的病痛中恢复健康。同样地，梦见肉、鱼、白色花环、衣服和水果，则暗示健康的人获得财富或者病人恢复健康。（Su.Sū.29.28）

若梦见登上宫殿的阳台，爬上树顶或者山峰，或者骑在大象背上，预示着以上同样的结果。梦见渡过河流、池潭或者混浊的海洋，根据做梦人的健康或者生病，也预示着获得钱财或病情痊愈。若梦见被蛇、水蛭、蜜蜂叮咬，根据做梦人当时的身体好坏，预示着极乐或者痊愈。要是谁经常做吉祥的梦，那么就应该把他看作是一个会长寿的人，根本就无需医生的药物治疗。（Su.Sū.29.29）

［halīmaka：绿色病］

halīmaka，“绿色病”。据《印度医学》，它的症状有：皮肤呈绿色、暗褐色，懒散无力、干渴、连续发烧、厌倦房事、虚弱、疲惫、消化不良、瘦弱憔悴，等等。①

［hiṅgu：兴渠］

hiṅgu，即阿魏。学名 Ferula Asafoetida。佛典中的音译及解释有：

《十诵律》卷二十七：兴渠。（《大正藏》卷二十三，194 页上）

《梵网经卢舍那佛说菩萨心地戒品》卷十下：兴蕖。（《大正藏》卷二十四，1005 页中）

《一切经音义》卷四十五：“兴渠，梵语，阿魏药也。”（《大正藏》卷五十四，607 页中）

《翻译名义集》卷三：“兴渠，讹也。应法师此云少，正云兴宜。出乌茶婆他那国。彼人常所食也。此方相传为芸薹者非也。此是树汁，似桃胶。西国取之，以置食中。今阿魏是也。慈愍三藏云：根如萝卜，出土辛臭。慈愍冬到彼土，不见其苗。……”（《大正藏》卷五十四，1107 页下）

① Julius Jolly，*Indian Medicine*, p. 128.

阿魏常被当作五辛之一，被佛教徒禁用。如：

《梵网经卢舍那佛说菩萨心地戒品》卷十下："若佛子不得食五辛，大蒜、革葱、慈葱、兰葱、兴蕖。"(《大正藏》卷二十四，1005页中)

《翻译名义集》卷三："荤辛，荤而非辛，阿魏是也；辛而非荤，姜芥是也。是荤复是辛，五辛是也。《梵网经》云：不得食五辛。言五辛者，一葱、二薤、三韭、四蒜，五兴渠。"(《大正藏》卷五十四，1108页中)此处误将阿魏和兴渠当成了两种不同的物质。

[医德]

迦腻色迦时代的医典《遮罗迦本集》是印度古代三大医学名著之一。该书认为，医生治病既不为己，亦不为任何利欲，纯为谋人幸福，所以医业高于一切。第3部分《胚胎部》(Vimāna-sthāna)中，还包括对初出茅庐的医生执业时的职业道德方面的相关规定：他必须将他的全部精力奉献给工作，哪怕是当自己的生命濒临危险的时候；永不能伤害病人；不能像对待妻子和财产一样，对病人有着邪恶的想法；在行为举止方面既要勇敢大胆，又要自我克制；用语言、思想和行动去专心致力于承担起治疗的责任；不要向病人喋喋不休地说病房之外所发生的事情；更要小心避免对病人说那些不利于康复的事情。这些都属于医德的范畴。

《妙闻本集》中的医德材料，见于第1部分《绪论部》(Sūtra-sthāna)好几个章节中。医生要有一切必要的知识，要洁身自持，要使患者信任，并尽一切力量为患者服务。主要是提出了医生的"四德"说，即"正确的知识、广博的经验、聪敏的知觉和对患者的同情，是为医者之四德"。也有对初习医术的学生的职业道德规定。比如第3章："一个学生对师长要绝对服从，对医书要有规定地投入，不能懈怠懒散，不能睡懒觉，要达到已经学过的科学知识的顶点。"(Su.Sū.3.20)

古代中外著名的医德材料有希波克拉底的《誓言》、麦蒙尼德斯的《祷文》、孙思邈的《大医精诚》等。可参看蔡景峰、洪武娌《略论古代藏医医德的发展及其特点》一文[①]，另见丁涵章编著《医德学通论》一书。[②]

① 原文刊于中国西南民族研究学会编：《藏族学术讨论会论文集》，第516—531页。

② 丁涵章编著：《医德学通论》，浙江大学出版社1996年版。

词汇表

（按梵文字母顺序排列，仅以《医理精华》第 2 章词汇为主）

A

akṣa：恶叉树、毗醯勒

aguru：沉水香、沉香

agni：打印果、白花丹

agni-mantha：臭黄荆

ajāji：莳萝、土茴香

ajājī：小茴香

ativiṣa：麦冬

ativiṣā：印度乌头、白乌头

añjana：眼药、安缮那

anila：风；风病

antar-vidradhi：体内脓肿，脓疱

abhayā：诃子

abhīru：天门冬、芦笋

amṛtā：心叶青牛胆

ambaṣṭhā：绒毛叶

ambu：水、液体

ambuda：香附子

ayaś：沉香

ayas：铁

aruṣkara：打印果、肉托果

arjaka：兰香、阿梨树、灌木罗勒

arjuna：阿周那榄仁树

arśas：痔疮、痔漏

aśoka：无忧树

aśmarī：结石

aśvattha：无花果树、阿说他树

asana：阿娑那（花）、阿西那

asra：藏红花

ātaṅka：身体的毛病、疾病

ādanī：一种葫芦科的植物

ānāha：胃胀

āmaya：闭鞘姜

āmalaka：余甘子、山查、阿摩落迦果

āmātīsāra：赤痢、下痢

āmra：杧果、菴没罗果

āragbadha：牙皂树

āragvadha：阿勃勒、腊肠树、波斯皂荚

B

badara：跋达罗果、酸枣

badara-phala：仁子栢、枣核

badarī：枣子树

bimba：相思果、频婆果

bilva：孟加拉苹果、印度枳、吉祥果

bisa：莲根藕、泥藕

bṛṃhaṇa：长肥，长胖，脂腴

bṛhatī：印度茄子

bṛhatī-dvaya：两种茄子

brhatī-yugma：两种特殊的茄子

bhallātaka：打印果、肉托果、婆罗得

bhārgī：长管大青

bhiṣag-vara：最好的医生、良医

bhūnimba：龙胆

bhūrja：白桦、桦皮、浮休阇皮

bhūstṛṇa：天竺葵草

C

cakṣu：眼睛

cakṣuṣya：利眼的、明目的、益眼根

candana：旃檀、旃檀香、旃檀那

cavya：胡椒的一种

citraka：白花丹

coraka：当归

chardi：呕吐

D

dadhi：酸乳、凝乳、酪、乳酪

dadhi：松脂

dantī：野生巴豆根

darbha：草、茅

dāḍima：石榴、果子

dāru：雪松、喜马拉雅雪杉

dāru-nisā：姜黄、小檗

dāha：发烧，内热，热恼

devadāru：松树、天木香

doṣa：体液；疾病

doṣa-traya：三种体液（痰、胆汁、风）

dravantī：番薯

drākṣa：葡萄

drākṣā：葡萄树、葡萄

drāmiḍī：小豆蔻

dhava：锥果木

dhātakī：陀得鸡花

dhātu-tantra：医方明

dhātu-prakopa：四大错乱

dhātu-saṃkṣobha：四大不调

dhātrī：余甘子

dhātrīka：余甘子

dhānyāka：芫荽

dhāvanī：兔尾草

dhyāmaka：天竺葵草

E

eraṇḍa：蓖麻，伊兰

elavāluka：木苹果

elā：豆蔻

oṣadha：草药

G

gada：病，疾病、疮疱

gulma：痞；腹部病的膨胀，体内的肿瘤

guḍūcī：心叶青牛胆

go-kṣura：蒺藜

go-kṣuraka：菱角

granthika：长胡椒根

ghonthā：槟榔树；一种枣子

H

haṃsa：鹅、雁

haṃsa-pādikā：掌叶铁线蕨

haritāla：雌黄

haridrā：姜黄、黄姜

haridre：姜黄和小檗

harītakī：诃子、诃梨勒

halī：嘉兰、百合

hiṅgu：阿魏，兴渠

hima：白檀木

hṛdya：健心的

hema：金、黄金

haimavatī：菖蒲；金色醉蝶花属植物

J

jaṭa：甘松、甘松香

jambīra：柑子、天梅子

jambū：阎浮（树）、瞻部（树）

jiṅginī：印度楞树

jīraka；土茴香、只兰伽

jīvaka；耆婆草

jīvana：生存；长寿，增加寿命

jvara：发烧，热病、虐病

K

kaṇṭaka：带刺的、刺、针、荆棘、刺痛

kaṇṭakī：儿茶

kaṇḍū：痒，发痒

kadamba：柯昙婆花

kapha：黏液、痰液，三种体液之一

kapha-roga：黏液病，黏液过多症

kamala：莲、莲花、迦摩罗花

kalaṣī：尖叶兔尾草

kalingaka：止泻木

kalka：药粉，散

kahlāra：可食用的白睡莲

kāka-mācī：苦菜

kālīya：一种黑色檀香木、黄檀木

kāśa：甜根草

kāśa-dvaya：两种茅草

kāśmarī：白柚木

kāsa：咳嗽、喘

kāsa-marda：山扁豆

kāsīsa：绿礬。迦私（药）

kāsīsa-dvaya：绿礬和硫酸盐

kunda：茉莉、素馨、军那（花）、捃难（花）

kumuda：莲花、拘物头花

kuśa：拘舍草、吉祥草

kuṣṭha：皮肤病，麻风病、恶癞

kuṣṭha：闭鞘姜、广木香、青木香

kūlaka：野葫芦、野生的蛇甜瓜

kṛcchra：痛、痛苦；尿潴留、闭尿症

kṛṣṇā：长胡椒、升麻

kesara：花丝，莲花丝、花须

kola：枣

kauntī：香胡椒

krimi：虫、寄生虫

kṣavaka：黑芥菜

kṣīra：牛奶、白乳

khadira：儿茶、竭地罗（木）

khapura：槟榔子

L

lāṅgulī：尖叶子的兔尾草

lājā：炒粳米、香谷

lodhra：珠仔树

lohitotpala：红睡莲

M

madhuka：甘草

madhūka：摩头、末度迦

markaṭī-saha：发痒黧豆

mala：身体的排泄物、秽垢、不净；锈

mahā-dāha：体内的高烧，内热

māruta：风、大风、迅疾风、猛疾风

mārutārti：风病之痛

muṣkaka：一种灰可用作腐蚀剂的树

musta：香附子、目窣哆

mustaka：香附子、油莎草

mūtra：尿，从肾脏中所排出的液体

mūtra-doṣa：尿道病，糖尿病，泌尿器官的疾病

mūrvā：印度虎尾兰

mūla-pañcaka：五种根

mūṣi-karnikā：圆叶牵牛

mṛdvīkā：葡萄

meda：脂

meha：尿道病，多尿症，糖尿病

N

nakta：印度山毛榉树

nakta-māla：印度山毛榉树

nada：一种芦苇

nandī：红椿，红雪松，柏木，桧木

nandī-vṛkṣa：红椿树

nasya：鼻子

nāga-kesara：龙花鬘

nāgara：干姜；那伽兰

nimba：苦楝、纴婆、赁婆

nirguṇḍī：黄荆、淡紫花牡荆

nisā：姜黄

nyagrodha：印度榕树、尼拘陀樹、尼拘律树

P

paṅka-ja：一种莲花

paṅkaja-kesara：莲花丝

pakvātīsāra：慢性痢疾

pañca-mūla：五种根

paṭala：喇叭花

padma：莲花，莲花丝、波头摩花

padmaka：稠李

padma-kesara：莲花丝

payasya：乳

payasyā：山药、乳白薯蓣

palāśa：紫铆、紫矿、赤花树，波罗奢

pāṭala：波吒罗（花）、凌霄花

pāṭalā：播吒罗树

pāṭhā：绒毛叶

pāṇḍu：黄胆，黄疸，黄疸病

pāṇḍu-tva：黄病，黄疸

pāna：饮料，所喝的药

pānaka：饮料；饮用；内服

pārtha：阿周那榄仁树

piḍaka：脓疱，丘疹，面疱、小疖子

pitta：胆汁、胆汁病。黄病、黄热

pitta-dāha：胆汁热、热病

pittāsra：胆汁血、出血病

pittāsṛj：胆汁血、出血病

pippala：无花果树

pippalī：长胡椒、荜拨

piyāla：豆腐果

punarnavā：黄细辛、酸浆

punnāga：夫那伽

pura：印度没药

pūga-phala：槟榔子、木腰子

pūtīka：印度云实果、大托叶云实果

pṛṣṭa-parṇī：尖叶的兔尾草

poṭala：栝楼、野葫芦、野生的蛇甜瓜

pratiśyāya：粘膜炎；冷；感冒

prapauṇḍarīka：齿叶睡莲、白莲花根

plakṣa：卷叶无花果树、斑点榕、毕洛叉树

phala-traya：三种果子

phāñjī：长管大青

R

rakta：红色的；血

rakta-pitta：胆汁血，出血症

rambhā：香蕉树、芭蕉树

rāja-vṛkṣa：牙皂、王树

rātha：催吐果

rātha-vṛkṣaka：催吐的尖果树

ruci-prada：开胃，增强食欲

rūpya：银、白银

S

sapta-parṇa：七叶树

sapta-parṇaka：糖胶树

saptalā：相思子，金色醉蝶花属植物的种子

samanga：茜草，含羞草

sarpis：酥、新酥油

sarṣapa：芥末子、白芥末

sarja：娑罗双树脂、一种能分泌印度乳香的树

sarja-rasa：白胶香、萨折罗娑

sarva-jvara：所有的发烧，各种热病

saha：鹰嘴豆

sīsa：铅

sugandhika：芳香的天竺葵

surasa：黄荆，罗勒属植物

surasī：香草；白色的淡紫花牡荆

suṣavī：苦瓜

sūrya-bhaktā：午时花，田芥菜

saindhva：一种岩盐。乌盐、戎盐

sairīya：假杜鹃

stanya：乳汁；催乳的

stanya-doṣa：心脏病

sthirā：山马蝗

snug：火殃簕

snuhī：一种大戟、火殃簕、金刚纂

sneha：油、脂、酥油、清黄油

srava：几种植物

T

tāmra：铜、赤铜

tārkṣa-ja：小檗汁、伏牛花汁

tiktā：胡黄连

tinduka：柿木、丁土迦、镇头

迦（花）

tilvaka：珠仔树

tīvra：剧痛

tugā：天竺黄

tutthaka：胆礬、硫酸铜、铜绿

tṛḍ：渴，干渴，渴病

tṛṇa：草，干草

tṛṣṇā：渴、干渴

taila：油，芝麻油、胡麻油、香油

trapu：锡、铅

tri-phalā：三种果子

trivṛt：药喇叭

tvaca：肉桂、桂皮、咄者

tvac：肉桂、桂皮

tvac-pattra：桂树叶

U

utpala：青莲花、蓝莲花

udara：腹部膨胀，水肿

udāvarta：便秘

udumbara：乌昙跋罗

uśīra：香草根，茅根香

usana：胡椒、胡椒根

V

vakra：印度缬草

vacā：白菖、菖蒲

vañjula：省藤、柳树

vatsaka：止泻木

vallī：爬藤植物

vasira：药用绿萝、土牛藤

vasu：甜的

vasuka：牛角瓜、木田菁、鸭嘴花

vasti：小腹、胃、膀胱；下灌药、灌肠剂

vāji-karaṇa：娑罗树

vājī-karaṇa：一种春药，壮阳剂，媚药

vāta：风，风病

vāta-nigraha：祛风，驱风

vāri：水

viḍaṅga：白花酸藤果子、酸藤子

vidārī：乳山药、洋芋

vi-druma：珊瑚

viśva：干姜

viṣa：毒、毒物、毒药

viṣama-jvara：无规律的发烧、不尽疫

vṛkṣa：树、任何开花结果的树

vṛkṣaka：小树

vṛścika：蝎子

vṛścikālī：荨麻藤

vṛṣya：生精、壮阳

vraṇa：伤口，伤口的红肿，孔，疮

vraṇya：疗伤的、治痛的、对伤口有益的

Y

yaṣṭī-madhu：甘草
yoni：子宫、女阴、生门
yoni-gada：妇科病
yoni-doṣa：妇科病

Ś

śaṅkhinī：穿心草
śarkarā：砂石、结石（肾结石、尿结石）、尿积存
śarkarā：糖、石蜜、糖蜜
śākaja：柚子
śārivā：印度菝葜
śārkara：石蜜
śārṅgaṣṭā：相思子、红豆
śiṃśapā：无忧树、印度黄檀木、申恕波林
śigruka：辣根
śiras：头，头颅
śiro-'rti：头痛
śirīṣa：合欢树、尸利沙木
śilā：雄黄
śilā-jatu：五灵脂
śukti：珠贝、蚌
śṛṅgin：野漆树
śṛṅgī：菱，斑点榕，印度榕
śoṣa：干燥、脱水、干痟、消渴
śyāma：香草，刺苹果、看麦娘
śyāmaka：芎䓖（阇莫迦）、甘松香
śyāmā：药喇叭根、黑球根牵牛
śyāmāka：韭子、稗谷、野谷、野芝麻。
śrī-parṇī：云南石梓，白柚木
śleṣma：痰液、黏液。三液之一
śva-daṃṣṭrā：矢车菊、蒺
śvāsa：呼吸艰难，哮喘
śveta-lodhra：白珠仔树
śveta-sarṣapa：白芥子
śvetā：桦树，苦黄瓜

主要参考书目

外文书目

Bagchi S., ed., 1967a. *Mūlasarvāstivāadavinayavastu*, vol.1-2. Delhi.

——, ed., 1967b. *Suvarṇaprabhāsasūtram,*（Buddhist Sanskrit Text-No.8）, The Mithila Institute of Post-Graduate Studies and Research in Sanskrit Learning, Darbhanga.

Baily, H.W., ed. 1938. *Codices Khotaneses*, Copenhagen.

——, ed. 1945.（2nd ed., 1969）*Khotanese Texts,* vol.Ⅰ, Cambridge University Press.

Benveniste, E., 1940a. *Codices Sogdiani. Manuscrits de la Bibliothèque Nationale*（*Mission Pelliot*）, Copenhagen.

——, 1940b. *Textes Sogdiens. Edités, traduits et commentés*, Paris.

Bhagwat, Sinh Jee., 1978. *A Short History of Aryan Medical Science*, Delhi.

Bhishagratna, K.L., 1981. *Suśruta Saṃhitā: English Translation*, 3rd edition, Varanasi.

Birgit, Heyn, 1990. *Ayurveda: the Ancient Indian Art of Natural Medicine and Life Extension*, Rochester vt.:Healing Arts Pr.

Burrow, T., 1937. *The Languang of the Kharoṣṭhi Documents from Chinese Turkestan*, Cambridge.

——, 1940. *A Translation of the Kharoṣṭhi Documents from Chinese Turkestan*, James G. Forlong Fund, vol.xx, The Royal Asiatic Society, London.

Deolia, Rajendra Kumar, 1994. *Medicinal Floral Ecology in Central India: a*

Case Study of the Narmada Basin, New Delhi.

Devaraj T. L., 1985. *Speaking of: Ayurvedic Remedies for Common Diseases*, New Delhi.

Despeux, Catherine, ed., 2010. *Médecine, Religion et Sociéte dans la Chine Médiévale: Étude de Manuscripts Chinois de Dunhuang et de Turfan*. Paris: Collège de France, Institut des Hautes Études Chinoises.

Emmerick R.E., 1980. *Siddhasāra of Ravigupta*, vol. 1: The Sanskrit text (=Verzeichnis der orientalischen Handschriften in Deutschland, ed. W.Voigt, Supplementband 23.1), F.Steiner Verlag, Wiesbaden.

——, 1982. *Siddhasāra of Ravigupta*, vol. 2: The Tibeten version with facing English translation (=Verzeichnis der orientalischen Handschriften in Deutschland, ed. W.Voigt, Supplementband 23.2), F.Steiner Verlag, Wiesbaden.

——, 1992. *A Guide to the Literature of Khotan*, Tokyo.

Filliozat, Jean., 1948. *Fragments de Textes Koutchéens de Médecine et de Magie*, Librairie D'Amêrique, Librairie D'Amêrique et d'Orient Adrien-Maisonneuve. Paris.

——, 1964. *The Classical Doctrine of Indian Medicine*, Delhi.

Goodacre, H.J., & Pritchard, A.P., 1977. *Guide to the Department of Oriental Manuscripts and Printed Books*, Oxford.

Gyanendra Pandey, 1994. *Uncommon Plants Drugs of Ayurveda*, Delhi.

Hoernle, A.F.Rudolf, *The Bower Mauscript*, First Published, Calcutta, 1893-1912; Reprinted, New Delhi, 1987.

Jolly, Julius, 1951. *Indian Medicine*, Poona.

Kane, Pandurang Vaman, 1977. *History of Dharmaśāstra*, 2nd.ed. Poona.

Kangle, R. P., 1988. *The Kautilīya Arthaśāstra*, reprinted, New Delhi.

Kanny, Lall Dey, Rai Bahadur, C.I.E, F.C.S, 1984. *The Indigenous Drugs of India*, 2nd.ed.Calcutta.

Kaviraj Kunjalal Bhishagratna, 1981. *An English Translation of the Sushruta Samhita*, 3rd.ed. Varanasi.

Kirtikar,K.R., etc., 1918. *Indian Medical Plants*. India: Sudhindra Nath Basu,

Panini Office.

Konow, Sten, 1941. *A Medical Text in Knotannese*, Ch. II 003 of the India Office Library, Avhandlinger Utgitt av Det Norske Videnskaps-Akademii Oslo, II Hist. Filos Klasse, 1940, N0.4, Oslo 1 Kommisjon Hos Jacob Dybwad.

Lo, Vivienne and Christopher Cullen, ed., 2005. *Medieval Chinese Medicine: The Dunhuang medical manuscripts*, London and New York: Routledge Curzon.

Mukhopadhyaya, G. B., 1974. *History of Indian Medicine*, volume 1-3, reprinted, New Delhi.

Rachmati, G.R., 1930-1932. "Zur Heilkunde der Uiguren.I- III", Sitzungs berichte der Preussischen Akademie der Wissenschaften, Phil.-hist.Klasse, Berlin 1930, ss.451-473; 1932, ss.401-448.

Sarianidi, V., 1985. *The Golden Hoard of Bactria*, New York.

Sharma, Priyavrat, 1994. *Caraka-saṃhitā*（text with English translation）, vol.1-4, 3rd. edition, Varanasi.

Suzuki, M., Ui H., Kanakura Y., Tada T., Sendai, ed., 1934. *A Complete Catalogue of the Tibetan Buddhist Canons*, Japan.

Suzuki D.T., etc. ed., 1955-1961. *The Tibetan Tripitaka Reprinted Under the Supervision of the Otani University*, vols 1-168, Tokyo-Kyoto.

Svoboda, Robert., 1993. *Ayurveda: Life, Health and Longevity*, London.

Svaboda, Robert & Aruie Lade, 1998. *Chinese Medicine and Ayuraveda*, Delhi.

Vasant, Lad, 1998. *Ayurveda: the Science of Self-Healing*, Reprinted, Delhi.

Vogel, C., 1965. *Vāgbhaṭa's Aṣṭāṅgahṛdyasamhitā: the First Five Chapters of its Tibetan Version*, Wiesbaden.

Zachary, F. Lansdowne, 1996. *The Chakras and Esoteric Healing*, Delhi.

Zysk, Kenneth G. 1996. *Medicine in the Veda: Religious Healing in the Veda*, Delhi.

——, 1998. *Asceticism and Healing in Ancient India: Medicine in the Buddhist Monastery,* Delhi.（甘乃斯·齐思克著，陈介甫、许诗渊译：《印度传统医学——古印度佛教教团之医学：苦行与治病》，台北"中国医药研究所"2001年版）

〔日〕大日方大乘 :《佛教医学研究》，东京风间书房 1965 年版。

〔日〕服部敏良 :《释迦医学——以佛教经典为中心》，名古屋黎明书房 1968 年版。

〔日〕福永胜美 :《佛教医学事典》，雄山阁 1990 年版。

〔日〕二本柳贤司 :《佛教医学概要》，法藏馆 1994 年版。

中文书目

（一）古籍

《备急千金要方》（影印本），人民卫生出版社 1982 年版。

《本草纲目》（校勘本），人民卫生出版社 1982 年版。

《海药本草》（辑校本），人民卫生出版社 1997 年版。

《后汉书》（标点本），中华书局 1965 年版。

《鸡肋编》（点校本），中华书局 1983 年版。

《旧唐书》（标点本），中华书局 1975 年版。

《梁书》（标点本），中华书局 1973 年版。

《千金翼方》（影印本），人民卫生出版社 1982 年版。

《食疗本草》（辑校本），人民卫生出版社 1984 年版。

《隋书》（标点本），中华书局 1973 年版。

《宋高僧传》（校点本），中华书局 1987 年版。

《太平广记》（标点本），人民文学出版社 1959 年版。

《太平御览》（影印本），中华书局 1960 年版。

《唐会要》（影印本），中华书局 1955 年版。

《香药抄 · 药种抄》（影印本），〔日〕八木书店昭和 52 年版。

《新修本草》（辑复本），安徽科技出版社 1981 年版。

《新修本草》（影印本），上海古籍出版社 1985 年版。

《新唐书》（标点本），中华书局 1975 年版。

《通典》（影印本），商务印书馆 1935 年版。

《外台秘要》（影印本），人民卫生出版社 1996 年版。

《魏书》（标点本），中华书局 1974 年版。

《医方类聚》（校点本），人民卫生出版社 1981 年版。

《医心方》（影印本），人民卫生出版社 1993 年版。

《证类本草》（影印本），人民卫生出版社 1957 年版。

《证类本草》（校点本），华夏出版社 1993 年版。

〔日〕高楠顺次郎、渡边海旭监修：《大正新修大藏经》，日本大正一切经刊行会 1924—1934 年版。

《杏雨书屋藏敦煌秘笈》，影片册一至九册、目录册，日本武田科学振兴财团杏雨书屋 2009 至 2013 年版。

（二）论著

〔澳〕A.L. 巴沙姆主编，闵光沛等译：《印度文化史》，商务印书馆 1997 年版。

〔法〕阿里·玛扎海里著，耿升译：《丝绸之路——中国—波斯文化交流史》，中华书局 1993 年版。

〔印〕巴布尔著，王治来译：《巴布尔回忆录》，商务印书馆 2010 年版。

北京大学南亚研究所编：《中国载籍中南亚史料汇编》，上海古籍出版社 1994 年版。

蔡景峰：《西藏传统医学概述》，中国藏学出版社 1992 年版。

蔡景峰、洪武娌：《四部医典考源》，大象出版社 1998 年版。

曹仕邦：《中国沙门外学的研究——汉末至五代》，《中华佛学研究所论丛》（2），台北东初出版社 1994 年版。

陈邦贤辑录：《二十六史医学史料汇编》，中医研究院中国医史文献研究所 1982 年版。

陈贵廷主编：《本草纲目通释》，学苑出版社 1993 年版。

陈　明：《殊方异药：出土文书与西域医学》，北京大学出版社 2005 年版。

陈　明：《敦煌出土胡语医典〈耆婆书〉研究》（香港敦煌吐鲁番研究丛书之十），新文丰出版公司 2005 年版。

〔日〕川田洋一著，许洋主译：《佛法与医学》，台北东大图书公司 2002 年版。

丛春雨：《敦煌中医药精粹发微》，中医古籍出版社 2000 年版。

丛春雨主编：《敦煌中医药全书》，中医古籍出版社 1994 年版。

丹波康赖撰，高文铸等校注 :《医心方校注》，华夏出版社 1996 年版。

方广锠主编 :《藏外佛教文献》第一至十六辑，宗教文化出版社、中国人民大学出版社 1996—2011 年版。

范新俊 :《如病得医——敦煌医海拾零》，甘肃民族出版社 1999 年版。

〔法〕费琅编，耿昇、穆根来译 :《阿拉伯波斯突厥人东方文献辑注》，中华书局 1989 年版。

冯汉镛集释 :《传信方集释》，上海科技出版社 1959 年版。

冯汉镛集 :《唐宋文献散见医方证治集》，人民卫生出版社 1994 年版。

傅维康主编 :《中药学史》，巴蜀书社 1993 年版。

〔瑞典〕高本汉 :《汉文典》（修订本），上海辞书出版社 1998 年版。

郭　锋 :《斯坦因第三次中亚探险所获甘肃新疆出土汉文文书——未经马斯伯乐刊布的部分》，甘肃人民出版社 1993 年版。

耿刘同、耿引循 :《佛学与中医学》，福建科学技术出版社 1993 年版。

黄布凡、罗秉芬编译 :《敦煌本吐蕃医学文献选编》（藏汉合璧），民族出版社 1983 年版。

〔美〕黄仁宇 :《赫逊河畔谈中国历史》，生活·读书·新知三联书店 1992 年版。

黄心川主编 :《南亚大辞典》，四川人民出版社 1998 年版。

黄正建 :《唐代衣食住行研究》，首都师范大学出版社 1998 年版。

季羡林 :《罗摩衍那》（汉译本），人民文学出版社 1984 年版。

季羡林 :《季羡林学术论著自选集》，北京师范学院出版社 1991 年版。

季羡林 :《中印文化交流史》，新华出版社 1991 年版。

季羡林 :《季羡林佛教学术论文集》，台北东初出版社 1995 年版。

季羡林 :《季羡林文集》第四卷《中印文化关系》，江西教育出版社 1996 年版。

季羡林 :《季羡林文集》第五卷《印度历史与文化》，江西教育出版社 1996 年版。

季羡林 :《中华蔗糖史——文化交流的轨迹》，经济日报出版社 1997 年版。

季羡林等校注 :《大唐西域记校注》，中华书局 1985 年版。

季羡林主编 :《敦煌学大辞典》，上海辞书出版社 1998 年版。

蒋忠新译：《摩奴法论》，中国社会科学出版社 1986 年版。

蒋忠新等编：《季羡林教授八十华诞纪念论文集》，江西人民出版社 1991 年版。

姜伯勤：《敦煌吐鲁番文书与丝绸之路》，文物出版社 1994 年版。

姜伯勤：《敦煌艺术宗教与礼乐文明》，中国社会科学出版社 1996 年版。

〔美〕劳费尔著，林筠因译：《中国伊朗编——中国对古代伊朗文明史的贡献》，商务印书馆 1964 年版。

李良松：《佛教医籍总目提要》，鹭江出版社 1997 年版。

李良松主编：《中国佛教医学丛书》（共 12 本：《佛教精神医学》、《佛经医论通释》、《佛教气功导论》、《中国佛药集成》、《中国禅定养生学》、《中国佛教医方集成》、《中国寺院医学》、《中国佛教骨伤医学》、《中国佛教医学概论》、《中国佛教医籍总目提要》、《中国佛医人物小传》、《中国佛教伦理医学》），鹭江出版社 1997 年版。

李景荣等校释：《备急千金要方校释》，人民卫生出版社 1997 年版。

李明伟：《丝绸之路与西北经济社会研究》，甘肃人民出版社 1992 年版。

李明伟：《隋唐丝绸之路》，甘肃人民出版社 1994 年版。

李应存、史正刚：《敦煌佛儒道相关医书释要》，民族出版社 2006 年版。

李应存、李金田、史正刚：《俄罗斯藏敦煌医药文献释要》，甘肃科学技术出版社 2008 年版。

〔英〕李约瑟著，陈立夫主译：《中国古代科学思想史》，江西人民出版社 1990 年版。

〔英〕李约瑟著，袁翰青等译：《中国科学技术史》（第一、二卷），科学出版社，上海古籍出版社 1990 年版。

廖芮茵：《唐代服食养生研究》，台北学生书局 2004 年版。

廖育群：《歧黄医道》，辽宁教育出版社 1991 年版。

廖育群：《阿输吠陀——印度的传统医学》，辽宁教育出版社 2002 年版。

林聪明：《敦煌文书学》，新文丰出版公司 1991 年版。

林梅村：《沙海古卷——中国所出佉卢文书（初集）》，文物出版社 1988 年版。

林梅村：《西域文明——考古、民族、语言和宗教新论》，东方出版社

1995 年版。

林梅村：《汉唐西域与中国文明》，文物出版社 1998 年版。

林梅村：《松漠之间——考古新发现所见中外文化交流》，生活·读书·新知三联书店 2007 年版。

刘文英：《梦的迷信与梦的解释》，中国社会科学出版社 1989 年版。

罗秉芬主编：《敦煌本吐蕃医学文献精要》，民族出版社 2002 年版。

吕一飞：《胡族风俗与隋唐风韵——魏晋北朝北方少数民族社会风俗及其对隋唐的影响》，书目文献出版社 1994 年版。

马伯英：《中国医学文化史》，文汇出版社 1994 年版。

马伯英等：《中外医学文化交流史：中外医学跨文化传通》，文汇出版社 1993 年版。

马继兴：《中医文献学》，上海科学技术出版社 1990 年版。

马继兴主编：《敦煌古医籍考释》，江西科学技术出版社 1988 年版。

马继兴主编：《神农本草经辑注》，人民卫生出版社 1995 年版。

马继兴、王淑民、陶广正、樊飞伦辑校：《敦煌医药文献辑校》，收入《敦煌文献分类录校丛刊》，江苏古籍出版社 1998 年版。

钮卫星：《西望梵天——汉译佛经中的天文学源流》，上海交通大学出版社 2004 年版。

饶宗颐：《梵学集》，上海古籍出版社 1993 年版。

饶宗颐：《文化之旅》，辽宁教育出版社 1998 年版。

荣新江：《英国图书馆藏敦煌汉文非佛教文献残卷目录 S.6981—13624》，（香港敦煌吐鲁番研究中心丛刊之四），新文丰出版公司 1994 年版。

荣新江：《海外敦煌吐鲁番文献知见录》，江西人民出版社 1996 年版。

芮传明：《中国与中亚文化交流志》，上海人民出版社 1998 年版。

尚志钧撰，尚元胜、尚元藕整理：《中国本草要籍考》，安徽科学技术出版社 2009 年版。

〔日〕镰田茂雄编著：《道藏内佛教思想资料集成》，大藏出版株式会社 1986 年版。

王邦维校注：《大唐西域求法高僧传校注》，中华书局 1988 年版。

王邦维校注：《南海寄归内法传校注》，中华书局 1995 年版，2009 年再版。

王启龙：《八思巴生平与〈彰所知论〉对勘研究》，中国社会科学出版社1999年版。

王淑民编：《敦煌石窟秘藏医方——曾经散失海外的中医古方》，北京医科大学、中国协和医科大学联合出版社1998年版。

王淑民编著：《英藏敦煌医学文献图影与注疏》，人民卫生出版社2012年版。

王孝先：《丝绸之路医药学交流研究》，新疆人民出版社1994年版。

王尧主编：《佛教与中国传统文化》，宗教文化出版社1997年版。

王元化主编：《学术集林》第11卷，上海远东出版社1997年版。

温翠芳：《唐代外来香药研究》，重庆出版社2007年版。

〔美〕温蒂·朵妮吉·奥弗莱厄蒂著，吴康译：《印度梦幻世界》，陕西人民出版社1992年版。

〔美〕谢弗（薛爱华）著，吴玉贵译：《唐代的外来文明》，中国社会科学出版社1995年版。

谢海平：《唐代留华外国人生活考述》，台湾商务印书馆1978年版。

〔法〕谢和耐等著，耿昇译：《法国学者敦煌学论文选萃》，中华书局1993年版。

薛愚主编：《中国药学史料》，人民卫生出版社1984年版。

杨富学：《回鹘文献与回鹘文化》，民族出版社2003年版。

宇妥·元丹贡布等著，李永年译，谢佐校：《四部医典》，人民卫生出版社1983年版。

宇妥·元丹贡布等著，马世林等译注：《四部医典》，上海科学技术出版社1987年版。

湛如：《净法与佛塔：印度早期佛教史研究》，中华书局2006年版。

赵健雄编著：《敦煌医粹》，贵州人民出版社1988年版。

张广达：《西域史地丛稿初编》，上海古籍出版社1995年版。

张广达、荣新江：《于阗史丛考》，上海书店1993年版，修订版，中国人民大学出版社2008年版。

张星烺编注：《中西交通史料汇编》（1—6册），中华书局1977年版。

张毅笺释：《往五天竺国传笺释》，中华书局1994年版。

甄志亚主编：《中国医学史》，人民卫生出版社 1991 年版。

郑炳林主编：《敦煌归义军史专题研究》，兰州大学出版社 1997 年版。

郑炳林、羊萍：《敦煌本梦书》，甘肃文化出版社 1995 年版。

郑堆：《藏医药学的继承与发展》，五洲传播出版社 1997 年版。

中国西南民族研究学会编：《藏族学术讨论会论文集》，西藏人民出版社 1984 年版。

周一良著，钱文忠译：《唐代密宗》，上海远东出版社 1996 年版。

中文专名索引

说明：本索引收入本书上篇以及下篇中的一些专名词语。所有条目按汉语拼音顺序排列。条目后的数字表示本书中的页码。

G

H

J

K

L

M

N

P

Q

T

W

X

Y

Z

后 记

要翻译和研究一部印度梵文医典，对我这样一个没有多少医学素养的人来说，无疑是一件吃力不讨好的事情。之所以能硬着头皮，初步完成这件苦力活，全赖各位师长和学兄们的鞭策和大力支持。首先要衷心感谢我的导师王邦维教授，他不愧是一位具有古典传统的“传道、授业、解惑”的先生。无数次的教诲使我坚定了问学向上的决心，促使我能够坐在有深度的冷板凳上。这些教诲朴素而深远，必将成为我受益终身的财富。

其次要感谢指导小组成员段晴教授。她不仅在数年的梵语教学上，而且在确定本论文的选题、提供大量的外文资料（包括最基础的恩默瑞克教授的两本书）以及研读和讨论该医典等方面无不煞费苦心，我岂敢稍有忘怀。可以说，没有段老师的指教，本论文恐怕会是另外一个样子。

还要感谢指导小组成员张保胜教授替我买了一些急需的参考书，真是雪中送炭啊！感谢季羡林先生惦记着本论文的资料问题，亲自托人去印度购书。

还要感谢北大历史系的荣新江教授，从他那里我领略到了敦煌学的无穷魅力，也借到了不少堪称国内孤本的外文资料。荣先生仔细审阅了本论文的初稿。

还要感谢东方学系博士后湛如先生平时对我的悉心鼓励和论文资料等方面的大力帮助，使我在燕园的学习得以延续，我为自己有这样一位古道热肠的师兄感到幸运。

此外，中国中医研究院中国医史文献研究所马继兴研究员、蔡景峰研究员，认真审阅了本论文的初稿，并提出了许多宝贵的意见，使论文在医学知识方面的阙漏得以完善。北大考古系林梅村教授也审阅了部分章节，在此一并深谢。

东方学系刘安武教授、唐仁虎教授、姜景奎博士、高鸿博士，系图书资料室的各位老师，以及中国社会科学院亚太所刘建先生，多年来对我的学业帮助甚大，在此一并深谢。

国家图书馆敦煌吐鲁番资料中心史睿，北大考古系沈睿文、姚崇新，历史系孟宪实、雷闻、党宝海，东方学系冉斌、赵大新，哲学系彭锋、李四龙等诸位学长帮助多多，在此一并深谢。

毕竟是首次做这方面的研究，本论文不当之处想必不少，其错误概由本人承担。望学界同道批评指正。

如果本论文取得了些许成果的话，我愿将它献给我的妻子吴世英以及家人们！

陈明

1999年5月20日

于北京大学48楼2105室

补 记

本书是在我1999年的博士论文《印度梵文医典〈医理精华〉研究》的基础上修改而成。该论文2001年被教育部、国务院学位委员会评为全国优秀博士学位论文，在此，向导师王邦维教授以及曾经给予过我支持与帮助的师长和学友们，表示衷心的感谢。本书的部分章节，已经在《敦煌吐鲁番研究》、《敦煌研究》、《西域研究》等刊物上发表过，现依书稿的体例，作了一些修改。所发表的相关论文出处如下：

1.《〈医理精华〉是一部重要的印度梵文医典》，《五台山研究》1999年第4期，第29—35页。

2.《印度佛教医学概说》，《宗教学研究》2000年第1期，第36—43、69页。收录于中国人民大学文科书报中心的《宗教》杂志，2000年第5期，第45—51页。

3.《一件新发现的佉卢文药方考释》，《西域研究》2000年第1期，第12—22页。

4.《印度梵文医典〈医理精华〉及其敦煌于阗文写本》，《敦煌研究》2000年第3期，第115—127页。

5.《佛教律藏药物分类及其术语比定》，《华林》第1卷，2001年，第149—176页。

6.《〈医理精华〉和印度佛教医学理论之比较》，（上），《法音》2001年第3期，第28—33页；（下），《法音》2001年第4期，第27—30页。

7.《〈医理精华〉：印度古典医学在敦煌的实例分析》，《敦煌吐鲁番研究》

第 5 卷，北京大学出版社，2001 年，第 227—262 页。

8.《古代西域的两部梵文文医典》，《自然科学史研究》2001 年第 3 期，第 332—351 页。

陈明

2002 年 4 月 8 日

于北大燕东园灯下

再版后记

本书2002年底初版于中华书局，在时光匆匆中留下了一点淡淡的痕迹。此次能够有幸再版，最应该感谢的是余太山先生。没有余先生的大力协助，再版之事或许会镜花水月，遥遥无期。

与初版相比，本修订版一是从繁体改为了简体，二是对有些术语做了改动，并新增加了一些资料或论述，但总体构架基本上维持了原貌。

学无止境，资料也是日新月异，无法穷尽。在完成校样之后，我又从克劳威（Klaus Wille）的论文《柏林吐鲁番收集品中的梵文写卷概观》[*Survey of the Sanskrit Manuscripts in the Turfan Collection (Berlin)*]中，读到了有关《医理精华》的新资料（该文刊于Paul Harrison and Jens-Uwe Hartmann, ed., *From Birch Bark to Digital Data: Recent Advances in Buddhist Manuscript Research*, Wien 2014, pp.187-211）。德国柏林所藏吐鲁番收集品中，有三叶《医理精华》的残片，序号分别为1901（Vorl. Nr. X 398）、3422（Vorl. Nr. X 1182）、4358（Bleistift-Nr.663）。第一片刊布于《吐鲁番出土梵文写本丛刊》（*Sanskrithandschriften aus den Turfanfunden*）第八卷第86—87页，对应《医理精华》第4章第20—21颂（Si.4.20—21）。我在拙著《殊方异药：出土文书与西域医学》（北京大学出版社2005年版，第8页）一书中已经注意到了此残片。第二、三个残片，我以前没有注意到，二者分别刊布于《吐鲁番出土梵文写本丛刊》第十卷第71—72页、第393—394页。其内容则分别对应《医理精华》第30章第53颂至第31章第7颂（Si.30.53d—31.7b）、第26章第36—50颂（Si.26.36d—50）。

虽然新疆出土的这三叶梵文小残片很不起眼，但其学术意义不可小视，它们刚好填补了《医理精华》从印度传播到敦煌的一个中间环节。这为讨论《医理精华》在西域的流传状态提供了新的证据，也进一步证明了该书在我国西北地区的流传与影响。

再次感谢所有对本书提供过帮助的师长与学友们！

陈明

北京大学东方文学研究中心

2014年5月26日